別冊

眼科専門医への最短コース

眼科専門医認定試験問題集

第23～30回

眼科専門医認定試験研究会●編

総合医学社

第23回
眼科専門医認定試験

平成23年6月10日実施

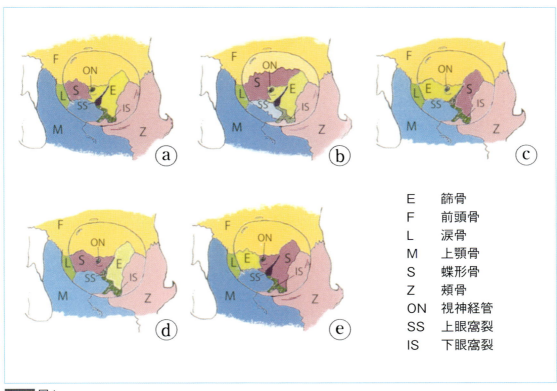

E 篩骨
F 前頭骨
L 涙骨
M 上顎骨
S 蝶形骨
Z 頬骨
ON 視神経管
SS 上眼窩裂
IS 下眼窩裂

23B001 図1

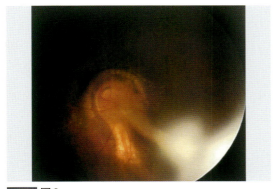

23B002 図2

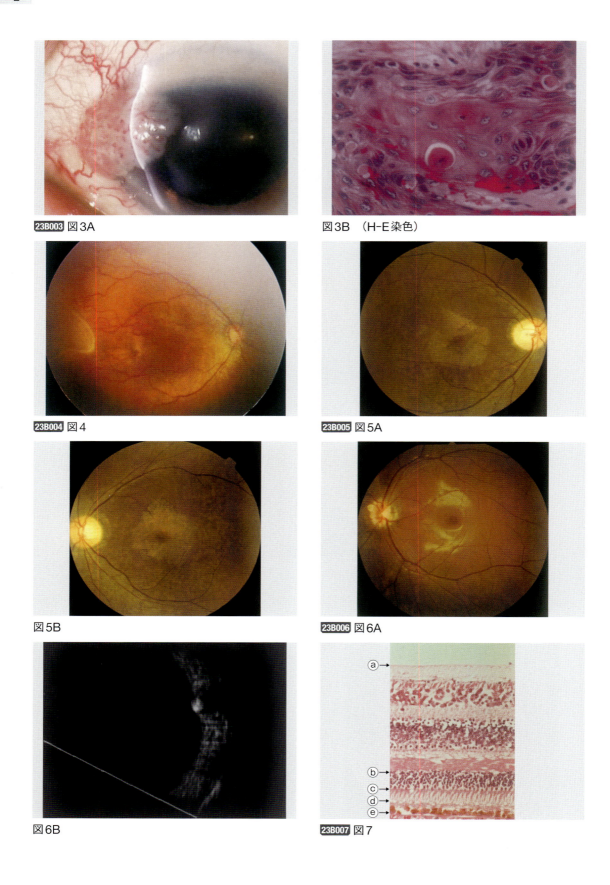

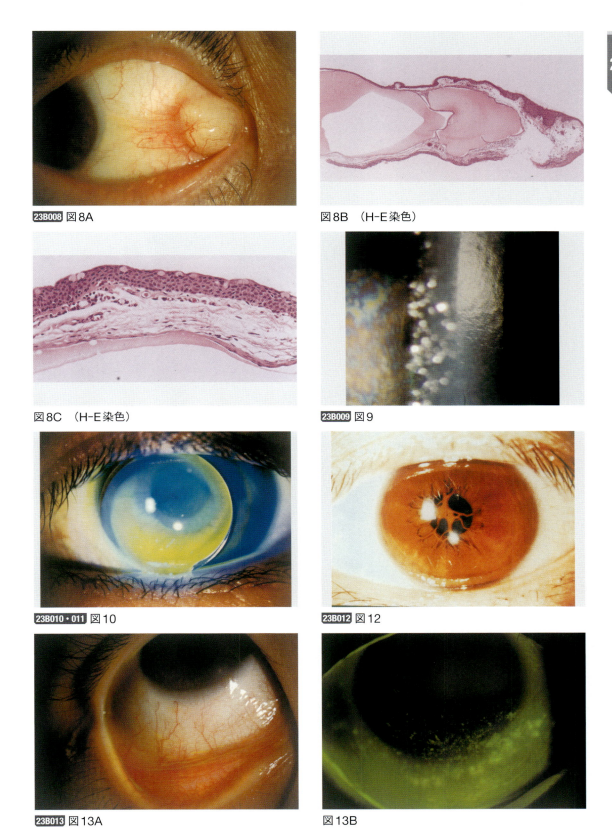

23B008 図8A 　　　　　　　　　　　図8B （H-E染色）

図8C （H-E染色）　　　　　　　23B009 図9

23B010・011 図10　　　　　　　　23B012 図12

23B013 図13A　　　　　　　　　図13B

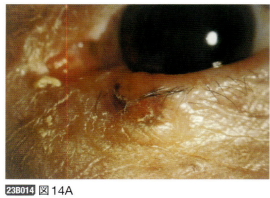

図14A

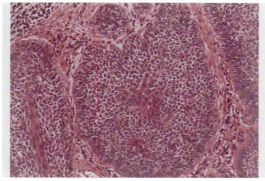

図14B （H-E染色）

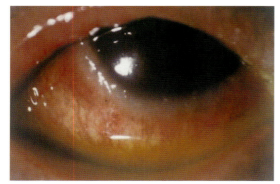

図15A

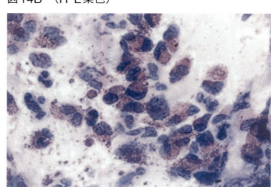

図15B

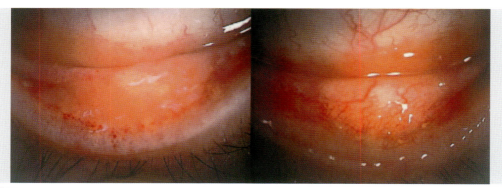

図16A

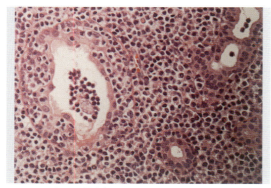

図16B （H-E染色）

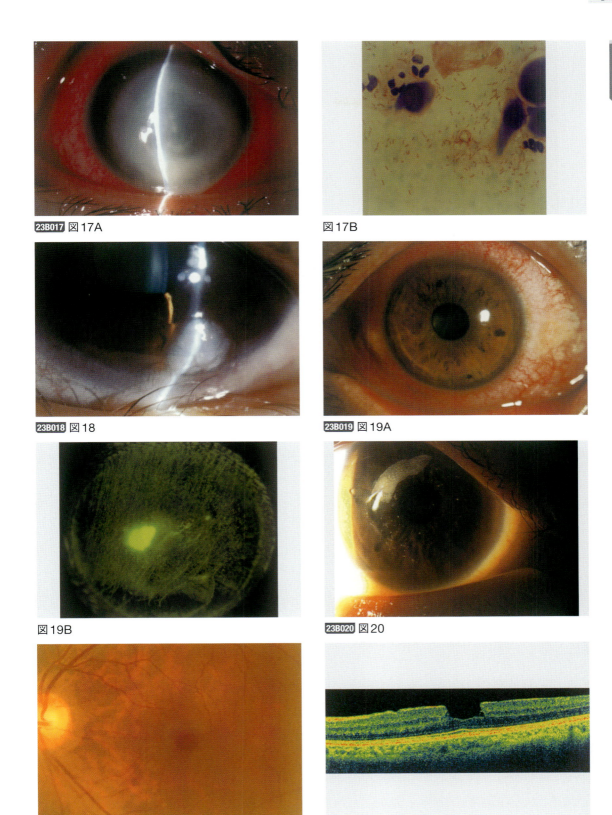

23B017 図17A 図17B

23B018 図18 23B019 図19A

図19B 23B020 図20

23B021 図21A 図21B

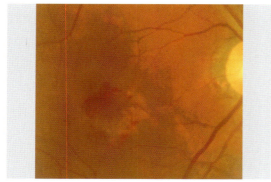
図22A

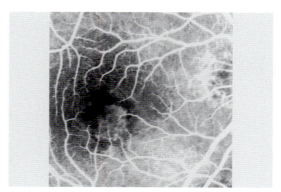
図22B

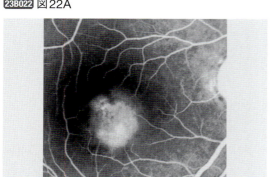
図22C

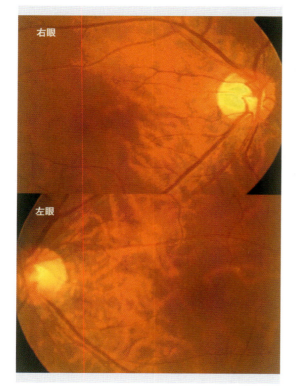
図23A

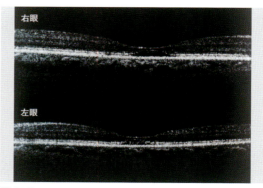
図23B

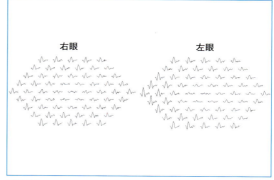
図23C

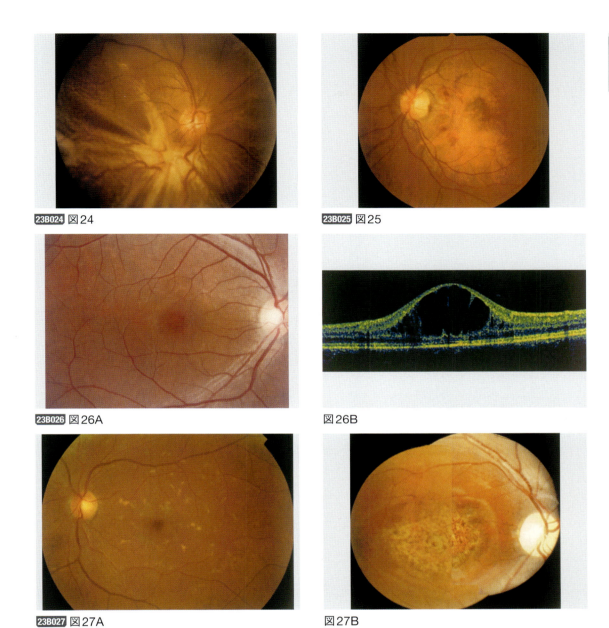

23B024 図24

23B025 図25

23B026 図26A

図26B

23B027 図27A

図27B

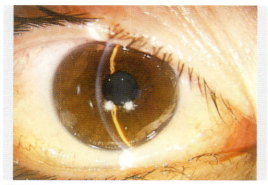
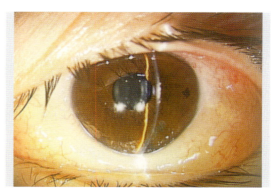

23B028 図28A　　　　　　　　　図28B

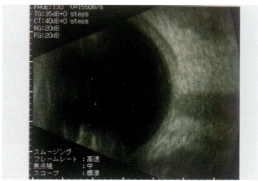

図28C

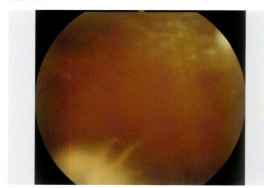
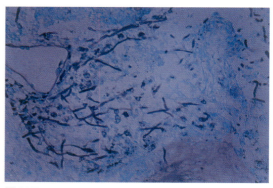

23B029 図29A　　　　　　　　　図29B

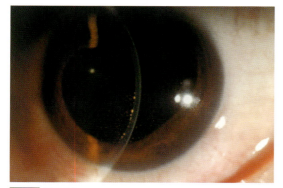
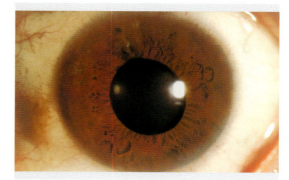

23B030 図30A　　　　　　　　　図30B

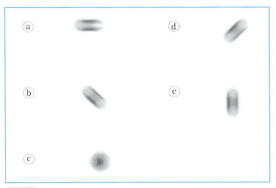

23B031 図31

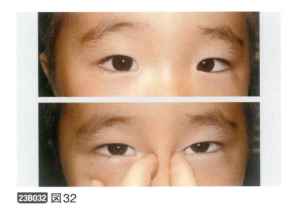

23B032 図32

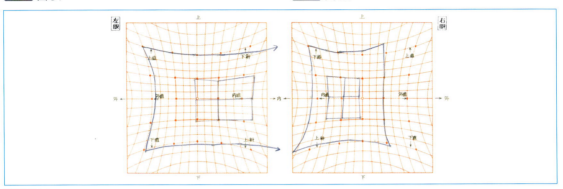

23B033 図33

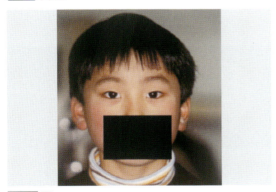

23B034 図34A

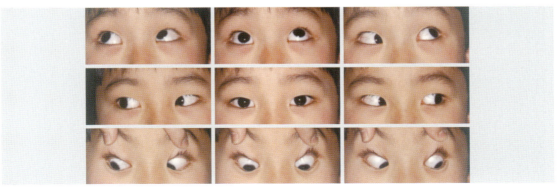

図34B

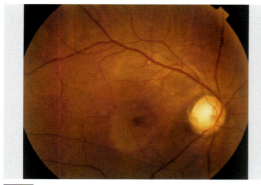
図35A

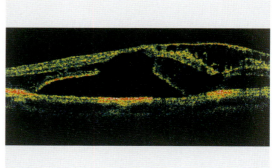
図35B

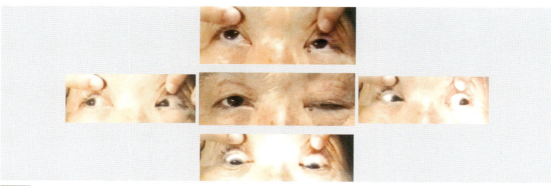
図36A

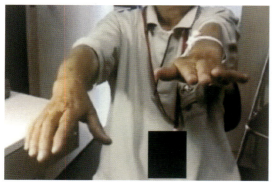
図36B

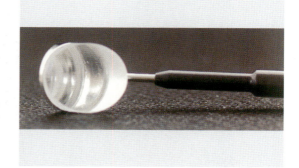
図37

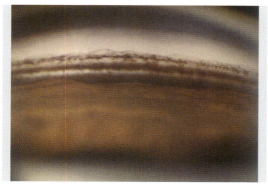
図38

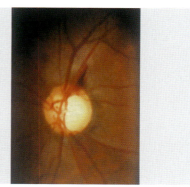
図39

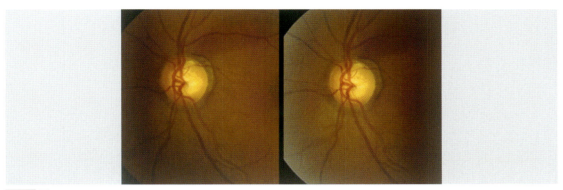

23B040 図40A

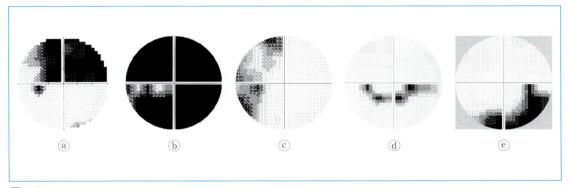

図40B

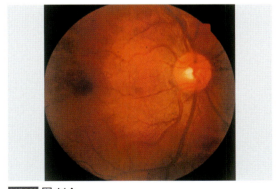

23B041 図41A

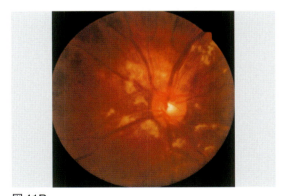

図41B

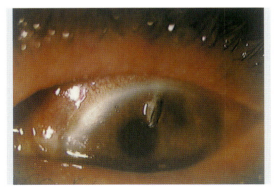

23B042 図42

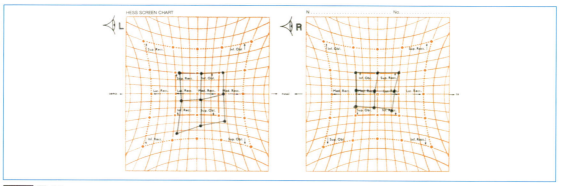
図43

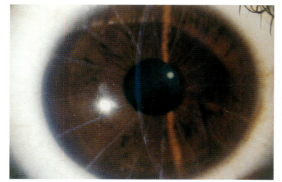
図44

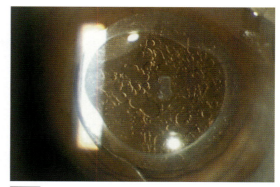
図45

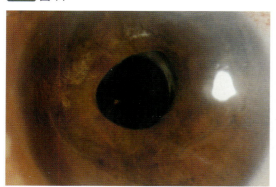
図46A

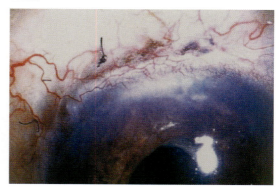
図46B

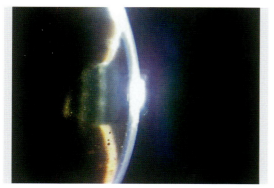
図46C

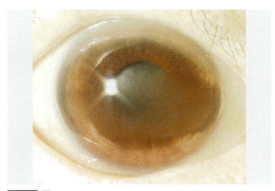

23B047 図47

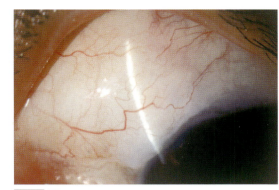

23B048 図48

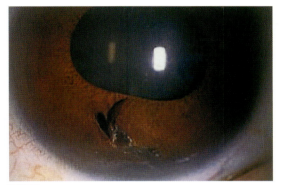

23B049 図49A

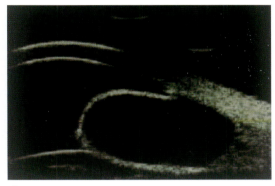

図49B

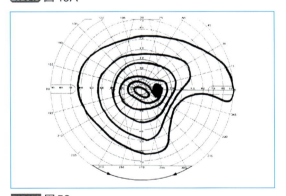

23B050 図50

第24回
眼科専門医認定試験

平成24年6月8日実施

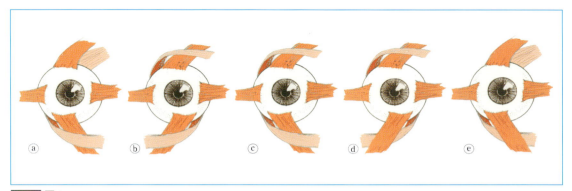

24B001 図1

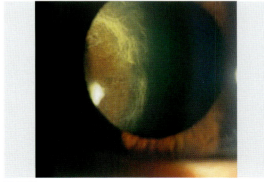

24B002 図2A

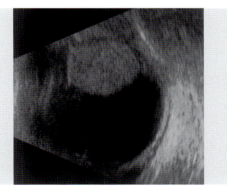

図2B

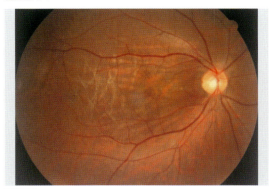

24B003 図3

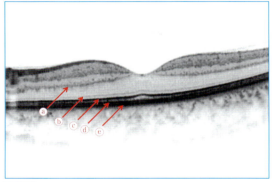

24B004 図4

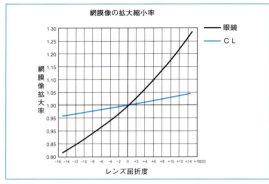
24B005 図5

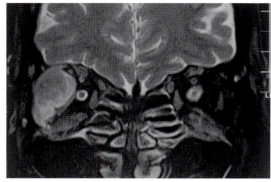
24B006 図6A

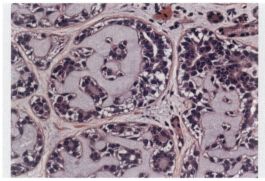
図6B （H-E染色）

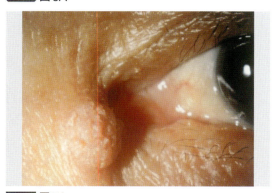
24B007 図7A

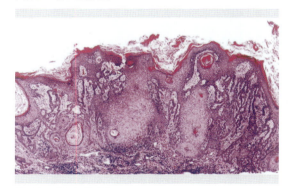
図7B （H-E染色）

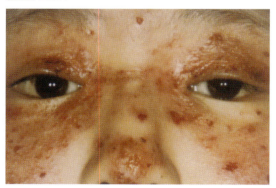
24B008 図8

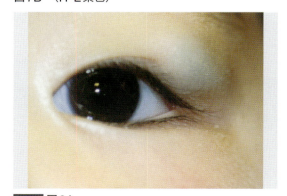
24B009 図9A

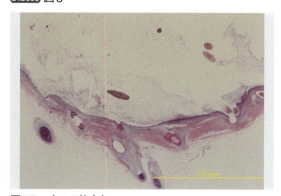
図9B （H-E染色）

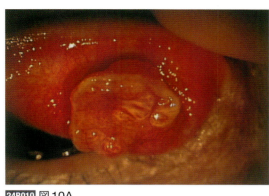
24B010 図10A

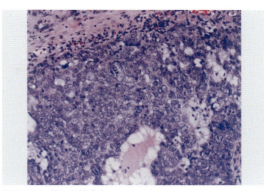
図10B （H-E染色）

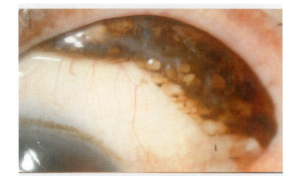
24B011 図11A

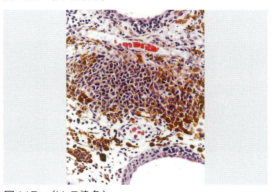
図11B （H-E染色）

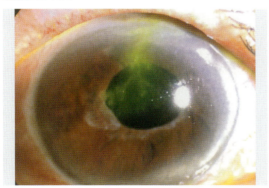
24B012 図12

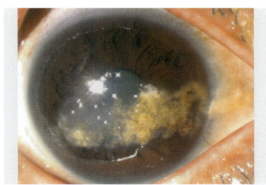
24B013 図13

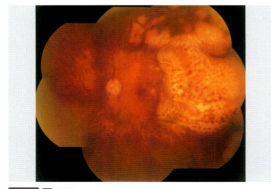
24B014 図14A

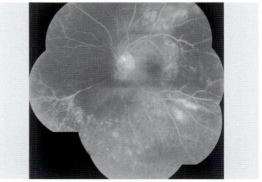
図14B

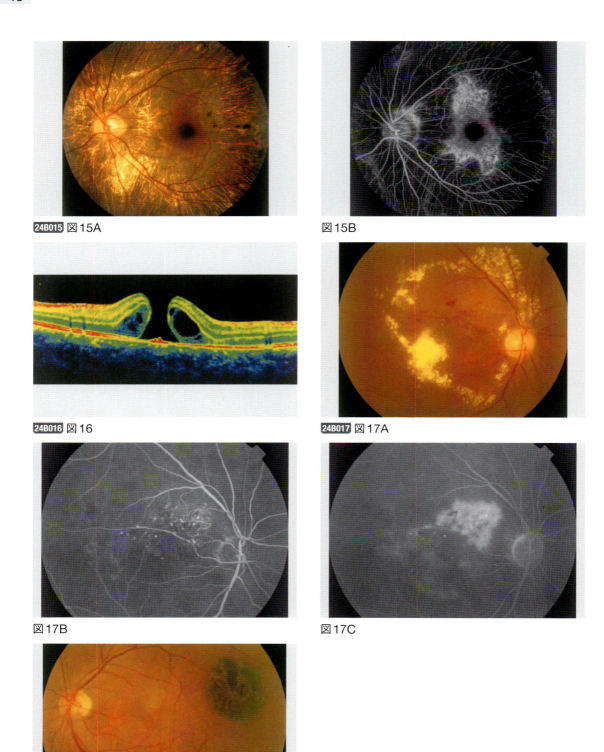

図15A

図15B

図16

図17A

図17B

図17C

図18

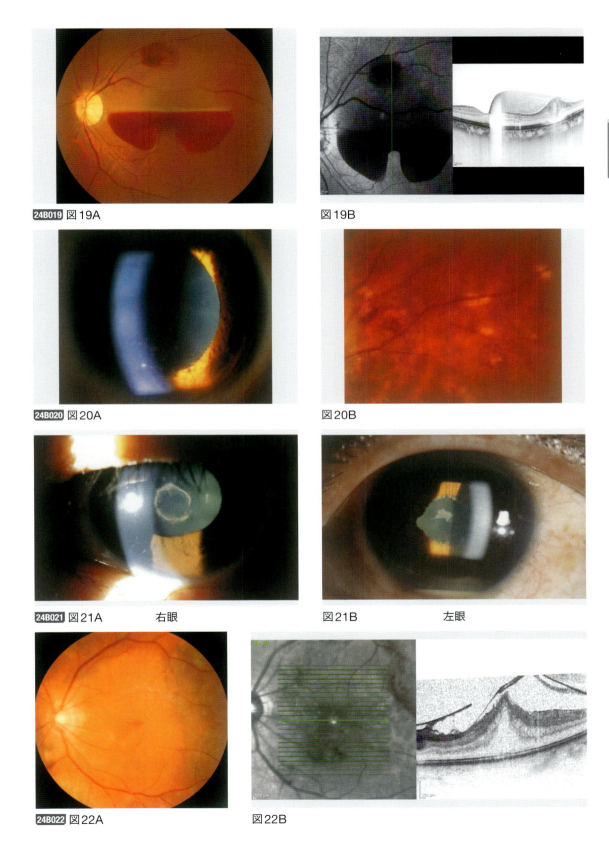

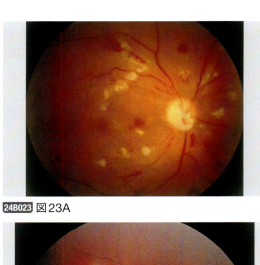

図23A

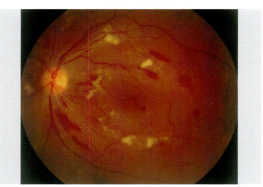

図23B

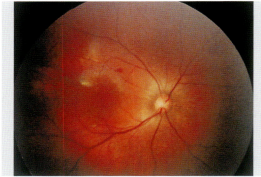

図24A

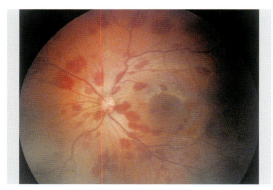

図24B

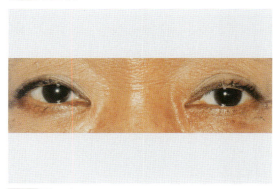

図25A

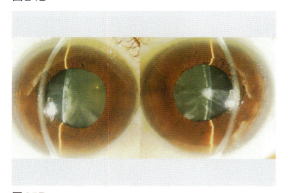

図25B

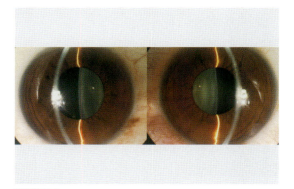

図26

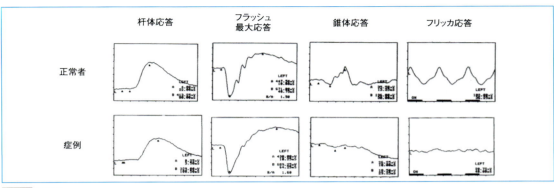

24B027 図27

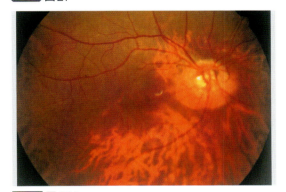

24B028 図28A

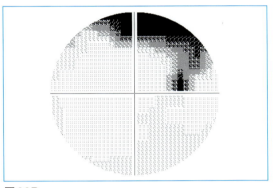

図28B

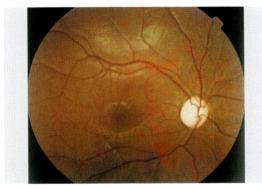

24B029 図29A

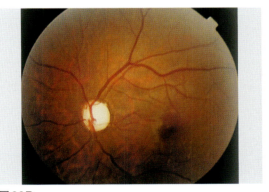

図29B

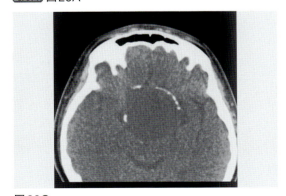

図29C

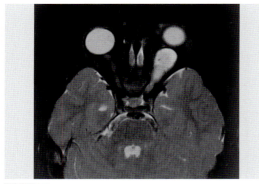
図30A

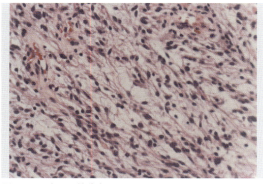
図30B （H-E染色）

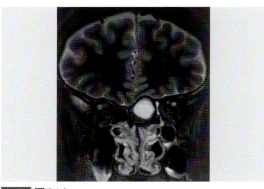
図31A

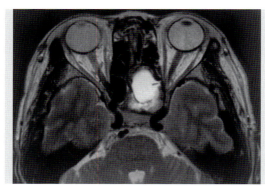
図31B

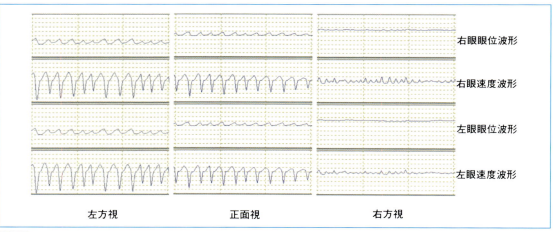
図32

右眼眼位波形
右眼速度波形
左眼眼位波形
左眼速度波形

左方視　　正面視　　右方視

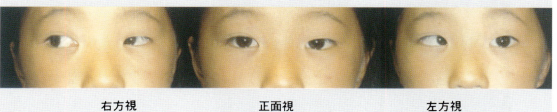
図33

右方視　　正面視　　左方視

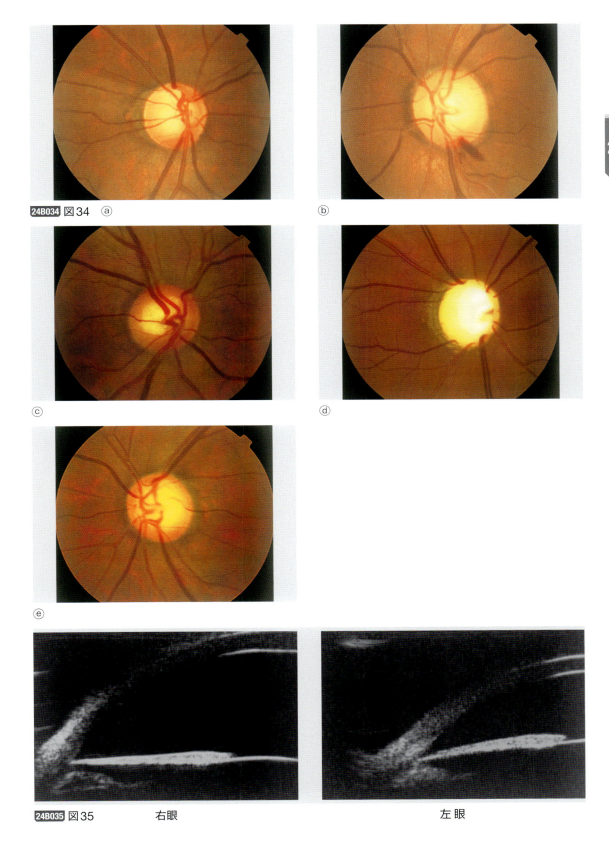

24B034 図34 ⓐ

ⓑ

ⓒ

ⓓ

ⓔ

24B035 図35　　　右眼　　　　　　　　　左眼

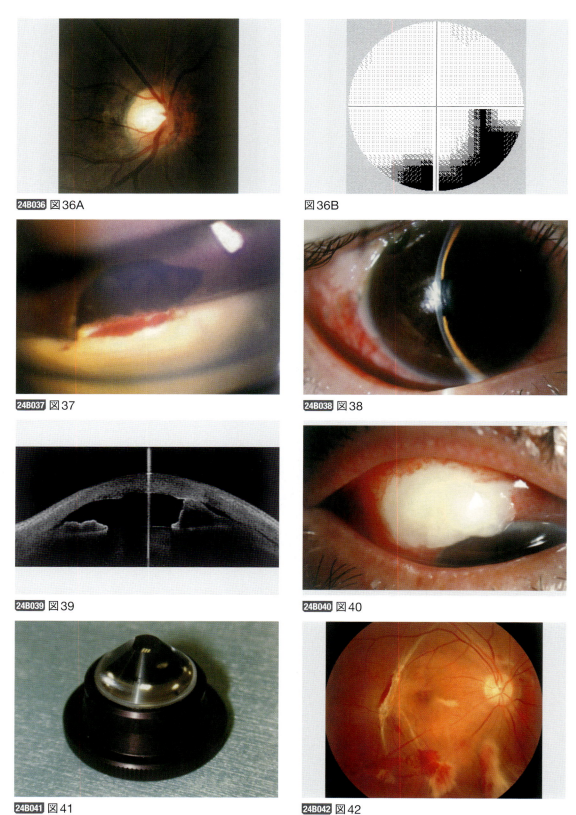

24B036 図36A   図36B

24B037 図37   24B038 図38

24B039 図39   24B040 図40

24B041 図41   24B042 図42

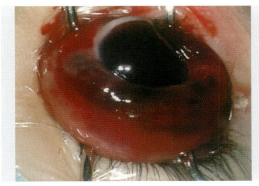
24B043 図43

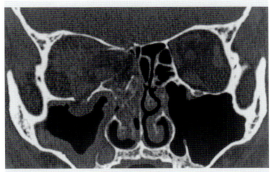
24B044 図44

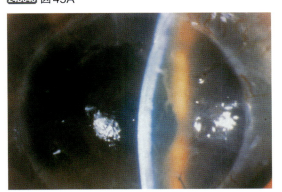
24B045 図45A

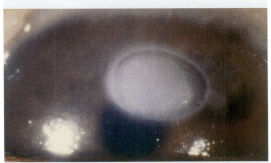
図45B

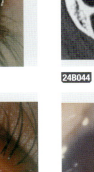
24B046 図46

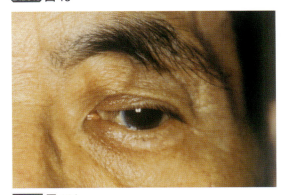
24B047 図47A

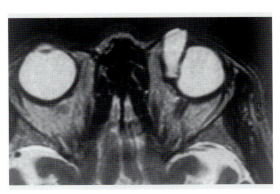
図47B

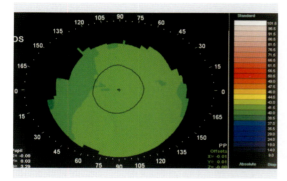
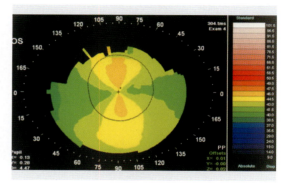

24B048 図48　ⓐ　　　　　　　　　　　　　ⓑ

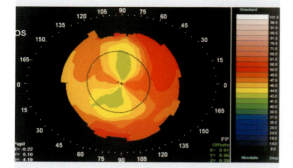
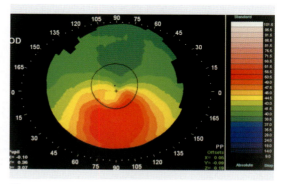

ⓒ　　　　　　　　　　　　　　　　ⓓ

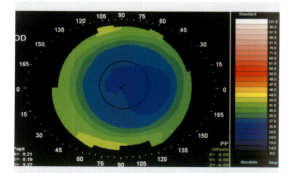

ⓔ

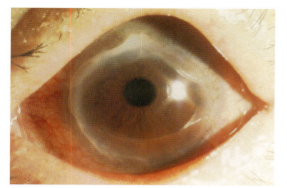
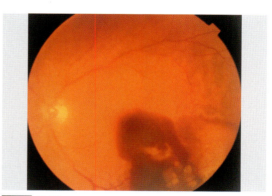

24B049 図49　　　　　　　　　　　24B050 図50

第25回
眼科専門医認定試験

平成25年6月7日実施

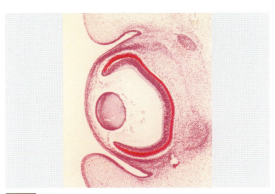

25B001 図1

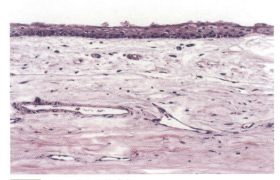

25B002 図2 （H-E染色）

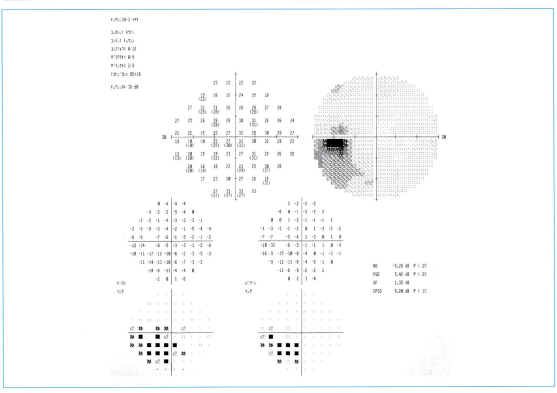

25B003 図3

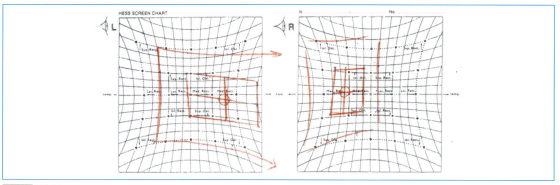

図4A

級別	視覚障害
1級	両眼の視力（万国式試視力表によって測ったものをいい，屈折異常のある者については，きょう正視力について測ったものをいう。以下同じ。）の和が0.01以下のもの
2級	1 両眼の視力の和が0.02以上0.04以下のもの 2 両眼の視野がそれぞれ10度以内でかつ両眼による視野について視能率による損失率が95パーセント以上のもの
3級	1 両眼の視力の和が0.05以上0.08以下のもの 2 両眼の視野がそれぞれ10度以内でかつ両眼による視野について視能率による損失率が90パーセント以上のもの
4級	1 両眼の視力の和が0.09以上0.12以下のもの 2 両眼の視野がそれぞれ10度以内のもの
5級	1 両眼の視力の和が0.13以上0.2以下のもの 2 両眼による視野の2分の1以上が欠けているもの
6級	一眼の視力が0.02以下，他眼の視力が0.6以下のもので，両眼の視力の和が0.2を超えるもの

図4B　障害程度等級表

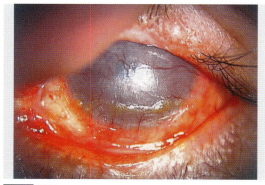

図5

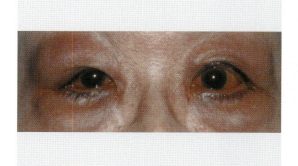

図6

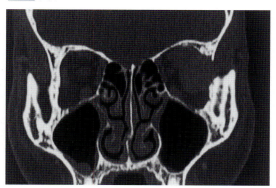

図7

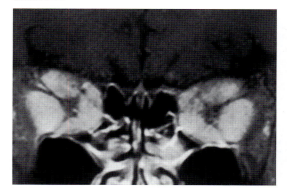

図8A

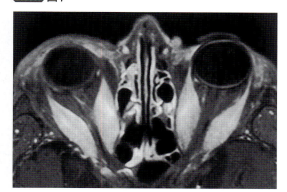

図8B

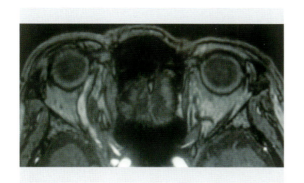

25B009 図9

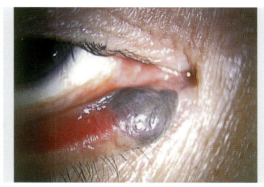

25B010 図10A

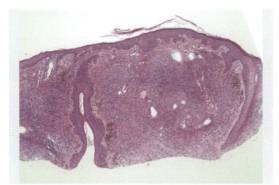

図10B （H-E染色）

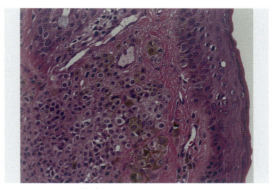

図10C （H-E染色）

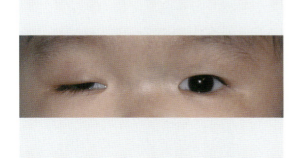

25B011 図11

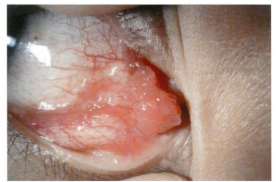

25B012 図12

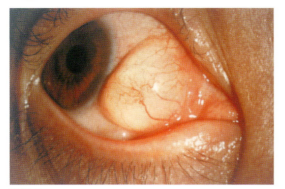

25B013 図13A

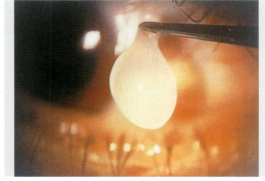

図13B

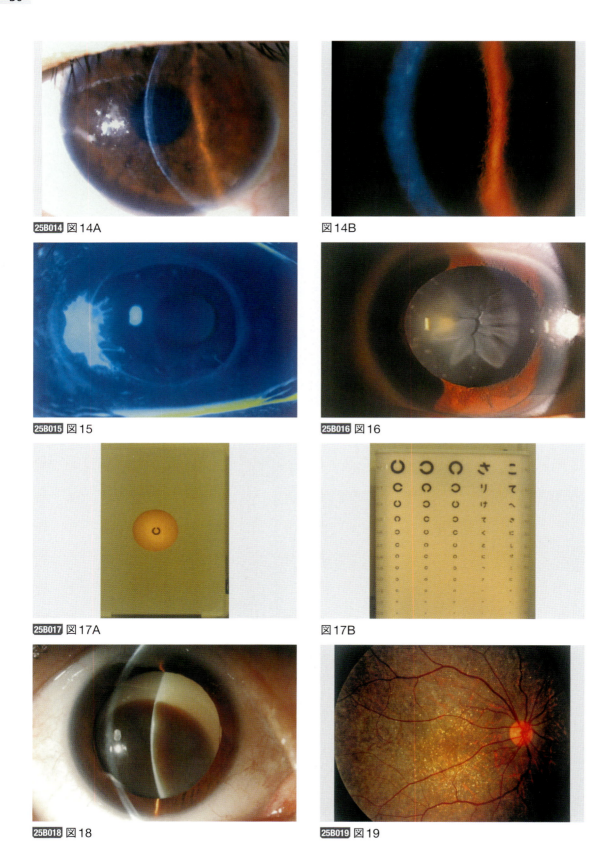

25B014 図14A　　図14B

25B015 図15　　25B016 図16

25B017 図17A　　図17B

25B018 図18　　25B019 図19

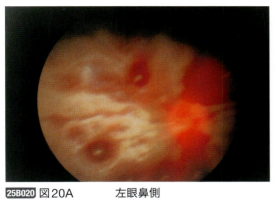
25B020 図20A　　左眼鼻側

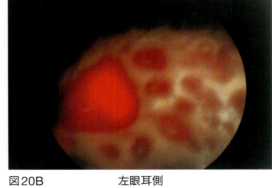
図20B　　左眼耳側

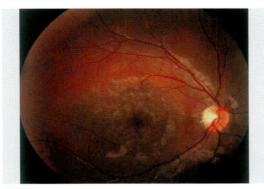
25B021 図21A

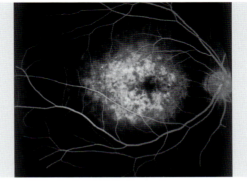
図21B

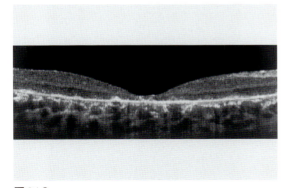
図21C

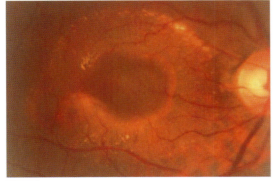
25B022 図22A

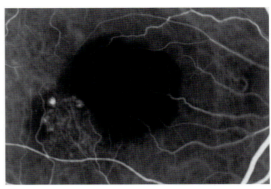
図22B

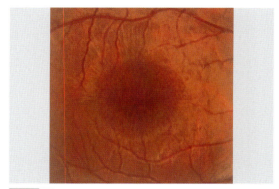
25B023 図23

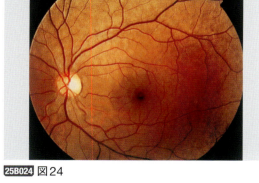
25B024 図24

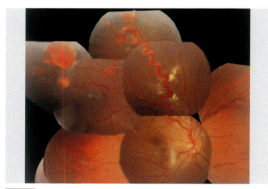
25B025 図25

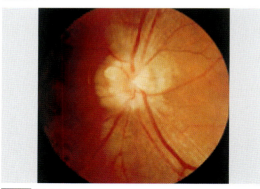
25B026 図26A

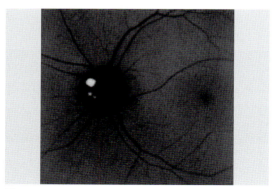
図26B

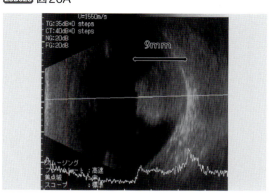
25B027 図27A

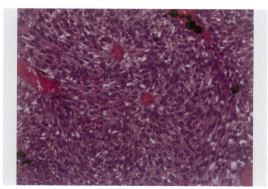
図27B （H-E染色）

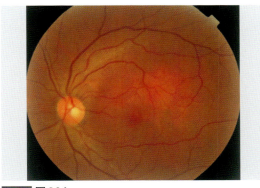

25B028 図28A

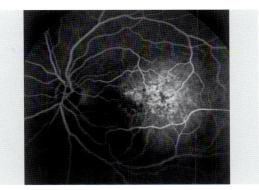

図28B

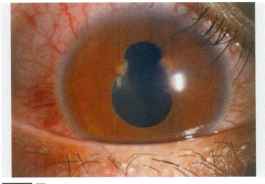

25B029 図29A

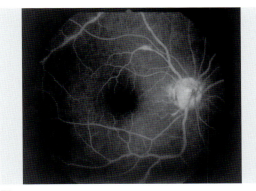

図29B

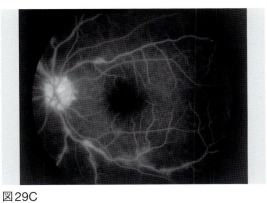

図29C

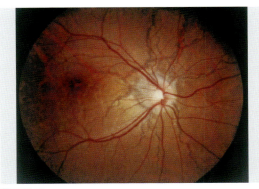

25B030 図30A

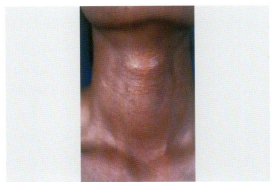

図30B

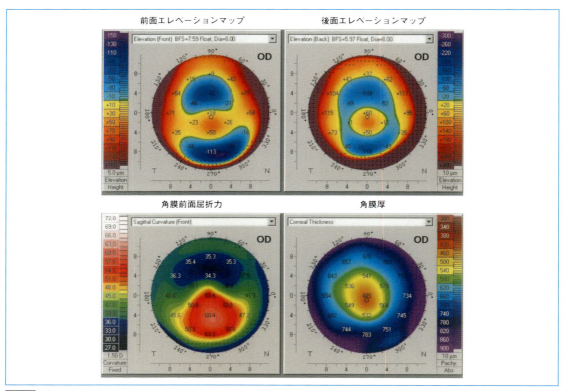
図31

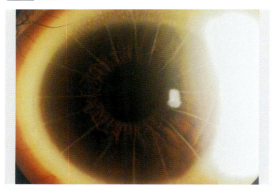
図32

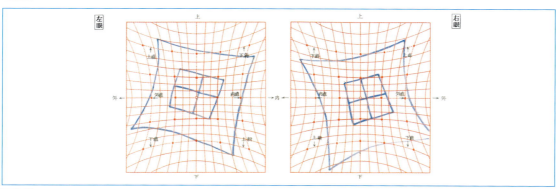
図33A

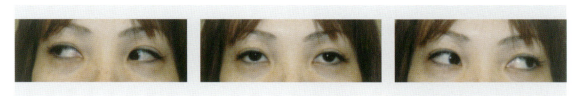

図33B

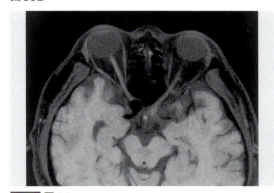

図34

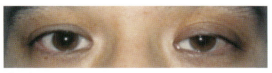

図35A　点眼前

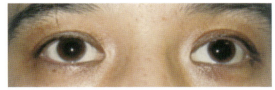

図35B　点眼後

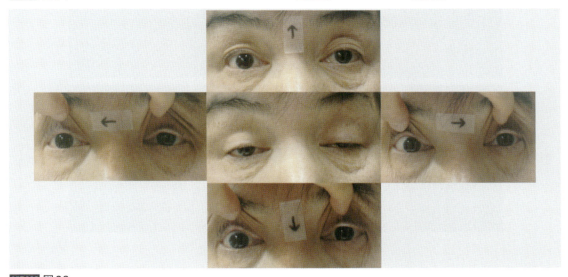

図36

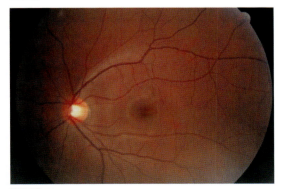

図37A　　　　　　　　　　図37B

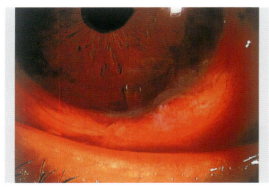

25B038 図38

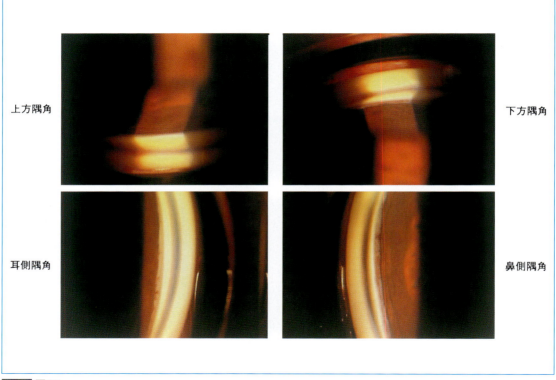

上方隅角　　　　　　　　　　　　　下方隅角

耳側隅角　　　　　　　　　　　　　鼻側隅角

25B039 図39

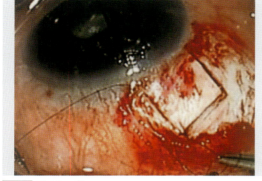

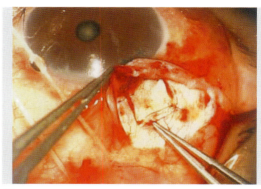

25B040 図40　ⓐ　　　　　　　　　　ⓑ

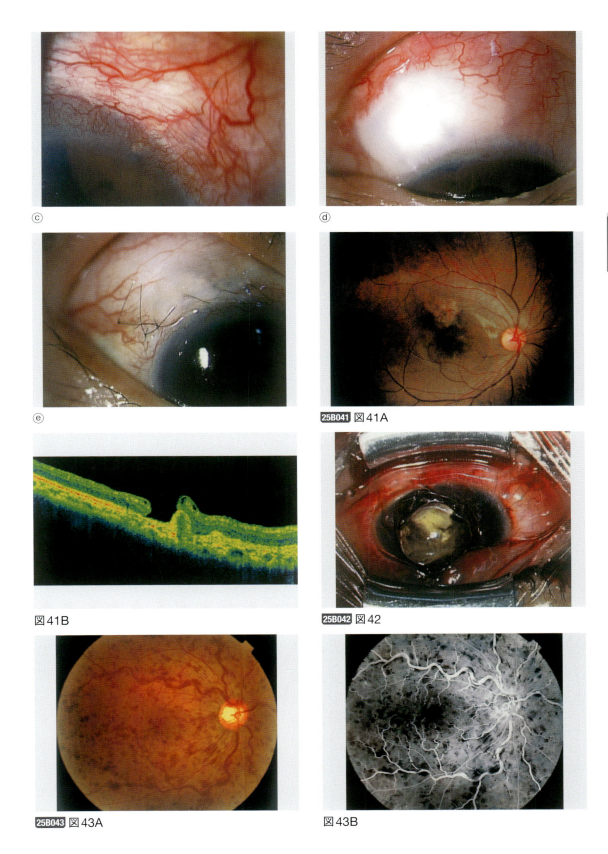

ⓒ

ⓓ

ⓔ

25B041 図41A

図41B

25B042 図42

25B043 図43A

図43B

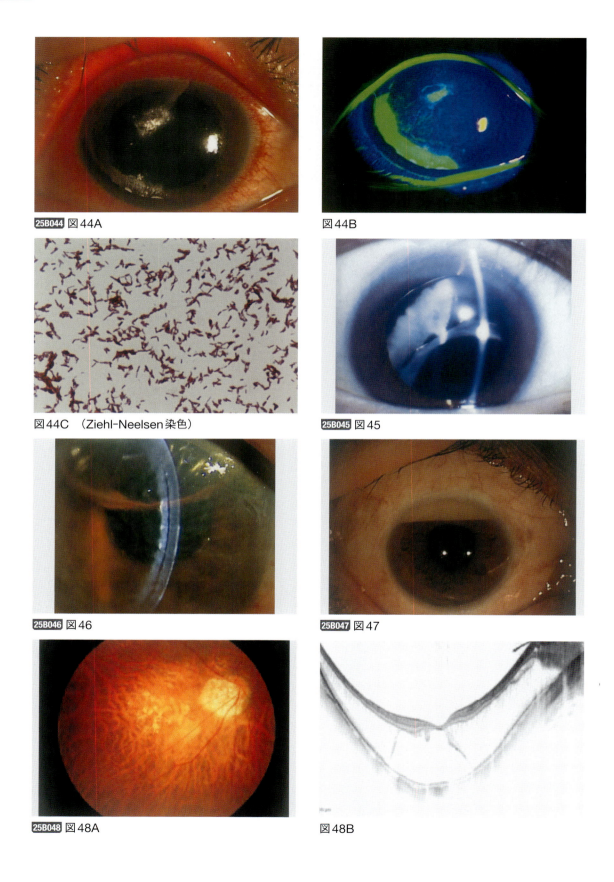

図44A

図44B

図44C （Ziehl-Neelsen染色）

図45

図46

図47

図48A

図48B

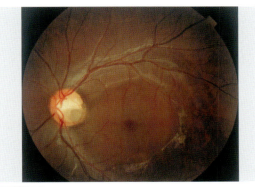

25B049 図49

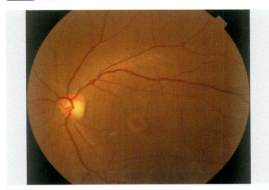

25B050 図50A

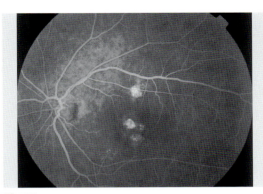

図50B

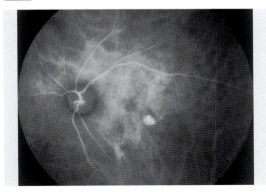

図50C

第26回
眼科専門医認定試験

平成26年6月13日実施

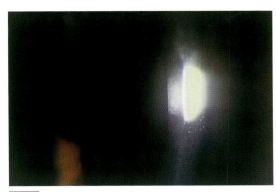

26B001 図1

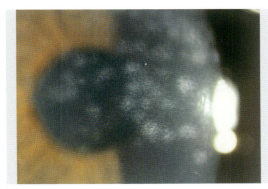

26B002 図2

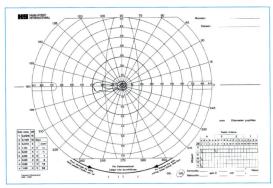

26B003 図3A

図3B　障害程度等級表

障害等級	指　　数
1級	18
2〃	11
3〃	7
4〃	4
5〃	2
6〃	1
7〃	0.5

図3C

合計指数	認定等級
18以上	1級
11～17	2〃
7～10	3〃
4～6	4〃
2～3	5〃
1	6〃

図3D

26B004 図4

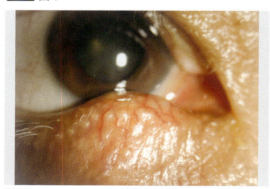

26B005 図5A

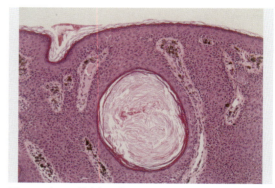

図5B （H-E染色） ⓐ

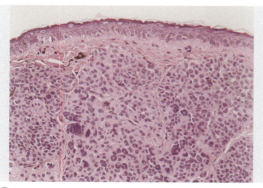

ⓑ

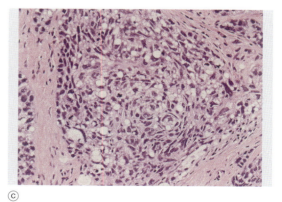

ⓒ

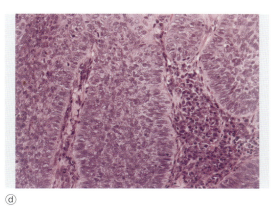

ⓓ

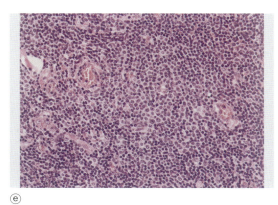

ⓔ

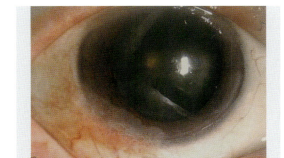

26B006 図6

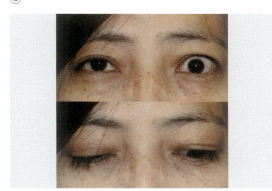

26B007 図7

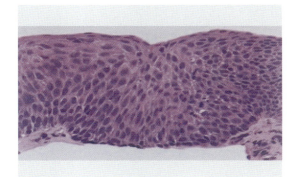

26B008 図8

26B009 図9A

図9B （H-E染色）

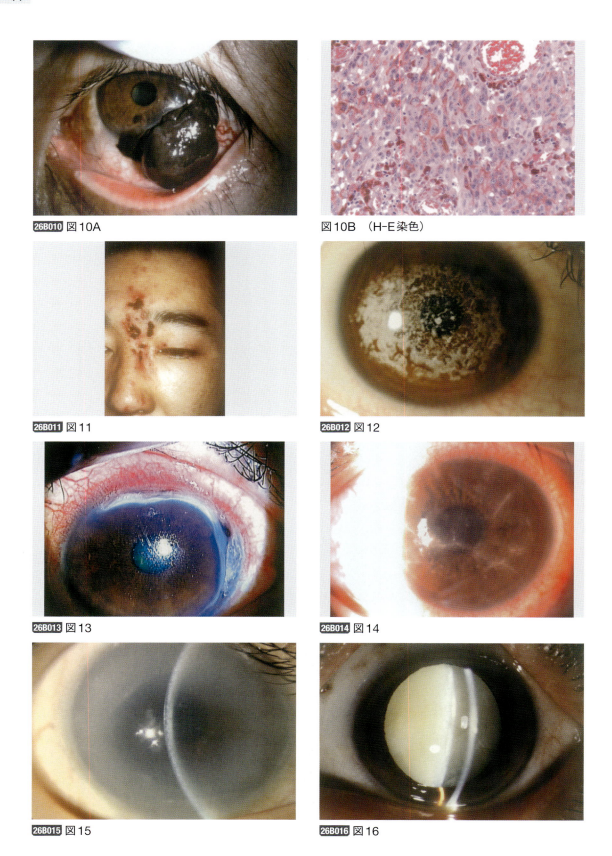

26B010 図10A 図10B （H-E染色）

26B011 図11

26B012 図12

26B013 図13

26B014 図14

26B015 図15

26B016 図16

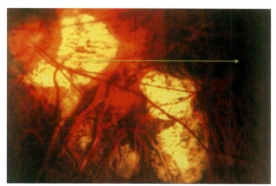 図17A

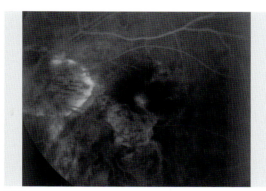 図17B

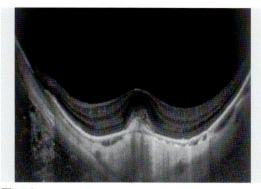 図17C

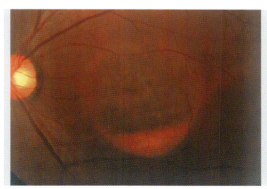 図18A

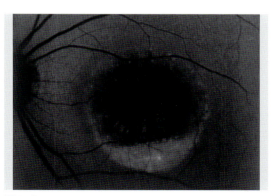 図18B

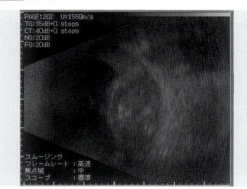 図19A

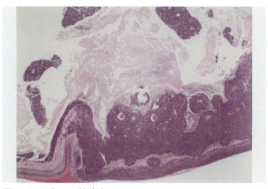 図19B （H-E染色）

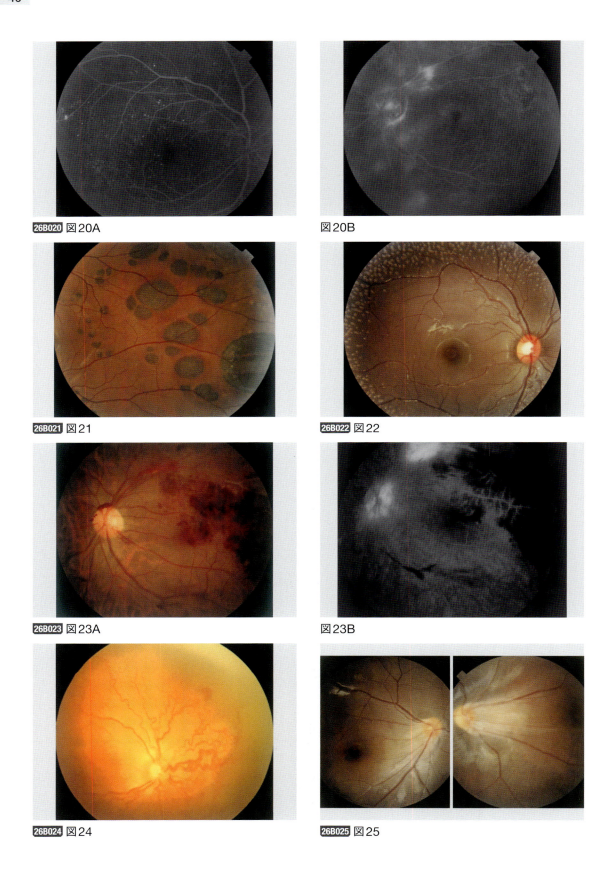

図20A 図20B

図21 図22

図23A 図23B

図24 図25

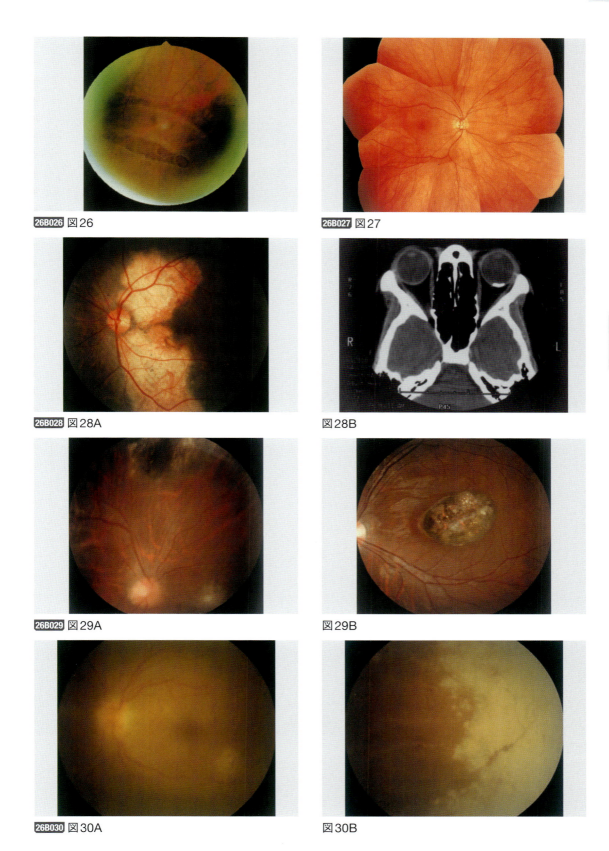

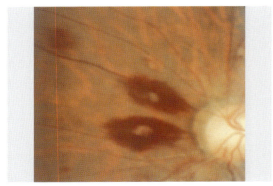
26B031 図31

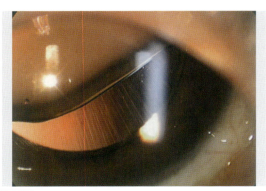
26B032 図32

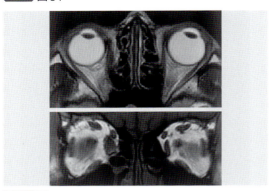
26B033 図33A

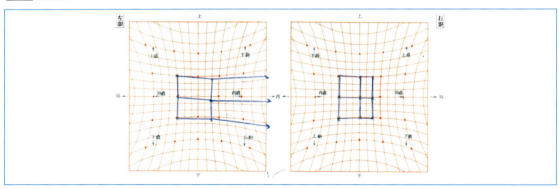
図33B

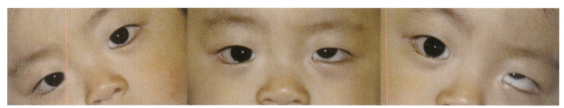
26B034 図34

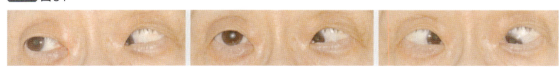
26B035 図35　右方視　　　　　　　　正面視　　　　　　　　左方視

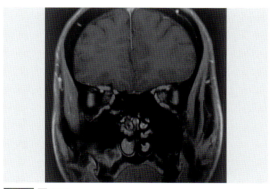

26B036 図36A

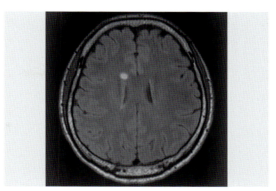

図36B

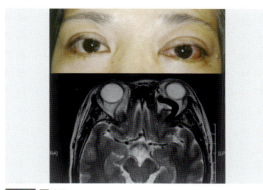

26B037 図37

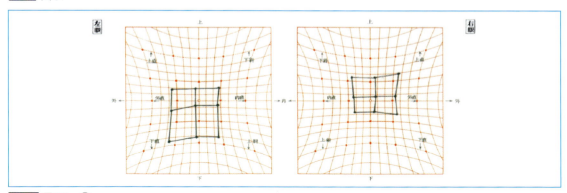

26B038 図38　ⓐ

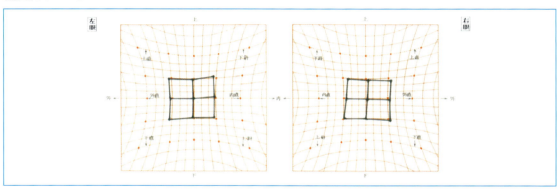

ⓑ

50

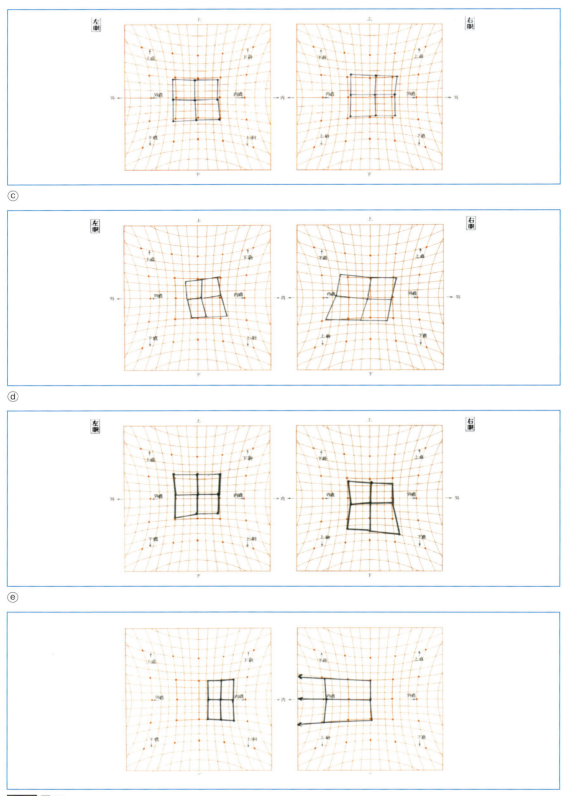

ⓒ

ⓓ

ⓔ

26B039 図39

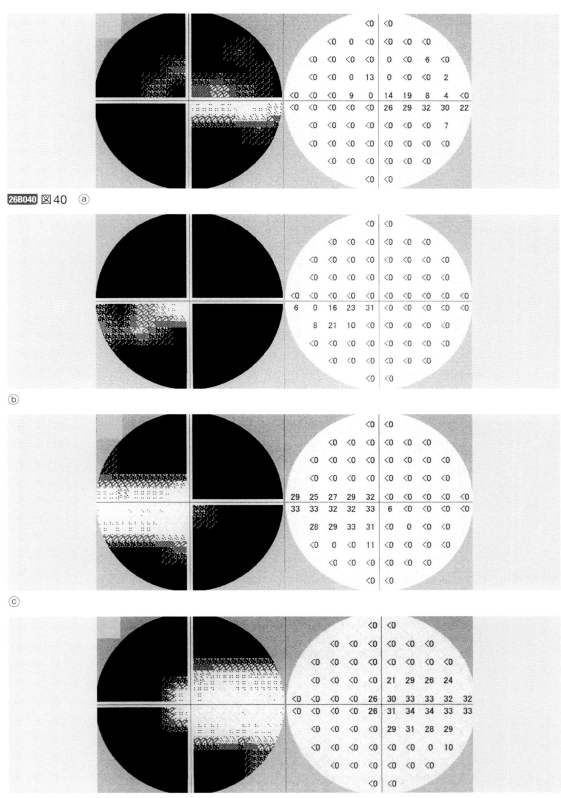

26B040 図40 ⓐ

ⓑ

ⓒ

ⓓ

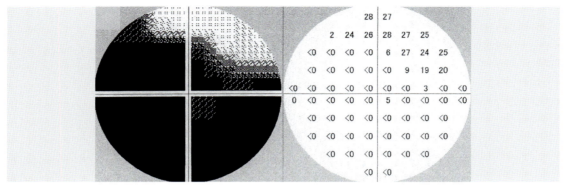

ⓔ

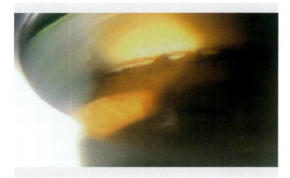
26B041 図41

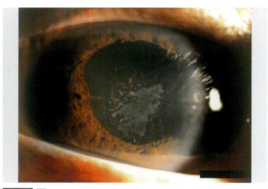
26B042 図42

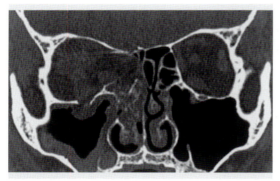
26B043 図43

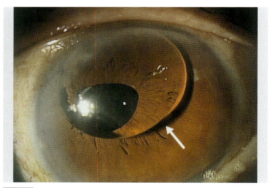
26B044 図44

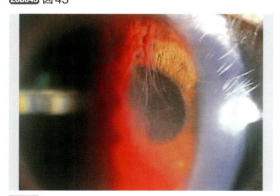
26B045 図45

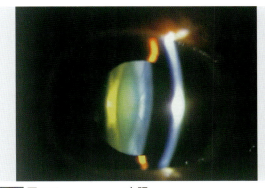
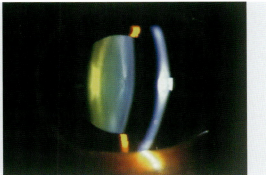

26B046 図46A　　　右眼　　　　　　　　　　　　　　　左眼

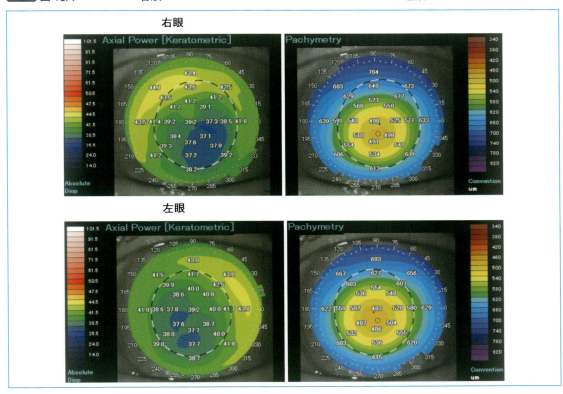

図46B

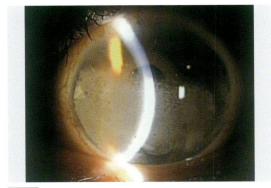

26B047 図47

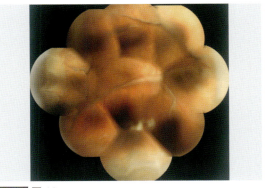

26B048 図48

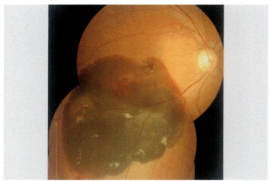
26B049 図49

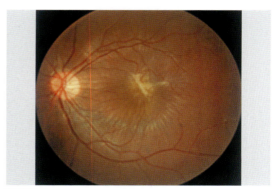
26B050 図50

第27回
眼科専門医認定試験

平成27年6月12日実施

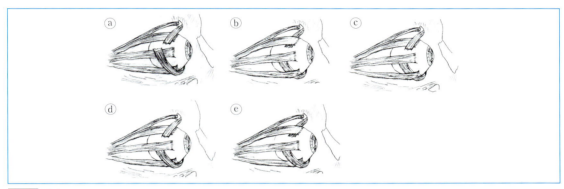

27B001 図1

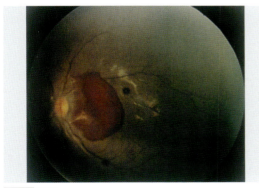

27B002 図2

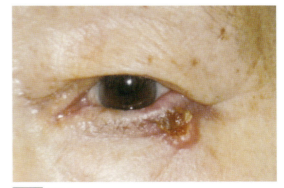

27B003 図3A

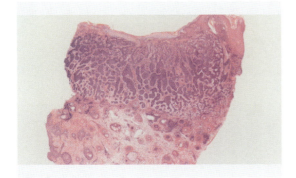

図3B （H-E染色）

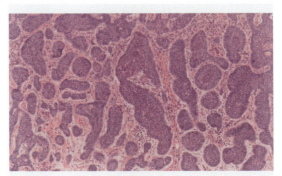

図3C （H-E染色）

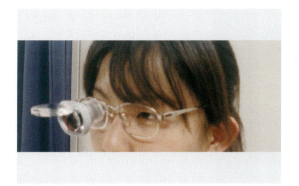

27B004 図4A

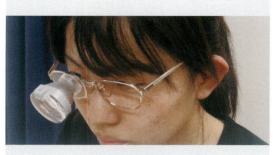

図4B

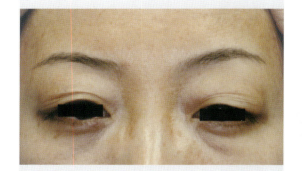

27B005 図5A

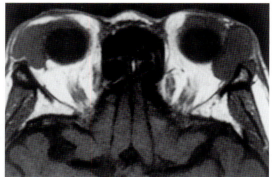

図5B

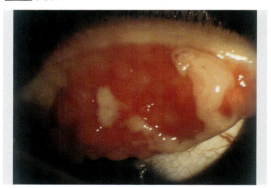

27B006 図6

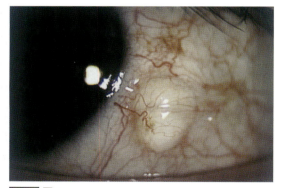

27B007 図7

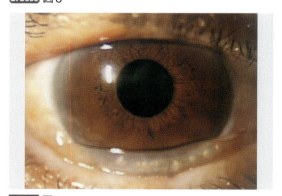

27B008 図8

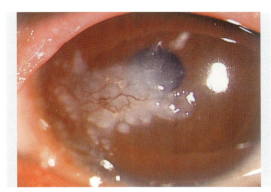
27B009 図9A

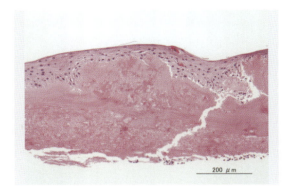
図9B （H-E染色）

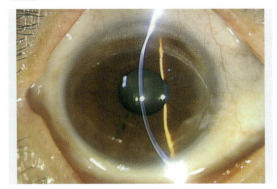
27B010 図10A

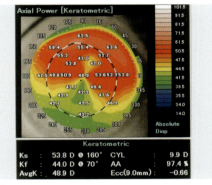
図10B

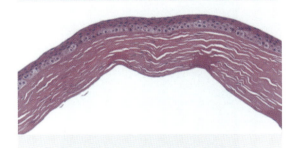
27B011 図11A （H-E染色） 角膜中央部

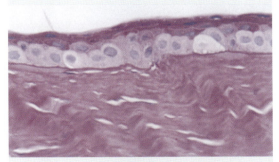
図11B （PAS染色） 角膜表層拡大

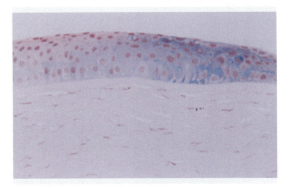
図11C （ベルリンブルー染色） 角膜周辺部

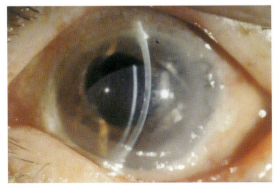
27B012 図12

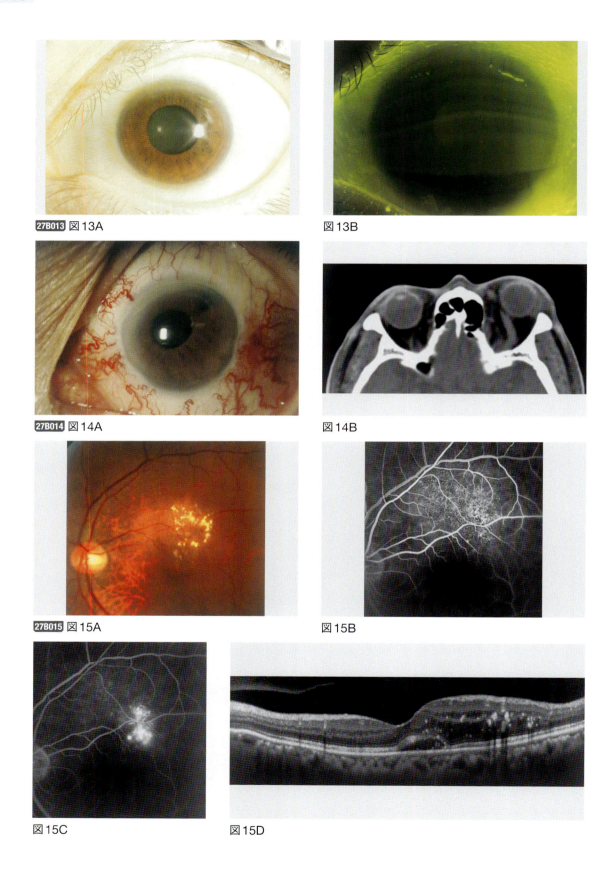

図13A
図13B
図14A
図14B
図15A
図15B
図15C
図15D

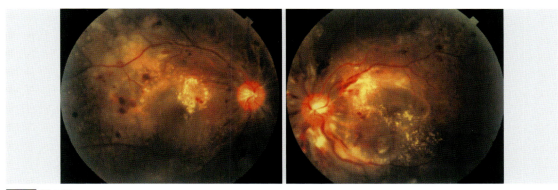

27B016 図16A

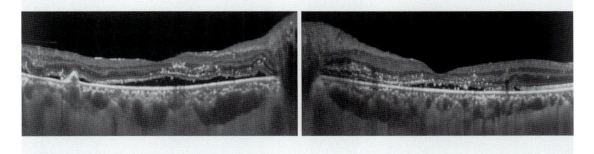

図16B

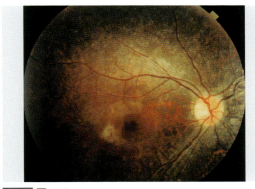

27B017 図17A

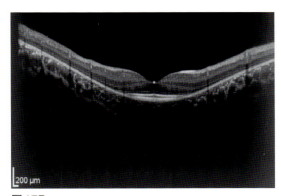

図17B

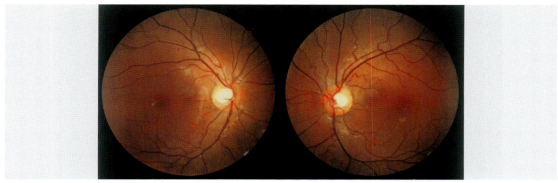

27B018 図18A

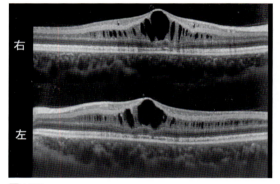

図18B

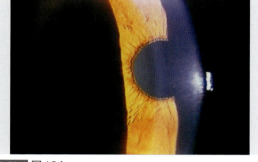

27B019 図19A

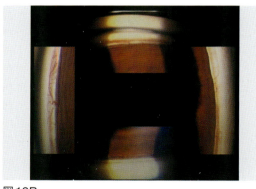

図19B

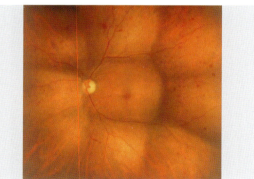

図19C

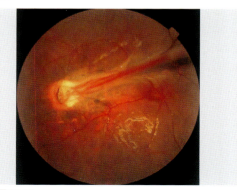

27B020 図20

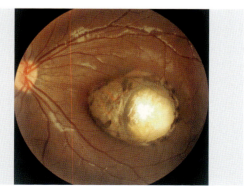

27B021 図21

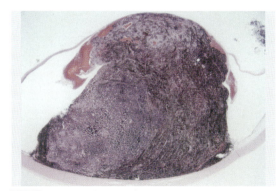

27B022 図22A （H-E染色）

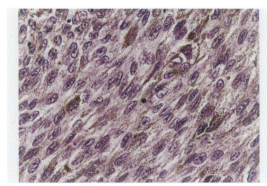

図22B （H-E染色）

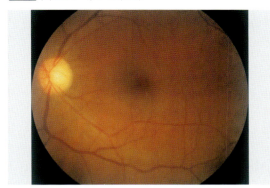

27B023 図23A

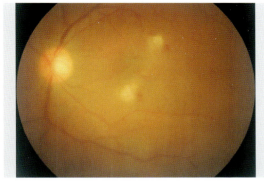

図23B

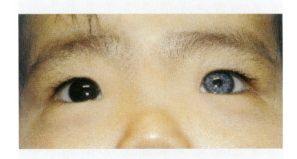

27B024 図24

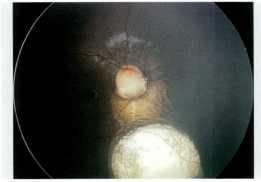

27B025 図25A　　　　右眼

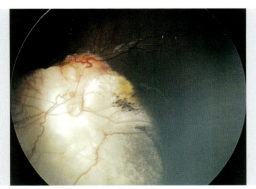

図25B　　　　左眼

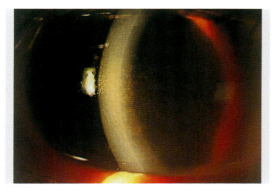 図26A
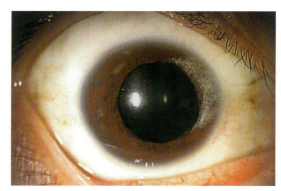 図26B

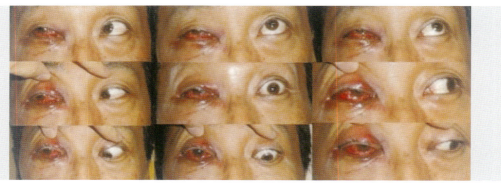 図27A

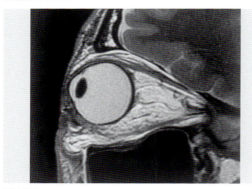
図27B

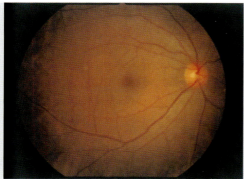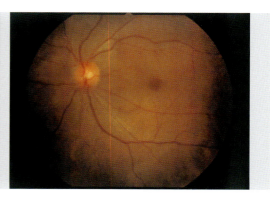 図28A

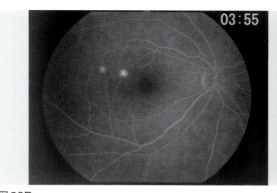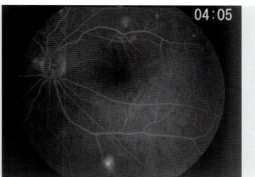

図28B

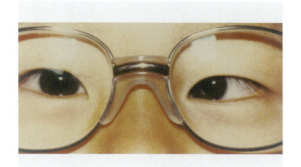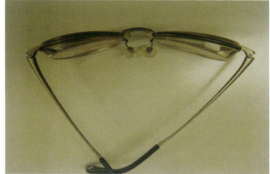

27B029 図29

27B030 図30

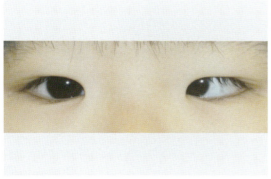

27B031 図31

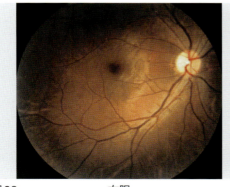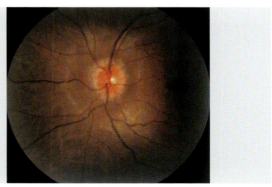

27B032 図32　　　　右眼　　　　　　　　　　　左眼

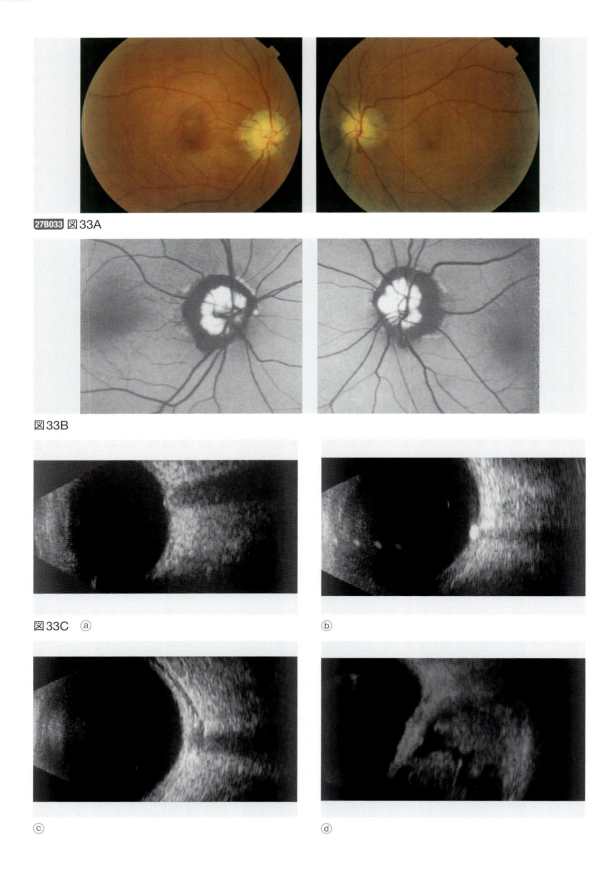

27B033 図33A

図33B

図33C ⓐ　　　　　　　　　ⓑ

ⓒ　　　　　　　　　ⓓ

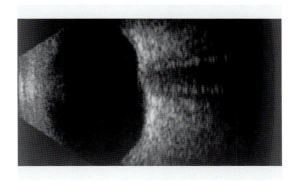
ⓔ

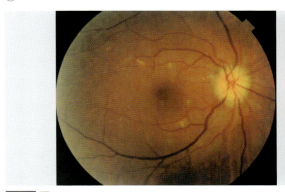

27B034 図34A

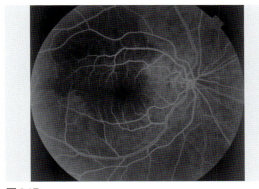

図34B

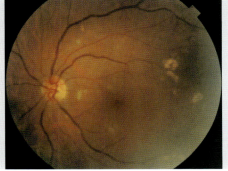

図34C （H-E染色）

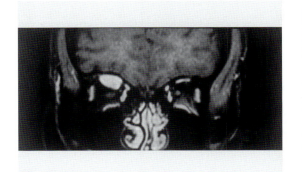

27B035 図35A

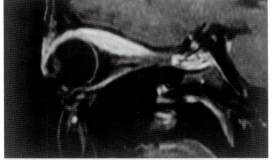

図35B

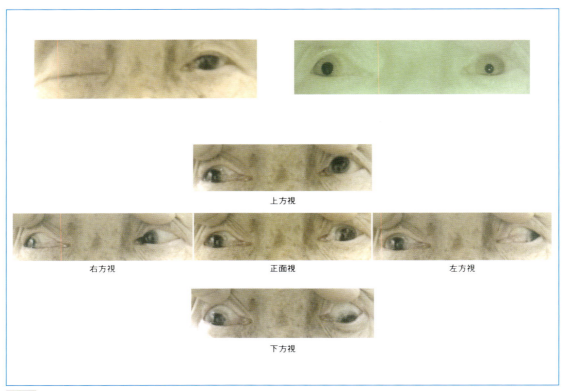

27B036 図36

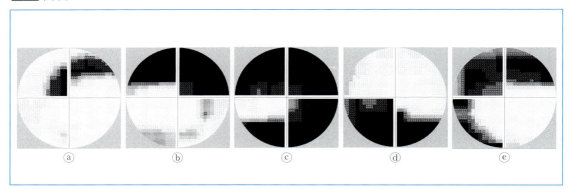

27B037 図37

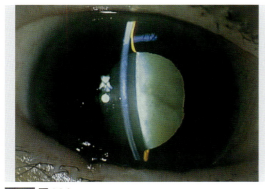

27B038 図38A

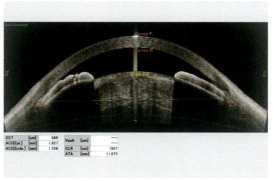

図38B

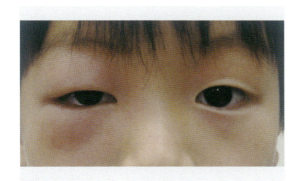

27B039 図39A

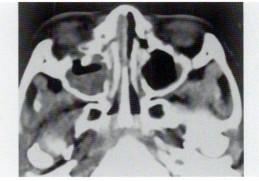

図39B

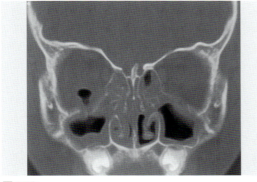

図39C

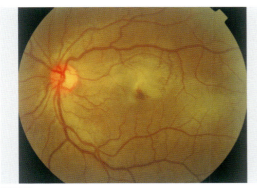

27B040 図40A

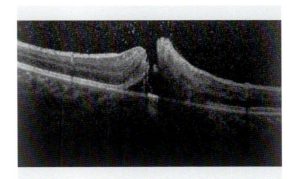

図40B

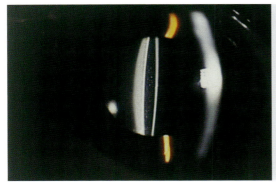
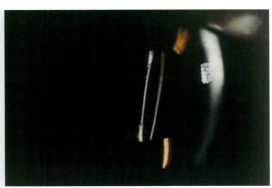

27B041 図41　　　　治療前　　　　　　　　　　　　　治療後

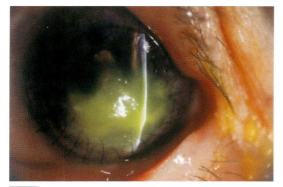
図42A

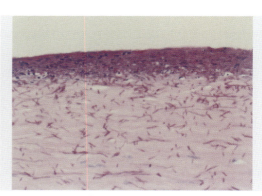
図42B （H-E染色）

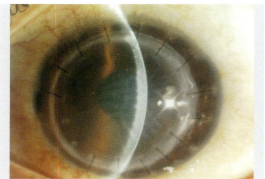
図43A　　　治療前

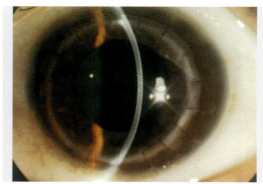
図43B　　　治療後

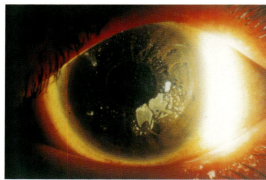
図44

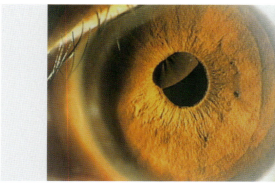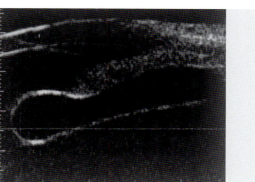
図45

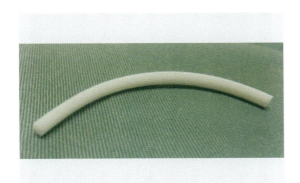

27B046 図46

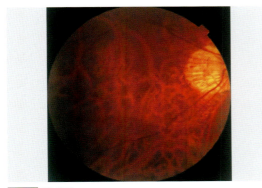

27B047 図47A

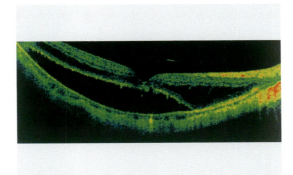

図47B

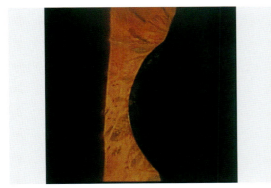

27B048 図48A

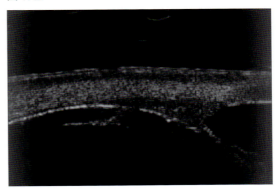

図48B

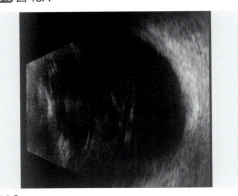

図48C

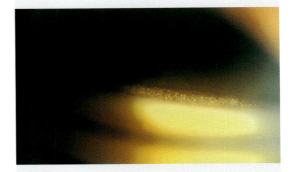

27B049 図49

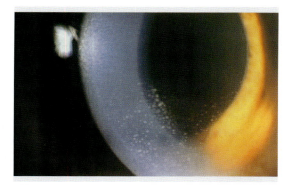

27B050 図50A

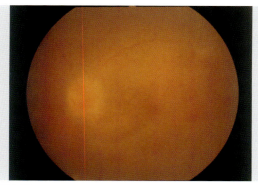

図50B

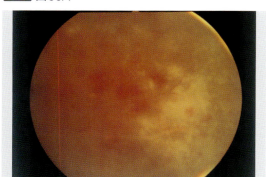

図50C

第28回 眼科専門医認定試験

平成28年6月10日実施

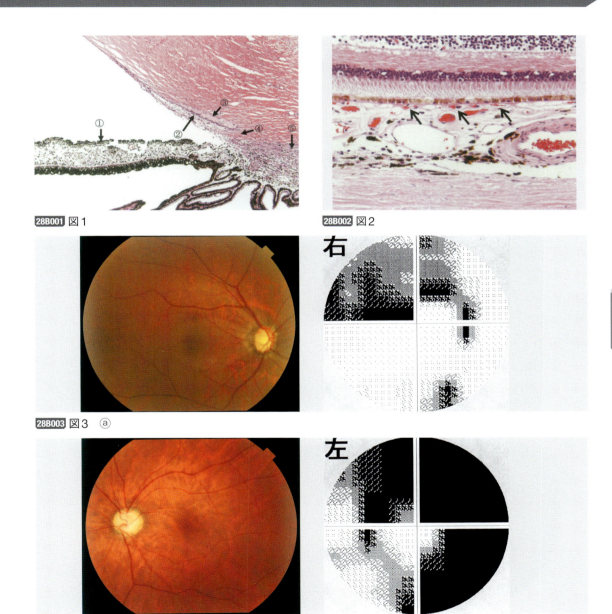

28B001 図1

28B002 図2

28B003 図3 ⓐ

ⓑ

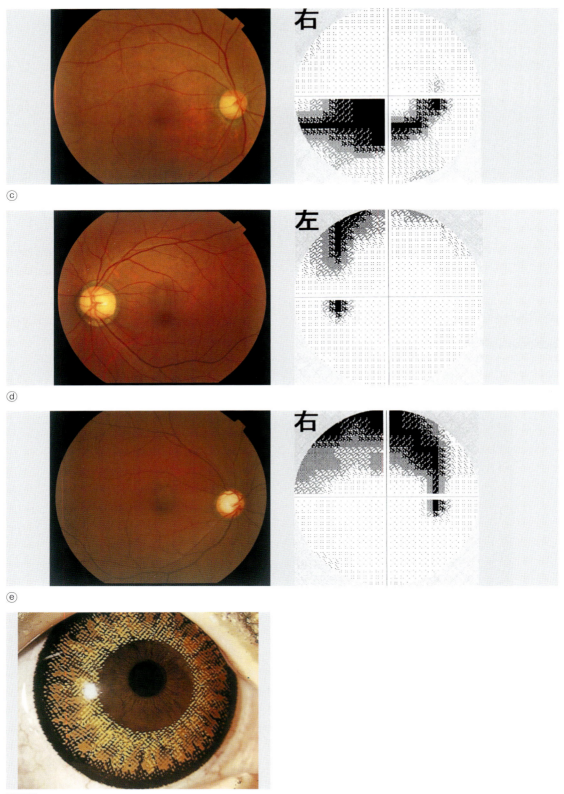

28B004 図4

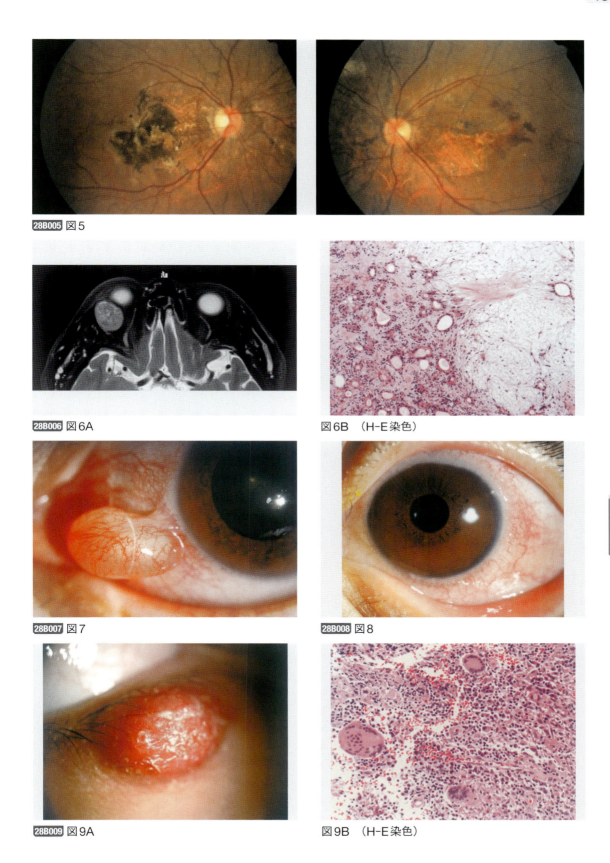

28B005 図5

28B006 図6A   図6B （H-E染色）

28B007 図7   28B008 図8

28B009 図9A   図9B （H-E染色）

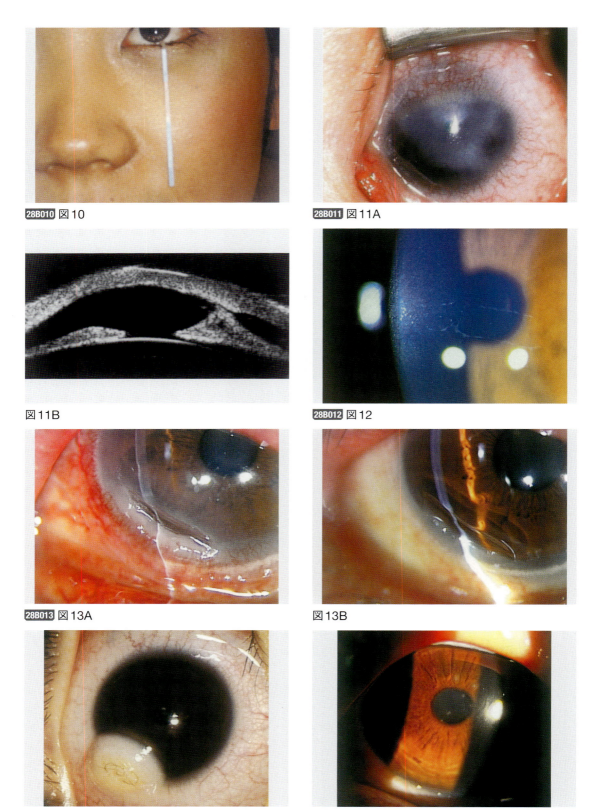

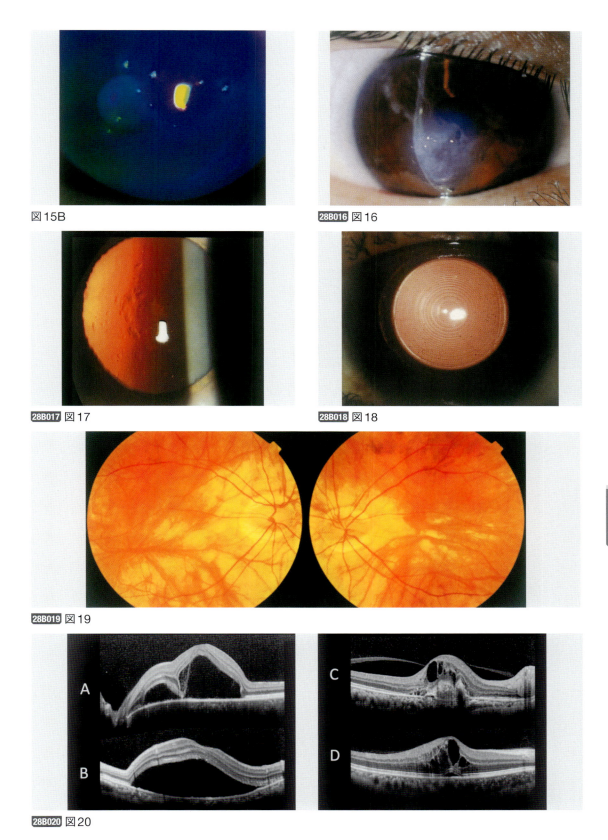

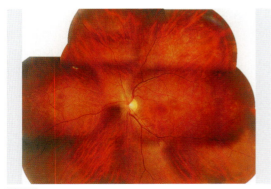
図21A

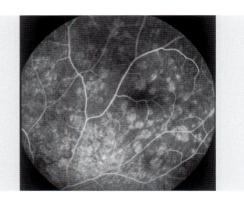
図21B

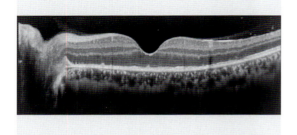
図21C

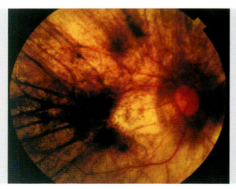
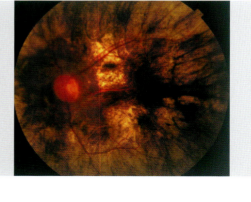
図22

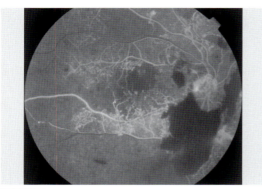
図23

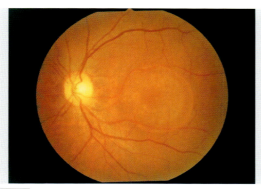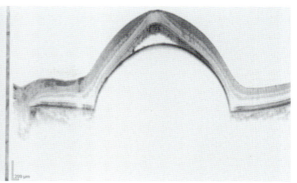

図24

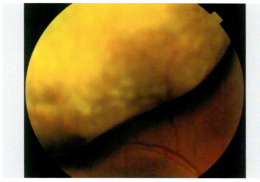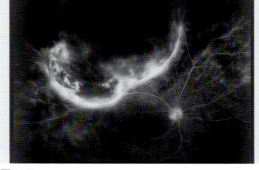

図25A 図25B

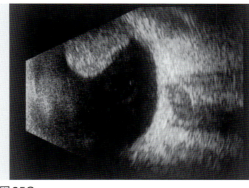

図25C

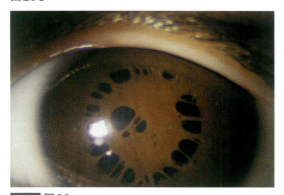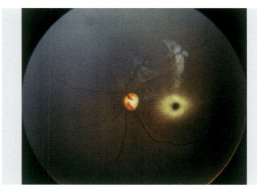

図26 図27

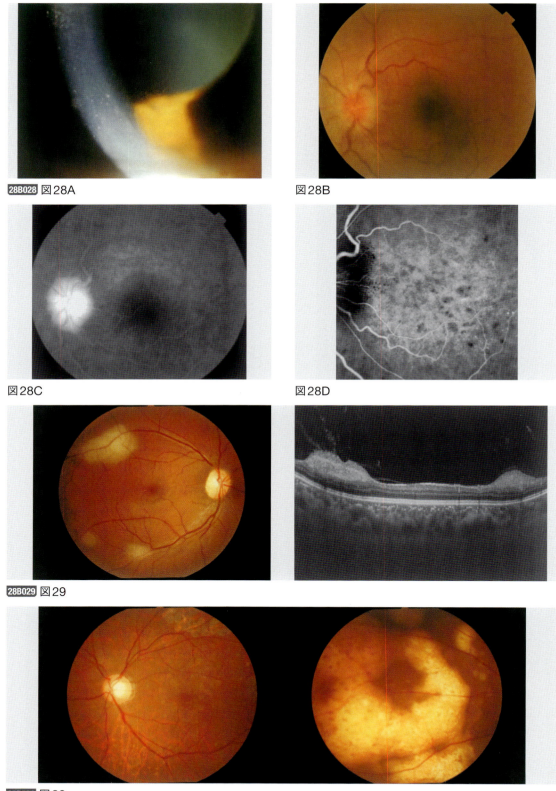

28B028 図28A 図28B

図28C 図28D

28B029 図29

28B030 図30

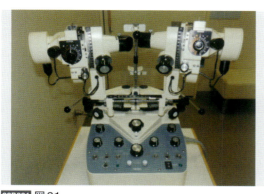
図31

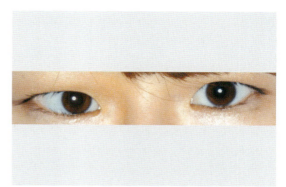
図32A

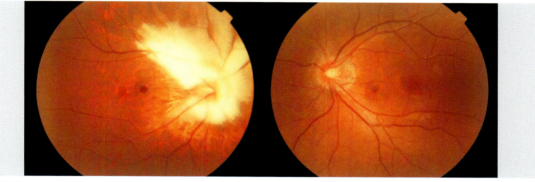
図32B

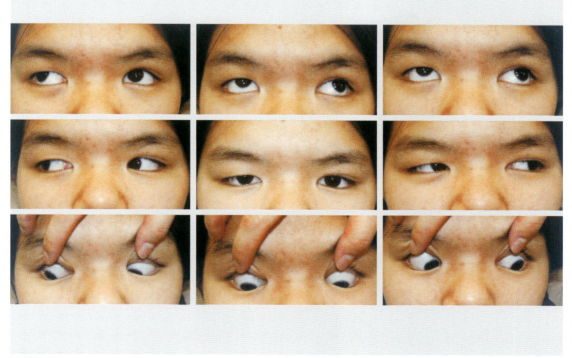
図33

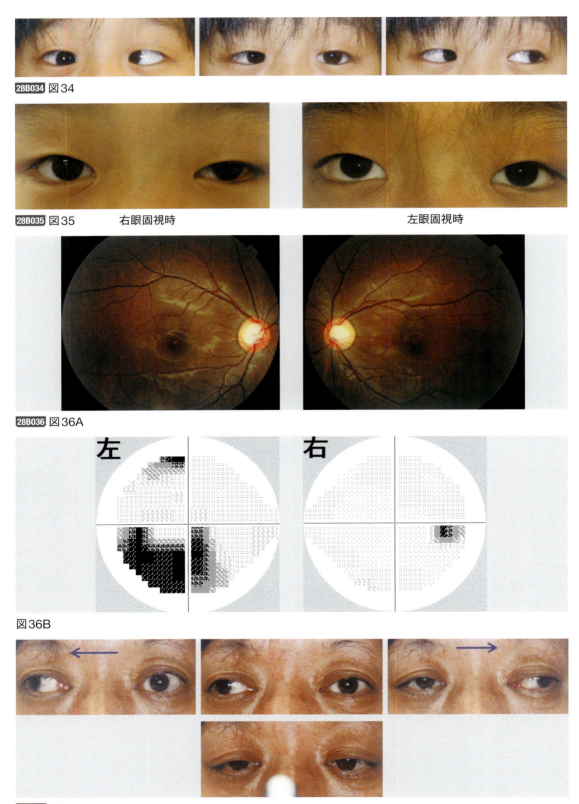

図34

図35　　右眼固視時　　　　　　　左眼固視時

図36A

図36B

図37

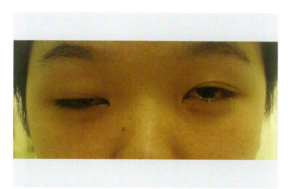

28B038 図38A

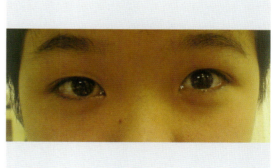

図38B

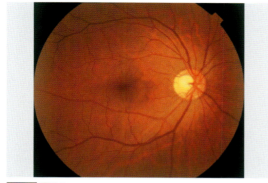

28B039 図39

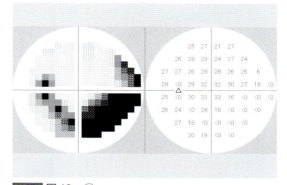

28B040 図40 ⓐ

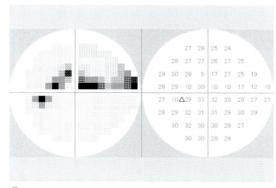

ⓑ

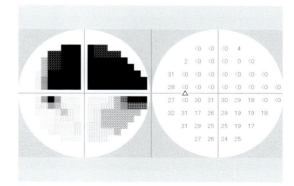

ⓒ

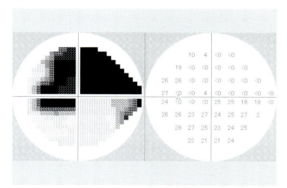

ⓓ

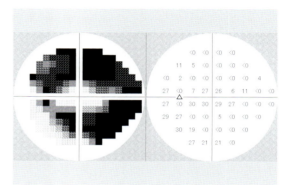

ⓔ

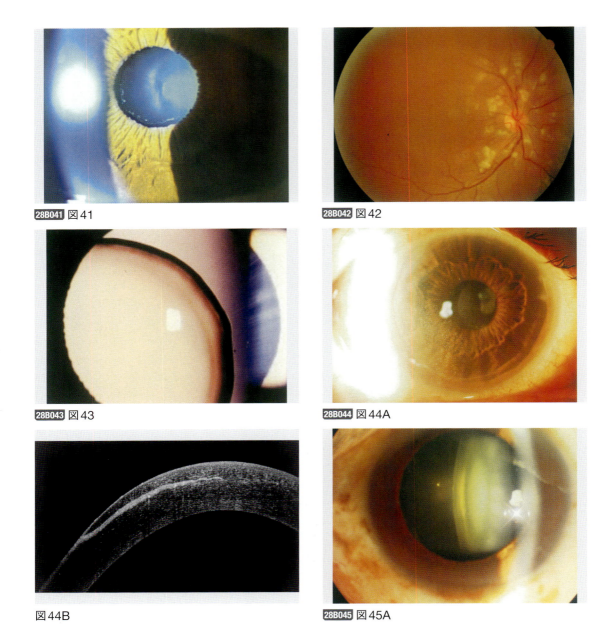

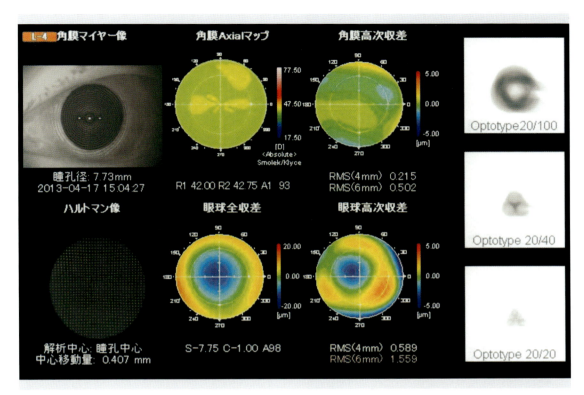

図45B

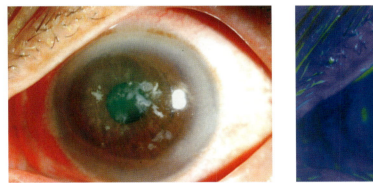

図46A

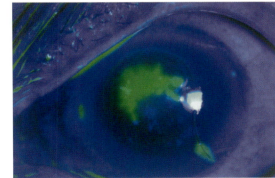

図46B

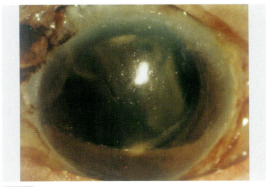

図47A

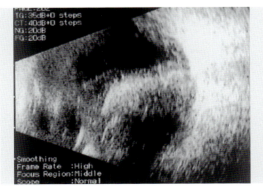

図47B

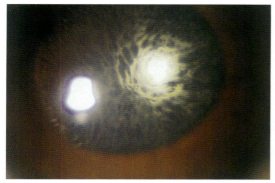

図48

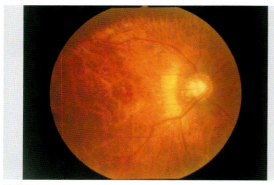

図49

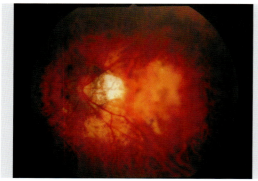

図50A

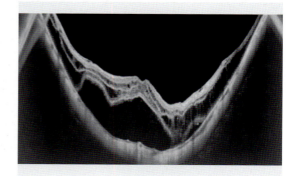

図50B

第29回
眼科専門医認定試験

平成29年6月9日実施

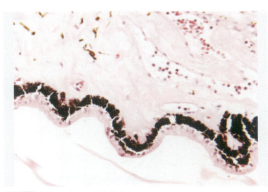

29B001 図1 （H-E染色）

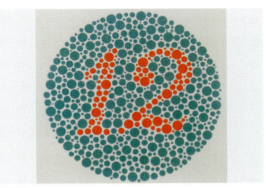

29B002 図2

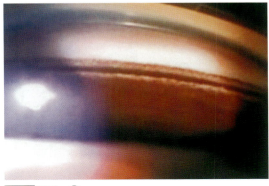

29B003 図3 ⓐ

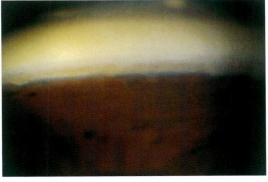

ⓑ

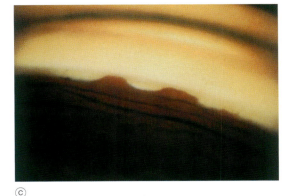

ⓒ

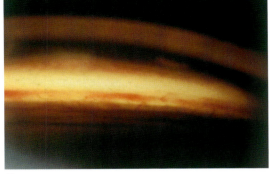

ⓓ

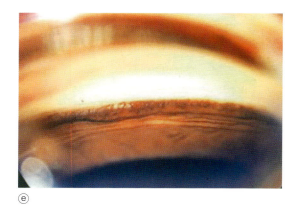

ⓔ

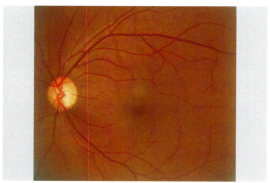

29B004 図4

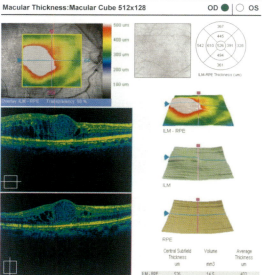

29B005 図5

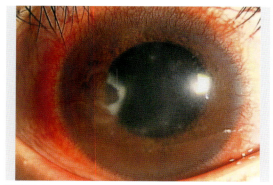

29B006 図6

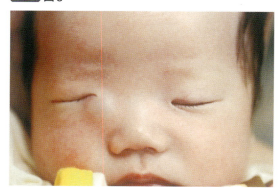

29B007 図7A

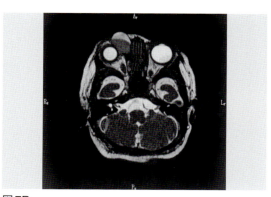

図7B

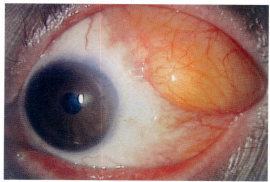

29B008 図8

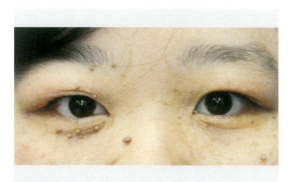
図9A

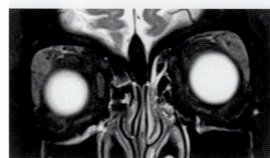
図9B

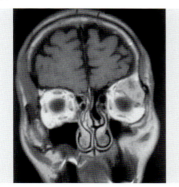
図10

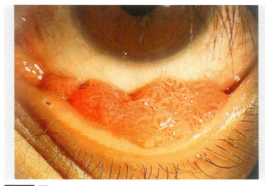
図11A

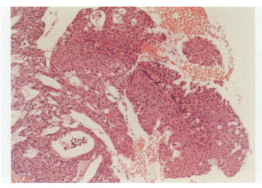
図11B （H-E染色）

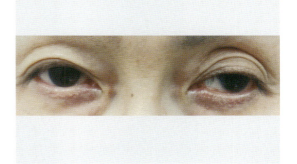
図12

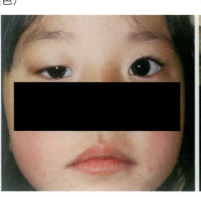
図13

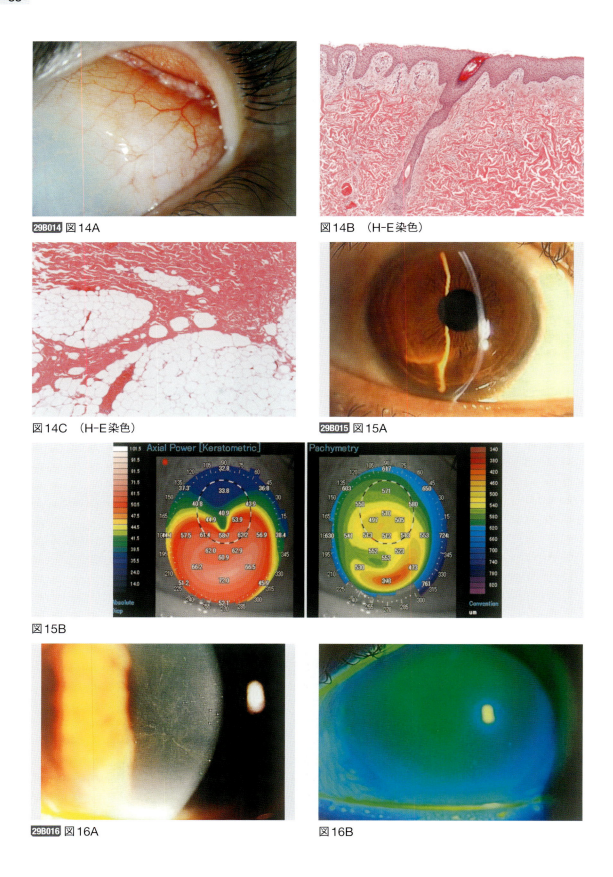

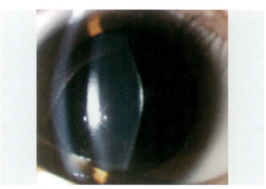
図17A

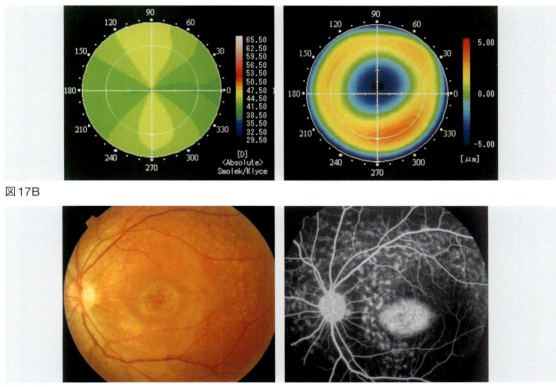
図17B

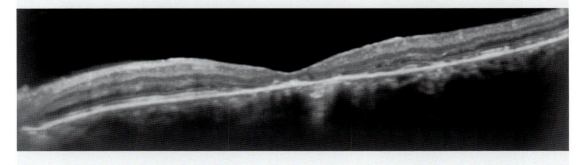
図18A

図18B

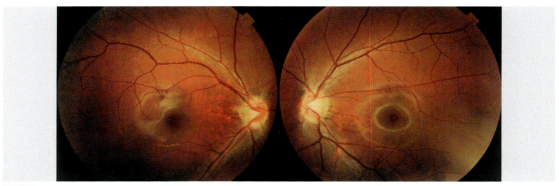

29B019 図19A

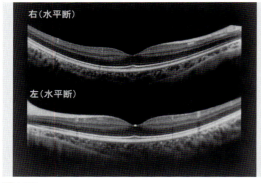

図19B

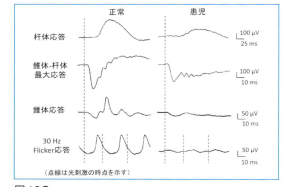

図19C

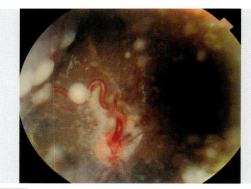

29B020 図20A

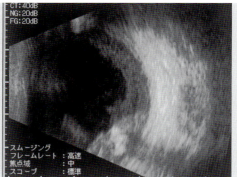

図20B

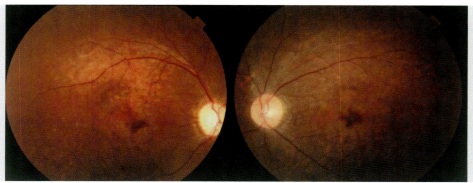

29B021 図21A

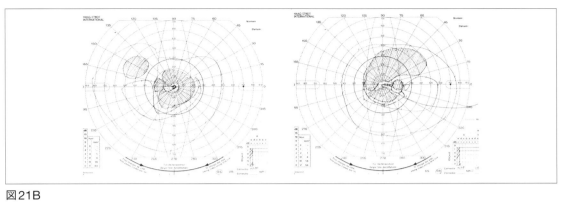

図21B

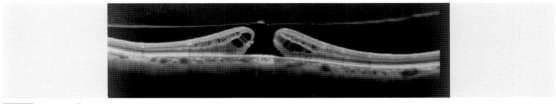

29B022 図22 ⓐ

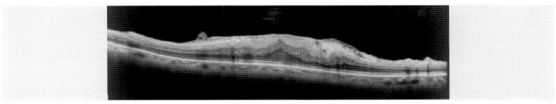

ⓑ

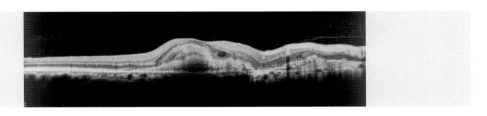

ⓒ

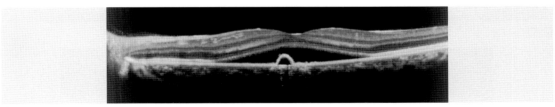

ⓓ

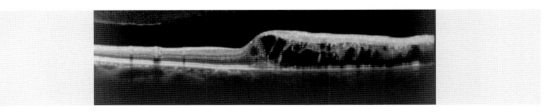

ⓔ

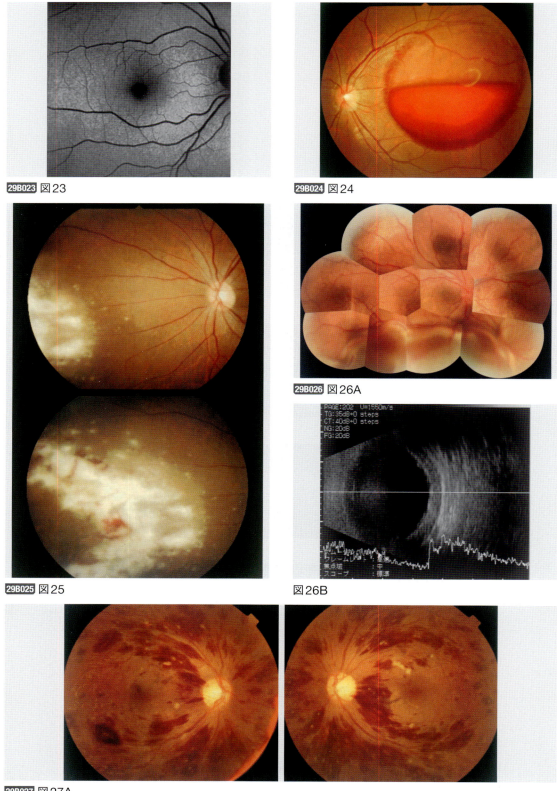

29B023 図23

29B024 図24

29B025 図25

29B026 図26A

図26B

29B027 図27A

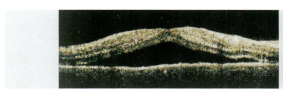
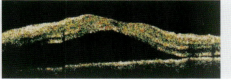

図27B

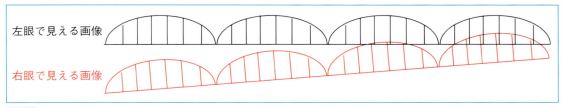

左眼で見える画像
右眼で見える画像

29B028 図28

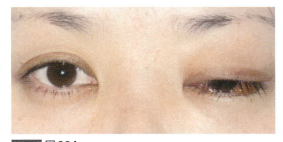

29B029 図29A

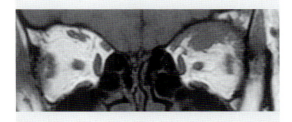

図29C

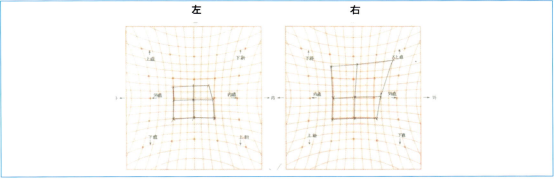

左　　　　　　　右

図29B

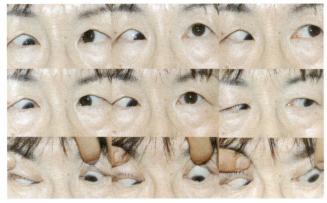

29B030 図30A

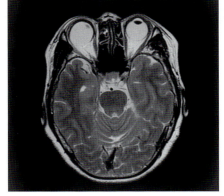

図30B

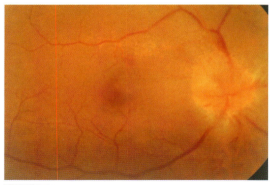
図31A

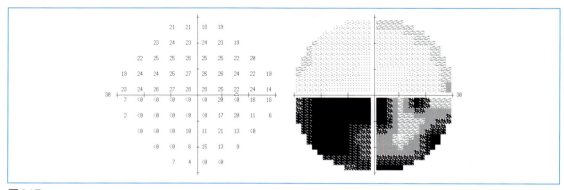
図31B

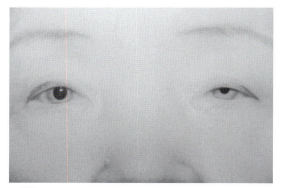
図32

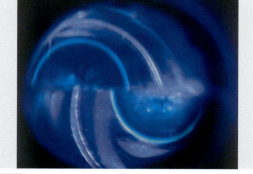
図33 ⓐ

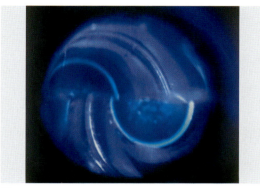
ⓑ

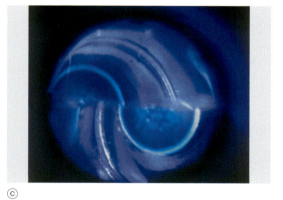
ⓒ

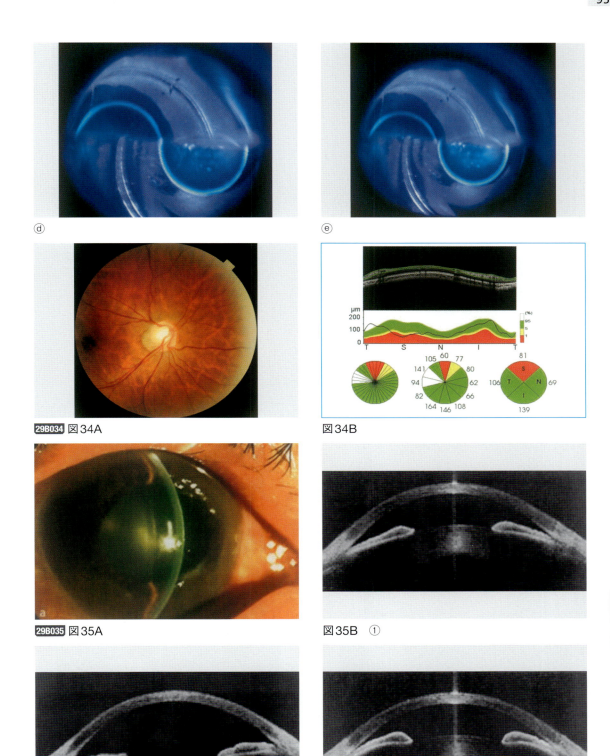

ⓓ　　　　　　　　　　　　　ⓔ

29B034　図34A　　　　　　　　図34B

29B035　図35A　　　　　　　　図35B　①

②　　　　　　　　　　　　　③

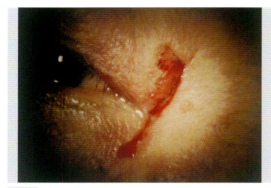
29B036 図36

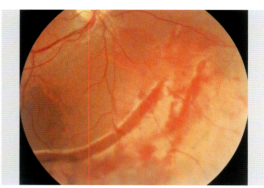
29B037 図37

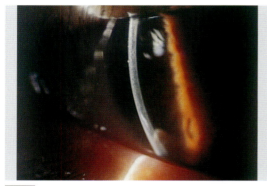
29B038 図38A

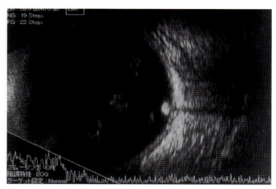
図38B

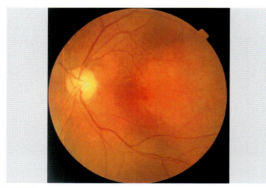
29B039 図39A

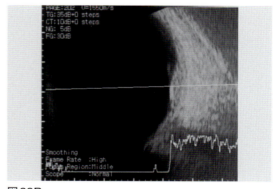
図39B

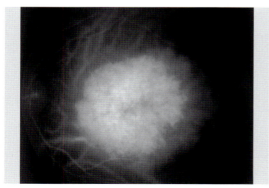
図39C

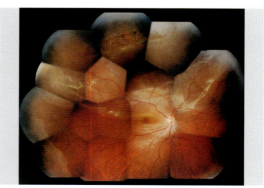
29B040 図40

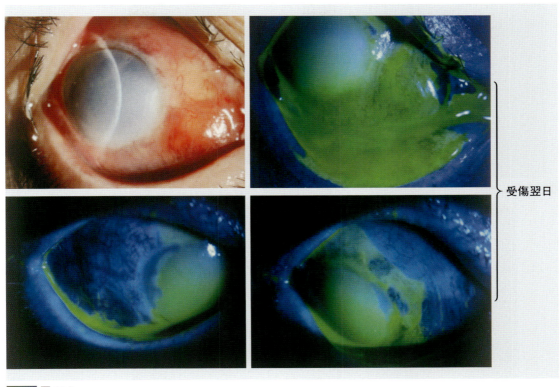

29B041 図41A

受傷翌日

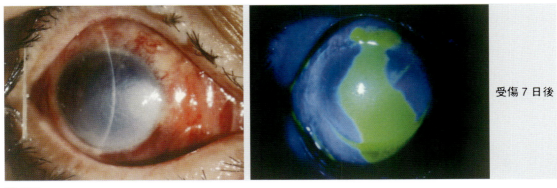

図41B

受傷7日後

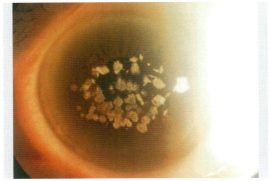

29B042 図42A

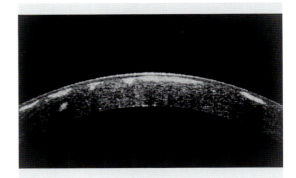

図42B

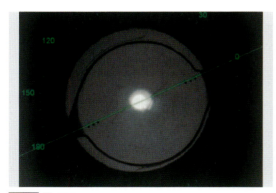
29B043 図43A

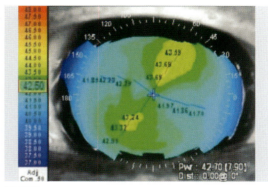
図43B

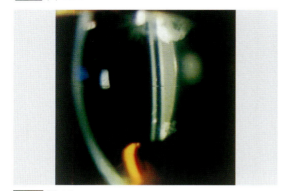
29B044 図44

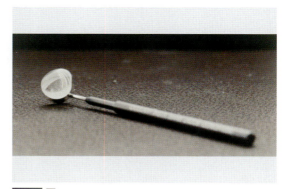
29B045 図45

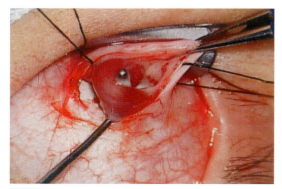
29B046 図46

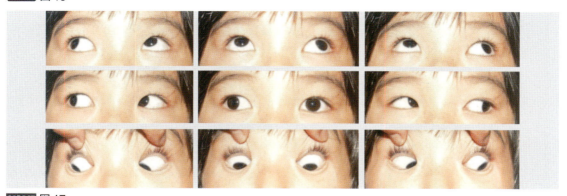
29B047 図47

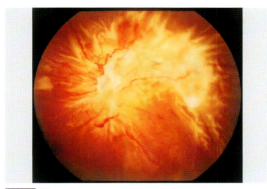

29B048 図48

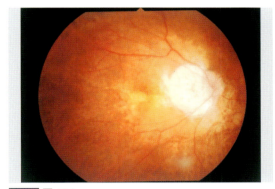

29B049 図49A

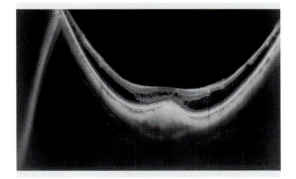

図49B

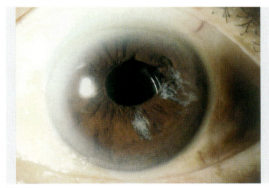

29B050 図50A

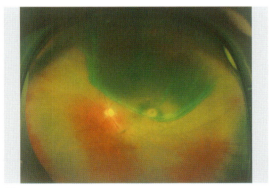

図50B

第30回
眼科専門医認定試験

平成30年6月8日実施

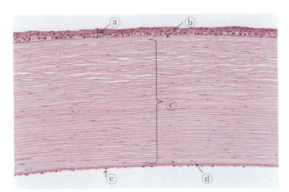

30B001 図1 （H-E染色）

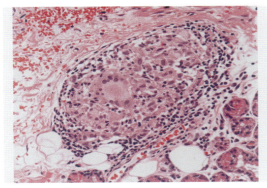

図2B （H-E染色）

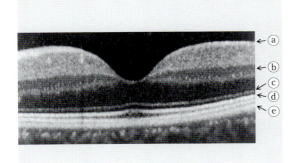

図3B

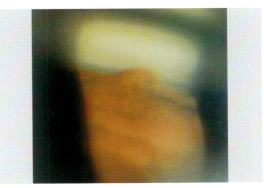

30B002 図2A

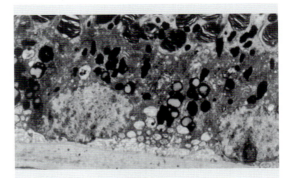

30B003 図3A （電子顕微鏡写真）

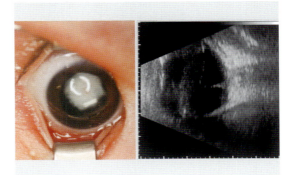

30B004 図4

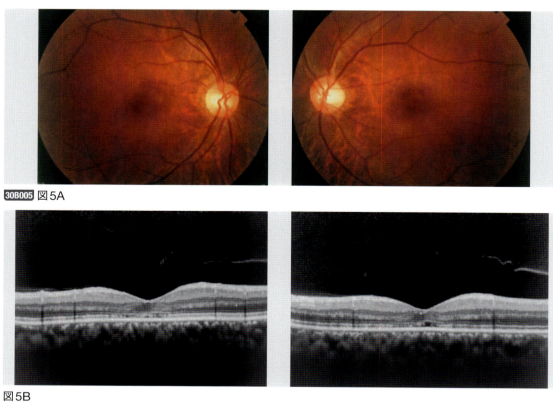

図5A

図5B

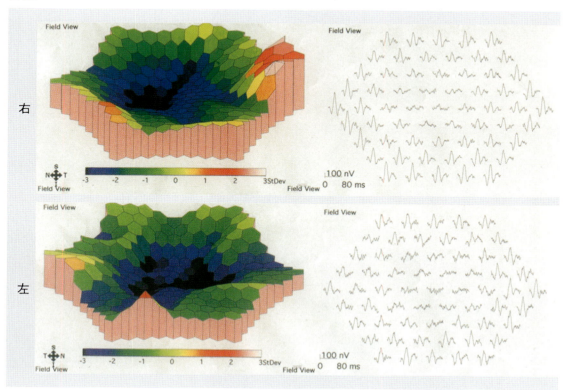

右

左

図5C

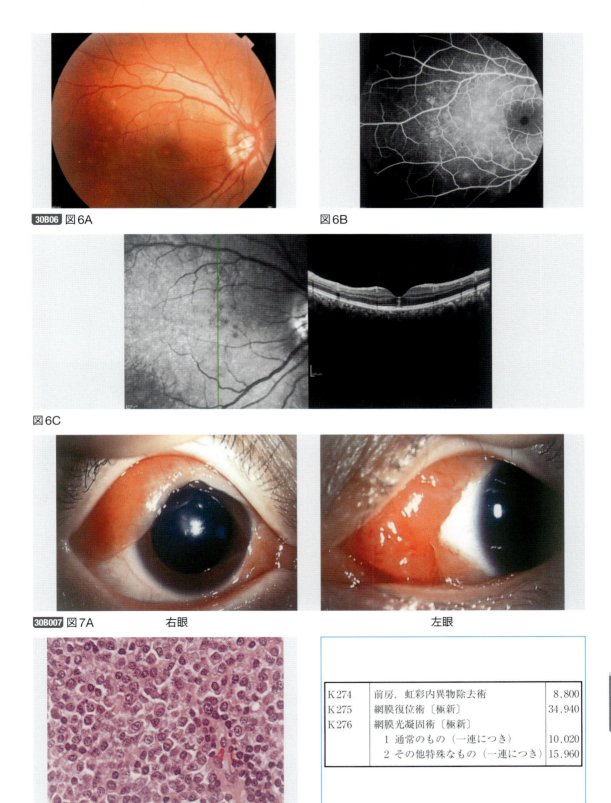

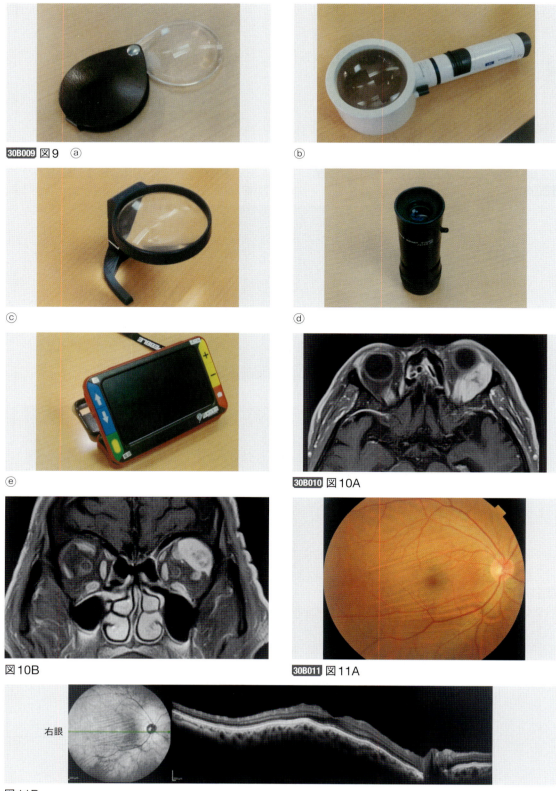

30B009 図9 ⓐ

ⓑ

ⓒ

ⓓ

ⓔ

30B010 図10A

図10B

30B011 図11A

右眼

図11B

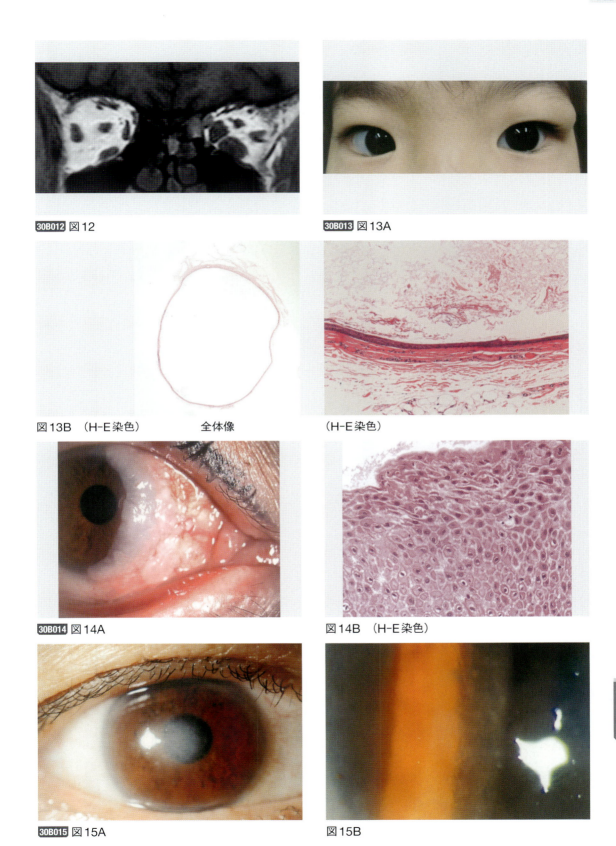

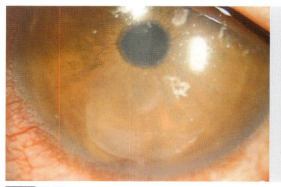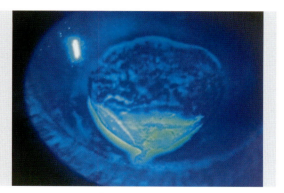

図16

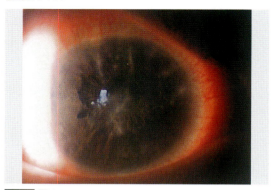

図17

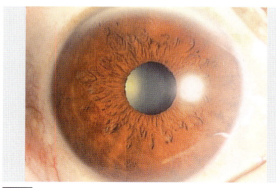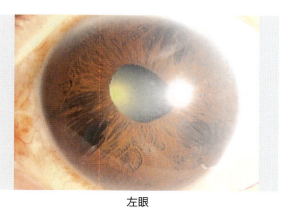

図18A　　　右眼　　　　　　　　　　　　　　左眼

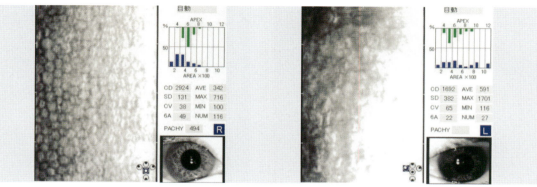

図18B　　　右眼　　　　　　　　　　　　　　左眼

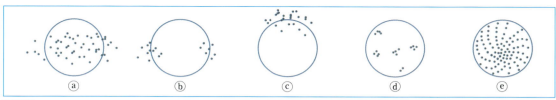
図19

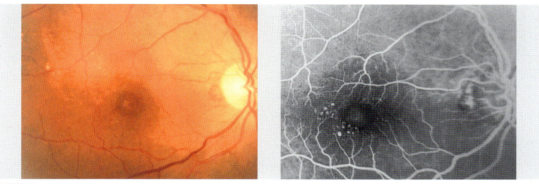
図20A

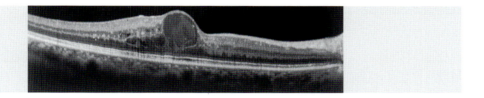
図20B

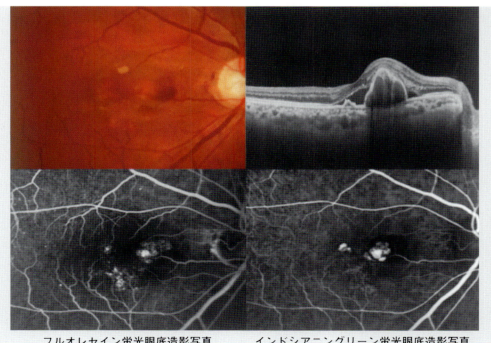
フルオレセイン蛍光眼底造影写真　　インドシアニングリーン蛍光眼底造影写真

図21

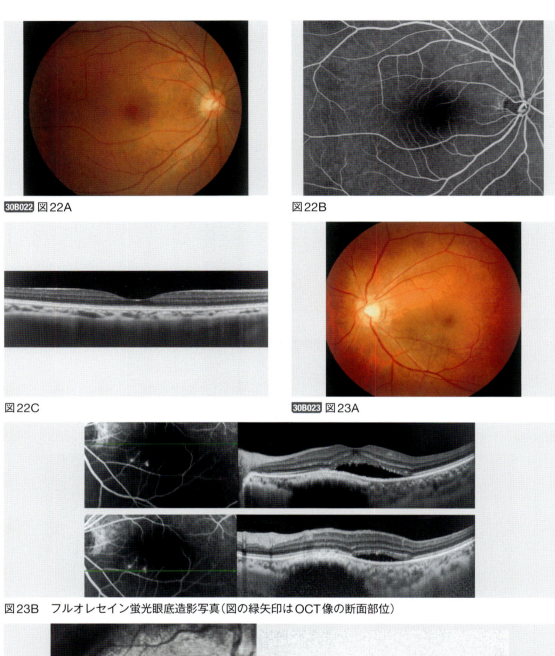

図22A

図22B

図22C

図23A

図23B　フルオレセイン蛍光眼底造影写真（図の緑矢印はOCT像の断面部位）

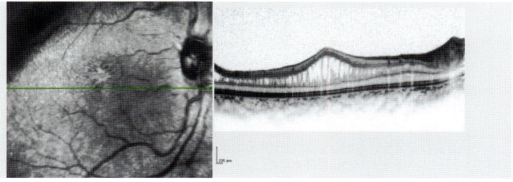

図24

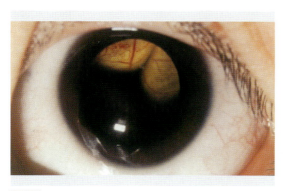 図25

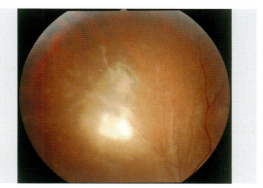 図26

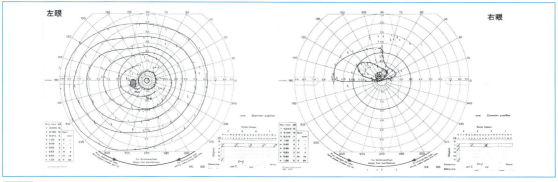 図27A

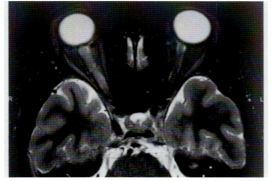 図27B

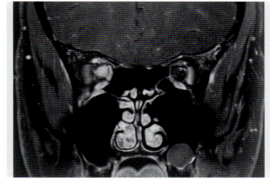 図27C

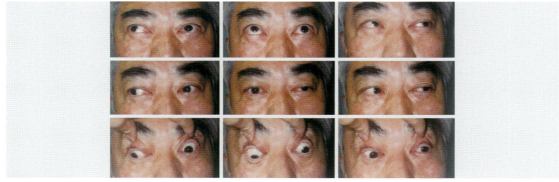 図28

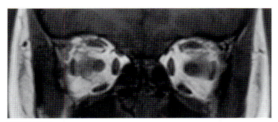
30B029 図29

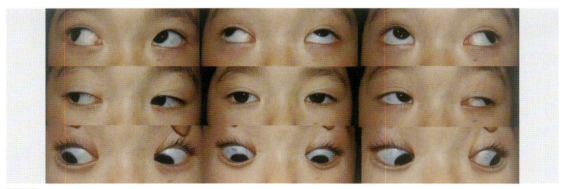
30B030 図30

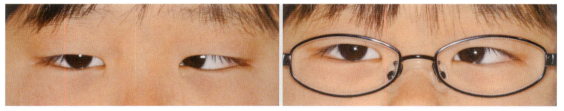
30B031 図31

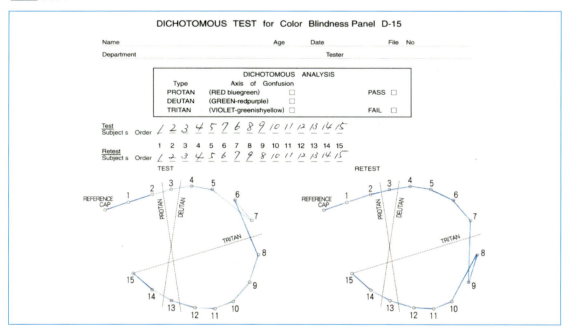
30B032 図32A

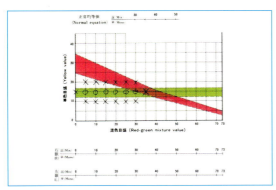
図32B

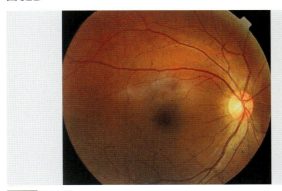
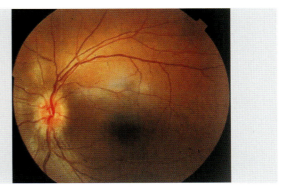
図33A

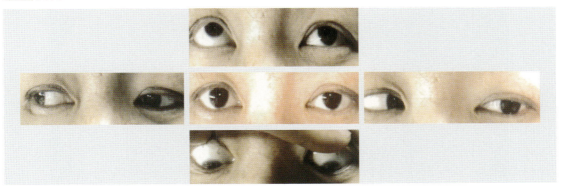
図33B

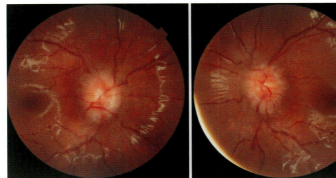
図34A　右眼　　　　　　　　　左眼
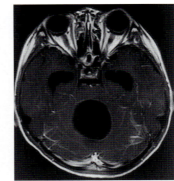
図34B

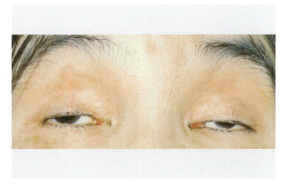

図35A

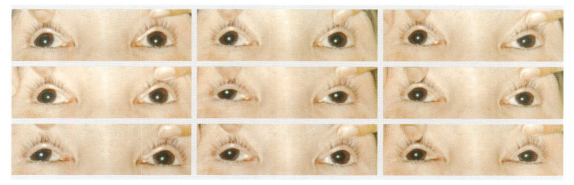

図35B

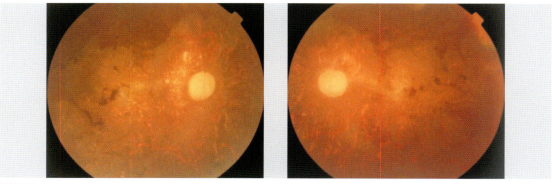

図35C

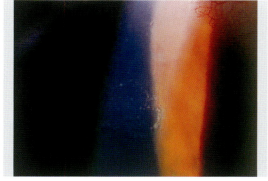

図36

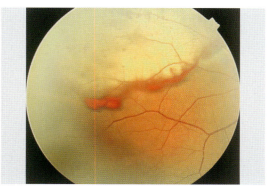

図37

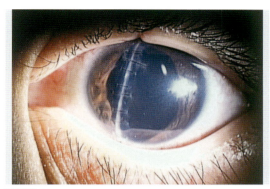

30B038 図38A

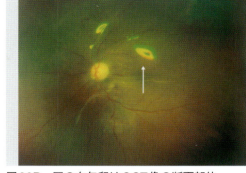

図38B　図の白矢印はOCT像の断面部位

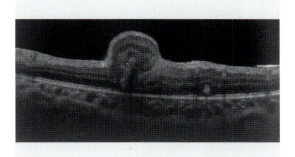

図38C

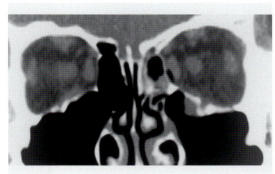

30B039 図39　ⓐ

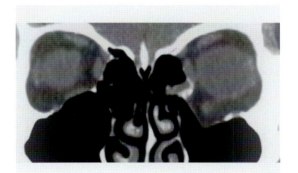

ⓑ

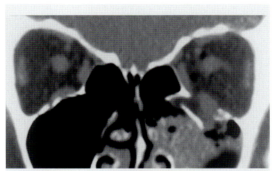

ⓒ

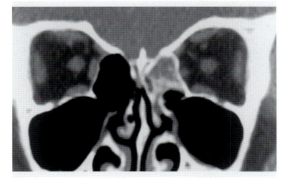

ⓓ

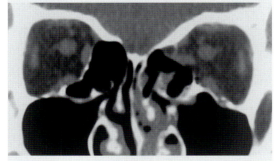

ⓔ

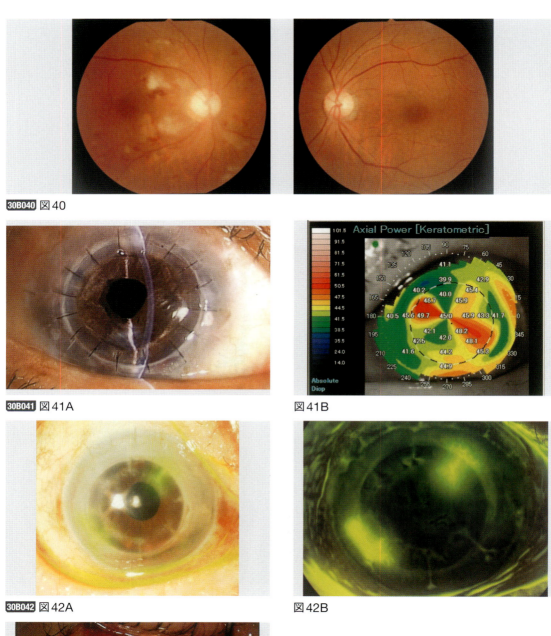

30B040 図40

30B041 図41A　　　図41B

30B042 図42A　　　図42B

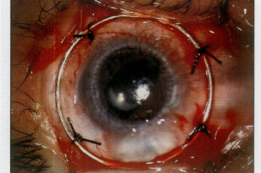

30B043 図43

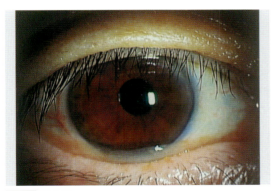

図44A

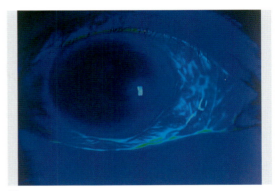

図44B

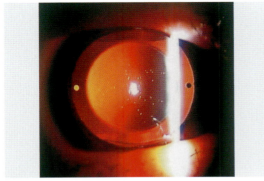

図45A

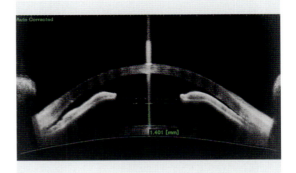

図45B

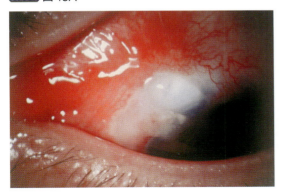

図46

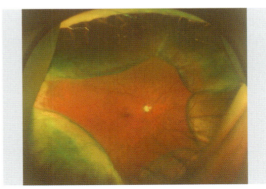

図47

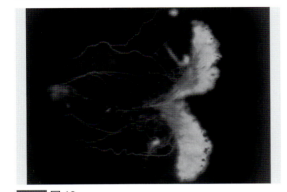

図48

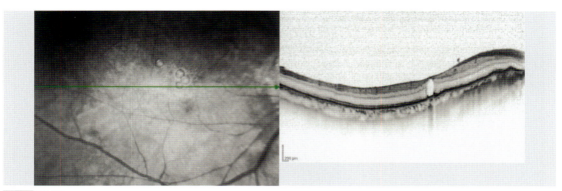

30B049 図49

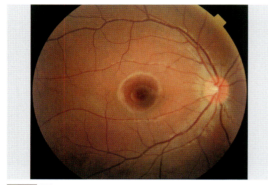

30B050 図50A

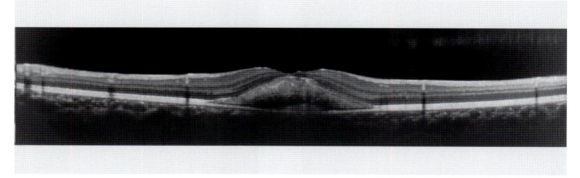

図50B

眼科専門医への最短コース
眼科専門医認定試験問題集 第 23 ～ 30 回　別冊
（分売不可）

| 2019 年 10 月 25 日発行 | 第 1 版第 1 刷 |
| 2021 年 11 月 25 日発行 | 第 1 版第 2 刷 Ⓒ |

監修者　大鹿哲郎
　　　　おお　しか　てつ　ろう

編　集　眼科専門医認定試験研究会

発行者　渡辺嘉之

発行所　株式会社　総合医学社

〒101-0061　東京都千代田区神田三崎町 1-1-4
電話 03-3219-2920　FAX 03-3219-0410
URL：https://www.sogo-igaku.co.jp

Printed in Japan　　　　　　　　　　　　　　公和図書株式会社
ISBN978-4-88378-691-6

・本書に掲載する著作物の複製権・翻訳権・上映権・譲渡権・公衆送信権（送信可能化
　権を含む）は株式会社総合医学社が保有します.
・ JCOPY ＜（社）出版社著作権管理機構 委託出版物＞
　本書を無断で複製する行為（コピー，スキャン，デジタルデータ化など）は，「私的
　使用のための複製」など著作権法上の限られた例外を除き禁じられています. 大学,
　病院, 企業などにおいて, 業務上使用する目的（診療, 研究活動を含む）で上記の行
　為を行うことは, その使用範囲が内部的であっても, 私的利用には該当せず, 違法で
　す. また私的使用に該当する場合であっても, 代行業者等の第三者に依頼して上記の
　行為を行うことは違法となります. 複写される場合は, そのつど事前に, JCOPY
　（社）出版者著作権管理機構（電話 03-5244-5088, FAX 03-5244-5089, e-mail：
　info@jcopy.or.jp）の許諾を得てください.

眼科専門医への最短コース

眼科専門医認定試験問題集
第23〜30回

眼科専門医認定試験研究会●編

総合医学社

執筆者一覧

■監修

大鹿　哲郎　　筑波大学眼科

■執筆（五十音順）

宇井　牧子　　CS眼科クリニック，東京大学眼科
上野　勇太　　筑波大学眼科
岡本　史樹　　筑波大学眼科
小幡　博人　　埼玉医科大学総合医療センター眼科
加治　優一　　松本眼科
加藤　聡　　　東京大学眼科
鎌尾　知行　　愛媛大学眼科
高　静花　　　大阪大学眼科
坂田　礼　　　東京大学眼科
坂根　由梨　　愛媛大学眼科
澤村　裕正　　東京大学眼科
篠崎　和美　　東京女子医科大学眼科
辻　英貴　　　がん研有明病院眼科
浪口　孝治　　愛媛大学眼科
二宮　欣彦　　行岡病院眼科
橋田　徳康　　大阪大学眼科
長谷川泰司　　東京女子医科大学眼科
長谷川優実　　筑波大学眼科
原　千佳子　　大阪大学眼科
平岡　孝浩　　筑波大学眼科
古田　実　　　福島県立医科大学眼科
星　崇仁　　　筑波大学眼科
丸子　一朗　　東京女子医科大学眼科
水戸　毅　　　愛媛大学眼科
森　洋斉　　　宮田眼科病院
森田　由香　　筑波大学眼科
森本　壮　　　大阪大学眼科

序文

　日本眼科学会専門医認定試験は1989年に第1回が行われ，以降，毎年回を重ねています．眼科専門医認定試験では，その時点での眼科学・眼科医療のレベルに則り，眼科専門医であれば身に付けておくべき知識が問われています．重要な法改正や制度の変更があれば，いち早く問題に反映される一方で，未だ一般化していない特殊な治療法や検査法が出題されることはありません．その分野の専門家が時間をかけて作成した良問が揃っており，これは眼科専門医を目指す専攻医の学習のために，あるいは既に専門医となっている医師の復習や知識確認のために，相応しい教材となり得るものです．

　眼科専門医認定試験の問題は，例年，日本眼科学会雑誌および日本眼科学会ウェブサイトに掲載されていますので，会員であれば容易にアクセス可能です．しかし，眼科専門医認定試験では，医師国家試験と同様，正答や採点方法が一切公表されていません．そのために，勉強のための教材として使用するにはハードルが高いのが現状です．そこで，自己学習のための教材として使用して頂くべく，過去の眼科専門医認定試験に解説と解答を加えたのが，本書『眼科専門医への最短コース　眼科専門医認定試験問題集　第23〜30回』です．

　医学は年々進歩していますので，出題時点と解答作成時点で，疾患や治療・医療に関する知識が変化していることがあります．そのため，出題者の意図した"正答"と，本書で示された"解答"が一致しないこともあり得ます．また，その間の状況の変化のために，現時点では不適切問題と判断せざるを得ないこともあります．それらを理解された上で，本書を活用して頂きたいと思います．

2019年10月
眼科専門医認定試験研究会
代表　大鹿哲郎

本書の使い方

①掲載順序

本書には，第23〜30回の眼科専門医認定試験の全問題の解説・解答が年度，出題順に掲載されています．

②〇×の定義

解説は，選択肢ごとに，設問に対しての正解に〇，誤答に×を付けてあります．

したがって，「誤っているものはどれか」の問に対しては，「誤っているもの」が〇で，正しいものが×となっています．

③用語について

問題は出題当時の用語のまま掲載してあります．したがって，全体を通すと一部の用語に不統一があります．

④別冊について

試験問題中の「別図」は別冊にまとめました．

1冊の本にまとめる関係上，実際より縮小，または配置を変えてある場合があります．オリジナルは日本眼科学会のウェブサイトでご確認下さい．

⑤自己評価

問題番号の下にチェック用の空欄（☑）が3つあります．

1回目で正解できなかった問題をチェックして，繰り返し学習して下さい．

⑥出題分野別一覧

巻末に全問題を出題分野ごとに分類した一覧表を掲載しました．

苦手分野の問題を集中して学習する時の参考として下さい．

第23回 眼科専門医認定試験

平成23年6月10日実施

A 一般問題

23A001

正しいのはどれか．2つ選べ．
a 眼動脈の一部は顔面の血管枝と吻合する．
b 短後毛様動脈は1眼につき15〜20本存在する．
c 前毛様動脈は強膜を貫いた後に大虹彩動脈輪となる．
d 長後毛様動脈は視神経周囲でZinn-Haller動脈輪を形成する．
e 網膜中心動脈は眼球の後方30 mm付近から視神経の中に入る．

解説

a ○ 眼動脈は網膜中心動脈だけではなく涙腺動脈など眼瞼や結膜へ血流を送る血管の分枝もある．
b × 6〜12本．
c ○ 前毛様動脈は直筋に沿って走行し，強膜を貫通後に大虹彩動脈輪を形成する．
d × 短後毛様動脈の分枝がZinn-Haller動脈輪を形成する．
e × 眼球後方12.5 mmの位置で視神経の中に入る．

解答 a, c

23A002

神経堤由来はどれか．2つ選べ．
a 強膜
b 角膜上皮
c 角膜内皮
d 虹彩上皮
e 網膜色素上皮

解説

a ○ 神経堤に由来する組織として強膜，デスメ膜，角膜内皮がある．

b × 表面外胚葉に由来する.

c ○ 神経堤に由来する組織として強膜, デスメ膜, 角膜内皮がある.

d × 神経外胚葉に由来する.

e × 神経外胚葉に由来する.

解答 a, c

23A003

レンズの収差でSeidel収差で**ない**のはどれか.

a 色収差

b 球面収差

c コマ収差

d 非点収差

e 歪曲収差

解説

a ○ Seidel収差は単色収差である.

b ×

c ×

d ×

e ×

解答 a

23A004

可視光線の各周波数における比視感度が順応状態によって変わる現象はどれか.

a Gullstrand

b Helmhotz

c Purkinje

d Stiles-Crawford

e Weber

解説

a ×

b ×

c ○

d ×

e ×

解答 c

薄暗いところで短波長の青色に近いものが明るく見え, 長波長の赤色のものが暗く見える現象. 網膜で働く細胞が, 暗順応が進むにつれて錐体から杆体に変わるために起こる.

23A005

杆体が最も多く分布するのは中心窩から何度か．

a　5〜10°
b　15〜20°
c　25〜30°
d　35〜40°
e　45〜50°

解説

a　×
b　○　錐体は黄斑部に最も多く，杆体は15〜20°に最も多く分布する．
c　×
d　×
e　×

解答　b

23A006

血液眼関門に重要なtight junctionの構造を有する細胞はどれか．2つ選べ．

a　虹彩血管
b　毛様体色素上皮
c　毛様体血管
d　網膜色素上皮
e　脈絡膜血管

解説

a　○　虹彩血管内皮細胞間にはtight junctionが認められる．
b　×　毛様体無色素上皮の細胞間にはtight junctionが認められる．
c　×
d　○　網膜色素上皮細胞間のtight junctionは血液網膜関門を形成する．
e　×

解答　a, d

23A007

成人正視眼の硝子体腔平均容積はどれか．

a　1 m*l*
b　2 m*l*
c　4 m*l*
d　8 m*l*
e　12 m*l*

解説

a　×
b　×
c　○　眼球を直径22 mmの球体とみなすと，容積は約5.6 m*l*．硝子体腔平均容積は約4 m*l*である．
d　×

e ×

> 解答 c

23A008

コリン作動受容体が生理機能の発現に重要で**ない**のはどれか．
- a　主涙腺
- b　外眼筋
- c　毛様体筋
- d　瞳孔散大筋
- e　Meibom腺

解説

- a × 涙腺は節前・節後線維ともにアセチルコリンを利用する．
- b × 外眼筋にはアセチルコリン受容体が発現している．
- c × 毛様体筋にはアセチルコリン受容体が発現している．
- d ○ 瞳孔散大筋には主にアドレナリン受容体が発現している．
- e × Meibom腺にはアセチリコリンの作用を介する副交感神経が分布する．

> 解答 d

23A009

脈絡膜厚が薄くなるのはどれか．2つ選べ．
- a　加齢
- b　黄斑円孔
- c　眼軸長の増大
- d　中心性漿液性脈絡網膜症
- e　Vogt-小柳-原田病

解説

- a ○
- b △ 最近の研究では薄くなるとの報告もある（Ophthalmology2012, Retina2017）．
- c ○
- d × 中心性漿液性脈絡網膜症では厚くなる．
- e × Vogt-小柳-原田病では厚くなる．

> 解答 a，c

23A010

Bruch膜を構成するのはどれか．3つ選べ．
- a　内境界膜
- b　外境界膜
- c　弾性線維層
- d　網膜色素上皮基底膜
- e　脈絡膜毛細血管基底板

解説

- a ×
- b ×

c ○
d ○
e ○

解答 c, d, e

Bruch膜は解剖学的には以下の5層からなると定義されている．(1)網膜色素上皮基底膜，(2)inner collagenous zone，(3)弾性線維層，(4)outer collagenous zone，(5)脈絡膜毛細血管基底板．

23A011

外眼筋の解剖で正しいのはどれか．**2つ選べ**．
a 上斜筋以外は総腱輪が起始部である．
b 下斜筋は下直筋の上を眼球壁に沿って走行する．
c 4直筋の中でまつわり距離が最も長いのは外直筋である．
d 前毛様体動脈は内直筋に2本，他の3直筋にはそれぞれ1本である．
e Lockwood靱帯は下斜筋と下直筋の筋鞘が癒合した結合組織である．

解説
a × 下斜筋を除く4直筋と上斜筋は総腱輪が起始部である．
b × 下斜筋は下直筋の下を走行し，下斜筋と眼球壁の間を下直筋が走行する．
c ○ まつわり距離は4直筋の中では外直筋が最も長い．下斜筋ではさらに長い．
d × 前毛様体動脈の分枝は外直筋には1本のみ，他の3直筋には2本ずつ入る．
e ○ 眼球を下から支え，下眼瞼の瞼板や眼窩下壁の骨膜まで伸びている．

解答 c, e

23A012

眼球が67°内転している状態で，外方回旋作用が最も強いのはどれか．
a 上直筋
b 下直筋
c 上斜筋
d 下斜筋
e 外直筋

解説
a × 内方回旋作用が最大となる．
b ○ 視軸より23°外側を走行し，67°内転している状態で外方回旋作用が最大となる．
c × 上下斜筋は視軸より51°内側を走行し，39°外転している状態で回旋作用が最大．
d × 39°外転している状態で，上斜筋は内方，下斜筋は外方回旋作用が最大となる．
e × 内外転している状態で回旋作用はない．

解答 b

23A013

20代の正常者で暗順応時の瞳孔径に最も近いのはどれか.
a 2 mm
b 3 mm
c 5 mm
d 7 mm
e 9 mm

解説
a ×
b ×
c ×
d ○ 最も適切な値.
e ×

解答 d

23A014

杆体の光刺激に対する反応で正しいのはどれか.
a 暗電流が遮断される.
b cGMPが合成される.
c Na^+チャンネルが開く.
d スパイク電位が発生する.
e グルタミン酸を放出する.

解説
a ○ 光刺激によりNa^+チャンネルが閉じることで暗電流が遮断される.
b × 光刺激によりcGMPが分解されて濃度が下がる.
c × 光刺激によりNa^+チャンネルが閉じることで暗電流が遮断される.
d × 杆体はスパイク様の電位変化ではなく,緩徐な電位変化を示す.
e × 杆体や錐体は暗闇で脱分極してグルタミン酸を放出しているが,光刺激により過分極することでグルタミン酸の放出が減少する.

解答 a

23A015

水晶体で正しいのはどれか.3つ選べ.
a 近紫外線を吸収する.
b 表皮外胚葉由来である.
c 水晶体内部はK^+濃度が高い.
d 前嚢下には重層の水晶体上皮がある.
e アトロピン硫酸塩点眼で前方に移動する.

解説
a ○ 水晶体は約400～1,400 nmの光を透過し,紫外線は吸収する.
b ○ 正しい.
c ○ Na^+-K^+ポンプ,Ca^+ポンプによってNa^+,Ca^+がくみ出され,K^+が流入している.

d × 単層の水晶体上皮が前囊下にある．後囊下にはない．
e × アトロピンは水晶体を後方移動．ピロカルピンは前方移動させる．

解答 a, b, c

23A016

先天赤緑異常の程度判定で最も適切なのはどれか．
a 石原色覚検査表
b 東京医大式色覚検査表（TMC 表）
c 標準色覚検査表（SPP 表）
d パネル D-15
e アノマロスコープ

解説
a × 色覚異常の有無を判定する．
b × 色覚異常の有無を判定する．
c × 色覚異常の有無を判定する．
d ○ 色覚異常の程度を強度と中等度以下に分類する．
e × 色覚異常の確定診断に用いられる．

解答 d

23A017

指定医でなければ**書けない**のはどれか．2つ選べ．
a 院内様式の診断書
b 障害年金の診断書
c 生命保険の診断書
d 育成医療に関する書類
e 身体障害者認定の診断書

解説
a × 医師ならば誰でも書ける．
b × 医師ならば誰でも書ける．
c × 医師ならば誰でも書ける．
d ○ 指定医しか書けない．
e ○ 指定医しか書けない．

解答 d, e

23A018

角膜移植で親族優先提供が可能なのはどれか．3つ選べ．
a 母
b 兄
c 娘
d 孫
e 配偶者

解説
a ○ 優先される親族の範囲は，配偶者もしくは親子である．

b	×	兄弟姉妹は優先されない．
c	○	子は優先の範囲内である．
d	×	孫や祖父母は優先されない．
e	○	配偶者は優先の範囲内である．

解答 a, c, e

23A019

正しい組合せはどれか．
a 無診察治療の禁止―――医師法
b 処方せんの交付義務―――薬事法
c 医療上の守秘義務―――医療法
d 虐待児童の届出義務―――刑法
e 管理者等の院内掲示義務―――健康保険法

解説
a ○ 医師法第20条無診察治療等の禁止
b × 医師法第22条処方箋交付義務
c × 刑法134条
d × 児童虐待防止法
e × 医療法14条の2

解答 a

23A020

医師の指示があっても視能訓練士が**できない**のはどれか．2つ選べ．
a 抑制除去訓練
b 涙道通水色素検査
c 散瞳眼底写真撮影
d 弱視訓練用眼鏡処方
e サイプレジン屈折検査

解説
a × 視能訓練士は眼科検査と矯正訓練を医師の指示のもと行う．訓練なので可能．
b ○ 眼科検査のうち涙道通水色素検査は医師の指示があってもできない．
c × 眼科検査の一つ．散瞳薬使用も医師の指示のもと可能．
d ○ 眼科検査，矯正訓練はできるが，処方はできない．
e × 眼科検査の一つ．調節麻痺薬使用も医師の指示のもと可能．

解答 b, d

23A021

遠近両用累進屈折力レンズ眼鏡の処方せんで記載が必要なのはどれか．
a　近用円柱度数
b　近用円柱軸度
c　近用加入度数
d　近用頂点間距離
e　近用瞳孔間距離

解説

a　×　遠用度数を参照する．
b　×　同上．
c　○
d　×　遠用のものを参照する．
e　×　同上．

解答　c

23A022

身体障害者福祉法で定められた視覚障害の程度判定で正しいのはどれか．2つ選べ．
a　6級には視野障害の項目はない．
b　視覚障害は1級から7級まである．
c　正面視での複視は6級に相当する．
d　10°以内の求心性視野狭窄では視能率を算出する．
e　Goldmann視野計を用いる場合，周辺視野測定にはⅠ/2の視標を用いる．

解説

a　○　6級は視力障害のみで規定される．
b　×　視覚障害には7級の規定はない．
c　×　両眼を同時に使用できない複視の場合は，非優位眼の視力を0として扱う．
d　○　旧基準ではあてはまるが，現基準では視野角度か視認点数である．
e　×　Ⅰ/4の指標である．

解答　a，d

23A023

羞明を**訴えない**のはどれか．
a　角膜混濁
b　ドライアイ
c　星状硝子体症
d　虹彩毛様体炎
e　錐体ジストロフィ

解説

a　×　視力低下，羞明などを引き起こす．
b　×　眼の乾燥感，異物感，疼痛，羞明，眼精疲労などが症状である．
c　○　霧視や飛蚊症を引き起こす．
d　×　霧視，飛蚊症，羞明，視力低下，眼痛，充血などを引き起こす．

e × 徐々に進行する両眼の視力低下，色覚異常，中心視野異常，羞明が症状である．

解答 c

23A024

拍動性眼球突出がみられるのはどれか．
- a 甲状腺眼症
- b 眼窩静脈瘤
- c 頸動脈海綿静脈洞瘻
- d von-Hippel-Lindau病
- e Langerhans cell histiocytosis

解説
- a × 球後軟部組織の脂肪組織・外眼筋腫大により眼球突出を来す．
- b × 片側性の間歇的眼球突出があり，うつ向き姿勢をとったときに著明となる．
- c ○ 拍動性眼球突出，結膜充血浮腫，血管雑音の聴取が三徴．
- d × 小脳網膜血管腫症．耳側網膜に血管腫を認める．
- e × 乳児期の骨融解性腫瘍として眼窩骨を侵し，眼球突出を来すことがある．

解答 c

23A025

眼窩壁骨折を起こしやすいのはどれか．2つ選べ．
- a 涙骨
- b 篩骨
- c 上顎骨
- d 前頭骨
- e 蝶形骨

解説
- a × 眼窩内壁を構成する．
- b ○ 眼窩内壁を構成し，その厚みが0.2〜0.4 mmと眼窩壁でもっとも薄く折れやすい．
- c ○ 眼窩下壁を構成し，眼窩下神経管で脆弱性が高く，眼窩壁骨折の好発部位である．
- d × 眼窩上壁および外壁を構成する．
- e × 眼窩上壁，外壁および内壁を構成する．

解答 b，c

23A026

眼瞼の腫瘤性病変で正しいのはどれか．
- a 黄色腫は片眼性が多い．
- b 稗粒腫は汗腺から生じる．
- c 皮角は上皮癌に合併しない．
- d Moll腺嚢腫は脂肪様内容物を含む．
- e 伝染性軟属腫の原因はDNAウイルスである．

a × 両眼性が多い．
b × 表皮下の角質囊腫で，発生母地は様々である．表皮，毛包，汗管などが挙げられる．
c × 老人性角化症，脂漏性角化症，尋常性疣贅に多いが，上皮癌に発生することもある．
d × Moll腺は汗腺であり，囊腫は水様成分を含む．ちなみにZeis腺は脂腺である．
e ○ 原因となるポックスウイルス科の伝染性軟属腫ウイルスはDNAウイルスである．

解答　e

23A027

開瞼で正しいのはどれか．
a Marcus Gunn症候群における異常運動は咀嚼で起こる．
b 上眼瞼縁・角膜反射間距離は通常5.0〜5.5 mmである．
c 下眼瞼縁が角膜輪部下縁を覆う幅は通常2.0 mmである．
d 動眼神経の異常神経支配は動眼神経麻痺後には生じない．
e 上眼瞼挙筋機能は下方視から正面視までの眼瞼縁可動距離で評価する．

a ○ 上眼瞼挙筋と外側翼突筋との異常連合で，開口すると上眼瞼が挙上する．
b × MRD（margin reflex distance）は通常3.5〜4.5 mm程度である．
c × 上眼瞼縁は角膜輪部を2 mm程度覆う．下眼瞼縁は通常角膜輪部下縁に位置する．
d × 動眼神経は複数の外眼筋を支配するため，異常連合運動がみられることがある．
e × 上眼瞼挙筋機能は，下方視から上方視までの眼瞼縁可動距離で評価する．

解答　a

23A028

クラミジア結膜炎で**誤っている**のはどれか．
a 近年薬剤耐性化が進んでいる．
b マクロライド系抗菌薬が有効である．
c 角膜上方周辺部に上皮下浸潤を伴う．
d 新生児封入体結膜炎では偽膜を形成する．
e 結膜上皮細胞内にProwazek小体を認める．

a ○ ライフサイクルより長期治療を要するが，クラミジアには耐性化の機構はない．
b × テトラサイクリン，マクロライド，フルオロキノロン系などが有効．
c × 角膜表層性血管侵入を伴う．
d × 炎症が強く生じやすい．
e × 細胞質封入体．

解答　a

23A029

角膜上皮に混濁を生じるのはどれか．2つ選べ．
- a アマンタジン塩酸塩
- b アミオダロン塩酸塩
- c エタンブトール塩酸塩
- d クロルプロマジン塩酸塩
- e バンコマイシン塩酸塩

解説
- a × びまん性表在性角膜炎，角膜浮腫が現れることがある．
- b ○ ほぼ全例で渦状の角膜上皮混濁が現れるが，無症候性のことが多い．
- c × 視神経障害による視力低下，中心暗点，視野狭窄，色覚異常等が現れる．
- d ○ 角膜・水晶体の混濁，網膜・角膜の色素沈着が現れることがある．
- e × 中毒性表皮壊死融解症やStevens-Johnson症候群を起こすことがある．

解答 b, d

23A030

角膜内皮炎の原因となるのはどれか．2つ選べ．
- a コクサッキーウイルス
- b サイトメガロウイルス
- c 単純ヘルペスウイルス
- d 風疹ウイルス
- e 麻疹ウイルス

解説
- a × 急性出血性結膜炎の原因となる．
- b ○ 内皮炎の原因として有名である．
- c ○ 内皮炎の原因となる．
- d × 先天風疹症候群では角膜混濁を起こすことがある．
- e × 角膜炎を起こし角膜混濁の原因になることがあるが，内皮炎ではない．

解答 b, c

23A031

適切な組合せはどれか．2つ選べ．
- a 角膜鉄症————Hudson-Stähli線
- b 円錐角膜————Kayser-Fleischer輪
- c 翼状片————Fabry線
- d 発達緑内障————Haab線
- e 濾過手術————Khodadoust線

解説
- a ○ Hudson-Stähli線は角膜上皮内へのヘモジデリンの沈着で健常眼でみられるものであり，厳密には角膜鉄症とは異なるが，他に選択肢がない．
- b × 円錐角膜はFleischer輪．KayserがつくとWilson病である．
- c × 翼状片でみられるのはStocker線である．
- d ○ 高眼圧で角膜径が拡大し，Descemet膜が破裂して治癒した瘢痕がHaab線．

e　×　Khodadoust線は角膜移植後拒絶反応時．濾過手術はFerry線．

解答　**a, d**

23A032

ソフトコンタクトレンズの手入れで**誤っている**のはどれか．
- a　消毒効果は煮沸が最も高い．
- b　過酸化水素消毒はレンズ劣化が少ない．
- c　ポビドンヨード消毒では中和が必要である．
- d　ソフトコンタクトレンズのFDA分類は大きく4種類に分けられる．
- e　多目的用剤(MPS)の消毒成分として，ベンザルコニウム塩化物が多く用いられている．

解 説

a　×
b　×
c　○　過酸化水素消毒では中和が必要である．
d　×
e　×

解答　**c**

23A033

糸状角膜炎の成因に関与しているのはどれか．
- a　ケラタン硫酸
- b　コンドロイチン硫酸
- c　デルマタン硫酸
- d　ヒアルロン酸
- e　ムチン

解 説

a　×　細胞外マトリックスなどに存在．糸状角膜炎には関係しない．
b　×　細胞外マトリックスなどに存在．糸状角膜炎には関係しない．
c　×　細胞外マトリックスなどに存在．糸状角膜炎には関係しない．
d　×　細胞外マトリックスなどに存在．糸状角膜炎には関係しない．
e　○　角膜上皮細胞を芯として，ムチンが結膜上皮，炎症細胞とともに絡みついて生じる．

解答　**e**

23A034

再発性角膜びらんの原因で**誤っている**のはどれか．
- a　角膜擦過傷
- b　格子状角膜ジストロフィ
- c　コンタクトレンズ
- d　糖尿病
- e　map-dot-fingerprint角膜ジストロフィ

解説
- a × 外傷を契機に上皮の接着不良を起こして生じることがある．
- b × Bowman膜から実質にアミロイドが沈着する．角膜びらんを繰り返すことがある．
- c ○ コンタクトレンズは治療で使用する．
- d × 角膜知覚低下や涙液減少，上皮基底膜の接着異常などで上皮障害が起こりやすい．
- e × 角膜上皮基底膜ジストロフィであり，上皮接着不良を起こす．

解答 c

23A035

病原体とそれに有効な抗菌薬の組合せで適切なのはどれか．
- a アクネ菌————————エリスロマイシン
- b コリネバクテリウム————レボフロキサシン水和物
- c 肺炎球菌————————トブラマイシン
- d メチシリン耐性黄色ブドウ球菌————セフメノキシム塩酸塩
- e 緑膿菌————————クロラムフェニコール

解説
- a ○ マクロライド系が有効．
- b × 耐性が多い．
- c × 耐性傾向．
- d × キノロンが第一選択．
- e × アミノグリコシド系，キノロン系が有効．

解答 a

23A036

角膜内皮スペキュラマイクロスコープで正しいのはどれか．**2つ選べ**．
- a 加齢に伴い角膜内皮細胞は毎年2％減少する．
- b 細胞密度が500個/mm^{2}以下になると内皮機能不全に陥る．
- c 20代健常者の角膜内皮細胞の平均面積は約200 μm^2である．
- d CV値が0.3と0.4の場合，後者の方が内皮細胞の大小不同は大きい．
- e コントロール不良な糖尿病患者では六角形細胞率が70％まで上昇する．

解説
- a × 1年に0.5％前後の減少．
- b ○ 報告からで機能不全は370〜500/mm^{2}程度減少で生じる．
- c × 20代ぐらい約3,500細胞/mm^{2}程度→約300 μm^2．
- d ○ CV値(変動係数)＝細胞面積標準偏差/平均値 0.35以上が異常．
- e × 正常65〜70％．糖尿病患者では正常者より減少．

解答 b，d

23A037

後発白内障で正しいのはどれか．2つ選べ．
a 糖尿病患者で発症率が低い．
b 水晶体上皮細胞の増殖である．
c アルゴンレーザーで切開を行う．
d 通常は術後1か月以内に発生する．
e 眼内レンズのエッジの形状が発症率に影響する．

解説

a × 糖尿病網膜症は後発白内障のリスクファクターである．
b ○ 水晶体上皮細胞が線維芽細胞様に変化し，囊内で遊走・増殖，線維組織を形成する．
c × YAGレーザーで切開を行う．
d × 通常数か月〜数年で起こることが多い．
e ○ 光学部のエッジが鋭角になっていると上皮細胞の侵入が起こりにくい．

解答 b, e

23A038

後囊下白内障で正しいのはどれか．2つ選べ．
a 若年者にはみられない．
b 早期からグレアが生じる．
c 暗所での視力障害が高度になる．
d 水晶体起因性緑内障のリスクが高い．
e 副腎皮質ステロイド使用患者にみられることが多い．

解説

a × 加齢，糖尿病，ステロイド，併発白内障，ガス白内障などで生じ，年齢に関係ない．
b ○ 早期から視機能が低下する．
c × 混濁が中央にあると，暗いほうが散瞳して混濁の周囲から光が入るため見やすい．
d × 外傷や手術などで囊外に漏れ出した水晶体蛋白に対する免疫反応の続発性に生じる．
e ○ 加齢，糖尿病，ステロイド，併発白内障，ガス白内障などで生じる．

解答 b, e

23A039

球状水晶体を合併するのはどれか．3つ選べ．
a Lowe症候群
b Marchesani症候群
c Marfan症候群
d Werner症候群
e ホモシスチン尿症

解説

a × 先天白内障，隅角形成異常による先天緑内障，牛眼，角膜混濁，眼振，小眼球．

b ○ 球状水晶体の亜脱臼,脱臼,隅角の分化不全による緑内障.
c ○ 球状水晶体,水晶体脱臼,近視,網膜剝離,網膜変性,緑内障,青色強膜.
d × 白内障.
e ○ 下方への水晶体偏位,近視,網膜剝離.

解答 b, c, e

23A040

合併しやすい疾患の組合せで**誤っている**のはどれか.
a 近視————————————緑内障
b 白点状眼底——————————錐体ジストロフィ
c 未熟児網膜症—————————遠視
d 網膜色素変性—————————白内障
e 家族性滲出性硝子体網膜症————網膜剝離

解説
a × 正しい.近視は緑内障のリスクファクターである.
b × 正しい.特殊な例として合併症例が報告されている.
c ○ 未熟児網膜症では,近視化することが多い.
d × 正しい.白内障が進行することがある.
e × 正しい.線維血管膜や無血管領域ができ,網膜剝離となる.

解答 c

23A041

小口病で**誤っている**のはどれか.
a 黄斑分離
b 金箔様眼底
c 水尾・中村現象
d 先天停在性夜盲
e 常染色体劣性遺伝

解説
a ○ みられない.
b × 正しい.金箔の剝げかかった反射がみられる.
c × 正しい.長時間の暗順応によって金箔様反射が消失する現象である.
d × 正しい.先天性の夜盲である.
e × 正しい.常染色体劣性遺伝である.

解答 a

23A042

急性帯状潜在性網膜外層症（AZOOR）で正しいのはどれか．**2つ選べ**．
 a　光視症を伴う．
 b　遺伝性疾患である．
 c　視細胞内節が欠損する．
 d　全視野ERGでは錐体応答が消失する．
 e　Mariotte盲点の拡大がみられる．

【解説】
 a　○　光視症を伴いやすい．
 b　×　遺伝性ではない．
 c　×　視細胞外節が障害される．
 d　×　視野障害部位と多極所ERGの振幅低下部位が一致する．
 e　○　Mariotte盲点拡大を伴いやすい．

【解答】a, e

23A043

網膜色素変性を合併する症候群の中で最も頻度が高いのはどれか．
 a　Usher症候群
 b　Refsum症候群
 c　Cockayne症候群
 d　Kearns-Sayre症候群
 e　Laurence-Moon-Bardet-Biedl症候群

【解説】
 a　○　網膜色素変性と感音性難聴を高頻度に合併する．
 b　×
 c　×
 d　×
 e　×

【解答】a

23A044

大型の網膜色素上皮剝離に**合併しない**のはどれか．
 a　地図状萎縮
 b　脈絡膜破裂
 c　脈絡膜新生血管
 d　網膜色素上皮裂孔
 e　microrip

【解説】
 a　×　合併する．
 b　○　合併しない．外傷によって生じる．
 c　×　合併する．
 d　×　合併する．

e × 合併する．

解答 b

23A045

囊胞様黄斑浮腫を来すのはどれか．3つ選べ．
a 網膜色素変性
b 糖尿病網膜症
c 網膜血管腫状増殖
d 卵黄状黄斑ジストロフィ
e Stargardt-黄色斑眼底

解説
a ○ 合併する．
b ○ 合併する．
c ○ 網膜内新生血管があるので黄斑浮腫を合併しやすい．
d × 伴わない．
e × 伴わない．

解答 a，b，c

23A046

脈絡膜新生血管を合併するのはどれか．2つ選べ．
a 高安病
b 点状脈絡膜内層症
c オカルト黄斑ジストロフィ
d 傍中心窩網膜毛細血管拡張症
e Coats病

解説
a × 若年女性に多く発症する．動脈の炎症性閉塞性疾患で網膜新生血管を発症する．
b ○ 若年女性に発症する点状の網脈絡膜の炎症病巣があり，そこから脈絡膜新生血管が発症する．
c × 遺伝性の黄斑ジストロフィの一つ．眼底写真や造影検査で黄斑部の障害を示す所見がないにも関わらず，視力低下が進行する疾患．
d × 黄斑部の毛細血管が拡張する疾患で，黄斑浮腫を来す1型，網膜内外層が萎縮する2型，毛細血管閉塞が主体の3型がある．2型は進行すると網膜血管由来の網膜下新生血管が生じるが，脈絡膜新生血管ではない．最近は黄斑部毛細血管拡張症MacTelと呼ばれることが主流．
e × 網膜血管壁の先天的な脆弱性による，網膜血管の拡張と透過性亢進が病態．新生血管は発症しない．

解答 bのみ．不適切問題

23A047

網膜細動脈瘤で正しいのはどれか．**2つ選べ**．
a　網膜前出血は内境界膜下に存在する．
b　網膜色素上皮下出血を生じる．
c　検出にはインドシアニングリーン蛍光眼底造影が有用である．
d　黄斑浮腫が生じている場合は格子状光凝固を行う．
e　細動脈瘤の直接光凝固には赤色波長を用いる．

【解説】
a　○　内境界膜下の出血や，内境界膜より上，後部硝子体膜の下の出血もある．
b　×　細動脈瘤は網膜内にあるため，網膜前，網膜内，網膜下出血を起こすが，網膜色素上皮下出血は起こすことはまずない．
c　○　インドシアニングリーン蛍光眼底造影で明瞭に描出される．出血でブロックされている際にも有効である．
d　×　動脈瘤を直接凝固する．
e　×　ヘモグロビンによく吸収される青から緑，黄色が適している．

【解答】a, c

23A048

家族性滲出性硝子体網膜症で正しいのはどれか．**3つ選べ**．
a　牽引乳頭
b　未熟児の既往
c　常染色体劣性遺伝
d　網膜血管走行異常
e　網膜周辺部無血管野

【解説】
a　○　牽引乳頭のほか，黄斑部や視神経乳頭の形成不全，網膜ひだを呈することもある．
b　×　眼底像が未熟児網膜症に似ているが，未熟児の既往の有無は関係ない．
c　×　常染色体優性遺伝，X染色体劣性遺伝，常染色体劣性遺伝のいずれもあり得る．
d　○　周辺部網膜血管の多分岐や直線化，吻合形成が典型的である．
e　○　無血管野の付近には格子状変性に似た網膜変性や硝子体癒着を認めることが多い．

【解答】a, d, e

23A049

滲出性網膜剝離の特徴で正しいのはどれか．
a　固定皺襞
b　凹形の剝離
c　タバコダスト
d　剝離境界線（demarcation line）
e　体位変換による網膜下液の移動

解説
- a × 網膜面は通常平滑で，裂孔原性網膜剥離で認めることのある皺襞は認めない．
- b × 剥離網膜面は硝子体腔に対して凸面を形成する．
- c × 網膜裂孔から硝子体腔内に移動してきた網膜色素上皮細胞が浮遊する所見である．
- d × 若年者の陳旧性網膜剥離でみられる原因裂孔を中心とした健常網膜との境界線．
- e ○ 疾患によっては座位で下方が胞状になり，仰臥位では後極に下液が移動する．

解答 e

23A050

患眼と健眼の隅角色素に差がみられるのはどれか．2つ選べ．
- a Behçet病
- b Posner-Schlossman症候群
- c サルコイドーシス
- d 眼トキソプラズマ症
- e ヘルペス性虹彩炎

解説
- a ×
- b ○ 健眼と比較すると隅角線維帯体の色素が少ない．
- c ×
- d ×
- e ○ 特に水痘帯状疱疹ウイルスで虹彩萎縮を伴った脱色素がみられる．

解答 b，e

23A051

Vogt-小柳-原田病の発症早期に**みられない**のはどれか．2つ選べ．
- a 脱毛
- b 耳鳴
- c 杉浦徴候
- d 感音性難聴
- e 漿液性網膜剥離

解説
- a ○ ある程度時間が経過してみられる．
- b × 発症早期にみられる．
- c ○ 角膜輪部の脱色素で炎症が鎮静化した回復期の症状である．
- d × 発症早期にみられる．
- e × 発症早期にみられる．

解答 a，c

23A052

網膜光凝固が必要となることが多い疾患はどれか．
- a Behçet病
- b Vogt-小柳-原田病
- c 眼トキソプラズマ症
- d 結核性網膜血管炎
- e 地図状脈絡膜症

解説
- a × 場合によっては眼発作を誘発することがある．
- b ×
- c ×
- d ○ 閉塞性血管炎の結果生じた網膜無灌流領域に光凝固術が必要になる．
- e ×

解答 d

23A053

脈絡膜悪性黒色腫と脈絡膜母斑とを鑑別するのに重要なのはどれか．2つ選べ．
- a 眼底周辺部に存在
- b 滲出性網膜剥離の存在
- c 脈絡膜病変の厚み2.0 mm以上
- d 超音波Bモードで内部が高反射
- e インドシアニングリーン蛍光眼底造影で低蛍光

解説
- a ×
- b ○
- c ○
- d × 悪性黒色腫では内部は低反射である．
- e × 両疾患とも同様の所見で鑑別できない．

解答 b, c

23A054

疾患と検査結果の組合せで正しいのはどれか．2つ選べ．
- a 眼内悪性リンパ腫────────眼内液IL-10/IL-6比低値
- b 結核性ぶどう膜炎────────クォンティフェロン陽性
- c 間質性腎炎ぶどう膜炎(TINU)症候群──尿中β_2-ミクログロブリン増加
- d Vogt-小柳-原田病────────髄液蛋白増多
- e 脳回状脈絡網膜萎縮────────血清オルニチン低下

解説
- a × IL-10が上昇するのでIL-10/IL-6比が1以上になる．
- b ○
- c ○
- d × リンパ球主体の細胞増多がみられる．

e × 高オルニチン血症がみられる.

解答 b, c

眼内腫瘍で正しいのはどれか. 2つ選べ.
a 脈絡膜血管腫は海綿状血管腫である.
b 網膜血管腫で頻度が高いのは海綿状血管腫である.
c 網膜芽細胞腫でロゼット形成がみられると生命予後が悪い.
d 女性の脈絡膜転移性腫瘍の原発巣で最も頻度が高いのは乳癌である.
e ぶどう膜悪性黒色腫で紡錘A型細胞の比率が高いと生命予後が悪い.

解説
a ○ 海綿状構造主体のものが多い. ただし, 毛細血管構造を呈するものや両者の混在もある.
b × 網膜毛細血管腫が多く, 網膜海綿状血管腫はまれである.
c × ロゼット形成は細胞分化が進んでいる指標となり, 未分化型よりも予後は良好.
d ○ 原発巣として女性では乳癌, 男性では肺癌が多い.
e × 紡錘型ではなく, 類上皮型細胞の比率が高いと予後不良. 紡錘A型は予後良好.

解答 a, d

疾患と細胞診所見の組合せで正しいのはどれか. 2つ選べ.
a 眼内悪性リンパ腫――――Tリンパ球
b 巨大乳頭結膜炎――――細胞内封入体
c 結膜濾胞――――――――リンパ球
d 細菌性結膜炎――――――好中球
e Sjögren症候群――――――好酸球

解説
a × 眼内悪性リンパ腫の多くは大細胞型B細胞リンパ腫である.
b × 細胞内封入体を認める結膜炎の原因としてクラミジアが挙げられる.
c ○ 結膜濾胞にはリンパ球が多く含まれる.
d ○ 細菌性結膜炎の眼脂には好中球が多く含まれる.
e × Sjögren症候群では涙腺にリンパ球が浸潤する.

解答 c, d

23A057

白内障を伴うのはどれか．3つ選べ．
- a　Fisher症候群
- b　Sturge-Weber症候群
- c　Wilson病
- d　筋緊張性ジストロフィ
- e　低カルシウム血症

解説

- a　×　外眼筋麻痺，運動失調，腱反射消失を三徴とするニューロパチー．
- b　×　緑内障や脈絡膜血管腫．
- c　○　ひまわり状白内障．
- d　○　眼瞼下垂，白内障，網膜色素変性．
- e　○　副甲状腺（テタニー）白内障．低カルシウム血症，高リン酸血症，アルカローシスが原因．

解答　c，d，e

23A058

薬物と副作用の組合せで正しいのはどれか．2つ選べ．
- a　エタンブトール塩酸塩――――網膜軟性白斑
- b　キノホルム――――――――視神経症
- c　クロロキン――――――――標的黄斑
- d　ゲンタマイシン硫酸塩――――色覚異常
- e　ジギタリス――――――――白内障

解説

- a　×　視神経症が有名である．
- b　○　亜急性視神経脊髄末梢神経炎を呈することがある．
- c　○　標的黄斑を呈することがある．
- d　×　色覚異常は知られていない．
- e　×　光視症などが知られている．

解答　b，c

23A059

透光体における光の散乱で起こるのはどれか．2つ選べ．
- a　変視
- b　グレア
- c　動揺視
- d　飛蚊症
- e　単眼複視

解説

- a　×　黄斑疾患で起こる．
- b　○　正しい．
- c　×　後天性眼振で起こる．
- d　×　網膜剥離やぶどう膜炎など．

e ○ 正しい．

解答 b, e

23A060

50 cmの距離で開散光で検影法を行った結果，45°方向では+3.00 Dで中和し，135°方向では+5.00 Dで中和した．
屈折値はどれか．

a　+5.00 D ◯ cyl −2.00 D　135°
b　+5.00 D ◯ cyl −2.00 D　45°
c　+3.00 D ◯ cyl −2.00 D　135°
d　+3.00 D ◯ cyl −2.00 D　45°
e　+1.00 D ◯ cyl +4.00 D　135°

解説

a　× 50 cmで行っているため，中和度数より−2.00 Dする．
b　× 45°と135°方向では2.00 Dの差があるためcyl −2.00 D 135°となる．
c　○ +5.00 D −2.00 D = +3.00 Dゆえ．
d　× +3.00 D ◯ cyl −2.00 D 135°．
e　×

解答 c

23A061

8Δの内斜視（瞳孔間距離60 mm）に対して，−8.0 Dの眼鏡を偏心させて矯正したとき，レンズの中心間距離はどれか．

a　50 mm
b　55 mm
c　65 mm
d　70 mm
e　75 mm

解説

a　○ 内斜視なのでBase outで矯正する．
b　×
c　×
d　×
e　×

解答 a

−8.0 Dは凹レンズのため，光学中心をより内側に偏心することでBase outの効果が得られる．−8 Dのレンズでは10 mm偏心させることで8Δ矯正できるため，元々の瞳孔間距離60 mmを10 mmマイナスするので50 mm．

23A062

度数 − 10.0 D，頂点間距離 12 mm の眼鏡による矯正をコンタクトレンズに切り替える場合，適切な度数はどれか．

　　a　− 8.0 D
　　b　− 9.0 D
　　c　− 10.0 D
　　d　− 11.0 D
　　e　− 12.0 D

解説

a ×
b ○
c ×
d ×
e ×

解答 b

コンタクトレンズ（CL）と角膜頂点との頂点間距離は，ほぼ 0 と考えることができるのに対して，眼鏡と角膜頂点との頂点距離は 12 mm であり，CL と眼鏡とではレンズの装用位置が異なるため，矯正効果が異なる．± 4 D 以上の場合は補正が必要であり，これを角膜頂点距離補正という．

$$X(CL度数) = \frac{1}{\frac{1}{Y(眼鏡度数)} - \frac{12}{1000}}$$

$$X = \frac{1}{\frac{1}{-10} - \frac{12}{1000}} = -\frac{1}{\frac{112}{1000}} = -8.928$$

23A063

視力 0.4（1.2 × + 1.00 D），調節力 1.0 D の眼に対して，遠用 + 1.0 D，近用部はこれに + 2.5 D を加えた二重焦点レンズを処方した．

明視**できない**範囲はどれか．

　　a　1 m ～ 40 cm
　　b　1 m ～ 30 cm
　　c　50 cm ～ 40 cm
　　d　50 cm ～ 30 cm
　　e　40 cm ～ 30 cm

解説

a ○
b ×
c ×
d ×
e ×

解答 a

完全矯正が＋1.0 Dなので，遠用に＋1.0 D入れると5 mが明視できる．
調節力1.0 Dあるので，5 m〜1 mまで明視可能．
近用部に＋2.5 D入れると，40 cmが明視可能．
調節力1.0 Dあるので，30 cmまで明視できる．
40〜30 cmまでは明視可能．
よって1 m〜40 cmまでは明視できない．

23A064

乱視の原因とならないのはどれか．
a　斜視手術
b　水晶体偏位
c　後部ぶどう腫
d　眼内レンズ脱臼
e　ペルーシド角膜辺縁変性

解説
a　○　斜視手術は一般に単眼複視である乱視の原因とならない．
b　×　凸レンズの偏位．
c　×　受像面での乱視を起こし得る．
d　×　bと同じ理由．
e　×　角膜形状異常を起こすため．

解答　a

23A065

＋2.0 Dの遠視で1.0 Dの調節力を持つ眼で，半分の調節力を用いて40 cm離れたモニターを見るための眼鏡度数はどれか．
a　＋1.0 D
b　＋2.0 D
c　＋3.0 D
d　＋4.0 D
e　＋5.0 D

解説
a　×
b　×
c　×
d　○
e　×

解答　d

調節力1.0 Dあるので，その半分を使うと0.5 D．
矯正度数＋2.0 D．
40 cmを見るためにはさらに＋2.5 D必要．
＋2.0＋2.5＝4.5
ここで0.5 Dの調節力を使うと＋4.5－0.5＝＋4.0

23A066

牽引試験で陰性になるのはどれか.
a 斜位近視
b 固定内斜視
c 眼窩底骨折
d Brown症候群
e Duane症候群

解説
a ○ 斜位近視とは間欠性外斜視を正位にするために調節反応により近視化が起こること.
b × 固定内斜視は強度近視により眼球が内下転位に固定されること.
c × 眼窩底骨折により上転位への牽引試験が陽性となる.
d × 上斜筋腱が滑車内部を滑ることができないため内転時の上転障害が起きる.
e × 外直近の異常神経支配が主体となる.

解答 a

23A067

顎下げがみられるのはどれか.
a A型内斜視
b V型外斜視
c 滑車神経麻痺
d 交代性上斜位
e 両眼眼瞼下垂

解説
a × 顎上げがみられる.
b × 顎上げがみられる.
c ○ 内下転障害を認めるため,顎下げを認める.
d × 斜頸を認めることがある.
e × 顎上げがみられる.

解答 c

23A068

微小斜視の特徴はどれか.
a 顎上げ
b 頭部傾斜
c 外転抑制
d 網膜異常対応
e 高AC/A比

解説
a × 非共同性斜視にみられる.
b × 非共同性斜視にみられる.
c × 微小斜視との関連はない.
d ○ 複視に対する感覚的順応として網膜異常対応が成立する.

e × 単位調節量あたりの輻湊量の割合を示す．

解答 d

23A069 V型外斜視で外直筋後転と同時に行うのはどれか．**2つ選べ**．
 a 下斜筋減弱
 b 上斜筋減弱
 c 内直筋前転
 d 外直筋付着部上方移動
 e 外直筋付着部下方移動

解説
a ○ 下斜筋過動を伴うV型外斜視では下斜筋減弱を同時に行うことがある．
b × 上斜筋過動を伴う斜視はA型となる．
c × 内直筋前転では付着部の下方移動を行う．
d ○ 外直筋付着部の上方移動，内直筋付着部の下方移動を行う．
e × 外直筋付着部は上方移動である．

解答 a, d

23A070 斜視で抑制の有無を調べるのに有用な検査はどれか．**2つ選べ**．
 a Bagolini線条ガラス試験
 b Hirschberg法
 c Krimsky法
 d Worth 4 灯試験
 e プリズム遮閉試験

解説
a ○ 2本の線条の見え方で抑制，網膜対応異常，融像を判定する．
b × 角膜反射と瞳孔の相対的位置関係より大まかな斜視角を測定する．
c × 斜視眼の角膜反射像が瞳孔中央に補正できたときのプリズムの角度を斜視角とする．
d ○ 赤色レンズ，緑色レンズで左右眼を分離し，複視，網膜対応，抑制を判定する．
e × プリズムで中和できる斜視角を測定する．

解答 a, d

23A071 視神経脊髄炎の発症に関与するのはどれか．
 a TGF-β
 b TGF-α
 c VEGF
 d アレスチン
 e 抗アクアポリン4抗体

解説
a × 視神経脊髄炎の発症への関与が知られていない．

b × 視神経脊髄炎の発症への関与が知られていない．
c × 視神経脊髄炎の発症への関与が知られていない．
d × 視神経脊髄炎の発症への関与が知られていない．
e ○ 視神経脊髄炎の発症への関与が知られている．

解答 e

23A072

外傷性視神経症で正しいのはどれか．3つ選べ．
a 視神経管骨折の合併が多い．
b 早期から乳頭蒼白を呈する．
c 広範な視野欠損を生じやすい．
d 眉毛部外側の鈍的外傷で生じる．
e 早期に副腎皮質ステロイドの全身投与を行う．

解説
a ○ 正しい．
b × 早期には乳頭蒼白は呈さないのが特徴である．
c × あらゆるタイプの視野障害を呈し得る．
d ○ 正しい．
e ○ よく行われている治療である．

解答 a, d, e

23A073

瞳孔不同を来すのはどれか．3つ選べ．
a Adie症候群
b Horner症候群
c Wallenberg症候群
d 動眼神経麻痺
e 有機リン中毒

解説
a ○ ほとんどが片眼性．
b ○
c ○ Wallenberg症候群は様々な症状があり，瞳孔に変化ない場合もあるが，片側のHorner症候群を呈することがある．
d ○
e × 両眼性．

解答 a, b, c, d．正解は4つある．不適切問題

23A074

中脳背側症候群で正しいのはどれか．2つ選べ．
- a 片麻痺
- b 輻湊麻痺
- c 水平注視麻痺
- d シーソー眼振
- e 対光反射近見反応解離

解説
- a × 症状に含まれない．
- b ○ 中脳背側症候群の症状の一つ．
- c × 症状に含まれない．
- d × 症状に含まれない．
- e ○ 中脳背側症候群の症状の一つ．

解答 b, e

23A075

全方向の眼球運動制限を来すのはどれか．2つ選べ．
- a Duane症候群
- b Fisher症候群
- c Foville症候群
- d Kearns-Sayre症候群
- e Parinaud症候群

解説
- a × タイプによって外転または内転障害を来す．
- b ○ 急性の外眼筋麻痺を来し，全方向の眼球運動制限を来す．
- c × 外転神経麻痺，顔面神経麻痺，病巣側への側方注視麻痺を生じる．
- d ○ 全方向の眼筋麻痺，色素性網膜症，心伝導障害，小脳性運動失調症を特徴とする．
- e × Parinaud症候群（中脳背側症候群）は，上方共同注視麻痺を生じる．

解答 b, d

23A076

直接および間接対光反射が左眼瞳孔で消失し，右眼瞳孔が正常であるときの病変部位はどれか．
- a 右視神経
- b 左視神経
- c 右動眼神経
- d 左動眼神経
- e 左後頭葉

解説
- a × 右眼の直接対光反応消失，間接反応はあり．左眼の間接反応消失．
- b × 左眼の直接対光反応消失，間接反応はあり．
- c × 右眼の瞳孔は正常なので該当せず．

d ○ 左動眼神経は左眼の瞳孔麻痺が生じるため正解.
e × 右同名半盲は対光反応は保たれる.

解答 d

23A077 人名と業績の組合せで**誤っている**のはどれか.
a Jonas S Friedenwald ———————— 健常眼圧
b Hans Goldmann ———————————— 視野計
c Albrecht von Graefe —————————— 線維柱帯切除術
d Hermann von Helmholtz ——————— 検眼鏡
e Robert N Shaffer —————————————— 隅角開大度分類

解説
a × 房水の生理.
b × 圧平眼圧計,隅角レンズ,細隙灯顕微鏡.
c ○ Albrecht von Graefe (1828-1870),1856年に虹彩切除術を執刀.
　　　線維柱帯切除術は1968年にCairnsによって報告.
d × 検眼鏡.
e × Shaffer分類.

解答 c

23A078 早発型発達緑内障でみられないのはどれか.
a 流涙
b 深前房
c 角膜径拡大
d 後部胎生環
e 乳頭陥凹拡大

解説
a × 流涙症状を呈することがある.
b × 通常の乳児は浅前房であるが,早発型発達緑内障では深前房となる.
c × 角膜径が拡大している状態を牛眼という.
d ○ 後部胎生環はAxenfeld-Rieger症候群でみられる所見である.
e × 乳頭陥凹拡大は認められることがあり,眼圧下降に伴って可逆性である.

解答 d

23A079 隅角閉塞が瞳孔ブロックによるのはどれか.**2つ選べ**.
a 悪性緑内障
b 虹彩後癒着
c 水晶体脱臼
d 虹彩角膜内皮症候群
e 台形虹彩(plateau iris)

解説

a ×
b ○
c ○
d ×
e ×

解答 b，c

瞳孔ブロックによる眼圧上昇を来す病態として，膨隆水晶体，水晶体脱臼，小眼球症，虹彩後癒着による膨隆虹彩などが挙げられている（緑内障ガイドライン第4版）．

23A080

消化管内視鏡検査の前投薬が発症に関与するのはどれか．
a 落屑緑内障
b 正常眼圧緑内障
c ステロイド緑内障
d 原発開放隅角緑内障
e 原発閉塞隅角緑内障

解説

a ×
b ×
c ×
d ×
e ○ 消化管内視鏡検査の前投薬として鎮痙薬として抗コリン薬（ブチルスコポラミンなど）が使用されることが多い．投薬により散瞳するため，隅角閉塞を来して急性緑内障発作を誘発することがある．

解答 e

23A081

眼圧下降効果が最も大きいのはどれか．
a ラタノプロスト
b ドルゾラミド塩酸塩
c ピロカルピン塩酸塩
d ジピベフリン塩酸塩
e チモロールマレイン酸塩

解説

a ○ 現時点での第一選択薬．
b × 第二〜三選択薬としての位置づけ．
c × 最近は流出路再建術後に使用することが多い．
d × 現在の緑内障診療において，使用頻度はかなり低い．
e × ラタノプロストが出るまでは第一選択薬だった．

解答 a

23A082

原発開放隅角緑内障(広義)の視神経乳頭出血で正しいのはどれか．3つ選べ．
- a 乳頭の鼻側に好発する．
- b 視野欠損の進行因子である．
- c 正常眼圧緑内障で頻度が高い．
- d 網膜神経線維層欠損と関連しない．
- e 乳頭辺縁のノッチの部位に生じやすい．

【解説】
- a × 耳側に好発する．
- b ○ 視野欠損の進行サインといわれ，臨床上重要な所見である．
- c ○ 正常眼圧緑内障において頻度が高い．
- d ×
- e ○ リムの切痕(ノッチ)部や網膜神経線維層欠損の存在する部位に出現する．

解答 b，c，e

23A083

線維柱帯切除術後の過剰濾過による浅前房の処置で誤っているのはどれか．2つ選べ．
- a 圧迫眼帯
- b needing
- c 強膜フラップ縫合
- d ピロカルピン塩酸塩点眼
- e 粘弾性物質による前房形成

【解説】
- a × 圧迫することで房水流出量を減少させる(正しい場所にあてる必要がある)．
- b ○ 高眼圧時に行う処置の一つ．
- c × フラップ縫合によって房水流出量を減少させる．
- d ○ 浅前房がさらに悪化する可能性がある．
- e × 一時的な前房形成は得られる．

解答 b，d

23A084

低眼圧の原因はどれか．2つ選べ．
- a 虹彩離断
- b 隅角離開
- c 水晶体脱臼
- d 脈絡膜剝離
- e 裂孔原性網膜剝離

【解説】
- a ×
- b × 毛様体解離を合併すれば低眼圧を来す．
- c ×
- d ○ 毛様体機能低下により低眼圧となる．

e ○ 低眼圧となる．虹彩毛様体炎によるという説や，毛様体機能低下による房水産生抑制，後房水の網膜下から脈絡膜腔への流出，など諸説ある．

解答　d，e

23A085

眼球打撲後に早期手術の適応となるのはどれか．3つ選べ．
- a　眼瞼下垂
- b　虹彩脱出
- c　鋸状縁離断
- d　脈絡膜破裂
- e　眼内鉄片異物

解説
- a ×　早期手術の適応ではない．
- b ○　眼内炎や交感性眼炎の可能性があり早期手術の適応．
- c ○　網膜剝離を起こすため早期手術の適応．
- d ×　破裂部に新生血管を生じることがあるが早期手術の適応ではない．
- e ○　眼内炎や交感性眼炎の可能性があり早期手術の適応．

解答　b，c，e

23A086

治療薬と副作用の組合せで正しいのはどれか．2つ選べ．
- a　イブプロフェン────────────皮膚粘膜眼症候群
- b　インフリキシマブ────────────ぶどう膜炎
- c　テガフール・ギメラシル・オテラシルカリウム（TS-1）──涙小管閉塞
- d　ドルゾラミド塩酸塩────────────黄斑浮腫
- e　ピロカルピン塩酸塩────────────ドライアイ

解説
- a ○
- b ×　治療薬でBehçet病に伴う難治性ぶどう膜炎に対して本邦で適応がある．
- c ○　涙点から涙小管にかけて広範囲かつ重篤な閉塞を来すことがある．
- d ×　論文レベルでむしろ治療薬としての可能性が議論されている．
- e ×

解答　a，c

23A087

眼鏡レンズで正しいのはどれか．2つ選べ．
- a　両凸レンズをメニスカスレンズと呼ぶ．
- b　網膜像拡大率は凹レンズで大きくなる．
- c　レンズのプリズム効果は偏心量に比例する．
- d　頂点間距離が変わると矯正度数も変化する．
- e　レンズの傾斜による屈折力の変化量は傾斜角に比例する．

解説
- a ×　メニスカスレンズは凸面と凹面で構成される．

b	×	小さくなる.

c ○ Δ＝D×偏心量.

d ○ 装用距離の変化で実効の屈折力が受動する.

e × $D = S$ 面度数 $\times \left(1 + \dfrac{\sin^2(傾斜角)}{2 \times n} \right)$ ゆえ，傾斜角に比例しない.

解答 **c, d**

23A088

遮光眼鏡で正しいのはどれか．**3つ選べ**．

    a   羞明の防止

    b   グレアの抑制

    c   暗順応の改善

    d   色覚異常の補正

    e   コントラストの向上

解説

a ○ 原因となる短波長をカット.

b ×

c ○ 明所で装用し暗所で外すことで暗順応が促進.

d ×

e ○ 視感度の高い波長を透過することで明るさを確保.

解答 **a, c, e**

23A089

トーリック眼内レンズの適応と**ならない**のはどれか．

    a   角膜屈折力 42.50/44.00   175°，屈折値 − 2.00 ◯ cyl − 2.00 D   180°

    b   角膜屈折力 43.00/45.25   86°，屈折値 + 1.50 ◯ cyl − 1.25 D   90°

    c   角膜屈折力 43.50/45.25   5°，屈折値 − 1.00 ◯ cyl + 2.00 D   93°

    d   角膜屈折力 42.75/44.50   90°，屈折値 + 2.00 ◯ cyl − 0.25 D   175°

    e   角膜屈折力 43.75/44.00   185°，屈折値 − 1.75 ◯ cyl − 2.00 D   180°

解説

a × 角膜乱視 1.50 D，適応あり.

b × 角膜乱視 2.25 D，適応あり.

c × 角膜乱視 1.75 D，適応あり.

d × 角膜乱視 1.75 D，適応あり.

e ○ 角膜乱視は 0.25 D であり，トーリック眼内レンズの適応とならない.

解答 **e**

23A090

多焦点眼内レンズのインフォームド・コンセントで正しいのはどれか．
　a　眼鏡は不要となる．
　b　保険診療で行える．
　c　乱視矯正効果がある．
　d　遠方から近方まで焦点が合う．
　e　術後にグレアやハローが生じることがある．

解説
a　×　眼鏡を要することもある．
b　×　本邦では，保険適応なし．
c　×　乱視矯正可能な多焦点眼内レンズもあるが，限られている．
d　×　モデルによって見える範囲は異なる．
e　○　光学特性上，グレアやハローを生じることがある．

解答　e

23A091

術後眼内炎の発症を減らすエビデンスがあるのはどれか．
　a　術前の抗菌薬点眼
　b　術直前のポビドンヨード点眼
　c　術中の抗菌薬静脈注射
　d　術中の眼内灌流液への抗菌薬添加
　e　術前後の抗菌薬内服

解説
a　×　エビデンスなし．
b　○　術直前のポビドンヨードは，術後眼内炎のリスクを下げるエビデンスあり．
c　×　エビデンスなし．
d　×　エビデンスなし．
e　×　エビデンスなし．

解答　b

23A092

レシピエントの了解のもと角膜移植のドナーとすることができるのはどれか．
　a　梅毒血清反応陽性者
　b　B型肝炎ウイルス抗原陽性者
　c　C型肝炎ウイルス抗体陽性者
　d　ヒト免疫不全ウイルス抗体陽性者
　e　ヒトTリンパ球向性ウイルス1型抗体陽性者

解説
a　○
b　×
c　×
d　×

e ×

解答 a

23A093 球後麻酔で起こるのはどれか．2つ選べ．
 a 散瞳
 b 光視
 c 眼瞼下垂
 d 瞬目抑制
 e 眼球陥凹

解説
a ○ 動眼神経に作用する．
b ×
c ○ 動眼神経に作用する．
d × 瞬目麻酔．
e × 眼球突出が生じる．

解答 a，c

23A094 上眼瞼挙筋機能のない先天眼瞼下垂の治療で適切なのはどれか．
 a 上直筋短縮術
 b Müller筋短縮術
 c 前頭筋吊り上げ術
 d 上眼瞼挙筋腱膜縫縮術
 e 上眼瞼挙筋腱膜短縮術

解説
a × 眼球運動に関わる筋である．
b × 挙筋機能がなく効果は低い．
c ○ 眉毛部の動きを開閉瞼に連動させる術式で，挙筋機能がない場合によい適応である．
d × 挙筋機能がなく効果は低い．
e × 挙筋機能がなく効果は低い．

解答 c

23A095 治療的レーザー角膜切除術の適応で正しいのはどれか．3つ選べ．
 a アベリノ角膜ジストロフィ
 b 顆粒状角膜ジストロフィ
 c 膠様滴状角膜ジストロフィ
 d Fuchs角膜ジストロフィ
 e Meesmann角膜ジストロフィ

解説
a ○

b ○

c ○

d × 角膜内皮疾患であり適応ではない.

e × 治療は対症療法か治療用コンタクトレンズである.

解答 a, b, c

23A096

全層角膜移植の適応となるのはどれか. **2つ選べ.**

    a 輪部類皮腫

    b 眼類天疱瘡

    c 水疱性角膜症

    d 斑状角膜ジストロフィ

    e Mooren角膜潰瘍

解説

a ×

b ×

c ○

d ○

e ×

解答 c, d

23A097

眼内タンポナーデで正しいのはどれか.

    a ガス白内障は不可逆性である.

    b ガスの表面張力はシリコーンオイルより強い.

    c SF_6が眼内で膨張しない最大濃度は約10％である.

    d 100％のSF_6を注入できる最大量は約0.4 mlである.

    e 100％のSF_6の膨張率は約4倍である.

解説

a × 可逆性.

b ○ 気体と水の間の表面張力は70 dynes/cm. シリコンと水は50 dynes/cm.

c × 20％.

d × 0.5〜1.0 ml.

e × 約2倍. C3F8は約4倍.

解答 b

強膜バックルで複視を来しやすいのはどれか．2つ選べ．
a　黄斑バックル
b　深部の円周方向バックル
c　大きな円周方向バックル
d　直筋下の子午線バックル
e　上下直筋離断を併施したバックル

解説

a　×　屈折変化が強ければ不同視性の複視の可能性はあるが，通常視力不良なので強い複視は訴えないだろう．
b　×　深部のバックル自体は複視には影響は少ないが，術中眼筋ダメージの可能性はある．
c　○　大きなバックルの意味が2象限以上で直筋の下を通しているなら複視の可能性はある．
d　×　バックル自体だけでなく直筋下での処置や縫合糸の影響からも出現しやすい．
e　○　直筋離断は眼球運動障害にはそれほど影響しないとの報告もある．

解答 c, e

いずれも多少なりとも複視を生じる可能性はある．現在は直筋部の処置が明らかに必要な場合は硝子体手術を選択するため，現実的に問題になるとは考えにくい．また網膜剥離眼であれば視力がそれほどよくない可能性もあり，複視よりも歪視の影響の方が問題となるかもしれない．
現在の基準ではなく過去の基準で考えたとしたら，cとeだろう．

硝子体手術で液体パーフルオロカーボンが有用なのはどれか．2つ選べ．
a　眼内異物
b　鎌状網膜剥離
c　糖尿病網膜症
d　巨大裂孔網膜剥離
e　増殖硝子体網膜症

解説

a　×　眼内異物の種類によっては有用だが，鉄片などは沈んでしまうため無意味．
b　×　先天性疾患に伴い生じる．通常硝子体手術への適応はない．
c　×　増殖網膜症になれば有用な症例もある．
d　○　剥離網膜の復位に有用である．
e　○　網膜を押さえつけながらの手術を可能にすることから有用である．

解答 d, e

23A100

眼内灌流液の成分で**ない**のはどれか．

- a　グルコース
- b　塩化ナトリウム
- c　塩化カリウム
- d　炭酸水素ナトリウム
- e　コンドロイチン硫酸

解説

- a　×
- b　×
- c　×
- d　×
- e　○　粘弾性物質の成分である．

解答　e

B　臨床実地問題

23B001

左眼窩の構成を**別図1**に示す．
正しいのはどれか．

- a　ⓐ
- b　ⓑ
- c　ⓒ
- d　ⓓ
- e　ⓔ

解説

- a　×　内壁は篩骨洞に隣接し，篩骨は薄く篩骨紙様板といわれ，骨折の好発部位である．
- b　×　蝶形骨大翼は眼窩外壁，小翼は上壁を構成する．
- c　×　視神経管は蝶形骨小翼に存在する．
- d　×　篩骨は，前頭骨，涙骨，上顎骨とともに眼窩内壁を構成する．
- e　○

解答　e

2か月の乳児．右眼の瞳が白いのに母親が気付き来院した．右眼眼底写真を**別図2**に示す．

この異常が起こったのはいつか．
- a 胎生5～10週
- b 胎生10～20週
- c 胎生20～30週
- d 胎生30～40週
- e 出生後

a ○ 硝子体動脈，第一次硝子体は胎生5週までに形成され，その後退縮する．第一次硝子体過形成遺残はその過程の障害で起きる．
b × 胎生10～20の異常ではない．
c × 胎生20～30の異常ではない．
d × 胎生30～40の異常ではない．
e × 出生後の異常ではない．

解答 a

60歳の男性．数か月前から左眼の内側に腫瘤が出現し，最近になって増大したため来院した．左眼前眼部写真と組織像とを**別図3A，3B**に示す．

診断はどれか．
- a 乳頭腫
- b 類皮腫
- c 結膜血管腫
- d 扁平上皮癌
- e MALTリンパ腫

a × 前眼部所見からは鑑別に挙がるが，組織像で乳頭状の外向性増殖が認められない．
b × 前眼部所見がデルモイドとは異なる．組織像や発症年齢からも否定的．
c × 組織像で血管の増殖が認められない．
d ○ 角化を示す扁平上皮の病変で核異型も認められる．前眼部所見も合致する．
e × リンパ球の増殖ではない．前眼部所見も異なる．

解答 d

23B004

在胎23週，580 gで出生の乳児．修正34週の右眼眼底写真を**別図4**に示す．所見はどれか．

a Zone I with plus disease
b Zone I without plus disease
c Zone II with plus disease
d Zone II without plus disease
e aggressive posterior retinopathy of prematurity

解説

a ×
b ○ 血管の伸長からZone Iであり，増殖性変化はみられない．
c ×
d ×
e ×

解答 b

23B005

37歳の男性．両眼の視力低下を自覚して来院した．両眼の眼底写真を**別図5A，5B**に示す．
診断に必要な検査はどれか．**2つ選べ**．

a ERG
b VEP
c 視野検査
d Watzke-Allenスリット・ビームテスト
e インドシアニングリーン蛍光眼底造影

解説

a ○ 錐体系応答ERG（30 Hz フリッカー）が低下し，Scotopic ERGが正常である．
b ○ 黄斑部機能を反映するため，低下がみられる．
c × 視野検査は正常である．
d × 黄斑円孔で用いる検査である．
e × 脈絡膜血管は正常である．

解答 a，b

両眼とも同様の黄斑部の変性所見を認め，錐体ジストロフィを考える．

23B006

12歳の女児．眼底異常を指摘されて来院した．左眼眼底写真と超音波Bモード写真とを**別図**6A，6Bに示す．
考えられるのはどれか．

a 脳腫瘍
b 視神経炎
c 乳頭ピット
d 乳頭ドルーゼン
e 視神経グリオーマ

解説

a × うっ血乳頭を認める．
b × 乳頭が腫脹するがエコーで乳頭状の高輝度像は認めない．
c × 乳頭の耳側に位置することの多い先天性の小窩(pit)．
d ○ 石灰化を伴う構造物でBモードエコーで高輝度に写ることが特徴である．
e × 視神経膠腫は視路(視神経，視交叉，視索，視放線)に発症する腫瘍である．

解答 d

23B007

黄斑の組織写真を**別図**7に示す．光干渉断層計(OCT)で内節外節接合線(IS-OS line)に対応する部位はどれか．

a ⓐ
b ⓑ
c ⓒ
d ⓓ
e ⓔ

解説

a × 内境界膜である．
b × 外網状層と外顆粒層の境界である．
c × 外境界膜である．
d ○ 視細胞内節外節の接合部である．
e × 網膜色素上皮と脈絡膜毛細血管板の境界である．

解答 d

注釈：以前OCTでIS/OS lineと呼ばれていたラインは，現在は視細胞内節遠位側のエリプソイドに対応すると考えられ，ellipsoid zoneと呼ばれている．

23B008

66歳の女性．3年前に右眼球結膜の腫瘤に気付いた．次第に大きくなってきたため摘出を希望して来院した．右眼前眼部写真と組織像とを**別図8A，8B，8C**に示す．

診断はどれか．
  a　皮様囊胞
  b　リンパ囊胞
  c　表皮様囊胞
  d　涙腺貯留囊胞
  e　海綿状血管腫

解説

a × 皮様囊胞，表皮様囊胞は重層扁平上皮に裏打ちされるが，本例にその所見はない．

b ○ 弱拡大では囊胞内に弁のような構造が確認できる．拡大像において囊胞は扁平な一層に内皮様細胞に裏打ちされている．リンパ囊胞か海綿状血管腫が鑑別に挙がるが，囊胞内容に赤血球が確認できずリンパ囊胞と考えられる．外観も血管腫様ではない．

c × 重層扁平上皮に裏打ちされた囊胞ではない．

d × 涙腺貯留囊胞は涙腺導管の腺上皮に裏打ちされる囊胞．本例にその所見はない．

e × 海綿状構造は認められず，内腔にも末梢血（赤血球）が含まれていない．

解答 b

23B009

角膜を細隙灯顕微鏡で観察しているところを**別図9**に示す．
観察法はどれか．
  a　徹照法
  b　間接照明法
  c　強膜散乱法
  d　鏡面反射法
  e　ディフューザ法

解説

a × 眼底からの反射光で観察．水晶体の混濁，後発白内障などの観察に有用．

b × 虹彩面，眼底などから返ってくる光線で観察．混濁など観察に有用．

c × 輪部付近に光を当て実質内の光束で角膜内の浸潤や沈着の広がりの観察に有用．

d ○ 一定以上の入斜角で光が全反射する性質を利用．角膜内皮細胞の観察に有用．

e × 病変の広がりの観察．

解答 d

次の2問に答えよ.

24歳の男性. 16歳の頃から急激に左眼視力低下が進行し, 眼鏡を作製したが直ぐに合わなくなった. 18歳からコンタクトレンズを使用している. 矯正視力に不満はないが, 最近コンタクトレンズがずれやすいと訴えて来院した. 装用中のコンタクトレンズはBC 7.60/P − 6.50/S 8.8. 左眼のフルオレセイン染色前眼部写真を別図10に示す.

23B010

考えられる疾患はどれか.

a 球状角膜
b 円錐角膜
c 角膜水腫
d 角膜びらん
e 顆粒状角膜ジストロフィ

【解説】

a ×
b ○
c ×
d ×
e ×

【解答】 b

23B011

ベースカーブを0.2 mmスティープにすると訴えが改善した.
処方したデータはどれか.

a BC 7.40/P − 5.50/S 8.8
b BC 7.40/P − 7.50/S 8.8
c BC 7.80/P − 5.50/S 8.8
d BC 7.80/P − 6.50/S 8.8
e BC 7.80/P − 7.50/S 8.8

【解説】

a ×
b ○ スティープにして tight になると凸レンズの効果を持つため, 凹度数を増やす.
c ×
d ×
e ×

【解答】 b

23B012

17歳の女子．学校健診で視力低下を指摘されて来院した．視力は右0.9（1.2×−0.50 D），左0.8（1.2×−0.75 D）．左眼前眼部写真を**別図12**に示す．
診断はどれか．
a 虹彩腫瘍
b 虹彩後癒着
c 虹彩前癒着
d 瞳孔膜遺残
e 虹彩コロボーマ

解説
a ×
b ×
c ×
d ○　この症例は視力もよいので経過観察でよい．
e ×

解答 d

23B013

8歳の女児．両眼の下方の結膜充血が2年前から続き，近医で処方された抗菌薬と副腎皮質ステロイドを点眼していたが症状が改善しないため来院した．疼痛と掻痒感および眼脂の自覚はない．右眼前眼部写真を**別図13A，13B**に示す．
適切な治療はどれか．
a 人工涙液点眼
b 免疫抑制薬点眼
c 抗アレルギー薬点眼
d アシクロビル眼軟膏点入
e 治療用コンタクトレンズ装用

解説
a ○　薬剤性の上皮障害を疑う．
b ×　結膜の増殖性変化はない．
c ×　ステロイド薬も効果がない．乳頭増殖，結膜浮腫，掻痒感もない．
d ×　角膜や結膜ヘルペスであれば悪化していると思われる．
e ×　機械的刺激を生じるような所見がない．疼痛もない．

解答 a

23B014

　75歳の男性．数か月前に気付いた眼瞼の腫瘤が少しずつ大きくなってきたため来院した．左眼前眼部写真と組織像とを**別図14A，14B**に示す．
　診断はどれか．
  a　脂漏性角化症
  b　角化棘細胞腫
  c　脂腺癌
  d　基底細胞癌
  e　扁平上皮癌

解説

a　×　脂漏性角化症に典型的な隆起性(外向性)病変ではない．前眼部所見も異なる．
b　×　組織像で角化の目立つ病変ではなく，角化棘細胞腫(ケラトアカントーマ)は否定．
c　×　組織像で脂腺癌に特徴的な泡沫状の細胞質が認められない．
d　○　核細胞質比(N/C比)の高い基底細胞様細胞からなる病変．真皮内に胞巣を形成し柵状配列も認められる．
e　×　組織で角化像が認められず否定的．

解答 d

23B015

　9歳の男児．両眼の充血と眼脂を自覚して来院した．右眼前眼部写真と結膜擦過塗抹標本写真とを**別図15A，15B**に示す．
　適切な治療はどれか．**2つ選べ**．
  a　抗菌薬点眼
  b　免疫抑制薬点眼
  c　抗アレルギー薬点眼
  d　非ステロイド性抗炎症薬点眼
  e　副腎皮質ステロイド内服

解説

a　×　アレルギー性結膜疾患なので抗菌薬は効果がない．
b　○　輪部型春季カタルを疑う．
c　○　好酸球よりアレルギー性結膜炎．
d　×　春季カタルに効果はない．
e　×　局所投与を行う．

解答 b，c

23B016

58歳の女性．両眼の結膜腫瘤を認める．左眼前眼部写真と生検組織像とを**別図16A，16B**に示す．
診断はどれか．
a 結膜濾胞
b 転移性腫瘍
c 悪性リンパ腫
d 脱臼眼窩脂肪
e サルコイドーシス

解説
a × 前眼部所見で濾胞様変化が明らかではなく，組織像でもリンパ濾胞の形成は認められない．
b × 転移性腫瘍の好発部位ではない．組織像（リンパ組織の増殖）も異なる．
c ○ 下眼瞼円蓋部のサーモンピンク様の帯状病変が認められる．組織像では，小型ないしは中型のリンパ球がびまん性に増殖しており，涙腺導管にlympho-epithelial lesionもみられることから，MALTリンパ腫と考えられる．
d × 前眼部所見も組織所見も異なる．脂肪組織が確認できない．
e × サルコイドーシスに特徴的な類上皮細胞肉芽腫が認められない．

解答 c

23B017

24歳の男性．7日前から右眼の充血と眼痛および視力低下を主訴に来院した．2週間交換型ソフトコンタクトレンズを使用している．右眼前眼部写真と角膜擦過物のグラム染色像とを**別図17A，17B**に示す．
この疾患の治療で適切なのはどれか．
a ピマリシン点眼
b セフメノキシム塩酸塩点眼
c レボフロキサシン水和物点眼
d クロルヘキシジングルコン酸塩点眼
e アシクロビル眼軟膏点入

解説
a ×
b ×
c ○ グラム陰性桿菌がみられ，緑膿菌感染と思われる．
d ×
e ×

解答 c

23B018

55歳の女性．左眼の異物感を主訴に来院した．左眼前眼部写真を**別図18**に示す．正しいのはどれか．**2つ選べ**．

a 睫毛乱生が誘因になっている．
b 抗真菌薬の局所・全身投与を行う．
c *TACSTD 2 (M1S1)* 遺伝子の異常がある．
d 治療的レーザー角膜切除術のよい適応となる．
e 切除病変の病理検査を行うとコンゴーレッド染色陽性である．

解説

a ○ 睫毛の接触部位にあり，続発性角膜アミロイドーシスと考えられる．
b × 乳白色の隆起性病変で浸潤や充血もなく，角膜感染は疑いにくい．
c × 膠様滴状角膜ジストロフィの遺伝子．ゼラチン状の多発性隆起が両眼性に生じる．
d × 部位が周辺部であり，よい適応ではない．
e ○ アミロイドはコンゴーレッド染色で染色される．

解答 a, e

23B019

52歳の男性．左眼の充血と眼痛を主訴に来院した．左眼前眼部写真を**別図19A, 19B**に示す．原因として考えられるのはどれか．

a 結膜異物
b ドライアイ
c 黄色ブドウ球菌感染
d アデノウイルス感染
e 単純ヘルペスウイルス感染

解説

a ○ 機械的上皮障害がみられる．
b × 全面に機械的上皮障害がみられる．
c × 細菌感染を疑う浸潤などみられない．
d × 機械的上皮障害がみられ，浸潤などない．
e × Terminal Bulb などみられない．

解答 a

23B020

46歳の女性．4年前にLASIKを受けたが，最近異物感と羞明が強くなり来院した．右眼前眼部写真を**別図20**に示す．
この混濁の原因はどれか．

a 角膜真菌症
b 角膜脂肪変性
c 帯状角膜変性
d フラップ皺襞
e フラップ下上皮増殖

解説	a	×
	b	×
	c	×
	d	×
	e	○	フラップ下の角膜実質内に角膜上皮細胞が侵入したepithelial ingrowthを認める.

解答 e

23B021

　58歳の女性. 人間ドックで左眼眼底の異常を指摘されて来院した. 視力は左1.5（矯正不能）. 初診時の左眼眼底写真とOCT像とを**別図21A, 21B**に示す.
　適切な対応はどれか.
　　a　経過観察
　　b　硝子体手術
　　c　レーザー光凝固
　　d　硝子体内ガス注入
　　e　副腎皮質ステロイド硝子体内注射

解説	a	○	黄斑上膜による偽黄斑円孔であるが, 視力がよいので経過観察とする.
	b	×	視力低下, 変視など出現した場合に選択肢となり得る.
	c	×	
	d	×	
	e	×	

解答 a

23B022

　68歳の男性. 右眼の変視を主訴に来院した. 視力は右0.8（矯正不能）. 右眼眼底写真とフルオレセイン蛍光眼底造影写真とを**別図22A, 22B, 22C**に示す.
　適切な治療はどれか.
　　a　光線力学療法
　　b　レーザー光凝固
　　c　経瞳孔温熱療法
　　d　ラニビズマブ硝子体内注射
　　e　トリアムシノロンアセトニドテノン嚢下注射

解説	a	×	加齢黄斑変性の治療としての選択肢の一つだが視力がよいため次点とする.
	b	×	新生血管の存在部位が中心窩から離れていれば適応となる.
	c	×	有効性に乏しく現在では廃れている.
	d	○	視力のよい典型加齢黄斑変性の治療の第一選択と考える.
	e	×	抗VEGF薬硝子体注射加療が適切である.

解答 d

23B023

61歳の女性．両眼の視力低下を訴えて来院した．視力は両眼ともに0.2（矯正不能）．両眼の眼底写真と黄斑部OCTおよび多局所ERGの結果を**別図23A，23B，23C**に示す．

考えられるのはどれか．

 a 球後視神経炎
 b 網膜色素変性
 c 加齢黄斑変性
 d オカルト黄斑ジストロフィ
 e 急性帯状潜在性網膜外層症（AZOOR）

解説

a × 視神経所見に乏しい．Ellipsoid zoneは消失しない．
b × 眼底所見に乏しい．
c × 若年であり，眼底所見に乏しい．
d ○ 両眼同程度の視力低下，Ellipsoid zoneの消失，中心窩付近に限局した局所ERG反応低下より診断できる．
e × 若年女性，片眼の視力低下が多いため，オカルト黄斑ジストロフィより可能性が低い．

解答 d

23B024

55歳の男性．数か月前からの右眼の視力低下を主訴に来院した．右眼眼底写真を**別図24**に示す．

考えられるのはどれか．

 a 脈絡膜腫瘍
 b 加齢黄斑変性
 c 先天網膜ひだ
 d 滲出性網膜剝離
 e 裂孔原性網膜剝離

解説

a × 広範囲の網膜皺襞を伴う網膜剝離には進展しない．
b × 黄斑部の所見に乏しい．
c × 先天網膜ひだの9割以上に耳側への網膜牽引を認めるが，そのような所見はない．
d × 一般的に下方に網膜下液が貯留し，網膜皺襞は作らない．
e ○ 周辺部裂孔による網膜剝離を放置して増殖硝子体網膜症に至ったと考えられる．

解答 e

23B025

46歳の女性．2週前からの左眼の視力低下を主訴に来院した．視力は左0.3（矯正不能）．左眼眼底写真を**別図25**に示す．

考えられるのはどれか．

a　Coats病
b　Stargardt-黄色斑眼底
c　加齢黄斑変性
d　網膜色素線条
e　網膜細動脈瘤

解説

a　×
b　×
c　×
d　○　視神経乳頭から放射状に延びる網膜色素線条がある．後極には網膜出血と滲出病変があり，脈絡膜新生血管を合併して視力が低下していると考えられる．
e　×

解答 d

23B026

24歳の男性．視力低下を主訴に来院した．右眼眼底写真とOCT像とを**別図26A，26B**に示す．

考えられるのはどれか．

a　Coats病
b　若年網膜分離症
c　錐体ジストロフィ
d　卵黄状黄斑ジストロフィ
e　家族性滲出性硝子体網膜症

解説

a　×
b　○　中心窩の網膜分離と眼底での車軸状の皺襞を伴う囊胞様変化が特徴である．
c　×
d　×
e　×

解答 b

23B027　48歳の女性．兄が黄斑ジストロフィと診断されたため精査を希望して来院した．左眼眼底写真と兄の右眼眼底写真とを**別図27A，27B**に示す．

診断はどれか．

　　a　コロイデレミア
　　b　錐体ジストロフィ
　　c　卵黄状黄斑ジストロフィ
　　d　中心性輪紋状脈絡膜ジストロフィ
　　e　Stargardt-黄色斑眼底

解説

a　×
b　×
c　×
d　×
e　○　黄色斑の沈着と黄斑の萎縮病変があり，Stargardt-黄色斑眼底である．

解答　e

23B028　38歳の女性．1週前からの両眼の視力低下を主訴に来院した．頭痛と耳鳴がある．生来眼鏡は装用したことがない．初診時視力は右0.06(0.8×−4.00 D)，左0.1(0.7×−3.00 D)．初診時の両眼前眼部写真と右眼超音波Bモード写真とを**別図28A，28B，28C**に示す．

適切な治療はどれか．

　　a　眼鏡処方
　　b　血栓溶解療法
　　c　抗菌薬点滴静注
　　d　レーザー虹彩切開
　　e　副腎皮質ステロイド点滴静注

解説

a　×
b　×
c　×
d　×　両眼性の毛様体前方偏位がみられる．この所見も原田病を支持する．
e　○　脈絡膜の肥厚があり原田病が考えられるためこの治療が適応になる．

解答　e

23B029

56歳の女性．両眼の霧視を自覚し，近医で副腎皮質ステロイドの局所および内服治療を行っていたが軽快しないため来院した．左眼眼底周辺部の写真と硝子体生検組織像とを別図29A，29Bに示す．
考えられるのはどれか．

a 細菌性眼内炎
b 真菌性眼内炎
c 眼内悪性リンパ腫
d サルコイドーシス
e 後天性眼トキソプラズマ症

解説
a × 生検組織像では糸状菌らしき病原体がみられ細菌感染ではない．
b ○ 免疫抑制状態にあり感染が起こりやすい状態にある．
c × 組織像が異なる．
d × 組織像が異なる．
e × 白色眼内腫瘤がみられるが組織像が異なる．

解答 b

23B030

36歳の男性．左眼の充血と眼痛を主訴に来院した．初診時の眼圧は右17 mmHg，左45 mmHg．初診時と治療後の左眼前眼部写真を別図30A，30Bに示す．
行われた治療はどれか．

a 抗菌薬内服
b バラシクロビル塩酸塩内服
c 副腎皮質ステロイドパルス療法
d レーザー虹彩切開
e 房水流出路再建術

解説
a ×
b ○ 色素沈着を伴う角膜後面沈着物を認めヘルペス性虹彩炎が疑われる．
c × ウイルス感染コントロールを行う．
d × 開放隅角である．
e × まずは感染コントロールと点眼による眼圧下降に努める必要がある．

解答 b

23B031

55歳の男性．右眼の視力低下を訴えて来院した．視力は右0.5（1.5 × + 2.50 D ◯ cyl − 1.00 D 90°）．右眼（裸眼）でLandolt環視標を見たときのシミュレーション像を**別図31**に示す．
正しいのはどれか．

a ⓐ
b ⓑ
c ⓒ
d ⓓ
e ⓔ

解説

a ×
b ×
c ×
d ×
e ○

解答 e

＋2.50 D ◯ cyl − 1.00 D 90°は＋2.50 Dから＋2.50 − 1.00 ＝ ＋1.50 Dの屈折力分布を持ち，加えて55歳なら1〜2 Dの調節力があるので＋2.5 D（遠点）から約0 D（近点）の被写界深度を有すると考えられる．調節力がない場合はどこにも焦点が合わないが，調節力が約1.5 Dあることから前焦線を中心窩に持っていけて，後焦線の倒乱視が強く働き，上下にぶれ縦長に見える．

23B032

3歳の女児．内斜視の疑いで来院した．眼位写真を**別図32**に示す．交代遮閉試験で眼球は動かない．
異常なのはどれか．

a α角
b κ角
c AC/A比
d 内眼角間距離/瞳孔間距離
e 内眼角間距離/外眼角間距離

解説

a × 眼の視軸と光軸のなす角．
b × 眼の視軸と瞳孔中心線のなす角（偽外斜視で陽性）．
c × AC/A比が高いと近見時に内斜視の角度が増加する．
d ○ 偽内斜視で異常を認める．
e × 外眼角間距離は偽内斜視に関連はない．

解答 d

23B033

63歳の男性．起床時に複視を自覚して来院した．Hess赤緑試験の結果を**別図33**に示す．

正しいのはどれか．

a 交差性複視がある．
b 共同性斜視である．
c 右方視で複視が悪化する．
d 基底内方プリズムで中和する．
e 右眼より左眼固視で斜視角が増加する．

解説
a × 中心の点が鼻側に偏位しており，内斜視であるので，同側性複視を自覚する．
b × 右眼の外転制限があり，むき眼位によって斜視角が変化する非共同性斜視となる．
c ○ 右外転神経麻痺であるので，右方視で複視が悪化する．
d × 内斜視であるので，基底外方プリズムで中和する．
e × 左眼には眼球運動障害がないため，右眼固視で斜視角が増加する．

解答 c

23B034

7歳の男児．幼少時から上方視での眼位異常に家族が気付いていたが放置していた．頭位と9方向眼位写真とを**別図34A，34B**に示す．

考えられるのはどれか．

a 動眼神経麻痺
b 滑車神経麻痺
c 外転神経麻痺
d Brown症候群
e Fisher症候群

解説
a × 内転制限や上下転制限はない．
b × 内下転制限や下斜筋過動はない．
c × 外転制限はない．
d ○ 右眼の内上転制限があるため，Brown症候群である．
e × 感染のあと急性発症する外眼筋麻痺，運動失調，腱反射消失．病歴から否定的．

解答 d

35歳の男性．右眼の視力低下を主訴に来院した．視力は右0.2（矯正不能）．右眼眼底写真と黄斑部OCT像とを**別図35A，35B**に示す．

適切な対応はどれか．

a　経過観察
b　副腎皮質ステロイド内服
c　光線力学療法
d　硝子体手術
e　黄斑バックル

解説

a　×　視力低下があるため経過観察は適切ではない．
b　×　有効とは考えにくい．
c　×　加齢黄斑変性に対する治療である．
d　○　乳頭耳側辺縁に小窩（pit）を認める．黄斑ピット症候群の治療として適切である．
e　×

解答 d

65歳の女性．左眼の眼瞼下垂を主訴に来院した．視力は両眼ともに1.0（矯正不能）．瞳孔不同はなく，対光反射に異常はみられない．5方向眼位と両手を前方に水平挙上したときの写真とを**別図36A，36B**に示す．

病変部位はどれか．

a　黒質
b　赤核
c　大脳脚
d　動眼神経核
e　滑車神経線維束

解説

a　×　眼球運動障害，眼瞼下垂と関連はない．
b　×　振戦は伴っていないためBenedikt症候群ではない．
c　○　右片麻痺を伴っている．Weber症候群．
d　×　両側の眼瞼下垂，瞳孔散大などの症状あり．また，片麻痺もない．
e　×　眼瞼下垂，片麻痺はない．

解答 c

23B037

別図37に示す器具を使用する緑内障手術はどれか．2つ選べ．
a 隅角切開
b 隅角癒着解離
c 線維柱帯切除
d 線維柱帯切開
e 毛様体レーザー凝固

解説

a ○
b ○
c ×
d （○） 出題時は線維柱帯切開術（眼外法）が主流であったが，近年は眼内法がよく行われるようになってきている．
e ×

解答 a, c, （d）

23B038

別図38にみられる隅角所見を示す疾患で正しいのはどれか．2つ選べ．
a 男性に多い．
b 散瞳で眼圧は低下する．
c 高頻度に緑内障を認める．
d Zinn小帯の脆弱性を認めることがある．
e 我が国では40歳以上の約15％で認める．

解説

a × 報告によって異なるが，多治見スタディでは女性の方がやや多い．
b × 散瞳後に眼圧上昇を来すことがある．
c ○ 20〜60％に緑内障を合併し，落屑緑内障といわれる．
d ○ 正しい．散瞳不良も含め，白内障手術時のリスク因子となる．
e × 多治見スタディでは40歳以上で0.8％といわれる．

解答 c, d

Schwalbe線を越える波状の色素沈着（Sampaolesi線）を認めるため，落屑症候群と考えられる．

23B039

眼底写真を別図39に示す．
診断はどれか．
a 乳頭血管炎
b 視神経乳頭低形成
c 網膜性視神経萎縮
d 緑内障性視神経症
e 前部虚血性視神経症

解説

a ×

b ×
c ×
d ○
e ×

解答 d

1時方向に乳頭出血と同部位に一致した幅の狭い網膜神経線維層欠損を認める．下方（5時〜6時方向）のリムの菲薄化を認め，同部位に一致した幅の広い網膜神経線維層欠損を認める．典型的な緑内障性視神経症の乳頭所見と考えられる．

23B040

立体眼底写真を**別図40A**に示す．
この患者の視野は**別図40B**のどれか．
a ⓐ
b ⓑ
c ⓒ
d ⓓ
e ⓔ

解説
a ×
b ×
c ×
d ○ 左眼下方の弓状暗点であり，最も適切である．
e × Mariotte盲点の位置を考慮すると右眼の視野検査結果と思われる．

解答 d

左眼の緑内障性視神経症の症例．上方（1時〜2時）のリムの菲薄化および同部位に一致した網膜神経線維層欠損を来しているため，対応する下方の弓状暗点を呈していると予想される．

23B041

45歳の男性．建物の倒壊で左胸腹部を打撲した．その直後から左眼の視力障害を自覚して来院した．糖尿病と高血圧で加療中である．視力は右1.5（矯正不能），左0.3（矯正不能）．眼圧は両眼ともに19 mmHg．両眼の眼底写真を**別図41A，41B**に示す．空腹時血糖は103 mg/dl，血圧は145/90 mmHg．
適切な対応はどれか．
a 経過観察
b 血圧降下薬投与
c 抗血小板薬投与
d 副腎皮質ステロイド投与
e レーザー光凝固

解説
a ○ 確立された治療法はなく，予後は悪くない．
b ×

c ×
d ×
e ×

　　　　　　　　　　　　　　　　　　　　　　　　　　　　解答 a

Purtscher網膜症：頭部外傷や胸腹部圧迫などの眼球以外に外傷を受け，間接的に眼底に軟性白斑や出血を来す疾患である．原因としては，静脈圧の上昇により，網膜の毛細血管内皮細胞が障害され，二次的に血管閉塞が起こるのではないかと考えられている．

23B042

46歳の男性．建設作業中に異物が左眼に飛入したため来院した．視力は右1.2（矯正不能），左0.9（矯正不能）．左眼前眼部写真を**別図42**に示す．
行うべき検査はどれか．**2つ選べ**．
　a　眼底撮影
　b　眼窩部MRI
　c　眼窩部単純CT
　d　超音波Bモード
　e　眼窩部単純X線撮影

解説
a × 可能であれば行うが必須ではない．
b × 金属異物の可能性があるので，MRIは禁忌である．
c ○ thinスライスで撮影を行い異物の検索を行う．
d ○ 木片やプラスチックなどCTにて描出が困難な異物を検索するために行う．
e × 眼窩部単純CTにて異物の確認ができるので必要ではない．

　　　　　　　　　　　　　　　　　　　　　　　　　　　　解答 c, d

23B043

15歳の男子．サッカーの試合中に頭部を打撲し，その後物が二重に見えるようになったため来院した．Hess赤緑試験の結果を**別図43**に示す．
麻痺筋はどれか．
　a　上直筋
　b　外直筋
　c　下直筋
　d　上斜筋
　e　下斜筋

解説
a ×
b ×
c ×
d ○ 右眼の内下転制限と左眼の外下転過動があり，右上斜筋麻痺である．
e ×

　　　　　　　　　　　　　　　　　　　　　　　　　　　　解答 d

23B044

60歳の女性．右眼の白内障手術を希望して来院した．右眼前眼部写真を**別図44**に示す．
術後の合併症で通常より頻度が高いのはどれか．
- a 眼内炎
- b 度数ずれ
- c 眼圧上昇
- d 後発白内障
- e 眼内レンズ偏位

解説
- a × 通常の白内障手術と同様．
- b ○ 放射状角膜切開後のため，正常眼よりも眼内レンズ度数ずれのリスクが高い．
- c × 通常の白内障手術と同様．
- d × 通常の白内障手術と同様．
- e × 通常の白内障手術と同様．

解答 b

23B045

80歳の女性．左眼の視力低下を主訴に来院した．5年前に左眼の白内障手術を受けている．左眼前眼部写真を**別図45**に示す．
適切な対応はどれか．
- a 経過観察
- b 硝子体手術
- c 眼内レンズ摘出
- d 抗菌薬硝子体内注射
- e Nd：YAGレーザー後嚢切開

解説
- a × 視力改善のために治療をした方がよいと考えられる．
- b × 侵襲が強いため，まず行う治療ではない．
- c × 後嚢切開で治療可能である．
- d × 不要．
- e ○ 後発白内障に最も有効な治療である．

解答 e

72歳の女性．7か月前に左眼水晶体嚢外摘出術を受けた．術後2週で術創からの虹彩脱出がみられたため整復術を受けた．治療に抵抗する眼圧上昇を来し来院した．眼圧は左46 mmHg．左眼前眼部写真を**別図46A，46B，46C**に示す．
考えられるのはどれか．
- a　眼内上皮増殖
- b　虹彩悪性黒色腫
- c　血管新生緑内障
- d　虹彩角膜内皮症候群
- e　Axenfeld症候群

解説
- a　○　術創から上皮が迷入し，増殖することで瞳孔ブロックを生じていると考えられる．
- b　×　悪性黒色腫の所見なし．
- c　×　新生血管の所見なし．
- d　×　ICE症候群を示唆するような虹彩異常，角膜内皮異常の所見がない．
- e　×　先天異常であり，まず疑う疾患ではない．

解答　a

78歳の男性．数年前からの両眼の視力低下を主訴に来院した．初診時の左眼前眼部写真を**別図47**に示す．
適切な治療はどれか．
- a　抗菌薬点眼
- b　副腎皮質ステロイド点眼
- c　治療用コンタクトレンズ装用
- d　治療的レーザー角膜切除
- e　全層角膜移植

解説
- a　×　浸潤病変もなく，角膜感染を疑わせる所見はない．
- b　×　ぶどう膜炎など慢性的な炎症が原因となり得るが，病変の除去には効果はない．
- c　×　発症や進行抑制効果が指摘されているが，沈着を除去する効果はない．
- d　○　角膜実質浅層に沈着しているため，エキシマレーザーでの除去が有効である．
- e　×　実質浅層の沈着なので，全層角膜移植まで行う必要はない．

解答　d

23B048

60歳の女性．術後の右眼前眼部写真を**別図48**に示す．
行われた手術はどれか．
- a　隅角癒着解離
- b　線維柱帯切開
- c　非穿孔線維柱帯切除
- d　輪部基底線維柱帯切除
- e　円蓋部基底線維柱帯切除

解説

a　×
b　×
c　×
d　×　円蓋部結膜に切開部を認めない．
e　○　輪部が切開され，円蓋部に向かって広がりのある有血管濾過胞を認める．

解答　e

23B049

43歳の女性．鏡を見たときに虹彩の左右差に気付き来院した．右眼前眼部写真と超音波生体顕微鏡（UBM）写真とを**別図49A，49B**に示す．
診断はどれか．
- a　母斑
- b　虹彩嚢腫
- c　虹彩前癒着
- d　転移性腫瘍
- e　悪性黒色腫

解説

a　×
b　○　前房水と同じ輝度の内容物で嚢腫が疑われる．
c　×
d　×　内部は充実性．
e　×　内部は充実性．

解答　b

23B050

60歳の男性．右眼の黄斑円孔の硝子体手術後に視野障害が生じた．右眼のGoldmann視野を**別図50**に示す．
最も考えられるのはどれか．
- a　網膜光毒性
- b　三角症候群
- c　続発緑内障
- d　虚血性視神経症
- e　液空気置換による網膜障害

解説

a ×　光障害は内境界膜剥離時のライト照射で起こりやすいので通常後極視野に影響する.

b ×　術中合併症としては考えにくい.

c ×　術後生じる可能性は否定できないが，術早期には生じない.

d ×　Mariotte盲点の拡大なし.

e ○　硝子体灌流ポートは下耳側に多く，鼻側に生じやすい.

解答 e

第24回
眼科専門医認定試験

平成24年6月8日実施

A 一般問題

24A001

血清よりも涙液に多く含まれるのはどれか．2つ選べ．
- a　グルコース
- b　ラクトフェリン
- c　リゾチーム
- d　IgA
- e　IgM

解説
- a ×　涙液2.6 mg/d*l*，血清60〜120 mg/d*l*．
- b ○　外分泌腺からの分泌物に含まれる．涙液0.15 g/d*l* 血清測定不可．
- c ○　涙液0.24 g/d*l*，血清0.4〜1.5 mg/d*l*．
- d ×　涙液41.1 mg/d*l*，血清90〜450 mg/d*l*．
- e ×

解答 b，c

24A002

正常角膜内皮細胞層の六角形細胞出現率はどれか．
- a　40％以上〜50％未満
- b　50％以上〜60％未満
- c　60％以上〜70％未満
- d　70％以上〜80％未満
- e　80％以上〜90％未満

解説
- a ×　正常値は60％以上〜70％未満である．
- b ×　上に同じ．

c ○ 上に同じ.
d × 上に同じ.
e × 上に同じ.

解答 c

24A003

視神経管が存在するのはどれか.
- a 頰骨
- b 篩骨
- c 上顎骨
- d 前頭骨
- e 蝶形骨

解説
- a × 眼窩外壁,下壁の外側を構成する.
- b × 眼窩内壁を構成し,篩骨紙様板といわれる薄い骨であるため骨折の好発部位である.
- c × 眼窩下壁と内壁を構成する.
- d × 眼窩上壁の大部分を構成する.上眼窩縁中央やや内側に眼窩上切痕(孔)がある.
- e ○ 眼窩上壁の眼窩先端部を構成する蝶形骨小翼に存在する.

解答 e

24A004

強膜岬より前方にある組織はどれか.**2つ選べ.**
- a 線維柱帯
- b 虹彩根部
- c 毛様体突起
- d 毛様体扁平部
- e Schwalbe線

解説
- a ○
- b ×
- c ×
- d ×
- e ○

解答 a, e

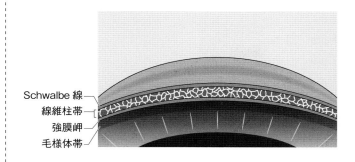

強膜岬より前方（角膜側）は線維柱帯→Schwalbe線である．

24A005 第一眼位における眼球運動で外方回旋に関わるのはどれか．**2つ選べ**．
a 外直筋
b 上直筋
c 下直筋
d 上斜筋
e 下斜筋

解説
a × 外転作用のみ．
b × 上転作用が強く，内転，内方回旋作用を持つ．
c ○ 下転作用が強く，内転，外方回旋作用を持つ．
d × 内方回旋作用が強く，下転，外転作用を持つ．
e ○ 外方回旋作用が強く，上転，外転作用を持つ．

解答 c, e

24A006 正常状態で結膜にみられる細胞はどれか．**3つ選べ**．
a Bリンパ球
b Tリンパ球
c 角化上皮細胞
d 好酸球
e 肥満細胞

解説
a ○ 常在細胞．
b ○ 常在細胞．
c × 非角化重層扁平上皮（胚細胞を含む）．
d × アレルギーで出現する．
e ○ 常在細胞．

解答 a, b, e

24A007

可視光の波長がある帯域はどれか．
- a　1 fm ～1 pm
- b　1 pm ～1 nm
- c　1 nm ～1 μm
- d　1 μm ～1 mm
- e　1 mm ～1 m

解説

- a　×
- b　×
- c　○
- d　×
- e　×

解答 c

可視光線とは電磁波のうちヒトの目で見える波長のもの．
下界はおよそ360～400 nm，上界はおよそ760～830 nmである．一方，milli(m)は10^{-3}，micro(μ)は10^{-6}，nano(n)は10^{-9}，pico(p)は10^{-12}，femto(f)は10^{-15}を意味する．

24A008

外眼筋で正しいのはどれか．
- a　平滑筋である．
- b　自己受容体を持たない．
- c　腱の長さは上斜筋が最も長い．
- d　まつわり距離は下斜筋が最も短い．
- e　付着部の腱の幅は15 mm前後である．

解説

- a　×　骨格筋である．
- b　×　知覚神経終末である自己受容体を持ち，眼位保持や前庭機能に影響する．
- c　○　四直筋の腱4～7 mm，下斜筋腱1 mmに対し，上斜筋腱は26 mmと最も長い．
- d　×　まつわり距離は筋が眼球に接している距離である．下斜筋が最も長い．
- e　×　付着部の腱の幅は10 mm前後である．

解答 c

24A009

正しいのはどれか．2つ選べ．
- a　眼動脈は視神経管を通る．
- b　外転神経は下眼窩裂を通る．
- c　視神経は総腱輪の外側を通る．
- d　滑車神経は総腱輪の内側を通る．
- e　動眼神経下枝は上眼窩裂を通る．

解説

- a　○

b × 海綿静脈洞を通って上眼窩裂から眼窩に出て外側直筋に入る.

c × 視神経は総腱輪の内側を通る.

d × 滑車神経は総腱輪の外側を通る.

e ○

解答 a, e

24A010

神経堤由来はどれか. **2つ選べ**.

a 角膜上皮細胞

b 角膜内皮細胞

c 結膜杯細胞

d 結膜色素細胞

e 視細胞

解説

a × 表皮外胚葉由来.

b ○ 角膜内皮細胞, Descemet膜, 強膜, 線維柱帯などが神経堤由来.

c × 表皮外胚葉由来.

d ○ 結膜色素細胞は神経堤由来である.

e × 神経外胚葉由来.

解答 b, d

24A011

長時間の暗順応でb波が回復するのはどれか.

a Stargardt-黄色斑眼底

b Usher症候群

c 白点状眼底

d 網膜色素変性

e 家族性滲出性硝子体網膜症

解説

a × 変化しない.

b × 変化しない.

c ○ 3時間以上の長時間の暗順応で波形が回復する.

d × 変化しない.

e × 変化しない.

解答 c

24A012

適切な組合せはどれか. **2つ選べ.**

- a　Meibom腺炎————*Propionibacterium acnes*
- b　涙小管炎————*Pseudomonas aeruginosa*
- c　強膜炎————*Haemophilus influenzae*
- d　結膜炎————*Actinomyces israelii*
- e　角膜炎————*Moraxella lacunata*

解説

- a　○
- b　×　角膜潰瘍の主な起炎菌.
- c　×　結膜炎の主な起炎菌.
- d　×　涙小管炎の主な起炎菌として重要.
- e　○　肺炎球菌, ブドウ球菌, 緑膿菌とともに感染性角膜炎の主な起炎菌.

解答 a, e

24A013

フルオレセイン蛍光眼底造影で過蛍光を示すのはどれか. **2つ選べ.**

- a　硬性白斑
- b　色素沈着
- c　網膜下出血
- d　網膜色素上皮萎縮
- e　漿液性網膜色素上皮剝離

解説

- a　×　低蛍光を示す.
- b　×　低蛍光を示す.
- c　×　低蛍光を示す.
- d　○　Window defectで過蛍光を示す.
- e　○　過蛍光を示す.

解答 d, e

24A014

Titmus stereo testsで測定される立体視の正常閾値に最も近いのはどれか.
ただし秒は角度の単位である.

- a　　　　6秒
- b　　　60秒
- c　　　600秒
- d　　6,000秒
- e　60,000秒

解説

- a　×
- b　○　CIRCLEで6/9以上が正常.
- c　×
- d　×

e ×

解答 b

24A015

MRI T_2強調画像で最も高信号を示すのはどれか.
- a 血管
- b 筋肉
- c 脂肪
- d 硝子体
- e 水晶体

解説
- a × 血管内の血液は流速が大きいほどflow voidのため，低信号となる.
- b × 外眼筋や視神経は脂肪組織内に相対的な低信号を示す構造として認められる.
- c × 脂肪組織は等～高信号である.
- d ○ 硝子体や前房は水分が豊富で高信号を示す.
- e × 水晶体は低信号となる.

解答 d

24A016

角膜移植でドナーとなり得るのはどれか.
- a Creutzfeldt-Jakob病
- b HTLV-1抗体陽性
- c 悪性リンパ腫
- d 梅毒反応陽性
- e 重症急性呼吸器症候群

解説
- a ×
- b ×
- c ×
- d ○
- e ×

解答 d

24A017

眼鏡では快適な矯正が得られているが，コンタクトレンズを使用したときに，近方視時の負担が増加するのはどれか.
- a 外斜位のある両眼近視
- b 外斜位のある両眼遠視
- c 外斜位のある両眼混合乱視
- d 外斜位のある右眼近視と左眼遠視
- e 内斜位のある右眼近視と左眼遠視

解説
- a ○

b ×
c ×
d ×
e ×

解答 a

近くの物体を見ようとするとき，輻湊とともに調節および縮瞳が起こる．レンズのプリズム効果により外斜位の近視は凹レンズで輻湊しやすくなり，内斜位の遠視は凸レンズで開散しやすくなる．眼鏡では快適な矯正が得られるが，コンタクトレンズではこの効果が得られないために近方視時の負担が増加するのは **a** と考えられる．

24A018

検影法を 50 cm の距離で行った．左右に光を振ったときには + 3.00 D で中和し，上下に光を振ったときには + 1.00 D で中和した．
被検眼の屈折値はどれか．

a + 3.00 D ◯ cyl − 1.00 D 180°
b + 2.00 D ◯ cyl − 1.00 D 180°
c + 1.00 D ◯ cyl − 2.00 D 180°
d + 1.00 D ◯ cyl + 2.00 D 180°
e − 1.00 D ◯ cyl + 3.00 D 180°

解説
a ×
b ×
c ◯
d ×
e ×

解答 c

屈折度(D) = 中和に要した検査レンズ度(D) −(検査距離(m)の逆数)であるから水平方向は + 3 −(1/0.5) = + 3 − 2 = + 1，垂直方向は + 1 −(1/0.5) = + 1 − 2 = − 1 と各経線の屈折度がわかる．これは + 1.00 D ◯ cyl − 2.00 D 180°に相当する．

24A019

眼光学に関する組合せで**誤っている**のはどれか．

a Fresnel ——— 膜プリズム
b Gullstrand ——— 模型眼
c Knapp ——— 水晶体前面反射
d Meyer ——— 角膜形状
e Prentice ——— プリズム量

解説
a ×
b ×
c ◯ 軸性屈折異常眼において適正な度数の眼鏡が前焦点に置かれれば，その度数や正負に関係なく網膜像の大きさは一定である．

d ×
e ×

解答 c

24A020

甲状腺眼症で正しいのはどれか．2つ選べ．
a 瞬目過多となる．
b 症状は夕方に悪化する．
c 上転制限が下転制限より多い．
d 下方視において上眼瞼が十分下降しない．
e 血中トリヨードサイロニン値と症状が相関する．

解説
a × 瞬目減少や瞬目不全(Stellwag徴候)がみられる．
b × 眼球運動障害は起床時に増悪することが多い．
c ○ 下直筋が最も障害されやすく，伸展制限により上転制限がみられる．
d ○ 上眼瞼下降不全(lid lag，Graefe徴候)がみられる．
e × 甲状腺自己抗体が病態に関与し，甲状腺ホルモン値と症状は相関しない．

解答 c, d

24A021

先端巨大症でみられるのはどれか．
a 頭蓋縫合の早期癒合
b 眼窩上突起の突出
c 先天眼瞼欠損
d 小顎症
e 多指症

解説
a × 思春期～成人に発症する．
b ○ 眉弓部骨，頬骨，下顎骨の肥厚，巨大舌，高身長などがみられる．
c × 眼瞼欠損はみられない．
d × 下顎骨は肥厚する．
e × 手足指骨の肥厚がみられる．

解答 b

24A022

涙器で正しいのはどれか．2つ選べ．
a 涙小管炎は中高年の男性に多い．
b 涙腺の悪性リンパ腫はT細胞性である．
c Mikulicz症候群にはIgG4血症が関与している．
d 慢性涙囊炎の起炎菌の多くはグラム陰性である．
e 多形腺腫は涙腺の上皮性腫瘍の中で最も頻度が高い．

解説
a × 片側性の難治性結膜炎を伴い，中高年の女性に多い．

b × B細胞性である.
c ○ 現在はIgG4関連眼疾患として扱われ，ガイドラインが示されている．
d × 黄色ブドウ球菌，コリネバクテリウム，表皮ブドウ球菌などのグラム陽性菌が多い．
e ○ 良性上皮性腫瘍で，痛みのない，片眼性の眼球偏位を来すことが多い．

解答 c, e

24A023

本態性眼瞼けいれんで正しいのはどれか．
 a 明所で症状が軽くなる．
 b 疲労時に上眼瞼がピクピクと動く．
 c 小児に生じるのを眼瞼チックという．
 d 自分で思うように瞬目ができなくなる．
 e 両眼に認めるときMeige症候群という．

解説
a × 羞明は眼瞼けいれんで最も多い症状で，明所で症状が悪化する．
b × 疲労時に片側の眼瞼がピクピクと動く症状はミオキミアを疑う．
c × チックは眼瞼けいれんとは病態が異なる．
d ○ まばたきや開閉瞼の切り替えに異常がみられ，瞬目テストでけいれんが誘発される．
e × 口・舌・咽頭・頸部のジストニアを伴うものをMeige症候群という．

解答 d

24A024

結膜の主な常在菌はどれか．3つ選べ．
 a アクネ菌
 b 黄色ブドウ球菌
 c コリネバクテリウム
 d 腸球菌
 e 表皮ブドウ球菌

解説
a ○ 嫌気培養をしないと分離されないが，マイボーム腺から瞬目のたびに眼表面に排出されていると考えられる．
b × 健常成人の結膜囊培養での検出頻度は低く，分離されたら病的意義あり（起炎菌）と考えなければいけない．
c ○
d × 健常成人の結膜囊培養での検出頻度は低く，分離されたら病的意義あり（起炎菌）と考えなければいけない．
e ○

解答 a, c, e

24A025

巨大乳頭結膜炎で正しいのはどれか．**2つ選べ**．
 a 乳頭切除術を行う．
 b 角膜プラークを認める．
 c 下眼瞼結膜に好発する．
 d 抗アレルギー点眼薬を使用する．
 e コンタクトレンズ装用者に認める．

解説

a × 春季カタルで行われることがある．
b × 通常伴わない．
c × 上眼瞼．
d ○ アレルギー反応と機械的刺激によるため．
e ○ コンタクトレンズ，義眼，露出した縫合糸などにより生じることが多い．

解答 d, e

24A026

疾患と検査法の組合せで正しいのはどれか．
 a posterior corneal vesicle————前眼部OCT
 b 角膜移植後————impression cytology
 c 眼類天疱瘡————スペキュラマイクロスコープ
 d ペルシード角膜辺縁変性————ビデオケラトグラフィ
 e 偽水晶体水疱性角膜症————Seidel試験

解説

a × スペキュラマイクロスコープ．
b × 前眼部OCT．
c × impression cytology．
d ○ 角膜形状の異常の診断に有用．
e × スペキュラマイクロスコープ．

解答 d

24A027

角膜感染症で正しいのはどれか．
 a 黄色ブドウ球菌の感染では輪状膿瘍を認める．
 b 酵母状真菌による病巣は境界が比較的明瞭な類円形を呈する．
 c 緑膿菌感染で前房蓄膿を認めるときには前房に感染が及んでいる．
 d アカントアメーバ角膜炎はコンタクトレンズ非装用者では認めない．
 e 肺炎球菌はコンタクトレンズ関連角膜感染症の3大起炎菌の一つである．

解説

a × 輪状膿瘍は緑膿菌に特徴的である．
b ○ カラーボタン様といわれている．角膜実質浅層に限局していることが多い．
c × 前房にまで感染が及んでなくても前房蓄膿はみられる．
d × 外傷などでも起こすことがある．

e × 3大起炎菌というほど多くはない．

解答 b

24A028

サイトメガロウイルス角膜内皮炎で**誤っている**のはどれか．
a coin lesion 様の角膜後面沈着物が特徴的である．
b PCR による前房水検査が有用である．
c 水疱性角膜症の原因となる．
d アシクロビル眼軟膏が有効である．
e ヘルペス性角膜内皮炎との鑑別が重要である．

解説
a × coin lesion 様や拒絶反応の Khodadoust 線に似た角膜厚面沈着物がみられる．
b × PCR は確定診断に非常に有用である．
c × 内皮細胞が減少して水疱性角膜症に至る．
d ○ ガンシクロビルの全身投与や自家調製点眼が治療に用いられる．
e × 薬剤の選択などを考えると鑑別は重要である．

解答 d

24A029

角膜の菲薄化が**生じない**のはどれか．
a Mooren 潰瘍
b Schnyder クリスタル角膜ジストロフィ
c Terrien 角膜辺縁変性
d 関節リウマチ
e ペルーシド角膜辺縁変性

解説
a × 原因不明の特発性周辺部角膜潰瘍で，菲薄化や穿孔を起こすこともある．
b ○ 緩徐に進行する角膜混濁がみられるが，角膜の菲薄化や変形はみられない．
c × 角膜周辺部の実質混濁，表在性血管侵入と菲薄化が徐々に進行する慢性疾患．
d × 周辺部潰瘍で菲薄化や穿孔を起こしたり，中央部に急に穿孔を起こすことがある．
e × 角膜の下方周辺部が菲薄化する．円錐角膜の類縁疾患である．

解答 b

24A030

先天無虹彩の眼合併症で**誤っている**のはどれか．
a 眼振
b 白内障
c 緑内障
d 球状角膜
e 黄斑低形成

解説
a × 正しい．

b × 正しい.
c × 正しい.
d ○
e × 正しい.

解答 d

24A031

再発性角膜びらんの誘因となるのはどれか. 3つ選べ.
a 円錐角膜
b 爪による角膜擦過傷
c 膠様滴状角膜ジストロフィ
d 格子状角膜ジストロフィⅠ型
e map-dot-fingerprint角膜ジストロフィ

解説
a × 円錐角膜では上皮の接着不良はない.
b ○ 爪や紙などでの擦過症が契機になることがある.
c × 上皮の接着不良はみられない.
d ○ 上皮の接着が不良なため, 角膜びらんを繰り返すことがある.
e ○ 角膜上皮基底膜ジストロフィであり, 接着不良を起こす.

解答 b, d, e

24A032

角膜内皮に異常がみられるのはどれか. 2つ選べ.
a Chandler症候群
b Goldenhar症候群
c Stevens-Johnson症候群
d 落屑症候群
e 多発性内分泌腫瘍（MEN）症候群

解説
a ○ 虹彩角膜内皮症候群（ICE症候群）の一つであり, 角膜内皮異常がみられる.
b × 輪部デルモイド, 副耳, 耳瘻孔が三主徴である.
c × 角膜上皮幹細胞の疲弊を起こす.
d ○ 内皮障害の原因は解明されていないが異常がみられる.
e × 2B型では眼瞼, 結膜, および角膜に神経腫がみられる.

解答 a, d

24A033

誤っている組合せはどれか.
- a 喫煙――――――――核白内障
- b 紫外線――――――――皮質白内障
- c 硝子体手術―――――――核白内障
- d 副腎皮質ステロイド―――後嚢下白内障
- e アミオダロン塩酸塩―――前嚢下白内障

解説
- a × 喫煙により核混濁や後嚢下混濁が増加する.
- b × 紫外線は皮質白内障の発生率を増加させる.
- c × 中高年者では硝子体手術後に核白内障が進行する.
- d × ステロイド長期内服,点眼,吸入薬で後嚢下白内障が起こる.
- e × 中等量以上の投与で約半数に瞳孔中央の前嚢下に沈着を生じる.

解答 なし

24A034

加齢水晶体で増加するのはどれか.2つ選べ.
- a α-クリスタリン
- b グルタチオン
- c 不溶化蛋白
- d 水晶体線維数
- e 水晶体上皮細胞密度

解説
- a × α,γクリスタリンは減少し,βクリスタリンは増加する.
- b × 還元型グルタチオンは減少,酸化型グルタチオンは増加,全体では減少する.
- c ○ 不溶化蛋白は増加する.正しい.
- d ○ 上皮細胞は生涯にわたり分裂し,線維細胞となって水晶体核と皮質を形成する.
- e × 水晶体上皮細胞は分裂後に線維細胞となる.

解答 c, d

24A035

加齢黄斑変性で正しいのはどれか.2つ選べ.
- a 日本人の有病率は5％である.
- b 日本人では萎縮型より滲出型の頻度が高い.
- c 日本人では滲出型のうち,ポリープ状脈絡膜血管症の頻度が高い.
- d 網膜血管腫状増殖では新生血管と網膜血管との吻合がみられない.
- e 治療としてベバシズマブ硝子体内注射が最も用いられる.

解説
- a × 1％以下である.
- b ○ 滲出型が多い.
- c ○ 約半数と考えられている.
- d × 吻合がみられる.

e × 眼科分野ではベバシズマブは未認可薬である．

解答 b, c

24A036

網膜芽細胞腫で正しいのはどれか．**2つ選べ**．
a 両眼症例の発症年齢は平均2歳である．
b 最も多い症状は斜視である．
c 診断にはMRIよりCTが有用である．
d 病理組織でロゼット形成がみられれば悪性度が高い．
e 保存療法では化学療法が第一選択である．

解説
a × 両眼性症例は遺伝性症例が多く，0歳児での発症が多い．
b × 白色瞳孔の主訴で受診されることが多い．
c ○ 腫瘍内に石灰化を認めると診断しやすい．MRIで石灰化はわからない．
d × ロゼット形成がみられるものは分化型．悪性度は低い．
e ○ 第一選択である．

解答 c, e

24A037

癌関連網膜症で**誤っている**のはどれか．
a 夜盲が出現する．
b ERGは初期から低下する．
c 初期には輪状暗点を呈する．
d 原因で最も多いのは胃癌である．
e 血清中の自己抗体が診断に役立つ．

解説
a × 腫瘍細胞と網膜視細胞に交叉反応を起こす抗体ができることで，視細胞を障害する．網膜色素変性に近い病態となる．
b ×
c ×
d ○ 肺癌，特に肺小細胞癌が多い．
e × 抗リカバリン抗体を代表としていくつかの抗体が報告されている．

解答 d

24A038

ポリープ状脈絡膜血管症で**誤っている**のはどれか．
a 我が国では男性に好発する．
b インドシアニングリーン蛍光眼底造影が診断に有用である．
c 網膜下新生血管をときに伴う．
d 光線力学療法が有効である．
e 視力予後は典型加齢黄斑変性より不良である．

解説
- a × 男性に多い．
- b × 有用である．
- c × ときに伴う．
- d × 光線力学療法が有効である．
- e ○ 典型加齢黄斑変性より視力予後はよい．

解答 e

24A039

米国の多施設無作為化比較試験で加齢黄斑変性に対する有効性が示されているサプリメントはどれか．**3つ選べ**．
- a β-カロテン
- b ビタミンC
- c ビタミンD
- d ビタミンE
- e リボフラビン

解説
- a ○ 喫煙歴がある人ではβ-カロテン摂取によって肺癌発症リスクの増大があるので注意が必要である．
- b ○ 抗酸化ビタミンで有効性が示されている．
- c ×
- d ○ 抗酸化ビタミンで有効性が示されている．
- e ×

解答 a, b, d

24A040

陳旧性網膜静脈分枝閉塞症の合併症で**誤っている**のはどれか．
- a 黄斑浮腫
- b 硝子体出血
- c 網膜細動脈瘤
- d 網膜静脈周囲炎
- e 裂孔原性網膜剝離

解説
- a × 網膜静脈分枝閉塞症の代表的な症状である．
- b × 無血管領域に網膜新生血管が発症し，硝子体出血を起こす．
- c × 閉塞血管部位に動脈瘤を形成する．
- d ○
- e × 虚血網膜部位に新生血管膜の牽引がかかった場合に起こり得る．

解答 d

24A041

未熟児網膜症（厚生労働省新分類）で冷凍凝固または光凝固治療の適応時期はどれか．

    a　stage 1（網膜内新生血管の出現）
    b　stage 2（demarcation lineの形成）
    c　stage 3（網膜外線維血管増殖）
    d　stage 4（部分的網膜剝離）
    e　stage 5（網膜全剝離）

【解説】
a　×
b　×
c　○　劇症型でなければ，Stage3以降が治療開始の目安となる．
d　×
e　×

【解答】c

24A042

網膜色素上皮裂孔で正しいのはどれか．**2つ選べ**．

    a　uveal effusionに合併する．
    b　光線力学療法後に発生する．
    c　中心性漿液性脈絡網膜症に合併する．
    d　副腎皮質ステロイド内服が有効である．
    e　裂孔部はフルオレセイン蛍光眼底造影で低蛍光を示す．

【解説】
a　×　加齢黄斑変性に合併する．
b　○　光線力学的療法や抗VEGF療法後に発生する．
c　○　慢性の中心性漿液性脈絡網膜症では，ごく小さい網膜色素上皮の亀裂（microrip）が生じ，それが網膜色素上皮裂孔に進展することがある．
d　×　効果は証明されていない．
e　×　裂孔部位は脈絡膜背景傾向の増強により過蛍光を示す．

【解答】b, c

24A043

網膜剝離を生じるのはどれか．**2つ選べ**．

    a　後部強膜炎
    b　多巣性脈絡膜炎
    c　地図状脈絡膜症
    d　多発消失性白点症候群
    e　多発性後極部網膜色素上皮症

【解説】
a　○　脈絡膜雛襞や網膜雛襞，滲出性網膜剝離，黄斑浮腫を認めることがある．
b　×　後極部に複数の黄白色斑病変が出現し，色素性瘢痕巣に変化する．
c　×　視神経乳頭を中心に地図状の灰白色病巣が出現，拡大する．

d ×　網膜深層から色素上皮層にかけて100〜200 μmの黄白色の白点が多発する．
e ○　眼底後極部に滲出性網膜剝離を認める．原田病との鑑別も必要である．

解答 a, e

24A044

前房水検査が診断に有用な疾患はどれか．
a　Behçet病
b　HLA-B 27関連ぶどう膜炎
c　Vogt-小柳-原田病
d　急性網膜壊死
e　サルコイドーシス

解説

a ×
b ×
c ×
d ○　前房水のウイルスDNAをPCRで検出することが診断に有用である．
e ×

解答 d

24A045

Fuchs虹彩異色性虹彩毛様体炎で正しいのはどれか．2つ選べ．
a　豚脂様角膜後面沈着物
b　虹彩後癒着
c　併発白内障
d　続発緑内障
e　脈絡膜新生血管

解説

a ×　サルコイドーシスの臨床所見である．
b ×　生じない．
c ○　他に硝子体混濁や虹彩異色，小さい星状の角膜後面沈着物がみられる．
d ○
e ×　認められない．

解答 c, d

24A046

疾患と所見の組合せで正しいのはどれか．
a　結核ーーーーーーーーーーー豚脂様角膜後面沈着物
b　猫ひっかき病ーーーーーーー視神経乳頭浮腫
c　眼トキソカラ症ーーーーーー虹彩結節
d　眼トキソプラズマ症ーーーー高眼圧
e　眼ヒストプラズマ症ーーーー網膜血管炎

解説

a ×　サルコイドーシスの所見である．

b ○ 正しい.
c × サルコイドーシスの所見である.
d × みられない.
e × 萎縮性脈絡膜病変をみる.

解答 b

24A047

uveal effusionで正しいのはどれか. 2つ選べ.
a 脈絡膜剝離を伴う.
b 強度近視眼に多い.
c 強膜開窓術が奏効する.
d 強膜の菲薄化がみられる.
e 蛍光眼底造影でmultilake-like patternがみられる.

解説
a ○ 正しい.
b × むしろ小眼球症にみられる.
c ○ 正しい.
d × 強膜の肥厚がみられる.
e × ×

解答 a, c

24A048

ぶどう膜炎で片眼発症の頻度が高いのはどれか.
a 糖尿病虹彩炎
b 眼トキソカラ症
c 結核性ぶどう膜炎
d サルコイドーシス
e 若年性関節リウマチ

解説
a × 基本全身疾患に伴うものは両眼性である.
b ○
c ○ 感染性ぶどう膜炎は片眼性が多い. ただし, 感染性でも両眼に現れることがあり気をつける必要がある.
d ×
e ×

解答 b, c

24A049

急性網膜壊死の所見で**誤っている**のはどれか．
- a 硝子体混濁
- b 滲出性網膜剥離
- c 急性期の眼圧上昇
- d 閉塞性網膜動脈炎
- e 豚脂様角膜後面沈着物

解説

a ×
b ○ 網脈絡膜萎縮から，牽引性，裂孔原性網膜剥離が起こる．
c × 急性期にはみられる．
d × 周辺部の動脈が閉塞する．
e ×

解答 b

24A050

Wegener肉芽腫症に特異的な抗体はどれか．
- a c-ANCA
- b 抗Sm抗体
- c 抗GQ1b抗体
- d 抗MuSK抗体
- e 抗アクアポリン4抗体

解説

a ○ PR3-ANCA（c-ANCA）は多発血管炎肉芽腫症（Wegener肉芽腫症）の標識抗体．
b × SLEに特異的な抗体である．
c × Fisher症候群で陽性率が高い．GQ1bは動眼・滑車・外転神経に多く存在する．
d × 抗筋特異的チロシンキナーゼ抗体は重症筋無力症の10％程度で陽性となる．
e × 視神経脊髄炎（Neuromyelitis Optica：NMO）で陽性となる．

解答 a

24A051

テガフール・ギメラシル・オテラシルカリウム配合剤（TS-1）の眼合併症はどれか．**2つ選べ**．
- a 兎眼
- b 涙点閉鎖
- c 円錐角膜
- d 角膜上皮障害
- e 角膜への色素沈着

解説

a × 眼瞼の異常は来さない．
b ○ 涙液移行した5-FUにより涙小管上皮が障害され，涙点・涙小管閉鎖を来す．
c × 円錐角膜は来さない．

d ○ 涙液中移行した5-FUにより角膜上皮障害を来す．
e × 色素沈着は来さない．

解答 b, d

24A052

SMONの眼所見で最も頻度が高いのはどれか．
a 白内障
b 緑内障
c 黄斑変性
d 視神経萎縮
e 眼球運動障害

解説
a × 視神経障害が最も多い．
b × 視神経障害が最も多い．
c × 視神経障害が最も多い．
d ○ 視神経障害が最も多い．
e × 視神経障害が最も多い．

解答 d

24A053

常染色体優性遺伝を示すのはどれか．2つ選べ．
a Kearns-Sayre症候群
b Louis-Bar症候群
c von Hippel-Lindau病
d von Recklinghausen病
e Wyburn-Mason症候群

解説
a × ミトコンドリア関連疾患であり母系遺伝である．
b × 常染色体劣性遺伝．
c ○
d ○
e × 脳動静脈奇形で遺伝性は認められていない．

解答 c, d

24A054

近視性倒乱視の被験者が遠方にあるLandolt環視標を見たとき，切れ目がどの方向にある場合に判別しやすいか．
a 12時
b 1時半
c 3時
d 4時半
e どの方向も同じ

|解説| a ×
b ×
c ○
d ×
e ×

|解答| c

近視性倒乱視ゆえ，鉛直方向より水平方向が網膜より前に焦点が合う．このため遠見時に鉛直方向はぼやける．反面，3，9時方向ははっきり見える．
鉛直方向にある(12，6時の)切れ目は遠見時ぼやける．
1時半，4時半は関係ない．こういう設問では12時か3時かの2択しかない．

24A055

5 mの距離で0.1の視力を測定するLandolt環視標の切れ目の幅はどれか．
- a　1.5 mm
- b　4.5 mm
- c　9.0 mm
- d　15.0 mm
- e　45.0 mm

|解説| a ×
b ×
c ×
d ○
e ×

|解答| d

Landolt環は太さ1.5 mm，切れ目幅1.5 mm，外形は7.5 mmである．この指標を検査距離5 mで見た場合，切れ目はちょうど視角1分となり，切れ目の方向が判断できれば視力は1.0となる．分単位の最小可視角の逆数が小数視力であるから，この問いの答えは1.5 × 1/0.1 = 15.0となる．

24A056

2.0 Dの直乱視を完全矯正するために処方した眼鏡で乱視の軸が10°ずれた場合の残余乱視はどれか．
- a　0.1 D
- b　0.7 D
- c　1.4 D
- d　2.0 D
- e　4.0 D

|解説| a ×
b ○
c ×

d ×
e ×

解答 b

1°ずれると約 3.3 %の乱視効果が減少するといわれる．10°ずれた場合は 33 %の乱視効果が減少すると考えると 2 × 33/100 = 66/100 = 0.66 D ≒ 0.7 D となり，正解は b．

24A057

－10 D のコンタクトレンズで完全矯正されているとき，眼鏡での完全矯正に変更する場合の球面度数はどれか．
a －5 D
b －7 D
c －9 D
d －11 D
e －13 D

解説

a ×
b ×
c ×
d ○
e ×

解答 d

角膜頂点屈折力 A（D）は，眼鏡レンズの屈折度 L（D）および頂点間距離すなわち眼鏡レンズ後面から角膜頂点の距離 k（m）を用いて以下の式で求めることができる．

$$A = \frac{L}{1-kL}$$

コンタクトレンズの度数はこの角膜頂点屈折力 A（D）に近似することができるので A = －10，また眼鏡レンズは頂点間距離 12 mm が最適なように設計されているので

$$k = \frac{12(mm)}{1000(mm/m)}$$

を代入して

$$-10 = \frac{L}{1 - \frac{12}{1000}L}$$

となり L について解くと L = －11.36 ≒ －11

24A058

AC/A比で正しいのはどれか．**2つ選べ**．
a 近視では高値を示す．
b 加齢とともに増加する．
c 正常値は4±2(Δ/D)である．
d 調節麻痺薬点眼後に増加する．
e 屈折性調節性内斜視では高値を示す．

解説
a × AC/A比と屈折との相関はない．
b × 加齢とともに減少する．
c ○ AC/A比の正常値は4±2(Δ/D)である．
d ○ AC/A比は調節麻痺薬点眼後に増加する．
e × 非屈折性調節性内斜視で高値を示す．

解答 c, d

24A059

形態覚遮断弱視の原因で重要なのはどれか．
a 近視性不同視
b 遠視性不同視
c 両眼高度遠視
d 片眼先天白内障
e 両眼先天白内障

解説
a × 屈折異常弱視である．
b × 屈折異常弱視である．
c × 屈折異常弱視である．
d ○ 形態覚遮断弱視の代表例で片眼性は特に予後が不良．
e × 両眼性でも形態覚遮断弱視となることがあるが，片眼性よりはリスクは低い．

解答 d

24A060

上斜筋麻痺で正しいのはどれか．**2つ選べ**．
a 健側への頭部傾斜で患側眼が上転する．
b 先天性では二次的下斜筋過動症を伴う．
c 冠状断MRIで上斜筋異常は認めない．
d 後天性では下方視で増強する複視を訴える．
e 後天性では患側眼で黄斑が通常より上方に位置する．

解説
a × 患側への頭部傾斜で患眼が上転する(Bielschowsky頭部傾斜試験陽性)．
b ○ 先天性では下斜筋過動を伴うことが多い．
c × 冠状断MRIで上斜筋の低形成を認めることがある．
d ○ 後天性では下方視で増強する回旋性複視を認める．

e × 先天性でも後天性でも外方回旋偏位を呈し，黄斑が下方に位置する．

解答 b, d

24A061

後天色覚異常の定量的評価に適した検査はどれか．
a　ランタンテスト
b　石原色覚検査表
c　パネル D-15 テスト
d　東京医大式色覚検査表
e　Farnsworth-Munsell 100 hue test

解説
a × 定量性に乏しい．
b × 先天異常用の検査である．
c × 定量性に乏しい．
d × 先天異常用の検査である．
e ○ 総偏差点として定量的評価が可能である．

解答 e

24A062

抗アクアポリン4抗体陽性視神経炎で正しいのはどれか．2つ選べ．
a　男性に多い．
b　若年者に多い．
c　再発が少ない．
d　視力予後が悪い．
e　血漿交換療法を行う．

解説
a × 女性に多い．
b × どちらかというと高齢に多い．
c × 再発は少なくない．
d ○ 治療抵抗性で視力予後は悪い．
e ○ 治療の一つとして用いられることもある．

解答 d, e

24A063

Leber遺伝性視神経症で正しいのはどれか．2つ選べ．
a　若年男子の発症が多い．
b　外眼筋麻痺を合併する．
c　病変の主座は双極細胞である．
d　自然に視力が改善することはない．
e　ミトコンドリア遺伝子変異による．

解説
a ○ 正しい．
b × 外眼筋麻痺は合併しない．

c × 視神経を病変の主座とする.

d × 自然経過で視力が改善することもある.

e ○ 3460, 11778, 14484のミトコンドリア遺伝子変異が有名.

解答 a, e

24A064

視神経乳頭の先天異常で正しいのはどれか. **2つ選べ.**

a 小乳頭は一般に視力不良である.

b 乳頭逆位症では黄斑の耳側に乳頭が存在する.

c 朝顔症候群では乳頭陥凹底に白色組織を認める.

d 巨大乳頭は前部虚血性視神経症の危険因子である.

e 視神経乳頭コロボーマは眼杯裂の閉鎖不全による.

解説

a × 視力には影響しない.

b × 乳頭部と黄斑部の位置関係は変わらない.

c ○ 正しい.

d × 小乳頭が危険因子である.

e ○ 正しい.

解答 c, e

24A065

動脈炎性虚血性視神経症で正しいのはどれか. **2つ選べ.**

a 両眼性は少ない.

b 血沈が亢進している.

c 視力予後は良好である.

d 側頭動脈生検で巨細胞を認める.

e 早期の副腎皮質ステロイド投与は無効である.

解説

a × 両眼性に発症することが多い.

b ○ 正しい.

c × 視力予後不良である.

d ○ 正しい.

e × ステロイド治療の絶対適応である.

解答 b, d

24A066

次の矯正視力を有する疾患で右眼に相対的瞳孔求心路障害がみられるのはどれか.
- a 右(0.3) 左(0.8)の白内障
- b 右(0.8) 左(1.2)の急性視神経炎
- c 右(0.04) 左(0.03)の錐体ジストロフィ
- d 右(1.0) 左(0.2)の前部虚血性視神経症
- e 右(0.02) 左(0.04)のLeber遺伝性視神経症

解説
- a × RAPDはなし.
- b ○ 右眼が左眼に比べて視力低下と考え,右)視神経炎したがって右RAPD陽性.
- c × 両眼性のためRAPDはない.
- d × 左RAPD陽性.
- e × 対光反応は保たれる.

解答 b

24A067

Adie症候群の点眼試験に用いるのはどれか.
- a 0.5％チラミン
- b 0.1％ピロカルピン塩酸塩
- c 1％ピロカルピン塩酸塩
- d 1％フェニレフリン塩酸塩
- e 5％フェニレフリン塩酸塩

解説
- a × 交感神経刺激で散瞳する.
- b ○ Adie症候群の場合,低濃度のピロカルピン点眼により縮瞳がみられる(過敏性).
- c ×
- d × 交感神経刺激で散瞳する.
- e × 交感神経刺激で散瞳する.

解答 b

24A068

Horner症候群で正しいのはどれか.
- a 対光反射は消失している.
- b 両眼性がほとんどである.
- c 副交感神経の障害で起こる.
- d アトロピン硫酸塩の点眼試験が有用である.
- e 障害部位の一つとして肺尖部があげられる.

解説
- a × 消失はしない.縮瞳した瞳孔が暗所で緩慢に散大する(散大遅延).
- b × 片眼性.
- c × 交感神経の障害で起こる.

d　×　低濃度エピネフリン（フェニレフリン）で散大する．
e　○　肺尖部に発生したPancoast腫瘍に伴う．

解答 e

24A069

原発閉塞隅角緑内障の治療で**誤っている**のはどれか．
　a　水晶体再建術
　b　周辺虹彩切除術
　c　隅角癒着解離術
　d　レーザー虹彩切開術
　e　レーザー線維柱帯形成術

解説
a　×　いずれのタイプの閉塞隅角に対しても根治的な治療法である．
b　×　相対的瞳孔ブロックの要素が強い眼に対して有効．
c　×　周辺部虹彩前癒着に対して有効．
d　×　相対的瞳孔ブロックの要素が強い眼に対して有効．
e　○　閉塞隅角では線維柱帯にレーザーを照射することが困難である．

解答 e

24A070

正常眼圧緑内障で正しいのはどれか．**2つ選べ**．
　a　直ちに治療を開始する．
　b　視野障害の進行は急速な場合が多い．
　c　眼圧下降治療は必ずしも有効でない．
　d　乳頭出血はリムノッチの部位に多い．
　e　網膜神経線維層欠損を上下鼻側に認める．

解説
a　×　ベースライン眼圧を把握してから治療を開始する．
b　×　一般的には進行は緩徐である．
c　○　眼圧非依存性に進行を認める症例もある．
d　○　リムノッチ部位や網膜神経線維層欠損と正常網膜との境に出現することが多い．
e　×　上下耳側に多い．

解答 c, d

24A071

房水産生抑制作用があるのはどれか．**2つ選べ**．
　a　タフルプロスト
　b　ブリンゾラミド
　c　ブナゾシン塩酸塩
　d　ピロカルピン塩酸塩
　e　チモロールマレイン酸塩

解説

a ×　副経路からの流出促進作用．
b ○
c ×　副経路からの流出促進作用．
d ×　主経路からの流出促進作用．
e ○

解答 b，e

24A072

急性原発閉塞隅角症（急性緑内障発作）の発症後早期にみられるのはどれか．2つ選べ．
　　a　角膜浮腫
　　b　虹彩振盪
　　c　中等度散瞳
　　d　角膜後面沈着物
　　e　視神経乳頭陥凹拡大

解説

a ○　著明な高眼圧のために生じる．
b ×
c ○　中等度散瞳，対光反射の減弱または消失が認められる．
d ×　ぶどう膜炎の遷延や，虹彩レーザー切開術による虹彩色素散布により生じるため，発症後早期の所見としては選択しづらい．
e ×　発症後早期の所見としては不適切である．

解答 a，c

24A073

閉塞隅角緑内障の隅角で周辺虹彩前癒着が最も多いのはどれか．
　　a　上方
　　b　下方
　　c　鼻側
　　d　耳側
　　e　一定の傾向は無い

解説

a ○　圧迫隅角鏡を用いた観察にて，上方が一番多いと報告されている．
b ×
c ×
d ×
e ×

解答 a

24A074

隅角線維柱帯の色素増加を来すのはどれか.
- a 落屑緑内障
- b 神経線維腫症
- c ステロイド緑内障
- d Fuchs虹彩異色性虹彩毛様体炎
- e Posner-Schlossman症候群

解説

- a ○ 線維柱帯の著しい色素沈着がみられる.
- b × Lisch結節と呼ばれる虹彩結節がみられる.
- c × 隅角所見に乏しいのが特徴である.
- d × 虹彩異色, 白内障, 前房内炎症の三主徴. 微細な隅角新生血管を認めることがある.
- e × 非発作時には僚眼よりむしろ色素沈着が軽い.

解答 a

24A075

緑内障点眼薬と副作用の組合せで正しいのはどれか.
- a 緑内障配合点眼薬―――――――喘息発作
- b 炭酸脱水酵素阻害薬―――――――脱水
- c 交感神経β受容体遮断薬―――――眼瞼色素沈着
- d プロスタグランジン関連薬―――呼吸抑制
- e 交感神経α₁受容体遮断薬―――――縮瞳

解説

- a ○ 交感神経β₂遮断作用による.
- b × 炭酸脱水酵素阻害薬点眼で脱水は起こらない（内服では起こり得る）.
- c × 眼瞼色素沈着はプロスタグランジン関連薬で起こり得る.
- d × 呼吸抑制は交感神経β受容体遮断薬で起こり得る.
- e × 縮瞳は副交感神経刺激薬で起こり得る.

解答 a

24A076

外傷性頭頸部症候群（むちうち症）でみられるのはどれか. **2つ選べ**.
- a 調節障害
- b 眼筋麻痺
- c 輻湊不全
- d 矯正視力低下
- e 相対的瞳孔求心路障害

解説

- a ○
- b × 頸椎の障害のため, 眼筋麻痺は伴わない.
- c ○
- d × 一般的に矯正視力は良好だが, 心因性視力障害を伴うことがある.

e × 瞳孔不同がみられることがあるがRAPDはない．

解答 a, c

24A077

15歳以下の網膜剥離の原因で最も頻度が高いのはどれか．
a 外傷
b 未熟児網膜症
c アトピー性皮膚炎
d 脈絡膜コロボーマ
e 家族性滲出性硝子体網膜症

解説
a ○ 1/3の症例は外傷の既往を有しているといわれる．
b ×
c × 10代後半〜20代での頻度が高い．
d ×
e ×

解答 a

24A078

Purtscher網膜症の原因となるのはどれか．
a 眼球打撲
b 脳脊髄圧低下
c 下腿の出血性外傷
d シートベルト圧迫
e 眼窩吹き抜け骨折

解説
a × 眼球への直接的な打撲による網膜振盪とは区別される．
b × 頭部外傷による頭蓋内圧亢進は原因となる．
c ×
d ○ 胸腔内圧の上昇による静脈の拡張から生じる．後極部の出血と網膜の白濁を認める．
e ×

解答 d

24A079

眼科用薬剤と薬理作用の組合せで正しいのはどれか．**2つ選べ**．
a インフリキシマブ――――血管内皮増殖因子の中和作用
b オロパタジン塩酸塩――――ヒスタミンH_2受容体拮抗作用
c ジクアホソルナトリウム――ムチン分泌促進作用
d タクロリムス水和物――――Tリンパ球の炎症性サイトカイン産生抑制作用
e ラニビズマブ――――腫瘍壊死因子αの中和作用

解説
a × 腫瘍壊死因子αの中和作用．

b × ヒスタミンH_1受容体拮抗作用である.
c ○ 結膜上皮および結膜杯細胞膜上に存在するP2Y2受容体の作動薬でムチン分泌を促進.
d ○ 正しい.
e × 血管内皮増殖因子の中和作用.

解答 c, d

24A080

放射線感受性が最も高いのはどれか.
　a　結膜
　b　角膜
　c　水晶体
　d　網膜
　e　視神経

解説
a ×
b ×
c ○ 水晶体は放射線感受性が高く,白内障につながるため,放射線を扱う者の定期検査に含まれている.
d ×
e ×

解答 c

24A081

アセタゾラミド内服の副作用で最も頻度が高いのはどれか.
　a　貧血
　b　胃潰瘍
　c　知覚異常
　d　尿路結石
　e　低カルシウム血症

解説
a × 起こり得るが頻度は低い.
b × 下痢,食欲不振,腹痛は起こり得るが,胃潰瘍はない.
c ○ 実臨床では,知覚異常やしびれが最も多い.
d × 起こり得るが頻度は低い.
e × 内服させる錠数によりまれに生じるが頻度は低い.

解答 c

24A082

レーザー光凝固の適応となるのはどれか．2つ選べ．
- a 多発消失性白点症候群
- b 中心性漿液性脈絡網膜症
- c 急性帯状潜在性網膜外層症
- d 多発性後極部網膜色素上皮症
- e 急性後部多発性斑状色素上皮症

解説
- a × MEWDS.
- b ○ CSC 蛍光漏出部位にレーザー治療を行う．
- c × AZOOR.
- d ○ MPPE CSCの重症型でありレーザー治療の適応である．
- e × APMPPE.

解答 b, d

治療法についてよりも日本語－英語を知っているかを問う問題である．

24A083

眼鏡処方せんに記す頂点間距離はどれか．
- a 両眼の角膜頂点間の距離
- b 左右レンズの頂点間の距離
- c レンズ前面と角膜頂点との距離
- d レンズ中心と角膜頂点との距離
- e レンズ後面と角膜頂点との距離

解説
- a ×
- b ×
- c ×
- d ×
- e ○

解答 e

角膜頂点と補正眼鏡レンズ後面との距離を角膜頂点間距離，または頂間距離といい，標準距離は12 mmとされる．この距離が変化すると度数の矯正効果も変化する．頂点間距離が短くなると，凹レンズの効果は強く凸レンズの効果は弱く，また長くなると，凹レンズの効果は弱く凸レンズの効果は強くなる．

24A084

重粒子線による治療が適応となるのはどれか．
- a 甲状腺眼症
- b 網膜芽細胞腫
- c 脈絡膜新生血管
- d 眼窩悪性リンパ腫
- e 脈絡膜悪性黒色腫

|解説| a × 適応外.
b × 適応外.
c × 適応外.
d × 適応外.
e ○ 現在，眼球腫瘍に関しては脈絡膜悪性黒色腫のみが適応症となっている.

|解答| e

アトロピン硫酸塩点眼で**誤っている**のはどれか.
a 前房が浅くなる.
b 年齢によって濃度を変える.
c 弱視治療では健眼に点眼する.
d 虹彩炎に伴う痛みの軽減効果がある.
e 調節麻痺作用はシクロペントラート塩酸塩点眼より強い.

|解説| a ○ 毛様体筋が弛緩し，水晶体は後方で固定される．前房は深くなる.
b × 低年齢の児に対して濃度を薄めて使用される.
c × 弱視治療では健眼にアトロピンを点眼する.
d × 虹彩炎に伴う毛様痛の軽減効果がある.
e × アトロピンはサイプレジン点眼などと比べ最も調節麻痺作用が強い.

|解答| a

コンタクトレンズ装用に伴う酸素不足が原因で起こるのはどれか．**2つ選べ**.
a 3時・9時染色
b 角膜周辺部血管新生
c スマイルマークパターン
d endothelial bleb
e superior epithelial arcuate lesions(SEALs)

|解説| a × ドライアイや機械的刺激に伴う点状表層角膜炎は3時・9時方向に生じやすい.
b ○
c × ドライアイ患者の点状表層角膜炎でみられる.
d ○ 一過性で急性の角膜内皮にみられる斑点をさし，酸素不足により生じる.
e × 機械的刺激に伴いみられる11時〜1時方向の弓状の点状表層角膜炎.

|解答| b，d

24A087

深層層状角膜移植術が全層角膜移植術よりも優れているのはどれか．2つ選べ．
- a 術後乱視が少ない．
- b 内皮型拒絶反応が起きない．
- c 縫合糸に関する合併症が少ない．
- d 術後長期での角膜内皮減少が少ない．
- e 術後の視力回復が早い．

解説
- a × 術後縫合糸の管理は全層角膜移植術(PKP)同様に行う．
- b ○ 内皮はホストの組織．
- c × 縫合は行う．
- d ○ 内皮障害のない実質の混濁の症例に行う手術．
- e × 時間がかかる場合もある．

解答 b，d

24A088

治療的エキシマレーザー角膜表層切除術が適応となるのはどれか．2つ選べ．
- a 円錐角膜
- b 帯状角膜変性
- c 水疱性角膜症
- d 斑状角膜ジストロフィ
- e アベリノ角膜ジストロフィ

解説
- a × 形状の変化による疾患．禁忌．
- b ○ 角膜表層へのカルシウム沈着．
- c × 内皮障害による混濁．適応なし．
- d × 実質深層にも混濁が及んでいるため．
- e ○ 角膜表層から実質浅層の混濁．

解答 b，e

24A089

角膜内皮移植術であるDSAEKが全層角膜移植術よりも優れているのはどれか．2つ選べ．
- a 術後乱視が少ない．
- b 拒絶反応が起きない．
- c 移植片偏位が起きない．
- d 術後に外力に対する眼球強度が高い．
- e 術後副腎皮質ステロイド点眼が不要である．

解説
- a ○ 形状が維持される．
- b × 頻度は低い．
- c × 偏位することはある．
- d ○ 全層の切開がないため強度は強い．

e × 拒絶反応を抑制する必要はある．

解答 a, d

24A090

非球面眼内レンズの傾斜で最も生じやすいのはどれか．
a　色収差
b　コマ収差
c　回折現象
d　球面収差
e　前方散乱

解説
a × 光の波長によって焦点位置がずれる現象．
b ○ 光軸外の光が像面で1点に収束しない収差であり，傾斜で生じやすい．
c × 光が障害物に遮られると背後に回り込む現象．多焦点眼内レンズに応用されている．
d × 眼内レンズ(IOL)の中心と周辺を通る光の焦点位置がずれる現象．
e × 光の進行方向への散乱で，グリスニングが影響する．

解答 b

24A091

LASIKにおける晩期発症(2週以降)の角膜感染症で疑うべき起炎菌はどれか．
a　連鎖球菌
b　肺炎球菌
c　非定型抗酸菌
d　黄色ブドウ球菌
e　アカントアメーバ

解説
a ×
b ×
c ○ 過去に多発したLASIK術後感染症の主要病原体は非定型抗酸菌であった．
d ×
e ×

解答 c

24A092

局所麻酔で正しいのはどれか．2つ選べ．
a　瞬目麻酔が作用するのは三叉神経である．
b　アドレナリンの添加は作用時間を延長させる．
c　点眼麻酔が作用するのは毛様体神経節である．
d　局所麻酔の中毒症状は即時型と遅発型がある．
e　オキシブプロカイン塩酸塩は球後麻酔に使用される．

解説
a × 顔面神経に作用する．

b ○ 血管の収縮作用により吸収が遅くなり作用時間が延長する.

c × 毛様体神経節に作用するのは球後麻酔である.

d ○

e × 点眼麻酔で使用される.

解答 b, d

24A093

角膜内皮移植術の適応となるのはどれか. **2つ選べ.**

- a Fuchs角膜ジストロフィ
- b Meesmann角膜ジストロフィ
- c 円錐角膜
- d 顆粒状角膜ジストロフィ
- e レーザー虹彩切開術後水疱性角膜症

解説

a ○

b ×

c ×

d ×

e ○

解答 a, e

24A094

手術治療でKestenbaum法が適応となるのはどれか.

- a 眼位性眼振
- b 周期内斜視
- c V型外斜視
- d 交代性上斜位
- e Duane症候群

解説

a ○ Kestenbaum法は眼振の抑制される向きが正面になるよう, 両眼の水平直筋を前後転する術式.

b × Kestenbaum法の適応ではない.

c × Kestenbaum法の適応ではない.

d × Kestenbaum法の適応ではない.

e × Kestenbaum法の適応ではない.

解答 a

24A095

下直筋後転術で下眼瞼後退を誘発するのはどれか．
- a　内側眼瞼靱帯
- b　外側眼瞼靱帯
- c　Lockwood靱帯
- d　Whitnall靱帯
- e　Wieger靱帯

解説
- a　×　内眼角で瞼板と涙囊前面を結ぶ靱帯．
- b　×　外眼角で瞼板と眼窩骨耳側縁を結ぶ靱帯．
- c　○　下直筋とLockwood靱帯は筋膜を共にしているため，下眼瞼後退を誘発する．
- d　×　上眼瞼挙筋を横走する靱帯．
- e　×　硝子体水晶体囊靱帯．

解答　c

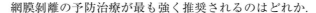
24A096

網膜剝離の予防治療が最も強く推奨されるのはどれか．
- a　白内障手術を予定する弁状裂孔
- b　有水晶体眼の無症候性萎縮性円孔
- c　飛蚊症を自覚する遊離蓋を伴う円孔
- d　網膜剝離の家族歴を有する萎縮性円孔
- e　飛蚊症を自覚する強度近視眼の格子状変性

解説
- a　○　裂孔に硝子体牽引がかかっており，白内障手術は剝離発症の危険因子でもあるため．
- b　×　無症候性であり強く推奨ということではない．
- c　×　円孔に対して硝子体牽引は解除されていると考える．
- d　×
- e　×

解答　a

24A097

眼内タンポナーデで正しいのはどれか．**2つ選べ．**
- a　SF_6は空気よりも早く吸収する．
- b　C_3F_8はSF_6よりも膨張率が大きい．
- c　シリコーンオイルは有水晶体眼のみに用いる．
- d　シリコーンオイルはC_3F_8よりタンポナーデ効果が小さい．
- e　液体パーフルオロカーボンは術後2か月間は留置可能である．

解説
- a　×　SF_6のほうがより長く眼内に留まる．
- b　○　C_3F_8は約4倍，SF_6は約2倍．
- c　×　制約はないが，白内障は生じやすいので眼内レンズ（IOL）眼で用いられることの方が多い．

d ○ 比重は水よりは少し小さい(0.98)程度でありタンポナーデ効果は少ない.
e × 術中の一時的な使用に限られている.

解答 b, d

24A098

シリコーンオイルによる眼合併症で頻度が高いのはどれか. 2つ選べ.
a 続発緑内障
b 帯状角膜変性
c 虚血性視神経症
d 嚢胞様黄斑浮腫
e 網膜動脈閉塞症

解説
a ○ 軽症から重症を含めれば高眼圧が最も起きやすい.
b ○ シリコーオイル留置が長期間になれば生じる.
c × 高眼圧に伴い生じることがある. 視神経乳頭が蒼白になる.
d × シリコーンオイル下で剥離が残存していると生じることがある.
e × 急性の高眼圧で生じることが知られている.

解答 a, b

aは最も重要な合併症である. また長期間のシリコーンオイル留置でよく生じる合併症はbである.

24A099

光線力学療法後2日以内に浴びてもよい光源はどれか.
a 日光
b 蛍光灯
c 白熱灯
d 赤外線こたつ
e 手術室の無影灯

解説
a × すべての波長の光を含むため浴びないほうがよい.
b ○ 特定の波長であり問題ない. 最近はLEDで3原色を持ったものがあり, その場合には一部赤色LEDが使われており, 波長としてはかなり近く注意が必要である.
c × 一部遠赤外線の波長を含むため浴びないほうがよい.
d × その名の通り赤外光を含むため浴びないほうがよい.
e × すべての波長を含むため浴びないほうがよい.

解答 b

最近はLEDで3原色を持ったものがあり, その場合には一部赤色LEDが使われており, 波長としてはかなり近く注意が必要である.

24A100

網膜光凝固の合併症でみられるのはどれか. **2つ選べ**

a 虹彩萎縮
b 調節障害
c 動眼神経麻痺
d 網膜新生血管
e Horner症候群

解説

a ○ 誤照射によって凝固されてしまうことがある.
b ○ 過去に短毛様体神経障害の報告がある.
c ×
d × 高エネルギーで照射すると，後に脈絡膜新生血管を生じる可能性がある.
e ×

解答 a, b

B 臨床実地問題

24B001

右眼球と外眼筋の位置関係の模式図を**別図1**に示す.
正しいのはどれか.

a ⓐ
b ⓑ
c ⓒ
d ⓓ
e ⓔ

解説

a ○ 上斜筋腱は上直筋の下にあり，下斜筋は下直筋外側のテノン囊内を通る.
b × 下斜筋以外の外眼筋は鼻側にある総腱輪より起始する.
c × 上斜筋腱の位置が誤り.
d × 下斜筋以外の外眼筋は鼻側にある総腱輪より起始する.
e × 下斜筋の走行が誤り.

解答 a

56歳の男性．2か月前から右眼の視力低下を自覚して来院した．前眼部写真と超音波Bモード像を**別図2A, 2B**に示す．
診断に有用な検査はどれか．**2つ選べ**．
　a　頭部CT
　b　血清IgG4
　c　頭部単純X線撮影
　d　^{123}I-IMP SPECT
　e　免疫グロブリン遺伝子再構成

解説

a　○　毛様体腫瘍が疑われるが，硝子体腔に突出するドーム状（or厚みのある球状）の発育形態から悪性黒色腫が疑われる．頭部CTによって腫瘍の3次元的な広がりを評価することは有用と考えられる．性状評価にはMRIの方が向いているが，他の選択肢との関連から，消去法により○となる．

b　×　IgG4関連眼疾患では様々な眼付属器病変が生じ得るが，眼内腫瘍は考えにくい．

c　×　石灰化を来す病変とは考えられず，単純X線の有用性は乏しい．

d　○　Indoamphetamine（IMP）は悪性黒色腫に特異的に集積し，有用な補助検査となる．PETよりも感受性が高い．

e　×　悪性リンパ腫の診断では有用だが，本例の発育形態からリンパ腫は考えにくい．

解答　a，d

60歳の男性．右眼の視力低下を訴えて来院した．右眼眼底写真を**別図3**に示す．
必要な検査はどれか．
　a　EOG
　b　ERG
　c　MRI
　d　OKN
　e　VEP

解説

a　×
b　×
c　○　後極部に網膜皺襞を認め，後方から眼球が圧排されている可能性があるため．
d　×
e　×

解答　c

正常眼の黄斑部OCT像を**別図4**に示す．
視細胞内節外節接合部はどこに相当するか．

a　ⓐ
b　ⓑ
c　ⓒ
d　ⓓ
e　ⓔ

解説

a　×　外網状層．
b　×　外境界膜．
c　○　視細胞内節外節接合部．
d　×　Interdigitation zone.
e　×　網膜色素上皮．

解答 c

72歳の男性．白内障術後の眼内レンズ挿入眼でほぼ正視眼であるが，網膜疾患のため視力が両眼とも0.5に低下している．もう少し矯正視力を上げたいと訴えて来院した．眼鏡とコンタクトレンズの像倍率を**別図5**に示す．
試してみる方法はどれか．

a　プラス度数の眼鏡レンズ
b　プラス度数のコンタクトレンズ
c　プラス度数のコンタクトレンズとプラス度数の眼鏡の同時使用
d　プラス度数のコンタクトレンズとマイナス度数の眼鏡の同時使用
e　マイナス度数のコンタクトレンズとプラス度数の眼鏡レンズの同時使用

解説

a　×
b　×
c　×
d　×
e　○

解答 e

プラス度数で網膜像の拡大率を上げ，ものを見やすくする矯正を試す．この問題ではほぼ正視眼であるため，縮小率の低いマイナス度数のコンタクトレンズを装用して拡大率の高いプラス度数の眼鏡レンズを装着する．度数を打ち消しあい網膜像の拡大のみ残すよう矯正する．

68歳の女性．右眼の眼球突出と眼球運動不良を自覚して来院した．眼窩部MRIと生検組織像とを**別図6A，6B**に示す．
　診断はどれか．
　　a　悪性リンパ腫
　　b　涙腺多形腺腫
　　c　眼窩炎性偽腫瘍
　　d　涙腺腺様嚢胞癌
　　e　サルコイドーシス

解説
a　×　生検組織像でリンパ球の増殖が認められない．
b　×　涙腺多形腺腫に特徴的な間質成分(粘液腫状間質や軟骨基質)が認められない．
c　×　組織像が紡錘形細胞(筋線維芽細胞)の増殖ではない．
d　○　組織で腺構造が確認でき，核異型も認められるため腺様嚢胞癌が疑わしい．MRIでも腫瘍の上下が不整であり，特に上方は骨膜に沿って浸潤しているようにみえる．
e　×　類上皮細胞性肉芽腫ではない．

解答 d

70歳の女性．左眼内眼角の腫瘤に気付き来院した．左眼前眼部写真と組織像とを**別図7A，7B**に示す．
　診断はどれか．
　　a　基底細胞癌
　　b　脂漏性角化症
　　c　乳頭腫
　　d　扁平上皮癌
　　e　Merkel細胞癌

解説
a　×　組織像で，基底細胞癌に特徴的な基底膜レベルより下方への浸潤や胞巣状増殖がみられない．
b　○　表面が角化を示す隆起性病変．偽角化嚢胞も認められ，脂漏性角化症の所見である．
c　×　乳頭腫に特徴的な細い血管性間質に沿った乳頭状の増殖ではない．
d　×　異型扁平上皮細胞の増殖ではない．浸潤性も確認できない．
e　×　Merkel細胞癌に特徴的な赤色調外観，小型腫瘍細胞のびまん性増殖がみられない．

解答 b

24B008

11歳の男児．3日前から顔面に皮疹が生じ，疼痛が強くなってきたため来院した．数年前から皮膚科に通院している．顔面写真を**別図8**に示す．
正しいのはどれか．**2つ選べ**．
- a 接触感染することがある．
- b 高率に虹彩毛様体炎を合併する．
- c バラシクロビル塩酸塩内服を行う．
- d 水痘帯状疱疹ウイルスによるものである．
- e 結膜擦過物を用いた蛍光抗体法検査が有用である．

解説
- a × 接触感染はしない．
- b × 虹彩毛様体炎はまれである．
- c ○ 有効である．
- d × カポジ水痘様発疹症はHSVが原因である．
- e ○

解答 c, e

24B009

2歳の女児．乳児期から左の上眼瞼にふくらみがあり，大きくなってきたため来院した．前眼部写真と組織像とを**別図9A, 9B**に示す．
診断はどれか．
- a 霰粒腫
- b 神経線維腫
- c 皮様嚢腫
- d 毛細血管腫
- e 涙腺多形腺腫

解説
- a × 組織像が肉芽腫性炎症ではなく，霰粒腫は否定される．
- b × 神経線維腫に特徴的な紡錘形細胞（シュワン細胞）の増殖が認められない．
- c ○ 皮膚付属器を有する重層扁平上皮に裏打ちされた嚢胞で，毛髪の断面もみられる．上眼瞼外側の発症も典型的所見．
- d × 組織像で毛細血管の増殖が認められない．
- e × 腺組織や粘液腫状間質の増殖が認められない．

解答 c

24B010

72歳の女性．数か月前から左眼の眼瞼のかゆみと鈍痛を自覚して来院した．前眼部写真と組織像を**別図10A，10B**に示す．
診断はどれか．
　　a　霰粒腫
　　b　脂腺癌
　　c　基底細胞癌
　　d　扁平上皮癌
　　e　化膿性肉芽腫

解説
a　×　肉芽腫性の炎症は認められない．
b　○　小型でN/C比（核/細胞質比）の高い腫瘍細胞の一部に泡沫状の腫瘍細胞（写真右側）が認められることから脂腺癌と考えられる．
c　×　小型でN/C比の高い腫瘍細胞の充実性増殖は基底細胞癌でもみられるが，泡沫状細胞が合致しない．
d　×　上記と同様に扁平上皮癌では泡沫状細胞は出現しない．
e　×　化膿性肉芽腫に特徴的な毛細血管の増殖が認められない．

解答　b

24B011

65歳の男性．左眼の異物感を主訴に来院した．左眼前眼部写真と組織像とを**別図11A，11B**に示す．
診断はどれか．
　　a　悪性黒色腫
　　b　基底細胞癌
　　c　原発性後天性メラノーシス
　　d　嚢腫
　　e　母斑

解説
a　×　組織像で明らかな異型はみられない．
b　×　組織像で基底細胞様細胞の増殖が認められない．
c　×　結膜上皮内のメラノサイトの増殖ではない．
d　×　嚢胞状の病変が主体ではない．
e　○　結膜の上皮下間質にメラノサイトの増殖がみられ，母斑と考えられる．散在する嚢胞様構造も母斑に特徴的．

解答　e

80歳の女性．左眼の眼痛と視力低下を主訴に来院した．左眼前眼部写真を**別図12**に示す．

発症に関与する点眼薬はどれか．**2つ選べ**．

a　ラタノプロスト
b　ドルゾラミド塩酸塩
c　チモロールマレイン酸塩
d　ブロムフェナクナトリウム水和物
e　ベタメタゾンリン酸塩エステルナトリウム

解説

a　〇　角膜ヘルペスが副作用として添付文書に記載あり．
b　×　添付文書へ角膜ヘルペスの記載なし．
c　×　樹枝状角膜炎の誘因となった報告はある．添付文書の記載なし．
d　×　添付文書へ角膜ヘルペスの記載なし．
e　〇　樹枝状角膜炎が疑われ局所の免疫低下で誘発．

解答 a, e

50歳の男性．幼少期から羞明と異物感を自覚し，徐々に視力低下が進行している．初診時の前眼部写真を**別図13**に示す．

この疾患で正しいのはどれか．**2つ選べ**．

a　欧米と比較して日本での頻度は低い．
b　常染色体優性遺伝である．
c　*TGFBI*遺伝子の異常がある．
d　沈着物の同定にコンゴーレッド染色を用いる．
e　表層角膜移植の適応となる．

解説

a　×　膠様滴状角膜ジストロフィは日本人の方が有病率は高い．
b　×　常染色体劣性遺伝である．
c　×　*TACSTD2*(*M1S1*)遺伝子の異常．
d　〇　アミロイドの組織学的な証明法としてはコンゴーレッド染色が用いられる．
e　〇　再発するため複数回手術が必要になることもあり，表層移植を行うことが多い．

解答 d, e

57歳の女性．左眼眼底写真とフルオレセイン蛍光眼底造影写真を**別図14A，14B**に示す．
診断はどれか．
 a Coats病
 b 脈絡膜骨腫
 c 悪性リンパ腫
 d 転移性脈絡膜腫瘍
 e 脈絡膜悪性黒色腫

解説
a × 75％は男性，20歳以下に好発．フルオレセイン蛍光眼底造影(FA)では通常周辺部異常血管からの漏出を伴う．
b × 多くは乳頭近傍に存在し，網目状血管を認めることあり．FAでは著しい過蛍光を示す．
c ○ 黄白色調の癒合性，散在性の腫瘤性病変より眼底型の悪性リンパ腫と診断できる．FAでは顆粒状病変部の過蛍光，網膜血管からの漏出を認める．
d × 黄白色で扁平な隆起性病変が多い．FAでは病巣全体の斑状の過蛍光あり．
e × 腫瘤性病変ではあるが，通常色素を伴う．

解答 c

20歳の男性．5年前から夜盲を自覚し，最近よく物にぶつかったり転んだりするようになったため来院した．祖父も同様の症状がある．左眼眼底写真とフルオレセイン蛍光眼底造影写真を**別図15A，15B**に示す．
この疾患で**誤っている**のはどれか．
 a ERGが減弱する．
 b 進行すると光覚を失う．
 c 求心性視野狭窄を認める．
 d X連鎖性遺伝形式を示す．
 e 保因者の眼底は正常である．

解説
a × コロイデレミアのERGはsubnormalから消失型である．
b × 視力予後は不良である．
c × コロイデレミアの初期は輪状暗点，進行すると求心性視野狭窄を認める．
d × コロイデレミアはX連鎖性遺伝である．
e ○ 視機能は正常なことが多いが，眼底は色素の脱出や集積が散在する．

解答 e

24B016

10歳の男児．昨日サッカー中にボールが右眼に当たり，視力低下を訴えて来院した．視力は右1.0(0.2×＋1.00 D)．右眼後極部OCT像を**別図16**に示す．
現時点での適切な対応はどれか．

a　経過観察
b　硝子体手術
c　レーザー光凝固
d　副腎皮質ステロイド全身投与
e　トリアムシノロンアセトニドテノン嚢下注射

解説

a ○ 外傷性黄斑円孔は自然閉鎖することがあり3か月程度経過をみるのが一般的である．
b × 経過観察期間中に自然閉鎖の傾向がなければ硝子体手術を選択する．
c ×
d × 効果が期待できない．
e × 効果が期待できない．

解答 a

24B017

65歳の女性．右眼の視力低下で来院した．視力は右0.3（矯正不能）．右眼眼底写真とフルオレセイン蛍光眼底造影写真を**別図17A，17B，17C**に示す．
診断はどれか．

a　糖尿病網膜症
b　加齢黄斑変性
c　網膜細動脈瘤
d　網膜静脈分枝閉塞症
e　傍中心窩網膜毛細血管拡張症

解説

a × 後極部以外に目立った所見なし．
b × 黄斑近傍に脈絡膜新生血管などの所見に乏しい．
c × フルオレセイン蛍光眼底造影にて細動脈瘤の所見なし．
d × 交叉部の病変を特定できない．上方にも下方にも病変がある．
e ○ 傍中心窩に毛細血管の拡張や血管瘤を認め，蛍光貯留を認める．MacTel Type1．

解答 e

24B018

82歳の男性．白内障手術の目的で来院した．視力は右 0.6（矯正不能），左 0.5（矯正不能）．眼圧は右 15 mmHg，左 17 mmHg．左眼眼底写真を**別図 18** に示す．
適切な診断はどれか．

a 脈絡膜母斑
b 転移性脈絡膜腫瘍
c 眼トキソプラズマ症
d 脈絡膜悪性黒色腫
e 網膜色素上皮過形成

解説

a ×
b ×
c ×
d ×
e ○ 眼底所見から網膜色素上皮過形成である．

解答 e

24B019

75歳の女性．1週前から左眼の視野障害を自覚して来院した．左眼眼底写真とOCT像を**別図 19A，19B** に示す．糖尿病と高血圧の既往がある．
原因として考えられるのはどれか．

a 加齢黄斑変性
b 糖尿病網膜症
c 網膜細動脈瘤
d 後部硝子体剝離
e 網膜静脈分枝閉塞症

解説

a × 黄斑部は内境界膜下出血以外に異常なし．
b × 血管病変が限局している．
c ○ 上耳側の動脈に瘤とそれに伴う出血を認め，その下方に内境界膜下出血のニボーを形成している．
d × 上耳側に血管病変がある．
e × 上方，下方ともに病変あり．典型的なはけ状出血を認めない．

解答 c

24B020

　26歳の男性．2週前から両眼の視力低下と霧視とが出現し軽快しないため来院した．視力は右0.06（0.8×−4.00 D），左0.04（0.5×−4.50 D）．眼圧は右11 mmHg，左12 mmHg．右眼前眼部写真と眼底写真とを**別図20A，20B**に示す．
　診断に必要な検査はどれか．**2つ選べ．**

　　a　聴力検査
　　b　髄液検査
　　c　HLA検査
　　d　胸部X線検査
　　e　ツベルクリン反応

解説
a　×　図20Aでは角膜後面沈着物がみられる．
b　×　図20Bの網膜白色病変は網膜・脈絡膜の肉芽腫の可能性が考えられる．
c　×
d　○　両側肺門リンパ節腫脹がみられる．
e　○　ツベルクリン反応が陰転化する．

解答 d, e

24B021

　40歳の女性．数日前からの左眼霧視を主訴に来院した．視力は右1.0（矯正不能），左0.9（矯正不能）．眼圧は両眼ともに13 mmHg．2年前から左右1回ずつ（計2回）異なる時期に同様の症状を経験している．左眼前房蓄膿は体位による変動を認めない．後眼部に異常所見は認めない．両眼の前眼部写真を**別図21A，21B**に示す．
　最も考えられるのはどれか．

　　a　Behçet病
　　b　Fuchs虹彩異色性虹彩毛様体炎
　　c　Posner-Schlossman症候群
　　d　急性前部ぶどう膜炎
　　e　転移性眼内炎

解説
a　×　前房蓄膿はさらさらしていて可動性である．
b　×　前房蓄膿はみられない．
c　×　前房蓄膿はみられない．
d　○　正しい．
e　×　前房蓄膿がみられる疾患として鑑別にあがるが，繰り返すエピソードから異なる．

解答 d

24B022

　65歳の男性．2年前にVogt-小柳-原田病の治療を受け，その後視力は良好であったという．1か月前から左眼視力低下を自覚して来院した．視力は右1.0（矯正不能），左0.3（矯正不能）．左眼眼底写真とOCT像とを**別図22A**，**22B**に示す．
　適切な治療はどれか．
　　a　炭酸脱水酵素阻害薬内服
　　b　副腎皮質ステロイド大量全身投与
　　c　副腎皮質ステロイドテノン囊下注射
　　d　抗VEGF薬硝子体内注射
　　e　硝子体手術

解説

a　×
b　×　炎症の増悪でないので異なる．
c　×　炎症の増悪でないので異なる．
d　×　新生血管は認められていないので異なる．
e　○　黄斑上膜が形成され硝子体黄斑牽引症候群がみられ視力低下を来している．

解答　e

24B023

　42歳の女性．両眼の視力障害を訴えて来院した．視力は右0.2（矯正不能），左0.3（矯正不能）．眼圧は両眼ともに15 mmHg．前眼部と中間透光体に異常は認めない．両眼の眼底写真を**別図23A**，**23B**に示す．体温36.5℃，血圧220/120 mmHg．尿タンパク（＋），尿糖（−）．血糖108 mg/dl．直ちに内科へ紹介した．
　今後の眼科での適切な対応はどれか．
　　a　経過観察
　　b　格子状光凝固
　　c　抗VEGF薬硝子体内注射
　　d　虚血領域への局所的光凝固
　　e　副腎皮質ステロイドテノン囊下注射

解説

a　○　異常高血圧による血管攣縮性の網膜症．可逆性であり，まずは降圧治療を優先する．
b　×　不要である．
c　×　不要である．
d　×　まずは降圧治療による眼底所見の改善を期待する．
e　×　不要である．

解答　a

生後5日の新生児．修正36週で出生した．分娩に特に異常はなかったが，一時酸素投与を要した．両眼の眼底写真を別図24A，24Bに示す．
考えられるのはどれか．
    a　色素失調症
    b　未熟児網膜症
    c　新生児網膜出血
    d　家族性滲出性硝子体網膜症
    e　shaken baby syndrome

【解説】
a　×　網膜動脈の閉塞，周辺部網膜の無血管領域などを伴う．早期に増殖硝子体網膜症となる．
b　×　36週での出産であり，未熟児網膜症は発症しない．
c　○　分娩時の散瞳の圧迫などにより，網膜出血や結膜下出血，硝子体出血などが起こることがある．帝王切開などでも起こり得るが，自然吸収される場合が多い．
d　×　網膜血管の走行異常が認められる．
e　×　生後5日では考えにくい．

【解答】c

68歳の女性．2か月前から両眼複視が出現し，最近複視の頻度が増加したため来院した．視力は右0.6(0.8×−0.50 D ◯ cyl−1.00 D 90°)，左0.1(0.2×−2.00 D)．頭部MRI検査で異常はない．眼位写真と前眼部写真を別図25A，25Bに示す．
まず行うべき治療はどれか．
    a　右眼外直筋後転術
    b　左眼外直筋後転術
    c　両眼外直筋後転術
    d　右眼白内障手術
    e　左眼白内障手術

【解説】
a　×　白内障手術を行い，視力改善した後に眼位の評価を行う．
b　×　同上．
c　×　同上．
d　×　まず，視力不良の左眼から白内障手術を行う．
e　○　同上．

【解答】e

40歳の男性．左眼で見るとぼやけることを主訴に来院した．19年前に左眼網膜裂孔に対するレーザー治療を受けた既往がある．視力は右0.1(1.5×－5.00 D)，左0.05(0.2×－7.00 D ◯ cyl－1.00 D 180°)．前眼部写真を**別図26**に示す．眼底は正常であった．

次に行う検査はどれか．

  a 頭部MRI
  b 全視野ERG
  c ピンホールによる視力検査
  d Titmus stereo tests
  e VEP

解説

a × 視神経や中枢性疾患が疑われる際に行う．
b × 成熟白内障で眼底が観察できない症例で眼底疾患の有無を評価するために行う．
c ○ 核白内障で負の球面収差が増加．ピンホールで収差の影響を減少させて視力検査．
d × 立体視の検査．
e × 成熟白内障で眼底が観察できない症例で黄斑や視神経の機能を評価するために行う．

解答 c

6歳の女児．生後から明るい場所でまぶしがる症状と眼振がある．視力は両眼ともに0.05(矯正不能)．ERGの結果を**別図27**に示す．

診断はどれか．

  a 網膜色素変性
  b 錐体ジストロフィ
  c 杆体1色覚(全色盲)
  d オカルト黄斑ジストロフィ
  e Stargardt-黄色斑眼底

解説

a ×
b × 錐体応答，フリッカ応答が低下しているが，若年すぎる．
c ○ 杆体系の機能のみを持ち，錐体機能は欠落している．羞明，昼盲，眼球振盪を伴う．
d ×
e ×

解答 c

24B028

　30歳の女性．健診で眼底異常を指摘されて来院した．視力は右0.5(1.0×－3.50 D)，左0.6(1.0×－2.50 D)．眼圧は右14 mmHg，左16 mmHg．前眼部と中間透光体に異常はない．右眼眼底写真と自動静的視野検査の結果を**別図28A，28B**に示す．
　考えられる疾患はどれか．
　　a　偽乳頭浮腫
　　b　視神経低形成
　　c　正常眼圧緑内障
　　d　傾斜乳頭症候群
　　e　視神経乳頭コロボーマ

解説

a　×　小乳頭ではない．
b　×　Mariotte盲点に連続する下方楔状視野障害が特徴，上鼻側低形成が一般的．
c　×　視野検査結果が緑内障としては非典型的．
d　×　視神経乳頭下方のコーヌスや血管逆位は認めない．
e　○　視神経乳頭の周辺（特に下方に）脈絡膜に欠損が認められる．

解答 e

24B029

　17歳の女子．4年前から視力の低下を自覚した．そのため試験がうまくできず，引きこもりになった．朝起きたら，突然眼が見えなくなっていたため来院した．視力は両眼ともに光覚なし．両眼の眼底写真と頭部CTを**別図29A，29B，29C**に示す．
　考えられるのはどれか．
　　a　圧迫性視神経症
　　b　遺伝性視神経症
　　c　心因性視力障害
　　d　脱髄性視神経炎
　　e　栄養障害性視神経症

解説

a　○　両眼視神経乳頭蒼白化およびCTにてmassを認める．
b　×　CT所見が合わない．
c　×　CT，乳頭所見が合わない．
d　×　CT所見が合わない．
e　×　CT所見が合わない．

解答 a

24B030

5歳の女児．1か月前から左眼が二重瞼になったのに両親が気付き来院した．視力は右1.2（矯正不能），左0.01（矯正不能）．眼底は右眼に異常はなく，左眼に乳頭浮腫を認める．眼窩MRIと病理組織像を**別図30A，30B**に示す．

考えられる疾患はどれか．

 a 視神経膠腫
 b 視神経鞘髄膜腫
 c 視神経悪性黒色腫
 d 視神経転移性腫瘍
 e 視神経乳頭ドルーゼン

解説

a ○ 小児に発症する代表的視神経腫瘍．神経線維腫症Ⅰ型に合併することもある．視路のあらゆる部分に生じる可能性がある．眼窩部視神経のみの病変の場合には，経過観察とすることもある．典型例にみられるRosenthal線維はみられず，特徴的な粘液様マトリックスと均一性のある細胞がみられる．Pilomyxoid astrocytomaと思われる．
b × 成人に生じる視神経腫瘍．視神経鞘が増殖するため，視神経線維とのコントラストでtram track signもしくはrail road signと呼ばれるCT/MRI所見がみられる．
c × 誤り．あり得ないくらいまれ．
d × 誤り．小児であるとすれば白血病転移．組織像が異なる．
e × 誤り．

解答 a

24B031

35歳の女性．1か月前から左眼の視力低下を自覚し，徐々に進行してきたため来院した．視力は右1.0（矯正不能），左0.08（矯正不能）．対光反射は左眼直接で遅鈍かつ不十分．眼底は右眼に異常はなく，左眼に視神経乳頭の耳側退色を認める．冠状断と軸位断の頭部MRIを**別図31A，31B**に示す．

考えられるのはどれか．

 a 脳動脈瘤
 b 下垂体腺腫
 c 頭蓋咽頭腫
 d 副鼻腔嚢腫
 e Rathke嚢胞

解説

a × 動脈瘤ではない．
b × 下垂体とはややずれる．
c × 下垂体からややずれる．
d ○ 副鼻腔内の腫瘤性病変を認める．
e × 下垂体とはややずれる．

解答 d

24B032

15歳の女子．出生早期からの頭位異常と目の揺れを訴えて来院した．電気眼振図を**別図32**に示す．

最も考えられるのはどれか．

a 動揺視がみられる．
b 左への顔回しがみられる．
c 輻湊により眼振の振幅が増強する．
d 遮閉眼を左右変えると眼振の方向が変わる．
e Jensen法の適応である．

解説

a × 先天性眼振のため動揺視は起きにくい．
b ○ 右方視で眼振が止まるため右方視が正面にくるような顔の位置になる．
c × 先天性の場合，近見輻湊によって眼振が減弱する．
d × 遮閉によって眼振の方向は変わらない．
e × 麻痺性斜視の手術．眼振にはAnderson法，後藤法，Kestenbaum法などがある．

解答 b

24B033

6歳の女児．出生時から眼位の異常に母親が気付き来院した．水平3方向眼位写真を**別図33**に示す．

適切な対応はどれか．

a 経過観察
b 右眼アイパッチ
c 完全屈折矯正眼鏡
d 両眼外直筋後転術
e 両眼内直筋前転術

解説

a ○ DuaneⅠ型である．正面視で斜視がなく，一般的な眼科検査で異常がなければ経過観察でよい．
b × 正面視が正位であれば左弱視にはなりづらい．
c × 調節性内斜視のときに行う．
d × 正面視が正位であり適応ではない．
e × 正面視が正位であり適応ではない．

解答 a

24B034

視神経乳頭写真を**別図34**に示す．
緑内障で**ないのは別図**のどれか．

a ⓐ
b ⓑ
c ⓒ
d ⓓ
e ⓔ

解説

a × 上方のrimの菲薄化と網膜神経線維層欠損を認める．
b × 緑内障で出現頻度が高い視神経乳頭出血を認める．
c ○ ラミナドットサインは認めるが，全周rimは保たれている．
d × 末期の視神経乳頭変化を認める．
e × 垂直cup/disc比の拡大と，1時方向のノッチングが始まっている．

解答 c

24B035

生後2か月のSturge-Weber症候群患児の超音波生体顕微鏡（UBM）像を**別図35**に示す．
正しいのはどれか．**2つ選べ**．

a 左眼の角膜径が大きい．
b 右眼の眼圧上昇を認める．
c 左眼の眼圧上昇を認める．
d 眼軸長の左右差は認めない．
e 右側顔面にイチゴ状血管腫を認める．

解説

a × 新生児では11 mm以上，1歳未満では12 mm以上，すべての年齢で13 mm以上．
b ○ 前房深度に左右差を認め（下記d参照），右眼の角膜径の拡大と眼圧上昇が疑われる．
c ×
d × 小児緑内障眼では，一般的に近視化（長眼軸）を認めることが多い．
e ○

解答 b，e

24B036

9歳の男児. 右眼眼底写真と自動静的視野検査の結果を**別図36A, 36B**に示す. 診断はどれか.

a　発達緑内障
b　近視性乳頭
c　正常眼圧緑内障
d　遺伝性視神経萎縮
e　鼻上側視神経低形成

a　×
b　×
c　×
d　×
e　○　上鼻側乳頭低形成と下方楔状視野欠損を認める典型例.

解答　e

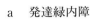

24B037

線維柱帯切除術の術後3日目の眼圧が40 mmHgであった. 術後隅角写真を**別図37**に示す.
適切な処置はどれか. **2つ選べ**.

a　前房洗浄
b　needling
c　レーザー切糸
d　眼球マッサージ
e　眼圧下降薬投与

a　×
b　○　線維柱帯切除部位の出血塊が溶解するのを待ちつつ, 流量を増やす処置を行う.
c　○　同上.
d　×
e　×

解答　b, c

24B038

32歳の男性．右眼の線維柱帯切除術を行い，眼圧コントロールのためにレーザー切糸を行った．翌日の前眼部写真を**別図38**に示す．眼圧は右2 mmHg．
適切な治療はどれか．**2つ選べ**．
- a 炭酸脱水酵素阻害薬内服
- b ピロカルピン塩酸塩点眼
- c 結膜の上から強膜弁縫合
- d 前房内への粘弾性物質の注入
- e 周辺虹彩切開孔からのYAGレーザー照射

解説

- a × 過剰濾過が原因なので，房水産生の抑制は効果が低い．
- b × 点眼を行うとすればアトロピン硫酸塩が第一選択．
- c ○ 過剰濾過に対する治療．
- d ○ 粘弾性を入れて物理的に前房形成を行うことも有効（この症例での処置は難しい）．
- e × 悪性緑内障ではないため無効．

解答 c, d

24B039

4週の新生児．眼の異常に母親が気付き来院した．前眼部OCT像を**別図39**に示す．
この疾患で**誤っている**のはどれか．
- a 両眼性が多い．
- b 緑内障を合併する．
- c 後部胎生環がみられる．
- d 角膜混濁は次第に軽減する．
- e 神経堤由来細胞の遊走異常が原因である．

解説

- a × 約80％が両眼性である．
- b × 緑内障を合併しやすい．
- c ○ 後部胎生環に周辺虹彩が付着する所見はAxenfeld異常の特徴である．
- d × 軽度の角膜混濁は自然に軽減することが多い．
- e × 正しい．

解答 c

前眼部OCT所見から，角膜の肥厚と輝度の上昇（角膜混濁）および虹彩前癒着を生じており，Peters奇形と考えられる．

24B040

右眼線維柱帯切除術後，充血と眼脂の増加および眼痛のために救急外来を受診した．前眼部写真を**別図40**に示す．視力は右0.7（矯正不能）．細隙灯顕微鏡所見では前房および前部硝子体は清明であった．

適切な治療はどれか．

a 硝子体手術
b 病巣部切除
c 抗菌薬全身投与
d 抗菌薬頻回点眼
e 抗菌薬硝子体内注射

解説

a × 硝子体は清明であるので過剰治療．
b × 濾過胞はきれいであるので過剰治療．
c × 全身投与では抗菌薬の眼内移行が悪い．
d ○ ブレブ周囲に限局する充血で，濾過胞炎ステージ1と考えられる．
e × 硝子体は清明であるので過剰治療．

解答 d

24B041

別図41に示す器具を使用するのはどれか．

a 圧迫隅角検査
b 後発白内障切開
c 周辺部網膜観察
d 視神経乳頭観察
e 線維柱帯切除術後の切糸

解説

a ×
b ×
c ×
d ×
e ○ マンデルコーンスーチャーライシスレーザーレンズ．

解答 e

24B042

39歳の男性．右眼を殴られた直後から視力障害を自覚して来院した．視力は右0.3（矯正不能），左1.5（矯正不能）．右眼眼底写真を**別図42**に示す．

診断はどれか．

a 網膜振盪
b 網膜剥離
c 脈絡膜破裂
d 網膜色素上皮裂孔
e 遠達外傷性網膜症

解説
a × 認めない．
b × 眼底写真では網膜剥離は認められない．
c ○ 視神経乳頭に対して弧を描くような三日月型の黄白色線状病巣が特徴的．
d ×
e × 頭部外傷や事故による胸部圧迫などで遠達性に網膜症を発症する．

解答 c

24B043
5歳の男児．転倒して右眼を強打した．前眼部写真を別図43に示す．
考えられるのはどれか．
a 眼内炎
b 眼球破裂
c 結膜裂傷
d 眼窩脂肪脱出
e 水疱性角膜症

解説
a ×
b ○ 著明な結膜下出血と眼球の虚脱があり眼球破裂を考える．
c ×
d ×
e ×

解答 b

24B044
22歳の男性．右眼を殴られて複視と顔面のしびれを自覚して来院した．頭部CTを別図44に示す．
知覚消失を認めない部位はどれか．
a 頬部
b 歯肉
c 鼻翼
d 上眼瞼
e 上口唇

解説
a × 右眼窩下・内壁の骨折を認める．頬部は三叉神経第2枝支配領域であり障害される．
b × 三叉神経第2枝が走行する眼窩下神経溝に骨折を認め，歯肉にも感覚障害が生じる．
c × 鼻翼は三叉神経第2枝の支配を受ける．
d ○ 上眼瞼は三叉神経第1枝の支配を受ける．
e × 上口唇は三叉神経第2枝の支配を受ける．

解答 d

24B045

9歳の男児．両眼の掻痒感と左眼の視力低下を主訴に来院した．左眼前眼部写真を**別図45A**，**45B**に示す．

適切な治療はどれか．**3つ選べ**．

a　シクロスポリンA点眼
b　タクロリムス水和物点眼
c　副腎皮質ステロイド点眼
d　治療用コンタクトレンズ装用
e　表層角膜移植術

解説

a　○　春季カタルのシールド潰瘍のため炎症を抑える．
b　○　春季カタルのシールド潰瘍のため炎症を抑える．
c　○　春季カタルのシールド潰瘍のため炎症を抑える．
d　×　春季カタルのシールド潰瘍のため結膜炎の加療を行う．
e　×　春季カタルのシールド潰瘍のため結膜炎の加療を行う．

解答 a，b，c

24B046

65歳の男性．右眼の水疱性角膜症に対して全層角膜移植を10か月前に受けた．3日前からの視力低下を主訴に来院した．右眼前眼部写真を**別図46**に示す．

適切な治療はどれか．

a　角膜表層搔爬
b　抗菌薬頻回点眼
c　クロルヘキシジン点眼
d　アシクロビル眼軟膏点入
e　副腎皮質ステロイド点眼

解説

a　×　拒絶反応による角膜内皮機能不全の状態と考えられる．
b　×
c　×
d　×
e　○

解答 e

24B047

72歳の男性．両眼複視と左眼眼瞼の腫瘤を主訴に来院した．10年前に左眼の網膜剝離手術の既往がある．前眼部写真と頭部MRIとを**別図47A，47B**に示す．
考えられるのはどれか．

a　眼瞼腫瘍
b　眼窩腫瘍
c　眼窩内木片異物
d　シリコーンスポンジ脱臼
e　バックル材膨隆

解説

a　×　腫瘍にしてはMRI像が不自然である．
b　×　腫瘍にしてはMRI像が不自然である．
c　×　MRI所見からは木片異物の像としては考えにくい．
d　×　シリコーンスポンジの形状とは異なる．
e　○　一時期使用されたバックル素材であるMIRAgel®の膨隆に伴う晩期合併症である．

解答　e

24B048

30歳の男性．近視矯正手術LASIKを希望して来院した．
LASIKの適応と**ならない**角膜形状解析の結果は**別図48**のどれか．

a　ⓐ
b　ⓑ
c　ⓒ
d　ⓓ
e　ⓔ

解説

a　×　角膜の曲率も平均的．
b　×　角膜の曲率は平均的で正乱視．
c　×　角膜の曲率が平均より強いが，正乱視であり問題ない．
d　○　円錐角膜が疑われる．
e　×　すでにLASIKあるいはPRKが行われているが，追加手術を行うことは可能である．

解答　d

24B049

68歳の女性．両眼の充血を主訴に来院した．初診時の前眼部写真を**別図49**に示す．

適切な治療はどれか．**2つ選べ**．

　a　結膜切除術
　b　全層角膜移植術
　c　アシクロビル眼軟膏点入
　d　副腎皮質ステロイド点眼
　e　ハードコンタクトレンズ装用

解説

a　○　モーレン潰瘍が疑われる．
b　×　モーレン潰瘍が疑われ角膜周辺部の潰瘍による菲薄化で，炎症もあり適応ではない．
c　×　地図状潰瘍ではない．
d　○　モーレン潰瘍は免疫反応による潰瘍．
e　×　モーレン潰瘍では治療目的でソフトレンズを使用．

解答　a, d

24B050

67歳の男性．2日前に左眼の視力低下に気付き来院した．視力は右1.5（矯正不能），左0.2（矯正不能）．眼圧は両眼ともに10 mmHg．両眼に軽度の白内障を認める．左眼眼底写真を**別図50**に示す．

適切な治療はどれか．

　a　白内障手術
　b　網膜光凝固
　c　光線力学療法
　d　ガスタンポナーデ
　e　トリアムシノロンアセトニドテノン囊下注射

解説

a　×　適切ではない．
b　×　より緊急性の治療が必要である．
c　×　より緊急性の治療が必要である．
d　○　黄斑下血腫による永続的な視力障害を防ぐためガス注入による血腫の移動を試みる．
e　×　無効である．

解答　d

第25回 眼科専門医認定試験

平成25年6月7日実施

A 一般問題

25A001

内方視35度で上転に第一に関わる外眼筋はどれか．
a 内直筋
b 上斜筋
c 上直筋
d 下斜筋
e 外直筋

解説

a × 内転に関わる．
b × 内方視の下転に関わる．
c × 外方視の上転に関わる．
d ○ 内方視の上転に関わる．
e × 外転に関わる．

解答 d

25A002

中胚葉由来はどれか．
a 虹彩
b 涙腺
c 水晶体
d 外眼筋
e 角膜実質

解説

a × 表皮外胚葉由来である．
b × 表皮外胚葉由来である．

c	×	表皮外胚葉由来である.
d	○	外眼筋，脈絡膜，強膜，硝子体，角膜実質などが中胚葉由来である.
e	○	外眼筋，脈絡膜，強膜，硝子体，角膜実質などが中胚葉由来である.

解答 d, e

25A003

Gullstrand模型眼で**誤っている**組合せはどれか.
a 眼軸長――――――――24.0 mm
b 前房深度――――――― 3.6 mm
c 硝子体腔長―――――――16.8 mm
d 水晶体屈折力――――――19.11 D
e 角膜前面曲率半径――― 8.3 mm

解説
a ×
b ×
c ×
d ×
e ○ 角膜全面の曲率半径は7.7 mmに設定されている.

解答 e

25A004

水晶体で正しいのはどれか.
a 重量は2 gである.
b 神経外胚葉由来である.
c 非球面凸レンズである.
d 嚢の厚さは均一である.
e 嚢は能動輸送を行う.

解説
a × 1歳で130 mg, 90歳で250 mg.
b × 表皮外胚葉由来.
c × 球面凸レンズ.
d × 後嚢が薄い, 赤道部付近は厚い.
e ○ Na^+-K^+ ATPaseによる能動輸送.

解答 e

25A005

ムスカリン受容体を刺激するのはどれか.
a アトロピン硫酸塩水和物
b イソプロピルウノプロストン
c トロピカミド
d ピロカルピン塩酸塩
e フェニレフリン塩酸塩

解説
- a × ムスカリン性アセチルコリン受容体拮抗薬.
- b × プロスタグランジン関連薬.
- c × ムスカリン性アセチルコリン受容体拮抗薬.
- d ○ ムスカリン性アセチルコリン受容体作動薬.
- e × α_1受容体刺激薬(アドレナリン受容体).

解答 d

25A006

立体視差の単位はどれか.
- a candela
- b decibel
- c lumen
- d lux
- e sec of arc

解説
- a × カンデラ.光度の単位.
- b × デシベル.音の強さの単位.
- c × ルーメン.光束の単位.
- d × ルクス.照度の単位.
- e ○ 立体視差は角度の単位「秒(sec of arc)」で表す.

解答 e

25A007

毛様体で**誤っている**のはどれか.
- a 3層の上皮からなる.
- b 皺襞部と扁平部からなる.
- c Müller筋は放射状線維である.
- d 無色素上皮に血液房水柵がある.
- e 扁平部は角膜輪部から約2.5〜5.5 mm幅の領域である.

解説
- a ○ 色素上皮細胞層および無色素細胞上皮層の2層からなる.
- b × 記載は正しい.
- c × 正しい.
- d × 正しい.
- e × 正しい.

解答 a

25A008

満期産で生まれた新生児で正しいのはどれか.
- a 角膜径は11〜12 mmである.
- b 角膜屈折力は50 Dである.
- c 中心角膜厚は480 μmである.
- d 黄斑は完成している.
- e 眼軸長は19〜20 mmである.

解説
- a × 新生児の角膜径は約10 mm.
- b ○ 正しい.
- c × 新生児の中心角膜厚は約580 μm.
- d × 黄斑部の完成には生後2〜3か月を要する.
- e × 新生児の眼軸長は約17 mm.

解答 b

25A009

眼窩を構成しないのはどれか.
- a 頰骨
- b 口蓋骨
- c 上顎骨
- d 蝶形骨
- e 鼻骨

解説
- a × 眼窩外壁と下壁を構成する.
- b × 眼窩下壁の先端部を,口蓋骨眼窩突起が構成する.
- c × 眼窩内壁と下壁を構成する.
- d × 眼窩先端部における外・上・内壁を構成する.
- e ○ 鼻骨は眼窩を構成しない.

解答 e

25A010

視神経の解剖で正しいのはどれか.2つ選べ.
- a 乳頭上下端の篩板孔は他の部位より小さい.
- b 視神経管内では眼動脈は視神経の中央を走る.
- c 眼球後方から視交叉までの長さは約2 cmである.
- d 短後毛様動脈の障害により虚血性視神経症が起こる.
- e 乳頭に近い網膜神経節細胞の神経線維ほど網膜表層を走行する.

解説
- a × 上下端の篩板孔は大きい.
- b × 視神経の内下方を走る.
- c × 約2.5 cmである.
- d ○ 正しい.

e ○ 正しい.

解答 d, e

25A011

正しいのはどれか.
a 眼動脈は外頸動脈から分岐する.
b 涙腺動脈は眼動脈から分岐する.
c 眼窩下動脈は上眼窩裂から眼窩に入る.
d 前毛様体動脈は4直筋に2本ずつ走行する.
e 網膜中心動脈は長後毛様体動脈から分岐する.

解説
a × 内頸動脈より分岐する.
b ○ 涙腺動脈は眼動脈の主要な分岐の一つ.
c × 眼窩下孔より顔面に出る.
d × 外直筋には1本,その他の直筋には2本の前毛様動脈が走行する.
e × 内頸動脈→眼動脈を経由して分岐したもの.

解答 b

25A012

正常な成人眼球で正しい組合せはどれか. 2つ選べ.
a 角膜中央の厚み ――――――――― 1 mm
b 中心小窩の網膜厚 ――――――――― 0.5 mm
c 直筋付着部の強膜厚 ――――――――― 0.3 mm
d 角膜輪部から赤道部までの距離 ―――11 mm
e 角膜輪部から内直筋付着部までの距離― 8 mm

解説
a × 約0.5 mmである.
b × 約175マイクロメートル(0.175 mm).
c ○ 強膜は直筋付着部で最も薄く0.3 mm.
d ○ 正しい.
e × 5.5 mmである.

解答 c, d

25A013

角膜中央部で角膜全体厚に対する上皮厚の割合はどれか.
a 5 %
b 10 %
c 15 %
d 18 %
e 20 %

解説
a × 角膜全体厚は約550 μmで,上皮50 μm,実質500 μm,内皮5 μmである.
b ○ 上と同じ.

c × 上と同じ.
d × 上と同じ.
e × 上と同じ.

解答 b

25A014

自動視野計による静的視野検査でびまん性の感度低下を認める. 原因で**誤っている**のはどれか.
a 疲労
b 白内障
c 初回検査
d 偽陽性応答
e 生年月日を20歳若く入力

解説
a × 疲労では感度が低く測定される.
b × 白内障ではびまん性の感度低下を認める.
c × 初回検査はしばしば感度が数dB低く測定される.
d ○ 偽陽性応答により全体的な感度は上昇する.
e × 加齢により感度は低下する. このため実際より若い年齢で補正された正常感度と比較すると, 感度が低く測定される.

解答 d

25A015

男性に多い疾患はどれか. 2つ選べ.
a Duane症候群
b Goldmann-Favre病
c Leber遺伝性視神経症
d 若年網膜分離症
e 先天青黄色覚異常

解説
a × 女性に多い.
b × enhanced S-cone syndrome, 性差は不明.
c ○ 母系遺伝で男性に多い.
d ○ X染色体連鎖性で男子に発症する.
e × 性差はない.

解答 c, d

25A016

眼窩吹き抜け骨折（下壁骨折）の診断で有用なのはどれか．

- a　Caldwell法
- b　Mayer法
- c　Schuller法
- d　Towne法
- e　Waters法

解説

- a　×　篩骨洞の評価に用い，眼窩内壁骨折の診断に有用である．
- b　×　内耳道や聴器の撮影法である．
- c　×　外耳道や聴器，顎関節の撮影法である．
- d　×　トルコ鞍，後頭骨の撮影法である．
- e　○　上顎洞の評価に用い，眼窩下壁骨折の診断に有用．現在はCT撮影が一般的である．

解答 e

25A017

完全矯正で-4.50 Dの人が，75 cmに位置するデスクトップPC画面を遠点付近で見えるようにする眼鏡度数はどれか．

- a　-2.75 D
- b　-3.25 D
- c　-4.00 D
- d　-5.75 D
- e　-6.25 D

解説

- a　×
- b　○
- c　×
- d　×
- e　×

解答 b

75 cmのデスクトップPC画面を見るには，1 m/75 cm $=1.25$ D負荷すればよいので，$-4.50+1.25=-3.25$ Dとなる．

25A018

略語と人名の組合せで正しいのはどれか．**2つ選べ．**

- a　ARN────桐沢　長徳
- b　ERM────中村　文平
- c　FEVR────高安　右人
- d　PCV────河本重次郎
- e　VKH────原田永之助

解説

- a　○　正しい．

b ×　小口病における「水尾・中村現象」の発見.

c ×　高安動脈炎(高安病)の発見.

d ×　「近代日本眼科学の父」初代東京帝国大学眼科学教授.

e ○　正しい.

解答 a, e

25A019

アデノウイルスに対して用いるべき手指消毒薬はどれか.

　　a　逆性石鹸

　　b　フェノール

　　c　ポビドンヨード

　　d　ベンザルコニウム塩化物

　　e　クロルヘキシジングルコン酸塩

解説

a ×　無効.

b ×　無効.

c ○　0.2〜1.0％で有効.　低濃度の方が有効性が高いが安定性は悪い.

d ×　無効.

e ×　無効.

解答 c

25A020

我が国で年間行われている白内障手術の件数はどれか.

　　a　　10万件

　　b　　20万件

　　c　　50万件

　　d　100万件

　　e　200万件

解説

a ×

b ×

c ×

d ○　約140万件程度である.

e ×

解答 d

25A021

ルテインが存在する部位はどれか．2つ選べ．
- a　角膜
- b　前房
- c　水晶体
- d　硝子体
- e　網膜

解説
- a　×
- b　×
- c　○　抗酸化作用と青色光に対するフィルター作用あり．
- d　×
- e　○　抗酸化作用を有する．

解答　c，e

25A022

レシピエントの了解のもと角膜移植のドナーになり得るのはどれか．
- a　梅毒血清反応陽性者
- b　B型肝炎ウイルス抗原陽性者
- c　C型肝炎ウイルス抗体陽性者
- d　ヒト免疫不全ウイルス抗体陽性者
- e　ヒトTリンパ球向性ウイルス1型抗体陽性者

解説
- a　○　情報は提供する．
- b　×
- c　×
- d　×
- e　×

解答　a

25A023

角膜移植に関する移植法で正しいのはどれか．2つ選べ．
- a　親族への優先提供が可能である．
- b　15歳未満の脳死臓器提供はできない．
- c　臓器提供意思の表示はドナーカードのみに記載される．
- d　本人の意思表示が不明な場合は臓器の提供はできない．
- e　虐待等による死亡の可能性がある場合，臓器提供はできない．

解説
- a　○　2010年より可能となった．
- b　×　15歳未満の脳死臓器提供はできる．
- c　×　書面であればよい．
- d　×　遺族の承諾があれば本人が拒否の意思を残していない限りできる．

e ○

解答 a, e

25A024

眼球陥凹（眼球後退）を来すのはどれか．2つ選べ．
　a　Crouzon症候群
　b　Duane症候群
　c　Horner症候群
　d　Mikulicz症候群
　e　Wegener肉芽腫症

解説
a　×　頭蓋・顔面骨縫合早期癒合を来す疾患群で，眼球突出を来す．
b　○　動眼神経による外直筋の異常神経支配により，内転時眼球後退を認める．
c　○　交感神経遠心路の障害により，中等度縮瞳・瞼裂狭小・眼球後退を認める．
d　×　涙腺・唾液腺の腫脹を来す，IgG4関連疾患である．
e　×　多発血管炎肉芽腫症は眼窩に発生すると眼球突出を来す．

解答 b, c

25A025

IgG4関連眼疾患で最も頻度が高いのはどれか．
　a　涙腺炎
　b　外眼筋炎
　c　視神経炎
　d　上眼静脈周囲炎
　e　眼窩下神経周囲炎

解説
a　○　IgG4関連眼疾患の8割以上に涙腺腫大を来す．
b　×　IgG4関連眼疾患の1/4程度に外眼筋炎を来す．
c　×　IgG4の関与が疑われる視神経炎の存在が知られている．
d　×　視神経血管周囲や眼窩脂肪織にもびまん性病変を来す．
e　×　三叉神経分枝の眼窩下・上神経の腫大も高頻度にみられる．

解答 a

25A026

眼窩腫瘍で最も頻度が高いのはどれか．
　a　悪性黒色腫
　b　横紋筋肉腫
　c　腺様嚢胞癌
　d　扁平上皮癌
　e　リンパ腫

解説
a　×　まれ．
b　×　まれ．

c × まれ．
d × まれ．
e ○ 様々な統計報告があるが，いずれにおいてもリンパ腫の頻度は高い．

解答 e

25A027

前癌状態と考えられる眼瞼疾患はどれか．
　a　母斑
　b　日光角化症
　c　角化棘細胞腫
　d　脂漏性角化症
　e　伝染性軟属腫

解説
a × 良性腫瘍．
b ○ 60歳以上の高齢者に好発．約1/4が扁平上皮癌に移行すると考えられている．
c × ケラトアカントーマと同義．多くの症例では数か月の経過で自然消退する．
d × 老人性疣贅とも呼ばれ，高齢者に生じるイボである．基底細胞癌との鑑別を要する場合があるが本疾患は良性腫瘍である．
e × いわゆる水イボ．小児に多くみられ，ウイルス感染により生じる．

解答 b

25A028

眼瞼けいれんを疑うべき愁訴で**誤っている**のはどれか．
　a　目が乾く．
　b　常に眩しい．
　c　瞬きが多い．
　d　片眼をつぶってしまう．
　e　片眼の下眼瞼がぴくぴくする．

解説
a × ドライアイ症状を伴う．
b × 羞明を伴うことが多い．
c × 開瞼障害で瞬きが増える．
d × 片側顔面痙攣の場合みられる．
e ○ 眼瞼ミオキミア．

解答 e

25A029

眼部帯状ヘルペスでみられるのはどれか．**3つ選べ．**
a　眼筋麻痺
b　偽樹枝状角膜炎
c　強膜炎
d　白内障
e　網膜剥離

解説

a　○　HSV同様，神経節に潜伏感染しているが，再活性化した際の範囲が広く，眼筋麻痺も生じ得る．
b　○　Terminal bulbが認められないことからHSVによる樹枝状角膜炎と区別される．
c　○　強膜炎や上強膜炎も生じ得る．その他，結膜炎，虹彩炎，虹彩萎縮，涙腺炎など．
d　×　白内障とは直接的な関連なし．
e　×　直接的な関連なし．

解答　a，b，c

25A030

Quincke浮腫で**誤っている**のはどれか．
a　瘙痒を伴う．
b　浮腫は皮下深層に生じる．
c　即時型アレルギー反応である．
d　毛細血管拡張による病態である．
e　ペニシリンは代表的原因薬剤である．

解説

a　○　瘙痒を伴わない．
b　×　非圧痕性浮腫(non-pitting edema)である．
c　×　ヒスタミンに起因するアレルギー性血管性浮腫がほとんどである．
d　×　毛細血管拡張が病態である．
e　×　ペニシリン，食物，ラテックスまたは物理的刺激により誘発される．

解答　a

25A031

濾胞性結膜炎を呈するのはどれか．**2つ選べ．**
a　アレルギー結膜炎
b　インフルエンザ桿菌結膜炎
c　エンテロウイルス結膜炎
d　クラミジア結膜炎
e　肺炎球菌結膜炎

解説

a　×　乳頭増殖．
b　×　細菌感染で好中球による炎症．

c ○ ウイルス性結膜炎でリンパ球が増殖.
d ○ 堤防状の濾胞.
e × 細菌感染で好中球による炎症.

解答 c, d

25A032

Stevens-Johnson症候群で正しいのはどれか. 2つ選べ.
a 高齢者にはまれでる.
b 涙腺導管の障害を起こす.
c 多形滲出性紅斑と同一疾患である.
d シクロフォスファミドが有効である.
e 重症型を中毒性表皮壊死融解症と呼ぶ.

解説
a × 高齢者にも発症する.
b ○ 強い炎症により生じる.
c × 薬剤が原因であれば疑わしい薬剤を中止するだけで快方.
d × ステロイドの全身投与を第一選択とする.
e ○ 全身の10％以上の表皮壊死性障害.

解答 b, e

25A033

アレルギー結膜疾患の確定診断に必要な検査はどれか.
a 血清総IgE
b 涙液中総IgE値
c スクラッチテスト
d 結膜好酸球の同定
e 血清抗原特異的IgE抗体測定

解説
a × 臨床症状とで準確定診断.
b × 臨床症状とで準確定診断.
c × 臨床症状とで準確定診断.
d ○ 臨床症状と結膜好酸球の同定で確定診断.
e × 臨床症状とで準確定診断.

解答 d

25A034

アカントアメーバ角膜炎の治療に有効なのはどれか. 2つ選べ.
a ピマリシン
b アシクロビル
c フルオロメトロン
d ヒアルロン酸ナトリウム
e クロルヘキシジングルコン酸塩

解説
a ○ 抗真菌薬は有効であるといわれている．
b × 抗ウイルス薬は有効ではない．
c × ステロイドは悪化させる危険がある．
d × 有効ではない．
e ○ 一般的な消毒薬であり，アカントアメーバに有効である．

解答 a, e

25A035

Terrien周辺角膜変性でみられる特徴的な所見はどれか．2つ選べ．
a 角膜上皮欠損
b 角膜プラーク
c 顆粒状脂質沈着
d 角膜の円錐状突出
e 周辺部角膜の菲薄化

解説
a × 菲薄部の角膜上皮には上皮欠損がなく，フルオレセインに染色されない．
b × 春季カタルのシールド潰瘍の潰瘍底にみられる炎症性残渣である．
c ○ 菲薄部の角膜中央側に脂質が沈着し，輪部と病変部の間に透明帯がみられる．
d × 周辺の菲薄部が突出することがあるが，円錐状の突出はみられない．
e ○ 左右非対称性に周辺部角膜が徐々に菲薄化する．

解答 c, e

25A036

常染色体劣性遺伝を示すのはどれか．2つ選べ．
a 斑状角膜ジストロフィ
b 膠様滴状角膜ジストロフィ
c 顆粒状角膜ジストロフィⅡ型
d 格子状角膜ジストロフィⅠ型
e Meesmann角膜ジストロフィ

解説
a ○ 常染色体劣性遺伝である．
b ○ 常染色体劣性遺伝である．
c × Ⅰ型，Ⅱ型ともに常染色体優性遺伝である．
d × Ⅲ型以外は常染色体優性遺伝である．
e × 常染色体優性遺伝である．

解答 a, b

25A037

糖尿病白内障の発症機序で正しいのはどれか．3つ選べ．
- a　蛋白の糖化
- b　酸化ストレス
- c　炎症性細胞浸潤
- d　ポリオールの蓄積
- e　血管内皮増殖因子(VEGF)増加

解説

- a　○　糖代謝産物が蛋白糖化反応を起こす．
- b　○　ポリオール代謝経路亢進によって酸化ストレス処理に使用される補酵素が不足する．
- c　×　慢性的なぶどう膜炎で白内障を生じることはあるが水晶体への細胞浸潤ではない．
- d　○　糖代謝産物のポリオール(ソルビトールなど)が細胞に蓄積，細胞内に水分貯留．
- e　×　VEGFは血管の浸透圧亢進や新生血管の発生に関与する．

解答　a，b，d

25A038

白内障術前検査における眼内レンズの度数決定で正しいのはどれか．2つ選べ．
- a　角膜曲率半径は強主経線を用いる．
- b　網膜剝離眼では，超音波Bモードのデータを参考にする．
- c　眼軸長1 mmの測定誤差は術後屈折値の1.0 Dに相当する．
- d　SRK T式に比べSRK Ⅱ式は，短眼軸に対し精度が向上する．
- e　非接触式光学式眼軸長測定装置は超音波Aモードより測定精度が高い．

解説

- a　×　強弱主経線の角膜曲率半径の平均値を用いる．
- b　○　網膜剝離では正確な網膜エコーが得られないため，Bモードの結果を参考にする．
- c　×　2〜2.5 Dに相当する．
- d　×　SRK T式は第3世代式，SRK Ⅱは第2世代式．
- e　○　超音波Aモードは測定技術に結果が左右されやすくばらつきが大きい．

解答　b，e

25A039

疾患と検査所見の組合せで正しいのはどれか．2つ選べ．
- a　網膜血管腫状増殖　　　　　　　網膜−脈絡膜吻合
- b　錐体ジストロフィ　　　　　　　photopic ERG正常
- c　中心性漿液性脈絡網膜症　　　　中心窩下脈絡膜厚増加
- d　ポリープ状脈絡膜血管症　　　　黄色隆起病巣
- e　卵黄状黄斑ジストロフィ　　　　自発蛍光減弱

解説

- a　○　網膜からの新生血管と脈絡膜新生血管が吻合する．

b × 錐体機能 ERG(photopic ERG)は低下する．
c ○ 脈絡膜は一般的に厚くなることが多い．
d × 橙赤色隆起病巣がみられる．
e × 卵黄様物質は，自発蛍光で過蛍光を示す．

解答 a, c

25A040

疾患と治療の組合せで適切なのはどれか．2つ選べ．
a 裂孔原性網膜剝離————内境界膜剝離
b 増殖糖尿病網膜症————強膜内陥術
c 転移性脈絡膜腫瘍————リツキシマブ硝子体内注射
d 滲出型加齢黄斑変性————光線力学療法
e Vogt-小柳-原田病————ステロイドパルス療法

解説
a × 強膜内陥術や硝子体手術．
b × 網膜光凝固や硝子体手術．
c × 放射線療法や化学療法．
d ○ 抗VEGF注射や光線力学療法．
e ○ ステロイドパルス療法

解答 d, e

25A041

脈絡膜新生血管に対するラニビズマブ投与で正しいのはどれか．2つ選べ．
a 結膜下注射が有効である．
b 導入期には1か月ごとに3回連続で投与する．
c 網膜色素線条に伴う脈絡膜新生血管に保険適用がある．
d ペガプタニブ・ナトリウムよりも視力改善効果が低い．
e 血管内皮増殖因子(VEGF)に対する中和抗体断片である．

解説
a × 硝子体内注射である．
b ○ 導入期には連続3回投与が推奨されている．
c × 加齢黄斑変性に対して保険適応であり，続発性脈絡膜新生血管の適応はない．
d × 一般的にはペガプタニブより，滲出改善効果，視力改善効果は高いといわれている．
e ○ VEGF抗体のFab断片である．

解答 b, e

25A042

癌関連網膜症で**誤っている**のはどれか．
- a 癌細胞との共通抗原による自己免疫機序が背景にある．
- b 眼底所見からは説明できない視野欠損がある．
- c OCTで網膜神経線維層の菲薄化を示す．
- d 抗リカバリン抗体の陽性例がある．
- e ERGは診断に有用である．

解説

- a × 腫瘍細胞と網膜視細胞に交叉反応を起こす抗体ができることで，視細胞を障害する．網膜色素変性に近い病態となる．
- b × 眼底所見のみでは明らかな異常のないものもある．
- c ○ 視細胞層の菲薄化を示す．
- d × 抗リカバリン抗体を代表としていくつかの抗体が報告されている．
- e ×

解答 c

25A043

Wagner病で正しいのはどれか．2つ選べ．
- a 片眼性である．
- b 夜盲症を合併する．
- c 常染色体劣性遺伝である．
- d 白内障を合併することが多い．
- e 周辺部網膜格子状変性を合併する．

解説

- a × 両眼性である．
- b ○ 夜盲を合併する．
- c × 常染色体優性遺伝である．
- d × 合併しない．
- e ○ 格子状変性を合併し，変性硝子体との癒着が強く網膜剥離を生じることがある．

解答 b，e

25A044

血管内皮増殖因子（VEGF）阻害薬の硝子体内投与に伴う合併症はどれか．3つ選べ．
- a 眼内炎
- b 関節痛
- c 月経異常
- d 角膜内皮障害
- e 虚血性心疾患

解説

- a ○ 起こり得る．
- b ○ ルセンティスの添付文書に記載あり．頻度不明．

c × 報告がない．
d × 報告がない．
e ○ 心血管イベントに注意する．

解答 a, b, e

25A045

未熟児網膜症の国際分類で正しいのはどれか．2つ選べ．
a ZoneⅠは乳頭を中心として乳頭 – 黄斑中心窩距離の2倍を半径とした円である．
b Stage 1では境界線（demarcation line）が形成される．
c Stage 3は網膜部分剥離を認める．
d aggressive posterior ROP（APROP）は近年減少傾向にある．
e 眼外合併症を伴うものをPlus diseaseとする．

解説
a ○ 正しい．
ZoneⅡは乳頭〜鼻側鋸状縁を半径とした円の内側．ZoneⅢはそれより外側．
b ○ Stage1 demarcation line 形成，Stage2 Ridge 形成，Stage3 Extraretinal fibrovascular proliferation，Stage4 Subtotal retinal detachment．
c × Stage4．
d × 低体重出生児は増加しており，増加傾向にある．
e × 眼底の重症徴候で，後極部の静脈怒張と動脈の蛇行，虹彩血管の充血，瞳孔硬直，硝子体混濁などである．

解答 a, b

25A046

網膜下出血が生じるのはどれか．2つ選べ．
a Coats病
b APMPPE
c Purtscher網膜症
d 網膜細動脈瘤
e ポリープ状脈絡膜血管症

解説
a × 伴わない．
b × 伴わない．
c × 伴わない．
d ○ 網膜前，網膜内，網膜下出血を伴う．
e ○ 網膜下出血を伴う．

解答 d, e

25A047

網膜色素上皮裂孔が合併症としてみられるのはどれか．**2つ選べ．**
a　汎網膜光凝固
b　光線力学療法
c　ラニビズマブ硝子体内投与
d　トリアムシノロンアセトニド硝子体内投与
e　硝子体手術

解説
a　×　生じない．
b　○　加齢黄斑変性に対する治療後に生じる．
c　○　加齢黄斑変性に対する治療後に生じる．
d　×　生じない．
e　×　生じない．

解答 b，c

25A048

MEWDSで正しいのはどれか．**2つ選べ．**
a　男性に多い．
b　白斑は自然消褪する．
c　主に網膜赤道部に白斑がみられる．
d　蛍光眼底造影では異常はみられない．
e　視野検査ではMariotte盲点の拡大が特徴的である．

解説
a　×　若年女性に多い．
b　○　数週間で自然消褪する．
c　×　後極から中間周辺部に多い．
d　×　白斑に一致した過蛍光がみられる．
e　○　Mariotte盲点拡大がみられる．

解答 b，e

25A049

糖尿病虹彩炎で正しいのはどれか．
a　虹彩後癒着を来さない．
b　自覚症状は軽度である．
c　網膜症の重症度とは相関しない．
d　副腎皮質ステロイド点眼治療は不要である．
e　血糖値のコントロールとは無関係に発症する．

解説
a　×　虹彩後癒着を来すことがある．
b　×　著明な視力低下を来すこともある．
c　○　正しい．
d　×　消炎のためにステロイド点眼は必要である．

e × 血糖コントロールが悪い症例が圧倒的である．

解答 c

25A050

眼内悪性リンパ腫の診断に有用なサイトカインはどれか．**2つ選べ**．
a　IL-1
b　IL-4
c　IL-6
d　IL-10
e　IL-17

解説

a × インターロイキン（IL）-1は炎症性サイトカインであり，リンパ腫とは関連なし．
b × IL-4は造血などに関与するサブファミリーに分類される．リンパ腫とは関連なし．
c ○ IL-6は炎症・免疫に関与し，ブドウ膜炎等で上昇する．IL-10/ IL-6は診断に有用で，この比が1を超えると悪性リンパ腫の可能性が高い．
d ○ 悪性リンパ腫はIL-10を産生・分泌するため，眼内濃度が高値となることが多い．
e × IL-17は炎症性サイトカインの産生を誘導する．リンパ腫と関連なし．

解答 c, d

25A051

水痘帯状疱疹ウイルスによる虹彩毛様体炎で**誤っている**のはどれか．
a　片眼性
b　眼圧上昇
c　虹彩萎縮
d　白色微細の角膜後面沈着物
e　隅角色素帯の色素沈着の増加

解説

a × 正しい．
b × 眼圧上昇が高頻度にみられる．
c × 正しい．帯状に広範囲にみられることもある．
d ○ 色素沈着を伴うことが多く，比較的大きい．
e × 正しい．

解答 d

25A052

肉芽腫性ぶどう膜炎でないのはどれか．
- a　交感性眼炎
- b　眼サルコイドーシス
- c　水晶体過敏性ぶどう膜炎
- d　Fuchs虹彩異色性虹彩毛様体炎
- e　Vogt-小柳-原田病

解説
- a　×　肉芽腫性ぶどう膜炎は基本的にマクロファージが病態に関わる．
- b　×
- c　×
- d　○　肉芽腫性ぶどう膜炎ではない．
- e　×

解答　d

25A053

疾患と治療の組合せで正しいのはどれか．
- a　眼トキソカラ症――――――アセチルスピラマイシン
- b　真菌性眼内炎――――――――フルコナゾール
- c　水晶体起因性眼内炎―――――バンコマイシン塩酸塩
- d　梅毒性ぶどう膜炎――――――イソニアジド
- e　白内障術後眼内炎――――――クロラムフェニコール

解説
- a　×
- b　○　正しい．
- c　×　ステロイド．
- d　×　イソニアジドは結核性ぶどう膜炎．
- e　×　バンコマイシン塩酸塩．

解答　b

25A054

白色瞳孔を呈する疾患で誤っているのはどれか．
- a　未熟児網膜症
- b　若年網膜分離症
- c　眼トキソカラ症
- d　第1次硝子体過形成遺残
- e　Bloch-Sulzberger症候群

解説
- a　×　進行した未熟児網膜症Stage Vでは白色瞳孔を呈する．
- b　○　網膜の層間分離が起こるX連鎖性遺伝疾患．白色瞳孔にはならない．
- c　×　線虫による眼内炎．強い硝子体混濁と網膜剥離によって白色瞳孔となる．
- d　×　胎生期の硝子体血管系の遺残．線維性増殖により白色瞳孔を来す．
- e　×　色素失調症に伴う未熟児網膜症類似の眼合併症．網膜剥離例では白色瞳孔と

なる．

解答 b

25A055

抗がん剤による眼障害の組合せで正しいのはどれか．**2つ選べ**．
- a ゲフィチニブ————————————眼瞼色素沈着
- b タモキシフェン————————————嚢胞様黄斑浮腫
- c テガフール・ギメラシル・オテラシルカリウム(TS-1)——角膜上皮障害
- d ドセタキセル————————————眼球運動障害
- e パクリタキセル————————————眼球突出

解説
- a × 睫毛乱生を生じる．
- b ○ エストロゲン活性化による嚢胞様黄斑浮腫を生じる．
- c ○ 角膜上皮障害や涙道閉塞を生じる．
- d × 涙点閉鎖や嚢胞様黄斑浮腫を生じる．
- e × 涙点閉鎖や嚢胞様黄斑浮腫を生じる．

解答 b, c

25A056

疾患と眼底所見の組合せで正しいのはどれか．**2つ選べ**．
- a Best病————————黄斑円孔
- b Goldmann-Favre病————vitreous veils
- c Niemann-Pick病————cherry red spot
- d Sturge-Weber症候群————脈絡膜骨腫
- e von Hippel-Lindau病————網膜海綿状血管腫

解説
- a × 卵黄状の円形病変．
- b ○ 硝子体網膜変性によるvitreous veilsを認める．
- c ○
- d × 脈絡膜血管腫，動静脈奇形，漿液性網膜剥離．
- e × 網膜毛細血管腫．

解答 b, c

25A057

歯牙異常を伴う疾患はどれか．
- a Axenfeld-Rieger異常
- b Chandler症候群
- c Cogan-Reese症候群
- d Peters異常
- e Sturge-Weber症候群

解説
- a ○ みられる．
- b × みられない．

c × みられない.
d × Peters plus症候群ではみられる.
e × みられない.

解答 a

25A058

裸眼での調節近点が25 cmで調節力が5 Dであるときの遠点はどれか.
a　無限遠
b　前方100 cm
c　前方33.3 cm
d　後方33.3 cm
e　後方100 cm

解説
a　×
b　×
c　×
d　×
e　○

解答 e

調節力 = 1/近点距離(m) − 1/遠点距離(m)で求められることより，5 = 100/25 − 100/xよりx = −100 cmとなる．1 Dの遠視であるので，遠視の遠点は網膜の後方に結像することからeが正しい．

25A059

UV-Aが最も吸収されるのはどれか.
a　角膜
b　水晶体
c　硝子体
d　網膜
e　視神経

解説
a　×
b　○
c　×
d　×
e　×

解答 b

紫外線(波長100〜400 nm)は，長波長紫外線(UVA：400〜320 nm)，中波長紫外線(UVB：320〜290 nm)，短波長紫外線(UVC：290〜100 nm)に分類される．
UVCは大気中のオゾン層に完全に吸収される.
UVBは角膜で約40％が吸収され，UVBの残り60％とUVAの90％が角膜を透過した後，ほとんどが水晶体で吸収される．

25A060

6 cycles/degree の縞視標を弁別できる視力はどれか.

a 0.1
b 0.2
c 0.3
d 0.4
e 0.5

解説

a ×
b ○
c ×
d ×
e ×

解答 b

cycle(s)/degree とは1度（= 60分）の中に何 cycle あるかということで，白1つと黒1つ合わせて 1 cycle である．小数視力 1.0 は視角1分の切れ目の判断なので，白黒のペアで見ると 1 cycle/2分 = 30 cycle/60分 = 30 cycle/deg に対応している．
最小可視角の逆数が小数視力であるから 1/(30/6) = 1/5 = 0.2

25A061

瞳孔で**誤っている**のはどれか.

a 縮瞳で瞳孔中心は鼻側に偏位することが多い．
b 手術顕微鏡で瞳孔径は実際より小さく見える．
c 固視点と瞳孔中心を結ぶ線は照準線と呼ばれる．
d LASIK は照準線と角膜の交点を中心として行う．
e 細隙灯顕微鏡で観察される瞳孔は，実際より前房側に見える．

解説

a × 瞳孔中心は瞳孔径により変化する．
b ○ 大きく見える．
c × 単眼性眼位は固視点のあるものとないものに大別され，前者には視軸（固視点と眼の第1節点を結ぶ像）と照準線がある．
d × LASIK や波面センサーの中心は照準線である．
e × 角膜は凸レンズゆえ．

解答 b

25A062

他角的斜視角が＋15度，自覚的斜視角が＋5度であったときの網膜の対応点はどこか．

a 黄斑
b 黄斑の耳側5度
c 黄斑の耳側10度
d 黄斑の鼻側5度
e 黄斑の鼻側10度

解説

a × 他覚的斜視角と自覚的斜視角が異なるので，正常網膜対応ではない．
b ×
c ×
d ×
e ○ 不調和性網膜異常対応．15度−5度で黄斑の鼻側10度の網膜で対応している．

解答 e

25A063

外転障害が**みられない**のはどれか．

a 固定内斜視
b Brown症候群
c Duane症候群
d Möbius症候群
e general fibrosis syndrome

解説

a × 外転障害がみられる．
b ○ 上斜筋の伸展障害により内転位における上転障害を呈する．
c × 外転障害がみられる．
d × 外転障害がみられる．
e × 外転障害がみられる．

解答 b

25A064

調節性内斜視で正しいのはどれか．

a AC/A比が低い．
b 遠視度数と斜視角が相関する．
c 3歳以上で発症することが多い．
d トロピカミド点眼下で屈折検査を行う必要がある．
e 非屈折性調節性内斜視では二重焦点眼鏡を処方する．

解説

a × 屈折性調節性内斜視では正常，非屈折性調節性内斜視では高値となる．
b × 遠視度数と斜視角は相関しない．
c × 見ようとする意志が強くなる．1歳半から3歳が多い．
d × アトロピン点眼後の屈折検査が重要．

e ○ 非屈折性調節性内斜視ではAC/A比が高く，2重焦点眼鏡を処方する．

解答 e

25A065

60歳の男性．車庫入れの時に，左方を見ると物が二重に見えるようになった．ガレージの上方にある案内板を見るとき複視はない．
検査時に予想される所見はどれか．**2つ選べ**．
a 頭を左に傾けている．
b Chin elevationがある．
c 左方視で右眼が上転する．
d 右方視で瞼裂が狭小化する．
e 下方を見ると左右に像が並んで見える．

解説

a ○ 右代償不全型上斜筋麻痺による右上斜視．両眼視するために左へhead tiltする．
b × この場合上方視で複視はないので，顎を上げて下方視する必要はない．
c ○ 右上斜筋麻痺なので，右の下斜筋過動を認めることがある．
d × 病歴からDuane症候群は否定的．
e × 下方視で水平偏位は起こりにくい．

解答 a，c

25A066

視神経炎で正しいのはどれか．**2つ選べ**．
a 小児では乳頭炎の頻度が成人より低い．
b 眼球運動痛は総腱輪の牽引により発生する．
c 副腎皮質ステロイドの少量内服維持が発症を予防する．
d ステロイドパルス療法で視力回復までの期間が短縮される．
e 視力が回復してもMRIのSTIR法で視神経は高信号を示す．

解説

a × 小児では乳頭炎型が多い．
b × 総腱輪の炎症によると考えられている．
c × 視神経脊髄炎ではステロイド少量内服を行うが，一般的な視神経炎では少量内服は行わない．また，視神経脊髄炎でも少量内服で発症を予防するというエビデンスはない．
d ○ 正しい．
e ○ 視力が回復しても早期にはMRI所見は回復せず，高信号を示す．数か月を経て視神経は等信号になる．

解答 d，e

25A067

中毒性視神経症の原因となる可能性が低いのはどれか．
- a　トルエン
- b　キノホルム
- c　クロロキン
- d　メチルアルコール
- e　エタンブトール塩酸塩

解説
- a × トルエン中毒を呈する．
- b × SMONとして有名である．
- c ○ 網膜症が有名である．
- d × メチルアルコール中毒を呈する．
- e × 視神経症を呈することがある．

解答 c

25A068

両眼の上転障害を来すのはどれか．
- a　下垂体腺腫
- b　Horner症候群
- c　Parinaud症候群
- d　double elevator palsy
- e　one-and-a-half症候群

解説
- a × 眼球運動障害は来さない．
- b × 片眼の交感神経麻痺のため眼球運動は来さない．
- c ○ 核上性両眼の上方注視麻痺．
- d × 片側性．
- e × 水平注視麻痺．

解答 c

25A069

上転障害がある場合に，閉瞼に伴う上転が可能なのはどれか．
- a　上直筋麻痺
- b　眼窩底骨折
- c　甲状腺眼症
- d　上方注視麻痺
- e　下斜筋fibrosis

解説
- a × 上直筋の麻痺のためBell現象（−）．
- b × 下直筋の拘縮などでBell現象（−）．
- c × 上転障害の場合，下直筋の肥厚などのためBell現象（−）．
- d ○ Bell現象（+）．

e × 眼球運動制限のためBell現象（−）．

解答 d

25A070

抗アクアポリン4抗体陽性視神経炎で**適切でない**のはどれか．
a 脊髄炎の合併が多い．
b 血漿交換療法が有効である．
c ステロイドパルス療法後の再発例が多い．
d 再発予防にインターフェロン治療は有効である．
e 本抗体陰性視神経炎と比較して発症は高齢者が多い．

解説
a × 脊髄炎の合併が起こり得る．
b × 治療法の一つである．
c × 再発が多いのが特徴である．
d ○ 多発性硬化症に用いられる．
e × 比較的高齢者に多い．

解答 d

25A071

縮瞳が**みられない**のはどれか．
a 橋出血
b サリン中毒
c MLF症候群
d Horner症候群
e Argyll Robertson瞳孔

解説
a × 縮瞳する．
b × 縮瞳する．
c ○ MLFでは縮瞳は起こらない．
d × 縮瞳する．
e × 一側の縮瞳．

解答 c

25A072

Tolosa-Hunt症候群の特徴はどれか．**2つ選べ．**
a 片側性
b 三叉神経麻痺
c 眼球運動障害
d MRIで正常所見
e 副腎皮質ステロイドに抵抗性

解説
a ○ 正しい．
b × 痛みを生じる．

c ○ 正しい．
d × 海綿静脈洞近辺に異常信号が認められる．
e × ステロイドが著効する．

解答 a, c

25A073

後天性滑車神経麻痺で**誤っている**のはどれか．
a 片側性では健側に頭部を傾斜する．
b 上方視で増悪する外方回旋斜視がある．
c 両側性では片側性より上下偏位が小さい．
d 虚血性では自然経過で大部分が回復する．
e 患者は「階段が降りにくい」と訴える．

解説
a × 片側性では健側に斜頸．
b ○ 下方視で増悪する．
c × 両側性の場合そのようになる．
d × 末梢性の場合多くは血管性で自然回復しやすい．
e × 内下転障害のため下方視で複視が起こる．

解答 b

25A074

眼振で正しいのはどれか．**2つ選べ**．
a 眼振の向きは緩徐相の向きで表す．
b 後天眼振では一般に動揺視を訴えない．
c 先天眼振では輻湊により眼振は抑制される．
d 時間経過で眼振の向きが左右変化するものがある．
e 急速相と緩徐相の区別がつかないものを律動眼振という．

解説
a × 急速相の向き．
b × 後天眼振では動揺視を訴えやすい．
c ○
d ○ 周期性方向交代性眼振．
e × 区別がつく眼振が律動眼振．

解答 c, d

25A075

α_2アドレナリン受容体作動薬はどれか．
a ビマトプロスト
b ドルゾラミド塩酸塩
c ピロカルピン塩酸塩
d ベタキソロール塩酸塩
e アプラクロニジン塩酸塩

【解説】
a × プロスタグランジン関連薬.
b × 炭酸脱水酵素阻害薬.
c × 副交感神経刺激薬.
d × 選択性β遮断薬（$β_1$受容体遮断作用）.
e ○

【解答】e

25A076

プラトー虹彩緑内障の病態で正しいのはどれか.
a 膨隆水晶体
b 水晶体脱臼
c 虹彩後癒着
d 毛様体前方偏位
e 相対的瞳孔ブロック

【解説】
a × 水晶体因子，もしくは続発閉塞隅角緑内障の瞳孔ブロック.
b × 水晶体因子，もしくは続発閉塞隅角緑内障の瞳孔ブロック.
c × 続発閉塞隅角緑内障の機序であり，瞳孔ブロックを来す.
d ○ プラトー虹彩形態の原因として，虹彩根部が先天的に厚いことや毛様体の付着部が前方偏位していることなどが指摘されている.
e × 相対的瞳孔ブロック.

【解答】d

虹彩根部が前方に屈曲していることで，散瞳時に隅角閉塞を生じる虹彩の形態異常をプラトー虹彩と呼び，その結果生じた眼圧上昇と緑内障性視神経症をプラトー虹彩緑内障と呼ぶ.「緑内障ガイドライン第4版」では原発性の閉塞隅角機序を①相対的瞳孔ブロック，②プラトー虹彩，③水晶体因子，④水晶体後方因子（毛様体因子など）と分類している．これに基づくと選択肢a，b，c，eはプラトー虹彩と独立した分類のように思われ，「d 毛様体前方偏位」が妥当である．

25A077

視神経乳頭出血で正しいのはどれか.
a 強度近視眼で多い.
b 正常眼の約1割に出現する.
c 後期緑内障で頻度は高くなる.
d 最も多く生じる部分は上鼻側である.
e ノッチングのある部分に出現しやすい.

【解説】
a × 正常眼圧緑内障に多いが，強度近視に伴う症例では頻度が低い.
b × 正常眼では0〜0.21％である.
c × 初期から中期で観察されやすく，後期では頻度が低くなる.
d × 耳側に好発する.

e ○　リムノッチングや神経線維層束状欠損の部位と一致して出現しやすい.

解答 **e**

25A078

落屑症候群で落屑物質が**みられない**部位はどれか.

    a　隅角

    b　虹彩

    c　網膜

    d　水晶体

    e　毛様体

解説

a　×

b　×

c　○

d　×

e　×

解答 **c**

落屑物質は,虹彩,水晶体,隅角,Zinn小帯,毛様体,角膜内皮などに沈着する.

25A079

薬物と房水動態の組合せで正しいのはどれか.**3つ選べ**.

    a　アドレナリン————————線維柱帯流出増大

    b　チモロールマレイン酸塩———産生抑制

    c　ピロカルピン塩酸塩————ぶどう膜強膜路流出増大

    d　ブリンゾラミド————————産生抑制

    e　ラタノプロスト————————産生抑制

解説

a　○

b　○

c　×　主経路からの流出増大.

d　○

e　×　ぶどう膜強膜流出路からの流出増大.

解答 **a,b,d**

25A080

原発開放隅角緑内障(広義)の有病率で正しいのはどれか.**2つ選べ**.

    a　屈折異常による差はない.

    b　発展途上国は先進国に比べて高い.

    c　黒人,黄色人種,白人の順に高い.

    d　日本人で40歳以上では約4%である.

    e　男性の頻度は,女性に比べ1.2～1.5倍である.

解説

a　×　近視眼で多い.

b　×　人種差や屈折異常による差があるため一概に発展途上国の方が高いとは言えず，これまでの報告からも一定の傾向は認めない．ただし，西インド諸島での有病率は高いと報告されている．
c　○　正しい．
d　○　正しい．
e　×　多治見スタディではそこまでの男女差はなく，他国の報告をみても一定の傾向は認めない．

|解答|　c, d

25A081

隅角所見と疾患の組合せで正しいのはどれか．
a　隅角離開――――――――発達緑内障
b　隅角結節――――――――Behçet病
c　虹彩高位付着――――――ぶどう膜炎
d　Sampaolesi線――――――落屑緑内障
e　角膜に達する周辺虹彩前癒着―――原発閉塞隅角緑内障

解説
a　×　発達緑内障（原発先天緑内障）では虹彩高位付着を呈する．
b　×　隅角結節はサルコイドーシスでみられる．
c　×　ぶどう膜炎では周辺部虹彩前癒着（PAS）がみられ，虹彩高位付着とは異なる．
d　○　正しい組み合わせ．
e　×　原発閉塞隅角緑内障でみられるPASはSchwalbe線を越えない．Iris bombeやICE症候群，外傷や手術による前房消失後では角膜に達することがある．

|解答|　d

25A082

悪性緑内障の治療で**誤っている**のはどれか．
a　硝子体手術
b　高張浸透圧薬点滴
c　副交感神経刺激薬点眼
d　アトロピン硫酸塩点眼
e　YAGレーザーによる前部硝子体膜切開

解説
a　×
b　×
c　○　毛様体の前方移動が起こり，症状は増悪する．
d　×
e　×

|解答|　c

25A083

Behçet病の治療薬で眼炎症発作抑制作用が最も強いのはどれか．
a　アザチオプリン
b　インフリキシマブ
c　コルヒチン
d　シクロスポリン
e　プレドニゾロン

解説

a　×　日本では保険適応になっていない．
b　○
c　×
d　×
e　×

解答　b

25A084

眼科の局所麻酔で，成人男性に2％リドカイン塩酸塩溶液を使用する場合の基準最高用量はどれか．
a　0.5 ml
b　5 ml
c　10 ml
d　20 ml
e　50 ml

解説

a　×
b　×
c　○　通常リドカインとして200 mgが最高容量であるため2％で10 ml．
d　×
e　×

解答　c

25A085

コンタクトレンズによる角膜感染症の主な原因はどれか．**3つ選べ**．
a　*Acanthamoeba castellanii*
b　*Nocardia asteroides*
c　*Pseudomonas aeruginosa*
d　*Serratia marcescens*
e　*Staphylococcus epidermidis*

解説

a　○　アメーバ．
b　×　ノカルジア．グラム陽性桿菌．肺炎や皮膚炎など．日和見感染．
c　○　緑膿菌．
d　○　セラチア．

e × 表皮ブドウ球菌，グラム陽性球菌，CL以外の感染症など．

解答 a, c, d

25A086

副腎皮質ステロイドの長期内服で生じる眼合併症はどれか．3つ選べ．
a 白内障
b 緑内障
c 強膜軟化症
d 加齢黄斑変性
e 中心性漿液性脈絡網膜症

解説
a ○ 後嚢下白内障，高眼圧，中心性漿液性脈絡網膜症，眼窩脂肪増生，眼瞼腫脹がある．
b ○ 後嚢下白内障，高眼圧，中心性漿液性脈絡網膜症，眼窩脂肪増生，眼瞼腫脹がある．
c × マイトマイシンCの合併症や関節リウマチの重症例に伴うものなどがある．
d × 喫煙，加齢，日光曝露，肥満，高血圧が関連している．
e ○ 後嚢下白内障，高眼圧，中心性漿液性脈絡網膜症，眼窩脂肪増生，眼瞼腫脹がある．

解答 a, b, e

25A087

Intraoperative floppy iris syndromeへの対策で有効なのはどれか．3つ選べ．
a 瞳孔括約筋切開
b フェニレフリン塩酸塩
c アイリスリトラクター
d 選択的α_1阻害薬内服の中止
e Viscoadaptive 製剤

解説
a × 虹彩の脆弱化を招くので不適切．同様にフックによるストレッチも勧められない．
b ○ フェニレフリン塩酸塩の前房内投与によってα_1阻害薬の効果を抑制できる．
c ○ 虹彩のうねりと縮瞳を防ぐことができる．
d × 内服を中止してもIFISの発生に変わりはない．
e ○ Viscoadaptive製剤を注入して虹彩を安定化させる．

解答 b, c, e

25A088

角膜内皮移植術（DSAEK）術後の拒絶反応発生率はどれか．
  a　0.5％以上〜1％未満
  b　1％以上〜5％未満
  c　5％以上〜10％未満
  d　10％以上〜20％未満
  e　20％以上〜30％未満

解説
a　×
b　×
c　○　7〜8％．
d　×
e　×

解答　c

25A089

白内障術後眼内炎で正しいのはどれか．**2つ選べ**．
  a　発生頻度は0.1〜0.5％程度である．
  b　発症は通常は術後10日前後である．
  c　原因菌で最も頻度が高いのはMRSAである．
  d　輪部強膜切開よりも角膜切開のほうが発生率が高い．
  e　結膜嚢と皮膚のポビドンヨード消毒が発生予防に有効である．

解説
a　×　0.01〜0.05％程度と報告されている．
b　×　術後2〜3日がピークである．
c　×　最も頻度が高いのはCNSである．
d　○　エビデンスあり．
e　○　エビデンスあり．

解答　d，e

25A090

SF_6の非膨張希釈率はどれか．
  a　10％
  b　20％
  c　30％
  d　40％
  e　50％

解説
a　×
b　○　希釈ガスにて置換する場合は，20％で用いる．
c　×
d　×

e ×

解答 b

25A091

角膜移植術で拒絶反応のリスクが少ない術式はどれか．2つ選べ．
- a 角膜内皮移植
- b 全層角膜移植
- c 自己輪部移植
- d 同種角膜輪部移植
- e 深層前部層状角膜移植

解説
- a × 主に拒絶反応は内皮に対して生じる．
- b × 約3割に生じる．
- c ○ 自己組織なので生じにくいと考える．
- d × 輪部は血管も多く生じやすい．
- e ○ 内皮はホストの組織で生じにくい．

解答 c, e

25A092

ハイドロダイセクション時に後嚢破損が発生しやすいのはどれか．2つ選べ．
- a 浅前房
- b 核白内障
- c 後極白内障
- d Zinn小帯脆弱
- e 小さい径の連続円形切嚢

解説
- a × 特に発生しやすいということはない．
- b × 特に発生しやすいということはない．
- c ○ もともと後嚢が欠損していることもあり，ハイドロダイセクション時に注意要．
- d × 特に発生しやすいということはない．
- e ○ 圧が前房側に逃げにくいため，後嚢破損のリスクが上がる．

解答 c, e

25A093

吸収糸はどれか．2つ選べ．
- a Glycolic acid(Dexon®)
- b Nylon
- c Polyglactin 910(Vicryl®)
- d Polypropylene(Prolene®)
- e Silk

解説
- a ○

b × 非吸収糸.
c ○
d × 非吸収糸.
e × 非吸収糸.

解答 a, c

25A094 治療的レーザー角膜切除の適応となる疾患はどれか．2つ選べ．
a 帯状角膜変性
b 斑状角膜ジストロフィ
c 顆粒状角膜ジストロフィ
d Fuchs角膜内皮ジストロフィ
e Stevens-Johnson症候群

解説
a ○ Bowman膜から実質浅層のリン酸カルシウムの沈着であり適応となる.
b × 混濁は実質浅層から深層まで及ぶため全層か深層角膜移植の適応となる.
c ○ 実質浅層の混濁が視力に影響していることが多いため適応となる.
d × 角膜内皮の異常であり適応にならない.
e × 角膜上皮幹細胞疲弊で血管を伴う結膜上皮が侵入して混濁するので不適.

解答 a, c

25A095 強膜内陥術の合併症はどれか．3つ選べ．
a 複視
b 脈絡膜剝離
c 黄斑パッカー
d 脈絡膜新生血管
e 網膜静脈分枝閉塞症

解説
a ○ 外眼筋への障害が生じる.
b ○ 脈絡膜循環不全が生じる可能性がある.
c ○ 冷凍凝固や光凝固によって生じる.
d ×
e ×

解答 a, b, c

25A096

眼振に対する術式で正しいのはどれか. **2つ選べ.**

a　Anderson法
b　Hotz法
c　Hummelsheim法
d　Jensen法
e　Kestenbaum法

解説

a　○
b　×　眼瞼内反症の手術.
c　×　麻痺性斜視の手術.
d　×　麻痺性斜視の手術.
e　○

解答　a, e

25A097

網膜復位術後の増殖硝子体網膜症の危険因子はどれか. **2つ選べ.**

a　萎縮性円孔
b　白内障手術既往眼
c　硝子体手術既往眼
d　若年性巨大鋸状縁断裂
e　3乳頭径以上の大きな裂孔

解説

a　×　治療するとしても網膜復位術の適応となる疾患.
b　×　無関係.
c　○　硝子体手術後は前部硝子体増殖が生じることがある.
d　○　若年者では増殖が生じやすく, 特に鋸状縁の手術後は前部硝子体増殖が起きやすい.
e　×　巨大裂孔では増殖が生じやすいが, 3乳頭はまだ1象限程度でありリスクは小さい.

解答　c, d

25A098

術中, 術後の駆逐性出血の危険因子はどれか. **2つ選べ.**

a　小児
b　低血圧
c　緑内障眼
d　強度遠視眼
e　無水晶体眼

解説

a　×　高齢者が危険因子.
b　×　高血圧が危険因子.
c　○

d × 強度近視眼が危険因子.
e ○

解答 c, e

25A099

網膜光凝固の適応で最も適切なのはどれか.
a 格子状変性
b 敷石状変性
c 萎縮性円孔
d 網膜剥離を伴わない馬蹄形裂孔
e 網膜剥離を伴わない遊離弁を伴う網膜裂孔

解説
a × 硝子体牽引があれば予防効果はそれほど高くない.
b × 通常光凝固の適応ではない.
c × 硝子体牽引がなければ網膜剥離になることは少ない.
d ○ 最も適応になる.
e × 硝子体牽引がなければ早急に治療する必要はない.

解答 d

25A100

液体パーフルオロカーボンで正しいのはどれか. 3つ選べ.
a 水より表面張力が大きい.
b 硝子体手術終了時に抜去する.
c シリコーンオイルより粘度が高い.
d シリコーンオイルより比重が大きい.
e 空気灌流下で硝子体腔に注入するのが一般的である.

解説
a × 表面張力は約17 dynes/cmと小さい. 水は約72 dynes/cm.
b ○ 一時的な留置のみが使用適用である.
c × 粘度は低い.
d ○ 比重が大きい.
e × 液体下で硝子体腔に注入するのが一般的.

解答 b, dのみ. 不適切問題

B 臨床実地問題

25B001

発生期の光学顕微鏡写真を**別図1**に示す．
正しいのはどれか．
 a 胎生 3 週
 b 胎生 5 週
 c 胎生10週
 d 胎生15週
 e 胎生20週

解説

a × 胎生3週で眼溝（眼原基）ができ，胎生4週で眼胞が形成され始める．

b × 胎生5週で眼杯腹側に胎生裂が形成される．図はすでに胎生裂が閉鎖しており胎生6週以降である．水晶体は胎生5週で水晶体胞形成，7週で後方の上皮細胞が前方に伸びて第一次水晶体線維を形成，以降は赤道部の細胞が分裂して第二次水晶体線維を形成する．図では水晶体嚢が形成されており，胎生8週以降．

c ○ 水晶体嚢形成されており，胎生8週以降で合致している．角膜は胎生8週頃から上皮，内皮，実質が分化し，胎生15週〜20週には各細胞やコラーゲン線維が発達する．図は胎生8週〜12週頃と思われる．
硝子体固有血管系，水晶体血管膜（水晶体の周囲に血管がみられる）が発達しており，胎生10週に合致する．網膜では内神経母細胞層と外神経母細胞層が再度融合する時期で，網膜色素上皮細胞も発達して1層になっている．

d × 胎生15週では硝子体固有血管が退縮を開始，網膜では網膜神経細胞層が分離して内網状層を形成する．角膜，虹彩・毛様体の各細胞もより発達し，上下の眼瞼が癒着する．

e × 胎生20週では硝子体固有血管がほとんど退縮，網膜では各層構造が分化形成され，図よりもはるかに発達している．隅角や毛様体も発達している．

解答 c

25B002

正常な眼組織の組織像を**別図2**に示す．
部位はどれか．
 a 眼瞼
 b 瞼結膜
 c 球結膜
 d 角膜
 e 網膜

解説

a × 眼瞼皮膚は角化型重層扁平上皮，上皮下の真皮には毛包，皮脂腺，汗腺を含む．
b ○ 上皮下に血管を含む粘膜固有層があり，瞼板と密に接している．
c × 上皮下に血管を含む粘膜固有層があり，その下にTenon囊，上強膜，強膜がある．
d × 実質に血管を豊富に含むことが異なる．
e × 網膜の層構造を認めない．

解答 b

この写真には上皮下に血管がある．よって眼瞼か結膜に絞られる．結膜上皮には杯細胞があるのが特徴であるが，この写真において杯細胞は明らかでない．しかし，眼瞼皮膚の表皮，真皮，付属器の特徴はない．球結膜か，瞼結膜かと考えると，瞼結膜の可能性が高い．典型的な写真ではなく，やや不適切．

25B003

45歳の女性．5日前から左眼の視野異常を訴えて来院した．視力は両眼ともに0.1（1.2 × － 3.00 D）．左眼に軽度の相対的瞳孔求心路障害がみられる．眼底は両眼ともに正常．視野を**別図3**に示す．
　確定診断に必要な検査はどれか．

a　VEP
b　遺伝子検査
c　頭部MRI
d　多局所ERG
e　ウイルス検査

解説

a × MRI，ERGが優先される．
b × Leberの鑑別であろうか．
c ○ RAPD陽性にて視神経障害を考えさせる設問と考えられる．
d × AZOORでも矛盾しないが，その場合は正解となる．
e × MRI，ERGが優先される．

解答 c

25B004

67歳の男性．3年前に急に複視が出現し，その後改善しないと訴え，視覚障害診断書を希望して来院した．視力は右0.6（矯正不能），左0.6（矯正不能）．視野は正常．Hess赤緑試験の結果と障害程度等級表を**別図4A，4B**に示す．
　視覚障害診断の等級はどれか．

a　不該当
b　6級
c　5級
d　4級
e　3級

解説	a	×	
	b	○	両眼を同時に使用できない複視の場合は，非優位眼の視力を0として取り扱う．
	c	×	
	d	×	
	e	×	

解答 b

25B005

48歳の男性．左眼の視力改善を希望して来院した．左眼前眼部写真を**別図5**に示す．
正しいのはどれか．
　a　解熱鎮痛薬の服用歴を聴く必要がある．
　b　涙液中総IgE検査は陽性になる．
　c　副腎皮質ステロイド点眼は禁忌である．
　d　結膜切除が有効である．
　e　全層角膜移植の適応である．

解説	a	○	瘢痕性角結膜症の原因としてSJSを鑑別する．
	b	×	アレルギー性結膜炎ではない．
	c	×	消炎で使用することもある．
	d	×	モーレン潰瘍などではない．
	e	×	全層角膜移植のみでは予後不良．輪部移植，羊膜移植の併用の検討がいる．

解答 a

25B006

65歳の女性．両眼瞼の腫脹と複視を主訴に来院した．顔面写真を**別図6**に示す．全身的Gaシンチグラフィで眼周囲組織以外に呼吸器や後腹膜組織にも集積を認める．
正しいのはどれか．
　a　視神経障害は起こらない．
　b　遅延型過敏反応が関与する．
　c　SS-A，SS-B抗体は陰性である．
　d　副腎皮質ステロイドは無効である．
　e　腫脹組織には類上皮細胞肉芽腫を認める．

| 解説 | a | × | 外眼部写真で両眼瞼・涙腺部腫脹を生じておりIgG4関連疾患が疑われる．しばしば全身諸臓器にも病変が認められ，後腹膜組織や肺もターゲットとなる．サルコイドーシスやSjögren症候群も鑑別に挙がるが，複視を来すことは極めてまれであり，可能性は低い．IgG4関連疾患では眼窩内病変も多彩であり，視神経周囲に病変が及ぶと視機能低下の原因となる． |
| | b | × | 遅延型過敏反応などのアレルギー反応ではなく，自己免疫性疾患と考えられ |

ている．
- c ○ SS-A，SS-B抗体が陽性となるSjögren症候群は除外すべき疾患である．
- d × ステロイド薬投与が第一選択．多くの症例で奏効する．
- e × 類上皮細胞肉芽腫はサルコイドーシスで認められる所見．IgG4関連疾患ではリンパ球，形質細胞（特にIgG4陽性形質細胞）の浸潤と線維化が認められる．

解答 c

25B007

70歳の男性．2か月前から左眼の眼球突出を家族に指摘されていた．2週前から左眼の充血と軽度の疼痛が出現したため来院した．視力は右0.8（矯正不能），左0.7（矯正不能）．左眼の外転，上転制限を認める．左眼結膜の充血浮腫，両眼に白内障を認める．眼窩部CT像を**別図7**に示す．

診断はどれか．

a 涙腺炎
b 涙腺癌
c 混合腫瘍
d 悪性リンパ腫
e Langerhans細胞組織球症

解説
- a × CTで骨破壊を伴う腫瘤を認める．涙腺炎ではない．
- b ○ 涙腺原発の悪性腫瘍を疑う．疼痛を伴い，腺様嚢胞癌の頻度が高い．
- c × 良性多型腺腫（混合腫瘍）は女性に多く，痛みがないことが多い．
- d × 眼窩に発生するリンパ腫はMALTリンパ腫など低悪性度のものが多い．
- e × 小児に発症する腫瘤性疾患である．

解答 b

25B008

49歳の女性．1か月前から両眼の視力低下を訴えて来院した．視力は右0.4（矯正不能），左0.5（矯正不能）．前眼部と中間透光体および眼底には異常はない．対光反射が直接・間接ともに遅鈍である．眼窩MRI脂肪抑制T_1強調画像の冠状断と軸位断を**別図8A，8B**に示す．

まず行うべき対応はどれか．

a 経過観察
b 副腎皮質ステロイド内服
c ステロイドパルス療法
d 眼窩放射線照射
e 眼窩減圧術

解説
- a × 視神経症を呈しており甲状腺眼症の最重症型と考えられる．至急治療を開始する．
- b × 内服では十分な効果が期待できないと考えられる．

c ○ STIR 画像で外眼筋に均一な高信号が認められ，炎症の活動性が高いと判断される．まずはステロイドパルス療法を試みるべきである．
d × パルス療法の効果が不十分であった場合に追加治療として検討すべきである．
e × ステロイドパルス療法で改善がみられない場合に検討すべきである．

解答 c

65歳の男性．3か月前から徐々に右眼の充血を自覚し，2週前からさらに増悪し，他人からも指摘されるようになったため来院した．視力は右1.0（矯正不能），左0.9（矯正不能）．両眼に軽度の白内障を認める．眼底に異常はない．眼窩 MRI 軸位断を別図9に示す．
原因はどれか．
 a 甲状腺眼症
 b 上斜筋腫瘍
 c 肥厚性硬膜炎
 d 特発性眼窩炎症
 e 内頸動脈海綿静脈洞瘻

解説
a × 外眼筋の肥厚所見が確認できない．
b × 腫瘍性病変は確認できない．
c × 硬膜の肥厚所見が確認できない．
d × 明らかな炎症性病変が確認できない．
e ○ 右上眼静脈の拡張が認められ，海綿静脈洞へと連結している．CCF に特徴的な所見．

解答 e

65歳の男性．右下眼瞼の外反と下涙点を含む腫瘤に気付き来院した．右眼前眼部写真と組織像とを別図10A，10B，10Cに示す．
診断はどれか．
 a 母斑
 b 脂腺癌
 c 悪性黒色腫
 d 基底細胞癌
 e 脂漏性角化症

解説
a ○ 真皮内を主座としたびまん性増殖で，細胞形態もメラノサイト由来と考えられる．強拡大像で明らかな核異型はなく，母斑と考えられる．
b × 泡沫状細胞質を有する脂腺細胞の増殖がみられない．メラニン色素増加も非典型的．
c × 明らかな核異型を認めず，肉眼像でも周囲への色素の染み出しなど黒色腫を示唆する所見に乏しい．

| d | × | 基底細胞癌や脂漏性角化症は基底細胞様細胞由来であるが，その増殖が認められない．胞巣の形成や索状配列も認められない． |
| e | × | 基底細胞様細胞の増殖ではない．外向性ではなく，偽角化嚢胞などの特徴もない． |

解答 a

10か月の乳児．右上眼瞼が下垂しているため治療目的で近医から紹介されて来院した．
顔面写真を**別図11**に示す．
治療方針を決定するのに重要なのはどれか．**2つ選べ．**
a　顎上げ頭位
b　角膜反射
c　斜頸
d　斜視
e　注視

解説

a	○	顎上げ頭位は患眼を使用している場合に認められる症状であり，弱視のリスクは低い．
b	○	角膜反射が確認できれば，患眼を使用しているということであり，弱視のリスクは低い．
c	×	眼瞼下垂では斜頸を呈することはない．
d	×	弱視治療は斜視治療に優先されるため，斜視の合併があっても治療はその後となる．
e	×	注視は健眼のみでも可能であり，治療方針決定に重要ではない．

解答 a, b

25歳の男性．右眼の異物感を主訴に来院した．右眼前眼部写真を**別図12**に示す．
原因として考えられるのはどれか．
a　Human herpesvirus 6
b　Human herpesvirus 7
c　Human herpesvirus 8
d　Human papilloma virus type 11
e　Human T lymphotropic virus type 1

解説

a	×	若年者の涙丘近くに発生したカリフラワー様の赤色調腫瘍で，乳頭腫と考えられる．結膜乳頭腫はHPVとの関連が指摘されているが，ヘルペスウイルスとの関連は知られていない．ちなみにHHV-6は突発性発疹と関連．
b	×	HHV-7も突発性発疹との関連が指摘されている．
c	×	HHV-8はカポジ肉腫関連ヘルペスウイルス．
d	○	HPV6型または11型が検出されることが多い．

e × HTLV-1は白血病やぶどう膜炎と関連するが，乳頭腫との関連はなし．

[解答] d

 25B013

62歳の女性．右眼の異物感を主訴に来院した．右眼前眼部写真と手術で摘出した組織を**別図13A，13B**に示す．眼手術の既往はない．
正しいのはどれか．
 a 炎症細胞の浸潤を認める．
 b 周囲組織に癒着している．
 c 壁は単層の細胞層からなる．
 d 内部は充実性の線維組織からなる．
 e PAS染色で染色される細胞を認める．

[解説]
a ×
b ×
c ○ 結膜嚢胞．組織は1〜2層の結膜上皮に囲まれた内腔とその中の粘液からなる．
d ×
e ×

[解答] c

 25B014

25歳の女性．両眼の視力低下を主訴に来院した．幼少時より両眼の眼痛，視力不良の既往がある．右眼前眼部写真を**別図14A，14B**に示す．
この疾患で正しいのはどれか．**2つ選べ**．
 a 角膜浮腫を伴う．
 b 常染色体劣性遺伝である．
 c *TGFBI*の遺伝子異常で発生する．
 d 角膜内の混濁はアミロイドである．
 e 角膜移植後半年以内に混濁が再発する．

[解説]
a × 格子状角膜ジストロフィであり，写真からも角膜浮腫はみられない．
b × 比較的細い格子状線条からⅠ型と推察される．常染色体優性遺伝である．
c ○ Ⅰ型の原因遺伝子は*TGFBI*である．
d ○ 角膜実質を中心にアミロイドが沈着し，格子状の角膜混濁が生じる．
e × 再発するが緩徐であるといわれており，半年以内ほど早期ではない．

[解答] c, d

25B015

58歳の男性．1年前右眼に全層角膜移植を受けた．数日前からの右眼の充血と視力低下を主訴に来院した．右眼前眼部フルオレセイン染色写真を**別図15**に示す．

治療はどれか．

a 再移植
b 角膜掻爬
c 抗菌薬頻回点眼
d 抗ウイルス薬局所投与
e 副腎皮質ステロイド全身投与

解説

a ×
b ×
c ×
d ○ 上皮型角膜ヘルペス．Dendritic tailを伴った地図状角膜びらんを認める．
e ×

解答 d

25B016

53歳の男性．右眼の視力低下を訴えて来院した．視力は右0.4（矯正不能）．眼圧は右15 mmHg．眼底に異常はない．右眼前眼部写真を**別図16**に示す．

確認すべきものはどれか．

a 眼球打撲
b 赤外線曝露
c 放射線曝露
d 抗精神薬服用
e ぶどう膜炎の既往

解説

a ○ 花びら白内障．
b × 特徴的な混濁はないが，真性落屑を合併することが多い．
c × 後嚢下白内障が特徴的．高度な曝露では皮質白内障や核白内障を生じる．
d × クロルプロマジンは前極白内障．
e × 前嚢下白内障や後嚢下白内障．

解答 a

25B017

別図17A，17Bの2つの視力検査で差が出るのはどれか．

a 弱視
b 視神経炎
c 初発白内障
d 末期緑内障
e 加齢黄斑変性

解説	a	○	字ひとつ視力検査は特に読み分け困難のある小児に適している.
	b	×	視神経炎は字詰まり視力でも測定可能である.
	c	×	白内障は字詰まり視力でも測定可能である.
	d	×	末期緑内障では字ひとつ視力検査, 字詰まり視力検査での差はでない.
	e	×	加齢黄斑変性では中心視力が低下する.

解答 a

25B018

75歳の男性. 右眼前眼部写真を**別図18**に示す.
診断はどれか.
　　a　水晶体脱臼
　　b　毛様体腫瘍
　　c　脈絡膜剝離
　　d　モルガーニ白内障
　　e　シリコーンオイル注入眼

解説	a	×	褐色の核が下方に沈下しているのみで水晶体全体は脱臼していない.
	b	×	褐色の組織は硬化の進んだ水晶体核である.
	c	×	褐色の組織は硬化の進んだ水晶体核である.
	d	○	液化した水晶体皮質の中に褐色の核が下方に沈下しており, モルガーニ白内障と判断できる.
	e	×	乳化したシリコーンオイルが前房内に浮遊することがあるが上方にニボーを形成する.

解答 d

25B019

50歳の女性. 右眼眼底写真を**別図19**に示す.
正しいのはどれか. **2つ選べ**.
　　a　夜盲を訴える.
　　b　ERGは消失型である.
　　c　X連鎖性遺伝形式を示す.
　　d　*CYP4V2*遺伝子変異を認める.
　　e　視野検査で中心10度の求心性視野狭窄を認める.

解説	a	○	夜盲を訴える.
	b	×	進行が強くない限り消失とはならない.
	c	×	クリスタリン網膜症は常染色体劣性遺伝である.
	d	○	クリスタリン網膜症の原因遺伝子である.
	e	×	強い視野狭窄とはならない.

解答 a, d

黄斑にクリスタリンと考えられる黄白色の微細な沈着がみられ, そこから周辺は脈絡膜中大血管が透見でき, 網膜外層萎縮と網膜色素上皮萎縮がみられる. そのため, ク

リスタリン網膜症と考える．

25B020

生後4か月の乳児．左眼眼底写真を**別図20A，20B**に示す．右眼も同様の所見である．
眼底出血の原因で最も可能性の高いのはどれか．
- a 白血病
- b Coats病
- c 未熟児網膜症
- d 被虐待児症候群
- e 家族性滲出性硝子体網膜症

解説
- a × 乳児には少ない．Roth斑を認める．
- b × 片眼性が多い．網膜の滲出斑，漿液性網膜剥離などを伴う．
- c × 通常広範囲の網膜出血は伴わない．
- d ○ 乳児，両眼性の病変，散在する網膜出血あり，典型的である．
- e × 無血管領域，網膜血管先端部異常，牽引網膜，網膜ひだ，網膜全剥離などを認める．

解答 d

25B021

7歳の男児．学校健診で両眼の視力低下を指摘されて来院した．視力は右0.4(0.5×−0.25 D)，左0.3(矯正不能)．右眼眼底写真とフルオレセイン蛍光眼底造影写真およびOCT像を**別図21A，21B，21C**に示す．左眼も同様である．
この疾患で正しいのはどれか．**2つ選べ**．
- a 常染色体優性遺伝を示す．
- b 黄色斑がみられる病型がある．
- c *ABCA4*遺伝子変異を認める．
- d ERGはnon-recordableを示す．
- e EOGのL/D比の低下がみられる．

解説
- a × 常染色体劣性遺伝が多い．
- b ○ Stargardt病ではflecksといわれる黄色斑のみられる病型がある．
- c ○ 両眼性，小児，黄斑部萎縮，dark choroidよりStargardt病と診断できる．
- d × ERGは正常から異常まで様々．
- e × L/D比の低下がみられるのはBest病，白点状網膜炎，コロイデレミアなど．

解答 b，c

25B022

64歳の男性．右眼眼底写真とインドシアニングリーン蛍光眼底造影写真を別図22A，22Bに示す．

造影所見で正しいのはどれか．**2つ選べ**．

a 硬性白斑による低蛍光
b 網膜下出血による低蛍光
c ポリープ状病巣による過蛍光
d 網膜下新生血管による過蛍光
e 漿液性網膜色素上皮剥離による低蛍光

【解説】

a × 硬性白斑はあるが，低蛍光にはなっていない．
b × 漿液性色素上皮剥離がある．
c ○ 橙赤色隆起病変に一致してポリープの過蛍光がある．
d × 網膜下新生血管はない．
e ○ 低蛍光部位は漿液性網膜剥離がある．

【解答】c, e

25B023

7歳の男児．学校健診で視力不良を指摘されて来院した．視力は右0.3（0.5 × + 2.50 D），左0.2（0.4 × + 3.00 D）．右眼眼底黄斑部拡大写真を別図23に示す．

診断に有用な検査はどれか．**2つ選べ**．

a 隅角検査
b 色相配列検査
c 母親の眼底検査
d ERG
e OCT

【解説】

a × 若年男子，両眼性視力低下，黄斑部の車軸状皺襞により，X染色体性若年網膜分離症と診断できる．隅角に異常は来さない．
b × 診断に有用とはいえない．
c × 母親の眼底は正常である．
d ○ b波の著明な減弱（陰性b波）が特徴である．
e ○ 中心窩とその周囲の囊胞，網膜分離を検出できる．

【解答】d, e

18歳の男子．幼少の頃から暗い場所が苦手であったが，自動車運転免許を取得する際に夜の運転を心配して来院した．視力は右0.6（1.2 × − 1.00 D），左0.5（1.2 × − 1.25 D）．左眼眼底写真を**別図24**に示す．
この疾患で正しいのはどれか．**3つ選べ**．
a　常染色体劣性遺伝である．
b　EOGが診断に有用である．
c　ERGの杆体応答は正常である．
d　視野は正常であることが多い．
e　長時間暗順応後に眼底の色調が変化する．

解説

a　○　生来よりの夜盲，視力低下なし，金箔様眼底より小口病と診断できる．小口病は常染色体劣性遺伝である．
b　×　有用な検査ではない．
c　×　ERGの錐体応答は正常，杆体反応はnegative.
d　○　夜盲以外の視機能異常はあまりない．
e　○　水尾−中村現象．

解答　a，d，e

25歳の男性．右眼の視野異常を主訴に来院した．右眼眼底写真を**別図25**に示す．最も考えられるのはどれか．
a　眼トキソカラ症
b　網膜つた状血管腫
c　Coats病
d　Eales病
e　von Hippel-Lindau症候群

解説

a　×　後極部の孤立性の白色隆起病巣がみられる．
b　×　網膜動静脈の先天性吻合で，つた状の外観を示す．
c　×　網膜血管内皮の先天的脆弱性による病態で，滲出物（硬性白斑，網膜下液）などを主に認める．
d　×　片眼性の網膜周辺部の血管閉塞性疾患．無血管領域と新生血管，硝子体出血を生じる．
e　○　拡張した流入血管を伴った網膜血管腫．von Hippel-Lindow症候群で合併することが多い．

解答　e

25B026

40歳の女性．健康診断で両眼の視神経乳頭の異常を指摘されて来院した．視力は両眼ともに1.0（矯正不能）．眼圧は右14 mmHg，左16 mmHg．左眼眼底写真と眼底自発蛍光写真を**別図26A，26B**に示す．

考えられるのはどれか．

- a　うっ血乳頭
- b　乳頭ピット
- c　乳頭ドルーゼン
- d　正常眼圧緑内障
- e　乳頭黒色細胞腫

解説

- a × 乳頭のうっ血はみられない．
- b × 視神経乳頭の生理的陥凹の中にみられる．
- c ○ 乳頭ドルーゼンは自発蛍光で過蛍光となる．
- d × 緑内障乳頭ではない．
- e × 黒色腫はみられない．

解答 c

25B027

47歳の男性．左眼の視野欠損を主訴に来院した．超音波Bモード像と眼球摘出後の病理組織像とを**別図27A，27B**に示す．

この疾患で正しいのはどれか．**2つ選べ**．

- a　眼痛を伴うことが多い．
- b　orange pigmentを伴うことがある．
- c　MRI T_2 強調画像で低信号を示す．
- d　網膜剝離を伴うことはまれである．
- e　我が国での5年生存率は50％である．

解説

- a × 脈絡膜悪性黒色腫は痛みがないが，強膜を穿通して眼球外浸潤したときに炎症が生じることがある．呈示された超音波Bモードは，典型的なマッシュルーム型，腫瘍内低反射，choroidal excavation所見があり，脈絡膜悪性黒色腫に特徴的である．眼球外浸潤の有無を厳密に評価する必要がある．病理所見は，メラニン色素がみられ，極性がある紡錘形細胞が主体のspindleタイプである．
- b × オレンジ色素は，小さな脈絡膜悪性黒色腫にみられることが多い所見である．網膜色素上皮が障害されているサインであり，本例のような大きな病変にはみられない．
- c ○ メラニン色素により，MRIの信号に反転現象が生じる．このために，眼内ではT_1強調画像は高信号，T_2強調画像は低信号となる．
- d × 脈絡膜悪性黒色腫には，網膜剝離が必発である．
- e ○ 腫瘍厚9 mmはTNM分類でT3であり，世界的には5年生存率は40〜50％と認識されている．日本人の発症率は白色人種に比べれば低いが，予後に差

はない．

解答 c，e

25B028

60歳の男性．1年前から少しずつ左眼が見えにくくなり来院した．視力は右1.2（矯正不能），左0.1（0.4 × + 1.00 D）．左眼眼底写真と蛍光眼底造影写真（開始後1分）とを**別図28A，28B**に示す．
最も考えられる脈絡膜疾患はどれか．
　a　骨腫
　b　血管腫
　c　悪性黒色腫
　d　転移性腫瘍
　e　孤立性結核腫

解説

a　×　骨腫では眼底所見で白色から黄白色の病変が認められ，本例の所見と異なる．
b　○　血管腫は後極部に多く認められる橙色〜橙赤色の腫瘍であり，緩徐に進行する．蛍光眼底造影（FA）ではびまん性の過蛍光となり，本例と合致する．
c　×　悪性黒色腫はドーム状，マッシュルーム状に隆起する丈の高い腫瘍が多く，黒色調の色素病変を含むことが多い．FAでは基本的に低蛍光を示す．
d　×　転移性腫瘍は概して黄白色調を呈し，進行が速い．FAでは点状・斑状過蛍光．
e　×　結核菌自体の脈絡膜感染によるもので色素上皮下に小白点や隆起した肉芽腫性病変として観察される．本例の特徴とは異なる．

解答 b

25B029

55歳の女性．両眼の霧視を自覚して来院した．右眼前眼部写真と両眼の蛍光眼底造影写真とを**別図29A，29B，29C**に示す．
本症例にみられる可能性があるのはどれか．**2つ選べ**．
　a　皮膚病変
　b　HLA-DR4
　c　顔面神経麻痺
　d　眼外悪性腫瘍
　e　尿中β_2-ミクログロブリン高値

解説

a　○　結節性紅斑がみられる．
b　×　Vogt-小柳-原田病にみられる．
c　○　時にみられることがある．
d　×
e　×

解答 a，c

25B030

25歳の男性．健康診断で両眼の眼底異常を指摘されて来院した．視力は両眼ともに1.0（矯正不能）．右眼眼底写真と頸部の写真とを**別図30A，30B**に示す．

最も考えられるのはどれか．

a Paget病
b Stargardt病
c Stickler症候群
d Ehlers-Danlos症候群
e Grönblad-Strandberg症候群

解説

a × 網膜色素線条を合併するが眼外所見が異なる．
b × 黄斑部病変がない．
c × 硝子体変性症．
d × 網膜色素線条を合併するが眼外所見が異なる．
e ○ 頸部の線条の黄白色丘疹と網膜色素線条より本症候群（弾性線維性仮性黄色腫）を疑う．

解答 e

25B031

30歳の男性．近視性乱視に対して両眼のLASIKを受けた．右眼の裸眼視力が低下したため追加照射を受けたが視力が改善しないため来院した．角膜形状解析の結果を**別図31**に示す．

視力低下の原因はどれか．

a ドライアイ
b keratectasia
c central island
d レーザー偏心照射
e diffuse lamellar keratitis

解説

a ×
b ○ 角膜中心部が菲薄し角膜前面屈折力の上下非対称を認める．
c ×
d ×
e ×

解答 b

25B032

37歳の女性．近視の両眼手術を受けたが，最近左眼の不調を感じて来院した．左眼前眼部写真を**別図32**に示す．
本手術の術後にみられるものとして特徴的で**ない**のはどれか．
　　a　流涙
　　b　遠視化の進行
　　c　夜間のハロー
　　d　屈折の日内変動
　　e　矯正視力の低下

解説

a　○
b　×　10年たっても遠視が進行することもある．
c　×　中央のオプティカルゾーンが狭くなると，夜間はグレア，ハローが生じやすい．
d　×
e　×

解答　a

25B033

28歳の女性．美容目的で両眼下眼瞼にボツリヌス毒素の注入を受けた．1週後から物が二重に見えるようになり，改善しないため来院した．左下眼瞼結膜に瘢痕を認める．Hess赤緑試験の結果と眼位写真を**別図33A，33B**に示す．
正しいのはどれか．**2つ**選べ．
　　a　V型斜視がある．
　　b　両眼下直筋麻痺がある．
　　c　自然治癒の可能性が高い．
　　d　内方回旋複視を自覚している．
　　e　両眼上斜筋減弱術の適応である．

解説

a　×　V型斜視はない．
b　×　左下直筋麻痺がある．
c　○　自然治癒の可能性が高い．
d　○　内方回旋複視を自覚している．
e　×　手術の適応ではない．

解答　c，d

25B034

42歳の男性．数か月前から右眼の視力低下を自覚して来院した．頭部MRI画像を**別図34**に示す．
診断に必要な検査はどれか．
a 生検
b 頭部CT
c 脳血管撮影
d 血液中抗GQ1b抗体
e 血液中可溶性IL-4抗体

解説

a × 動脈瘤を疑い，生検の対象とならない．
b × MRIで必要な情報は得られており，必要な検査ではない．
c ○ Supraclinoid内頸動脈瘤を認め，視神経を圧迫している．脳血管造影検査を行う．
d × フィッシャー症候群でみられる．
e × 悪性リンパ腫では可溶性IL-2レセプターが高値となる．

解答 c

25B035

29歳の男性．まぶたが下がるのを主訴に来院した．顔面写真を**別図35A，35B**に示す．
診断のために用いた点眼薬はどれか．
a チラミン
b コカイン塩酸塩
c ジスチグミン臭化物
d フェニレフリン塩酸塩
e エドロホニウム塩化物

解説

a × 点眼後，著明な左眼瞼挙上を認める．
b × 点眼後，著明な左眼瞼挙上を認める．
c × 点眼後，著明な左眼瞼挙上を認める．
d ○ 点眼後，左眼瞼挙上，散瞳を認める．
e × 静脈投与が主に用いられる．

解答 d

25B036

　60歳の女性．2日前から突然の複視と両眼の眼瞼下垂を訴えて来院した．3週前熱発し，下痢も著明であった．視力は両眼ともに1.0（矯正不能）．眼位写真を**別図36**に示す．前眼部と中間透光体および眼底に異常はない．
　診断に有用な検査はどれか．**2つ選べ**．
  a　髄液検査
  b　アイステスト
  c　テンシロンテスト
  d　抗ガングリオシド抗体
  e　血清IgG4サブクラス定量

[解説]
a　○　約半数の症例で髄液中の蛋白細胞乖離が認められる．
b　×　重症筋無力症の診断に用いられる．
c　×　重症筋無力症の診断に用いられる．
d　○　抗GQ1b抗体がマーカーとして重要である．
e　×　IgG4症候群の診断に用いられる．

[解答] a, d

25B037

　24歳の女性．健康診断で左眼眼底の異常を指摘されて来院した．眼圧は右14 mmHg，左15 mmHg．初診時の左眼眼底写真とGoldmann視野計による動的視野測定の結果を**別図37A, 37B**に示す．
　正しいのはどれか．**2つ選べ**．
  a　進行性である．
  b　自覚症状に乏しい．
  c　ERGで異常を認める．
  d　点眼薬による眼圧下降療法を開始する．
  e　視神経乳頭の上鼻側に網膜神経線維の菲薄化を認める．

[解説]
a　×　上方視神経部分低形成（SSOH）自体は非進行性で自覚症状に乏しい．
b　○
c　×　ERGに異常を認めない．
d　×　緑内障を合併しない限りは眼圧下降治療は不要である．
e　○

[解答] b, e

25B038

　62歳の男性．開放隅角緑内障に対して上方から繰り返し線維柱帯切除術を受けたが眼圧のコントロールが不良であった．下方から緑内障手術を行った．眼圧は13 mmHg．術後3日目の所見を**別図38**に示す．
　今後注意すべきなのはどれか．**2つ選べ．**
　　a　角膜形状
　　b　前房深度
　　c　前房フレア値
　　d　虹彩色素沈着
　　e　角膜内皮細胞密度

解説

a　×
b　○　適正な濾過量かどうかの判定材料の一つとして，前房深度が目安となるため．
c　×
d　×
e　○　複数回の手術後，かつチューブの先端が角膜内皮と接触する可能性もあるため．

解答 b，e

25B039

　76歳の女性．両眼に中等度の白内障を認める．眼圧は右18 mmHg，左17 mmHg．右眼隅角鏡写真を**別図39**に示す．
　隅角の開大の大きい順で正しいのはどれか．
　　a　鼻側＞上方＞下方＞耳側
　　b　下方＞鼻側＞耳側＞上方
　　c　鼻側＞耳側＞下方＞上方
　　d　耳側＞鼻側＞下方＞上方
　　e　下方＞上方＞鼻側＞耳側

解説

a　×
b　×
c　○　写真からはこのように判定できる．
d　×
e　×

解答 c

25B040

線維柱帯切除術の術中，術後写真を**別図40**に示す．
輪部基底結膜切開はどれか．**2つ選べ**．

 a ⓐ
 b ⓑ
 c ⓒ
 d ⓓ
 e ⓔ

解説

a ×
b ○ 輪部に向かって結膜切開を進めていく術式を輪部基底結膜切開という．
c ×
d ○ 輪部基底結膜切開の濾過手術における典型的な濾過胞形成を示している．
e ×

解答 b，d

25B041

11歳の男児．視力検査で右眼の視力低下を指摘されて来院した．視力は右0.3（矯正不能），左1.2（矯正不能）．2年前野球の練習中，右眼にボールが当たった既往がある．右眼眼底写真とOCT像を**別図41A，41B**に示す．
適切な対応はどれか．

 a 経過観察
 b 硝子体手術
 c SF_6硝子体内注射
 d 抗VEGF薬硝子体内注射
 e 副腎皮質ステロイド硝子体内注射

解説

a × 2年前の外傷であり今後の外傷性黄斑円孔の自然閉鎖は期待できない．
b ○ 視力が(0.3)で若年者でもあり視力改善を期待して考慮してもよいと思われる．
c × 外傷性黄斑円孔で発症後時間が経過しているためガス硝子体注射では閉鎖しない．
d × 無効である．
e × 無効である．

解答 b

25B042

40歳の男性．工事現場で作業中，左眼に鉄骨が当たり受傷した．眼球破裂を認めたため緊急手術を施行した．手術開始時の手術顕微鏡写真を**別図42**に示す．
手術で正しいのはどれか．**2つ選べ**．
- a 角膜縫合は避けコンタクトレンズを使用する．
- b 局所麻酔を選択する．
- c 虹彩はできる限り切除する．
- d 結膜は必ず切開する．
- e 水晶体は摘出する．

解説
- a × 角膜縫合は最初に行い眼球形態を保てるようにする．
- b × 安全に手術を遂行するため全身麻酔が望ましい．
- c × 脱出した虹彩を切除する際には切除範囲は必要最小限とし，まずは整復を試みる．
- d ○ 結膜下に強膜裂傷が隠れている可能性があるため全周切開して確認する．
- e ○ 写真からは分かりづらいが水晶体の前方移動が疑われる．

解答 d, e

25B043

56歳の男性．3日前からの右眼の霧視を訴えて来院した．視力は右0.7（矯正不能）．右眼眼底写真と蛍光眼底造影写真を**別図43A，43B**に示す．
適切な対応はどれか．
- a 経過観察
- b 硝子体手術
- c レーザー光凝固
- d 抗VEGF薬硝子体内注射
- e 副腎皮質ステロイドテノン囊下注射

解説
- a × CRVOの診断は容易である．視力低下がなければ経過観察もあり得る．
- b ×
- c ×
- d ○ 視力低下を来し，黄斑部に出血がないことから，黄斑浮腫を疑う．治療の第一選択は抗VEGF薬硝子体内注射である．
- e ×

解答 d

25B044

35歳の男性．LASIK 4週後に左眼の眼痛と充血および視力低下を主訴に来院した．左眼細隙灯顕微鏡写真と培養塗抹標本写真を**別図44A，44B，44C**に示す．

原因として最も考えられるのはどれか．

　　a　緑膿菌
　　b　カンジダ
　　c　ブドウ球菌
　　d　非定型抗酸菌
　　e　クリプトコッカス

解説

a　×　グラム陰性桿菌である．
b　×　酵母様真菌で卵円形や楕円形をしている．
c　×　グラム陽性球菌である．
d　○　Ziehl-Neelsen 染色は抗酸菌の染色に使われ，陽性は赤色で陰性は青色である．
e　×　莢膜を有する酵母様真菌で菌体は丸い．

解答 d

25B045

80歳の女性．10年前白内障で超音波水晶体乳化吸引術と眼内レンズ挿入術を施行した．最近，視力低下に気付き来院した．前眼部写真を**別図45**に示す．

最も適切な治療はどれか．

　　a　このままダイアリングにて整復
　　b　眼内レンズのみを摘出＋前房レンズ挿入
　　c　眼内レンズのみを摘出してそのまま囊外固定
　　d　眼内レンズのみを摘出＋眼内レンズ毛様溝縫着
　　e　眼内レンズを水晶体囊ごと摘出＋眼内レンズ毛様溝縫着

解説

a　×　ダイアリングでの整復では解決しない．
b　×　眼内レンズのみの摘出は困難であり，残存した Soemmerring 輪が視機能に影響する．
c　×　同上．
d　×　同上．
e　○　最も確実性の高い手術である．

解答 e

25B046

75歳の女性．右眼水疱性角膜症に対して角膜内皮移植術（DSAEK）を受けた翌日の前眼部写真を**別図46**に示す．

治療で適切なのはどれか．

　　a　前房内空気抜去
　　b　前房内空気注入
　　c　層間前房水抜去
　　d　アトロピン硫酸塩点眼
　　e　ピロカルピン塩酸塩点眼

解説

a　×
b　○　二重前房．ドナー角膜内皮の接着不良（dislocation）が起きている．
c　×
d　×
e　×

解答 b

25B047

50歳の男性．右眼の色調異常に気付き来院した．右眼前眼部写真を**別図47**に示す．網膜剝離に対する硝子体手術を受けた既往がある．

前房上方にみられるのはどれか．

　　a　白血球
　　b　虹彩囊胞
　　c　コレステロール
　　d　乳化シリコーンオイル
　　e　液体パーフルオロカーボン

解説

a　×
b　×
c　×
d　○　シリコーンオイルは術後に乳化することが多く前房内でニボーを形成している．
e　×

解答 d

25B048

72歳の女性．右眼の視力低下で来院した．視力は右0.03(0.1 × − 14.00 D)，左0.05(0.9 × − 10.00 D)．右眼眼底写真とOCT像を**別図48A，48B**に示す．
適切な治療はどれか．
　a　光線力学療法
　b　抗VEGF薬硝子体内注射
　c　硝子体手術
　d　硝子体内ガス注入
　e　副腎皮質ステロイドテノン囊下注射

解説

a　×　強度近視の脈絡膜新生血管に対して以前実施されていた．
b　×　強度近視性脈絡膜新生血管に対する第一選択である．
c　○　強度近視において黄斑剥離を伴う網膜分離に対しては硝子体手術を行う．
d　×　強度近視眼の黄斑下出血に対して実施することがある．
e　×　黄斑浮腫に対して実施されることがある．

解答 c

25B049

9歳の男児．学校健診で左眼の視力低下を指摘された．視力は左0.3(矯正不能)．左眼眼底写真を**別図49**に示す．
適切な治療はどれか．
　a　網膜光凝固
　b　強膜開窓術
　c　硝子体手術
　d　網膜冷凍凝固
　e　光線力学療法

解説

a　×　黄斑ピット症候群の過去の治療方法であり現時点では有効性に乏しいとされている．
b　×
c　○　黄斑ピット症候群の治療として硝子体手術が有効との報告が多くみられる．
d　×
e　×

解答 c

65歳の男性. 2か月前から左眼の視力低下を自覚して来院した. 視力は右1.0(矯正不能), 左0.2(矯正不能). 左眼眼底写真とフルオレセイン蛍光眼底造影写真およびインドシアニングリーン蛍光眼底造影写真とを**別図50A, 50B, 50C**に示す.
適切な治療はどれか. **2つ**選べ.

a 光線力学療法
b 硝子体切除術
c レーザー光凝固
d 硝子体内ガス注入
e 抗VEGF薬硝子体内注射

解説

a ○ 加齢黄斑変性であり矯正視力が0.2なので選択してもよいと思われる.
b ×
c × 脈絡膜新生血管が中心窩下にあるため不可.
d × 移動が必要な広範囲の網膜下出血は認められない.
e ○ 通常第一選択となる.

解答 a, e

第26回 眼科専門医認定試験

平成26年6月13日実施

A 一般問題

26A001

Descemet膜はどこまで及んでいるか．
- a 強膜岬
- b 毛様体帯
- c 線維柱帯
- d 虹彩根部
- e Schwalbe線

解説

- a ×
- b ×
- c ×
- d ×
- e ○

解答 e

Schwalbe線はDescemet膜の終わる部分に相当しており，隅角鏡検査において重要な解剖学的所見である．

26A002

神経堤由来はどれか．2つ選べ．
- a 水晶体
- b 角膜上皮
- c 角膜内皮
- d 線維柱帯細胞
- e 網膜色素上皮

解説

a × 表皮外胚葉由来.
b × 表皮外胚葉由来.
c ○ Descemet膜, 角膜内皮, 強膜, 線維柱帯細胞などが神経堤由来.
d ○ Descemet膜, 角膜内皮, 強膜, 線維柱帯細胞などが神経堤由来.
e × 神経外胚葉由来.

解答 c, d

26A003

正しいのはどれか.
  a 交感神経は上眼窩裂を通る.
  b 眼窩壁は外側壁と上壁が薄い.
  c 眼窩容積は成長とともに拡大しない.
  d 水晶体はMRI T_1 強調画像で低信号域としてみられる.
  e 眼窩脂肪はMRI T_1 強調画像で高信号域としてみられる.

解説

a ○ 上頸神経節より生じた交感神経は海綿静脈洞, 上眼窩裂を経由して長毛様神経や短毛様神経となる.
b × 下壁や内壁が薄いために眼窩底骨折を起こしやすい.
c × 眼窩容積は成長とともに拡大する.
d × 水晶体は T_1 でも T_2 でも低信号域となる.
e ○ 脂肪組織は T_1 強調画像で高信号となる.

解答 a, e. 正解が2つあり不適切問題

26A004

ホロプテル円およびPanum融像感覚圏以外のところにあるものがすべて2つに見える現象はどれか.
  a 混乱視
  b 生理的複視
  c 調和性複視
  d 背理性複視
  e 不調和性異常対応

解説

a × 病的な複視である.
b ○ 生理的複視であり, 正しい.
c × 病的な複視である.
d × 病的な複視である.
e × 病的な複視である.

解答 b

26A005

房水の屈折率はどれか.
- a　0.733
- b　1.000
- c　1.336
- d　1.523
- e　1.836

解説

a　×
b　×
c　○　角膜，前房水，硝子体の屈折率は1.335〜1.337（代表値1.336）である．
d　×
e　×

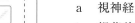　c

屈折率は真空1.0，水1.333，ガラス1.5（代表値），そして水晶体は核1.40，皮質1.38と覚えよう．

26A006

眼窩先端部の構造の組合せで正しいのはどれか.
- a　下斜筋————総腱輪
- b　眼動脈————視神経管
- c　視神経————上眼窩裂
- d　下眼静脈————眼窩下溝
- e　動眼神経————下眼窩裂

解説

a　×　上斜筋は総腱輪から始まる．下斜筋は眼窩内鼻側下部の涙嚢窩後稜の骨膜が起始部．
b　○　視神経とともに視神経管を通る．
c　×　視神経は視神経管を通る．
d　×　下眼静脈は下眼窩裂を通る．
e　×　動眼神経は，外転神経，鼻毛様体神経とともに上眼窩裂を通る．

解答　b

26A007

対光反射に関連しないのはどれか.
- a　視神経
- b　視蓋前核
- c　外側膝状体
- d　毛様体神経節
- e　Edinger-Westphal核

解説

a　×
b　×

c ○ 関連しない.
d ×
e ×

解答〉 c

26A008

視交叉で交叉する神経線維の割合はどれか.
- a 35％
- b 45％
- c 55％
- d 65％
- e 75％

解説〉
a × 正しくない.
b × 正しくない.
c ○ 種の記載がないが, ヒトとすると55％とされている.
d × 正しくない.
e × 正しくない.

解答〉 c

26A009

キサントフィルはどれか. 2つ選べ.
- a カロチン
- b ルテイン
- c レチナール
- d アントシアニン
- e ゼアキサンチン

解説〉
a × カロテノイドの範疇内にカロチンやキサントフィルがある.
b ○ 黄斑部に特異的に蓄積されている物質である.
c × ロドプシンを構成する物質.
d × 果実や花の赤, 青, 紫を示す水溶性色素の総称. キサントフィルは黄色.
e ○ 黄斑部に特異的に蓄積されている物質である.

解答〉 b, e

26A010

眼瞼の前葉はどれか. 2つ選べ.
- a 瞼板
- b 皮膚
- c 眼輪筋
- d 瞼結膜
- e 上眼瞼挙筋

解説

a × 後葉.
b ○ 前葉.
c ○ 前葉.
d × 後葉.
e × 後葉.

解答 b, c

26A011

成人の正視眼の解剖で適切なのはどれか.
a 渦静脈は2本である.
b 硝子体容積は約6 mlである.
c 強膜厚は赤道部で約0.3 mmである.
d 毛様体皺襞部の前後長は約2.5 mmである.
e 網膜内境界膜厚は傍中心窩で約15 μmである.

解説

a × 渦静脈は4〜6本である.
b × 硝子体容積は約4 mlである.
c × 強膜厚は赤道部で約0.5 mmである.
d ○
e × 網膜内境界膜厚は傍中心窩で約1 μm, 後極部で約3 μmである.

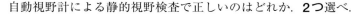

解答 d

26A012

自動視野計による静的視野検査で正しいのはどれか. **2つ選べ**.
a 加齢により感度は低下する.
b 視標呈示時間は1秒である.
c 標準の視標サイズはⅢである.
d 初回検査では感度が高く検出される.
e 偽陰性応答が多いと感度が高く検出される.

解説

a ○ 10年間で約0.4〜0.6 dBの感度低下が生じるといわれる.
b × 標準的な視標呈示時間は100 msecから200 msecである.
c ○ 正しい.
d × 初回検査はしばしば感度が数dB低く測定される.
e × 偽陰性応答が多いと感度は低く検出される.

解答 a, c

26A013

ERGで正しいのはどれか．2つ選べ．
a 先天停在性夜盲では陰性型の波形になる．
b 錐体ジストロフィではフリッカERGが減弱する．
c 糖尿病網膜症では初期からa波に異常がみられる．
d シリコーンオイル注入眼でも網膜機能を評価できる．
e レーザー光凝固を広範囲に行っても振幅は低下しない．

解説

a ○ 陰性型が特徴である．
b ○ フリッカERGは錐体機能を反映するため，減弱する．
c × 律動様小波が減弱する．
d × できない．
e × 低下する．

解答 a, b

26A014

紫外線曝露が発症に関係する疾患はどれか．2つ選べ．
a 翼状片
b 春季カタル
c 帯状角膜変性
d スフェロイド変性
e Thygeson点状表層角膜炎

解説

a ○ 紫外線の関与が指摘されている．
b × アレルギー性結膜疾患．
c × 上皮下のボーマン膜前面にリン酸カルシウムが沈着．
d ○ スフェロイド変性は別名 climatic droplet keratopathy よ呼ばれ，紫外線曝露が主な誘引となっている．
e × ウイルスやHLA-DR3などの関与など考えられているが不明．

解答 a, d

26A015

Evidence-based medicine(EBM)で最も信頼のおける根拠とされるのはどれか．
a 症例報告
b 専門家の意見
c 症例対照研究の結果
d 前向きコホート研究の結果
e ランダム化比較試験の結果

解説

a ×
b ×
c ×
d ×

e ○ メタアナリシスに次いで高いエビデンスレベルである．

解答 e

26A016

日本の視覚障害者の現況で正しいのはどれか．2つ選べ．
　a 取得されている障害の等級は5級が最も多い．
　b 他の障害に比べて視覚障害者の就業率は低い．
　c すべての公共交通機関は盲導犬同伴者を受け入れる義務がある．
　d 身体障害者手帳がなくても拡大読書器の公費補助が受けられる．
　e 対象児童生徒の約90％が特別支援学級（視覚障害）に参加している．

解説
a × 1級が最多である．
b × 特別な他の障害に比較して低いわけではない．
c ○ 身体障害者補助犬法による．
d ○ 障害者自立支援法により，身体障害者手帳がなくても補助が受けられる場合がある．
e ×

解答 c, d

26A017

正しいのはどれか．
　a 先進医療は高額療養費支給の対象となる．
　b 障害年金と身体障害者の認定基準は同じである．
　c 育成医療は20歳未満で助成を受けることができる．
　d 労災の障害等級と身体障害者の認定基準は同じである．
　e 身体障害者の等級認定で手動弁は視力0として計算する．

解説
a × 高額療養費は，医療保険上の自己負担分について支給されるものである．
b × 規定されている法律からして異なる．
c × 18歳未満である．
d × 規定されている法律からして異なる．
e ○ 光覚弁，手動弁は視力0に，指数弁は0.01として計算する．

解答 e

26A018

特定疾患治療研究事業の対象疾患はどれか．2つ選べ．
　a 加齢黄斑変性
　b 網膜色素変性
　c サルコイドーシス
　d Marfan症候群
　e Sjögren症候群

解説
a ×

b ○
c ○
d ×
e ×

解答 b，c

26A019

世界の失明原因疾患で多いのはどれか．**2つ選べ**．

 a 白内障
 b 緑内障
 c トラコーマ
 d 加齢黄斑変性
 e 糖尿病網膜症

解説

a ○ 失明原因の約半数を占める．
b ○ 2番目に多い．
c ×
d ×
e ×

解答 a，b

26A020

47歳の男性．人間ドックで眼底写真撮影を受け，緑内障の疑いと判定された．
 この年代の緑内障の有病率は10％，眼底写真検査の感度は90％，特異度は80％とする．
 本当に緑内障である確率(陽性適中度)はどのくらいか．

 a 10％
 b 20％
 c 33％
 d 67％
 e 82％

解説

a ×
b ×
c ○
d ×
e ×

解答 c

	緑内障	非緑内障	計
検査陽性(＋)	9	18	27
検査陰性(－)	1	72	73
計	10	90	100

陽性的中率 9 ÷ 27 ≒ 0.33（33％）である

26A021 Sjögren症候群の診断基準（厚生労働省，1999年改訂）に用いられる検査はどれか．**2つ**選べ．
a 涙腺生検
b 涙液層破壊時間（BUT）
c impression cytology
d Schirmer試験
e リサミングリーン染色

解説
a ○ 病理検査．リンパ球浸潤が4 mm^{2}当たり1focus以上．
b × ドライアイの診断に必須．
c × 結膜細胞の状態の把握に時間を要する．
d ○ 5 mm以下．
e × フルオレセインもしくはローズベンガル染色．

解答 a，d

26A022 ドライアイの治療で保険適用となるのはどれか．**2つ**選べ．
a 防腐剤無添加人工涙液
b レバミピド点眼薬
c シクロスポリン点眼薬
d タクロリムス水和物点眼薬
e 涙点プラグ

解説
a × 市販薬．
b ○
c × 適応外．
d × 適応外．
e ○

解答 b，e

26A023 角膜炎の病原体と治療薬の組合せで**誤っている**のはどれか．
a 緑膿菌————————レボフロキサシン水和物
b 肺炎球菌————————トブラマイシン
c カンジダ————————フルコナゾール
d アカントアメーバ————ピマリシン
e MRSA————————バンコマイシン塩酸塩

解説
a × アミノグリコシド系やフルオロキノロン系が有効である．
b ○ βラクタム系が第一選択．アミノグリコシド系は無効である．

c × アゾール系や，アゾール系とキャンディン系の併用が勧められる．
d × 抗真菌薬も有効な薬剤の一つである．
e × MRSAではバンコマイシン塩酸塩やアルベカシンを使用する．

解答 b

26A024

上輪部角結膜炎で正しいのはどれか．
a 男性に多い．
b ビタミンD欠乏が関与する．
c 糸状角膜炎を伴うことが多い．
d 上眼瞼結膜に濾胞形成を認める．
e 角膜上皮の所見は線状を呈する．

解説
a × 中高年の女性に多い．
b × ビタミンAの関与が指摘されている．
c ○ しばしば糸状角膜炎を伴う．
d × 上眼瞼結膜の充血と乳頭増殖がみられる．
e × 点状の上皮障害がみられる．

解答 c

26A025

角膜移植のドナーに**適応しない**のはどれか．
a 100歳
b 転移性胃癌
c 眼内レンズ縫着眼
d くも膜下出血経過中の敗血症
e アイバンク未登録ドナーの角膜

解説
a ×
b ×
c ×
d ○
e ×

解答 d

26A026

角膜上皮に傷害がなくても角膜感染を生じ得るのはどれか．
a *Neisseria gonorrhoeae*
b *Staphylococcus aureus*
c *Haemophilus influenzae*
d *Pseudomonas aeruginosa*
e *Streptococcus pneumoniae*

解説
a ○ 結膜炎に続発して角膜炎を発症する．淋菌は正常な角膜上皮を突破できる．
b × 常在菌であり，角膜上皮障害がなくても感染するとは考えにくい．
c × 結膜炎の原因菌として多い．正常な角膜上皮にまで感染するとは考えにくい．
d × コンタクトレンズ関連の角膜感染で知られており，重篤化しやすい．
e × 突き眼などを契機に角膜感染を起こしやすい．

解答 a

26A027

再発性角膜びらんの原因で頻度が高いのはどれか．2つ選べ．
a 外傷
b ドライアイ
c 糖尿病角膜症
d 角膜ヘルペス
e 角膜フリクテン

解説
a ○ 爪や紙などによる擦過傷を契機に生じることがある．
b × 点状表層角膜炎などを起こすが，上皮びらんを起こす頻度は低い．
c ○ 糖尿病では角膜上皮障害が起こりやすく，再発性角膜びらんの原因になる．
d × 瘢痕が残ることはあるが，上皮の接着不良は起こさない．
e × 細菌に対する免疫反応で生じる隆起性病変．びらんの原因ではない．

解答 a, c

26A028

水疱性角膜症の原因となるのはどれか．2つ選べ．
a Chandler症候群
b Fuchs角膜ジストロフィ
c Reis-Bücklers角膜ジストロフィ
d Stevens-Johnson症候群
e 膠様滴状角膜ジストロフィ

解説
a ○ 虹彩角膜内皮症候群(ICE症候群)の一つで，角膜内皮の異常がみられる．
b ○ 滴状角膜が特徴的で，進行性に内皮細胞数の減少を来す内皮ジストロフィ．
c × Bowman膜のジストロフィで，再発性角膜びらんが生じる．
d × 角膜上皮幹細胞疲弊や瞼球癒着を起こすが，角膜内皮細胞とは関係ない．
e × 角膜上皮下にアミロイドが沈着する常染色体劣性遺伝の疾患である．

解答 a, b

26A029

角膜に金属が沈着する疾患で翼状片にみられるのはどれか.
- a　Ferry線
- b　Stocker線
- c　Fleischer輪
- d　Hudson-Stähli線
- e　Kayser-Fleischer輪

解説
- a　×　濾過手術後の患者でみられる,濾過胞の前方の角膜上皮内への鉄の沈着.
- b　○　翼状片頭部の先端付近にみられる角膜上皮内への鉄の沈着.
- c　×　円錐角膜患者に多くみられる茶褐色の輪状の角膜上皮内への鉄の沈着.
- d　×　健常眼にみられる,下方1/3付近の角膜上皮内への横線状の鉄の沈着.
- e　×　Wilson病で周辺部角膜にみられる,茶褐色のDescemet膜レベルの銅の沈着.

解答　b

26A030

ドライアイに対する涙点プラグで**誤っている**のはどれか.
- a　通常,挿入は点眼麻酔で行う.
- b　処置後,眼脂が増えることが多い.
- c　脱落する場合は1週間以内が多い.
- d　数週から数か月で融解するタイプもある.
- e　Sjögren症候群に伴うドライアイが良い適応である.

解説
- a　×　点眼麻酔で行う.
- b　×　人工涙液で洗浄しないとデブリスなどを貯留する.
- c　○　1週間以内の脱落はサイズ選択や形状の不一致.
- d　×　コラーゲンプラグは融解する.
- e　×　涙液減少型ドライアイに適する治療.

解答　c

26A031

強膜炎の原因と**ならない**のはどれか.
- a　結核
- b　関節リウマチ
- c　再発性多発軟骨炎
- d　アトピー性皮膚炎
- e　Wegener肉芽腫症

解説
- a　×　時にみられることがある.
- b　×　頻度として一番多い.
- c　×　みられる.
- d　○

e × 壊死性強膜炎がみられる．

解答 d

26A032

眼内レンズの度数決定で正しいのはどれか．
a 角膜曲率半径は弱主経線を用いる．
b 非接触式光学式眼軸長測定装置は過熟白内障に有用である．
c 眼軸測定に超音波Bモードを使う場合は，垂直断面を用いる．
d 同じ度数の眼内レンズを用いると，囊外固定は囊内固定に比べ近視化する．
e 黄斑剝離を伴う網膜剝離眼では，非接触式光学式眼軸長測定装置のデータを用いる．

解説
a × 弱主経線，強主経線ともに用いる．
b × 過熟白内障の場合，光学式では測定できないことが多い．
c × 水平断面では，視神経乳頭の検出が可能なため，垂直断より精度が高い．
d ○ 囊内固定よりも前方にシフトするため，近視化する．
e × 光学式では測定困難であるため，超音波式で測定し，波形を見て判断する．

解答 d

26A033

牽引性網膜剝離を起こすのはどれか．2つ選べ．
a Bloch-Sulzberger症候群
b Bourneville-Pringle病
c Coats病
d Stickler症候群
e 家族性滲出性硝子体網膜症

解説
a × 色素失調症．微小血管閉塞からの網膜剝離や硝子体出血を生じる．
b × 結節性硬化症．脈絡膜新生血管や硝子体出血を生じることがある．
c × 周辺部毛細血管の異常から漿液性網膜剝離を生じる．
d ○ 病的な硝子体の液化変性に加え硝子体索が周辺部網膜を牽引することがある．
e ○ 無灌流領域からの線維血管膜増殖とその収縮による．

解答 d, e

26A034

網膜静脈閉塞症に伴う黄斑浮腫の治療で誤っているのはどれか．
a 硝子体手術
b 格子状光凝固
c 光線力学療法
d ラニビズマブ硝子体内注射
e トリアムシノロンアセトニドテノン囊下注射

解説
a × 行われる．
b × BVO studyで有効性が証明されている．
c ○ 適応ではない．
d × 抗VEGF療法は治療の主流となっている．
e × 行われる．

解答 c

26A035
疾患と検査所見の組合せで正しいのはどれか．2つ選べ．
a 小口病―――――――――――水尾・杉浦現象
b 網膜色素線条―――――――――梨地状眼底
c 先天網膜分離症――――――――dark choroid
d 高血圧性脈絡膜症―――――――急性Elschnig斑
e 多発性後極部網膜色素上皮症（MPPE）―蛍光眼底造影における逆転現象

解説
a × 水尾・中村現象．
b ○ ザラザラとした顆粒状の色素異常．
c × dark choroidはStargardt病．
d ○ 急性期にみられる網膜深層の黄色斑．
e × 蛍光眼底造影における逆転現象はAPMPPEである．

解答 b，d

26A036
若年者の黄斑上膜の原因で頻度が高いのはどれか．2つ選べ．
a ぶどう膜炎
b 先天網膜分離症
c 多発消失性白点症候群
d 中心性漿液性脈絡網膜症
e 家族性滲出性硝子体網膜症

解説
a ○ 合併しやすい．
b × 合併しづらい．
c × 合併しづらい．
d × 合併しづらい．
e ○ 新生血管による滲出性変化を生じ，増殖性硝子体網膜症に進行する．

解答 a，e

26A037

瘢痕期未熟児網膜症の眼合併症はどれか．**3つ**選べ．
- a 遠視
- b 内斜視
- c 硝子体出血
- d 閉塞隅角緑内障
- e 裂孔原性網膜剝離

【解説】
- a × 近視となることが多い．
- b ○ 斜視を起こす．
- c ○ 起こり得る．
- d ○ 後部水晶体に線維増殖が起こり，水晶体が前方移動することがある．
- e ○ 牽引性剝離も起こるが，凝固部と非凝固部の境界，あるいは無血管帯に裂孔ができ，裂孔原性網膜剝離になることもよく知られている．

【解答】b，c，d，e．正解が4つあり不適切問題

26A038

糖尿病網膜症に合併する線維血管増殖組織の構成細胞で**ない**のはどれか．
- a グリア細胞
- b 線維芽細胞
- c 血管内皮細胞
- d アマクリン細胞
- e マクロファージ

【解説】
- a ×
- b ×
- c ×
- d ○ 双極細胞から神経節細胞へのシグナル伝達を担う，視細胞の一種．線維血管増殖には関与しない．
- e ×

【解答】d

26A039

硬性白斑が**みられない**のはどれか．
- a うっ血乳頭
- b 猫ひっかき病
- c 高血圧性網膜症
- d 網膜静脈分枝閉塞症
- e Vogt-小柳-原田病

【解説】
- a △ 通常はみられないが，慢性化した場合，硬性白斑が出現する可能性はある．
- b × 視神経網膜炎を来す．乳頭浮腫，星亡状硬性白斑が見られる．
- c × 出血，軟性白斑，硬性白斑がみられる．

d × 出血，軟性白斑，硬性白斑がみられる．
e ○ 網膜血管に異常を来さないため，硬性白斑はみられない．硬性白斑は網膜血管の透過性亢進により生じるものである．

解答 a，e

aは疑問あり，あまり適切な問題とはいえない

26A040

夜盲を来すのはどれか．2つ選べ．
a 眼白子病
b 杆体一色覚
c 癌関連網膜症
d ビタミンA欠乏症
e 卵黄状黄斑ジストロフィ

解説
a × 黄斑低形成を呈する．
b × 夜盲は呈さない．
c ○ 正しい．
d ○ 正しい．
e × 視力低下を主訴とする．

解答 c，d

26A041

Coats病で正しいのはどれか．2つ選べ．
a 両眼性が多い．
b 男女比はほぼ等しい．
c 白色瞳孔の原因となる．
d 常染色体優性遺伝である．
e レーザー光凝固が有効である．

解説
a × 片眼性が多い．
b × 男性に多い．
c ○ 高度な滲出性網膜剥離による白色瞳孔を来す．
d × 遺伝性はない．
e ○ 毛細血管瘤にレーザーを行う．

解答 c，e

26A042

光線力学療法後2日以内に浴びてもよいのはどれか．
a 日光
b 蛍光灯
c ネオン灯
d ハロゲン灯
e 手術用・歯科用照明

解説

a × 全ての波長を含むため浴びない方がよい．
b ○ 特定の波長であり問題ない．
c × 長波長の光を含むため浴びない方がよい．
d × 長波長の光を含むため浴びない方がよい．
e × 長波長の光を含むため浴びない方がよい．

解答 b

最近はLED電球となり，3原色を含むものは長波長光源を用いていることがあり注意が必要である．

26A043

若年女性の近視眼に好発する疾患はどれか．**2つ選べ**．
a 中心性漿液性脈絡網膜症
b Punctate inner choroidopathy
c Multiple evanescent white dot syndrome
d Multifocal posterior pigment epitheliopathy
e Acute posterior multifocal placoid pigment epitheliopathy

解説

a × 男性に多い．
b ○ 若年女性の近視眼に好発する．
c ○ 若年女性の近視眼に好発する．
d × CSCの重症型．
e × 若年者に多いが，明らかな性差はない．

解答 b, c

26A044

網膜前出血がみられるのはどれか．**2つ選べ**．
a 貧血網膜症
b Terson症候群
c Purtscher網膜症
d Sturge-Weber症候群
e ポリープ状脈絡膜血管症

解説

a ○ 網膜表層や斑状出血，Roth斑がみられる．
b ○ くも膜下出血に伴う硝子体出血が特徴であるが，網膜前・内・下出血もみられる．

c × 軟性白斑や網膜斑状出血が特徴である．
d × 緑内障や脈絡膜血管腫がみられる．
e × 網膜下出血がみられる．

解答 a, b

26A045

光視症がしばしばみられるのはどれか．2つ選べ．
a 虹彩毛様体炎
b 星状硝子体症
c 裂孔原性網膜剥離
d 網膜静脈分枝閉塞症
e 急性帯状潜在性網膜外層症（AZOOR）

解説
a × 霧視の症状である．
b × 飛蚊症を訴えることがある．
c ○
d × 歪視，視力低下が主である．
e ○

解答 c, e

26A046

日食網膜症で正しいのはどれか．2つ選べ．
a 急性期は黄斑部に網膜出血がみられる．
b 日光曝露後，通常1〜2日後に中心暗点を来す．
c 慢性期は黄斑部に網膜色素上皮萎縮がみられる．
d 慢性期のフルオレセイン蛍光眼底造影では後期に蛍光漏出を来す．
e 慢性期のOCT所見は視細胞内節外節境界（IS/OSライン）が消失する．

解説
a × 黄斑部に黄白色病巣を認める．
b × 通常数時間後に霞視や中心暗点が生じる．
c ○
d × 網膜色素上皮の萎縮によるwindow defectを認める．
e ○ 急性期では網膜外層の円孔を認めることが多い．

解答 c, e

26A047

乳児に生じる硝子体出血の原因はどれか．
a 朝顔症候群
b 瞳孔膜遺残
c 先天トキソプラズマ症
d 第1次硝子体過形成遺残
e 揺さぶられっ子症候群（shaken baby syndrome）

解説
a × 網膜剝離を起こす．
b × 瞳孔膜に血管組織はない．
c × 萎縮病変のため，出血は起こさない．
d × 胎生期硝子体血管系の遺残であり，出血を生じる可能性は低い．
e ○ 網膜出血，硝子体出血を起こす．

解答 e

26A048

虹彩後癒着を**生じにくい**のはどれか．2つ選べ．
a サルコイドーシス
b 糖尿病虹彩炎
c Behçet病
d Fuchs虹彩異色性虹彩毛様体炎
e Posner-Schlossman症候群

解説
a × テント状PASを認める．
b × 虹彩後癒着を起こすことがある．
c ×
d ○ 正しい．
e ○ 正しい．

解答 d, e

26A049

最近の疫学調査で新規患者数が減少しているのはどれか．
a Behçet病
b Vogt-小柳-原田病
c サルコイドーシス
d ヘルペス性虹彩炎
e 結核性ぶどう膜炎

解説
a ○ 減少している．
b × 増加している．
c ○ 減少している．
d × 増加している．
e × 増加している．

解答 a, c

26A050

サイトメガロウイルス虹彩炎の特徴はどれか．
　　a　低眼圧
　　b　虹彩結節
　　c　患眼の隅角脱色素
　　d　角膜内皮細胞数減少
　　e　豚脂様角膜後面沈着物

解説
a　×　高眼圧になる．
b　×　みられない．
c　○　Posner Schlossman症候群の発症に対してCMV感染の関与が疑われている．
d　○　正しい．
e　×　サルコイドーシスの臨床所見である．

解答　c, d

26A051

Behçet病ぶどう膜炎におけるインフリキシマブ治療で正しいのはどれか．
　　a　インターフェロンを中和する抗体製剤である．
　　b　皮下注射製剤である．
　　c　2回目からは8週間隔で投与する．
　　d　シクロスポリンの併用は禁忌である．
　　e　眼圧上昇を来す可能性がある．

解説
a　×　腫瘍壊死因子-α(TNF-α)に対する抗体製剤である．
b　×　静脈注射である．
c　○　正しい．
d　×　禁忌ではない．
e　×

解答　c

26A052

前房蓄膿を来すのはどれか．2つ選べ．
　　a　潰瘍性大腸炎
　　b　関節リウマチ
　　c　多発性硬化症
　　d　糖尿病
　　e　Basedow病

解説
a　○　時にみられることがある．
b　×　みられない．強膜炎がみられる．
c　×
d　○　みられる．

e × 起こさない．

解答 a，d

26A053

先天無虹彩にみられるのはどれか．2つ選べ．
- a 輪部機能不全
- b ドライアイ
- c 黄斑低形成
- d 黄斑円孔
- e 網膜剝離

解説
a ○ 正しい．
b ×
c ○ 正しい．
d ×
e ×

解答 a，c

26A054

Down症候群の眼合併症で最も頻度が高いのはどれか．
- a 内斜視
- b 円錐角膜
- c 網膜剝離
- d 先天白内障
- e 屈折異常弱視

解説
a ×
b ×
c ×
d ×
e ○ どれもDown症例で合併し得るが，中等度以上の屈折異常が最も多い．

解答 e

26A055

網膜色素線条を合併する疾患はどれか．2つ選べ．
- a Ehlers-Danlos症候群
- b Fabry病
- c Paget病
- d Still病
- e Usher症候群

解説
a ○ 網膜色素線条，皮膚・関節の過伸展を伴う．
b × 合併しない．

c	○	網膜色素線条を合併する．
d	×	合併しない．
e	×	網膜色素変性を合併する．

解答 a, c

26A056 網膜色素変性を伴うのはどれか．2つ選べ．
a　Fisher症候群
b　Foville症候群
c　Kearns-Sayre症候群
d　Laurence-Moon-Bardet-Biedl症候群
e　Millard-Gubler症候群

解説
a	×	合併しない．
b	×	合併しない．
c	○	合併する．
d	○	合併する．
e	×	合併しない．

解答 c, d

26A057 Wallenberg症候群でみられるのはどれか．
a　外転神経麻痺
b　顔面神経麻痺
c　動眼神経麻痺
d　垂直眼球運動障害
e　Horner症候群

解説
a	×	
b	×	
c	×	
d	×	
e	○	他に回旋性眼振，眼球側方突進などの眼症状がある．

解答 e

26A058 logMAR値が＋0.4に相当する最小視角（分）はどれか．
a　1
b　2
c　2.5
d　5
e　10

|解説| a ×
b ×
c ○
d ×
e ×

|解答| c

LogMAR＋0.4は小数視力0.4である．小数視力×視覚（単位は分）＝1ゆえ，最小視覚（分）＝1/0.4＝2.5となる．

26A059

遠視が＋2Dで3Dの調節力がある場合，眼前50cmの距離を明視するのに必要な眼鏡の球面度数はどれか．
a　－1D
b　＋1D
c　＋3D
d　＋5D
e　＋7D

|解説| a ×
b ○
c ×
d ×
e ×

|解答| b

遠視＋2Dに加えて眼前50cmの距離を明視するには加入2D必要なので，＋2D＋2D＝4D必要．
調節力3Dをフルに使うとして4D－3Dとなり，＋1Dの眼鏡の度数が正解．

26A060

50cmの距離の検影法で，45度方向で＋3.00D，135度方向で－1.50Dで中和する場合の屈折度はどれか．
a　＋1.00D 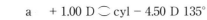 cyl －4.50D 135°
b　＋2.00D cyl －4.50D　45°
c　＋3.00D cyl －4.50D 135°
d　－1.50D cyl ＋4.50D 135°
e　－3.50D cyl ＋4.50D 135°

|解説| a ×
b ×
c ×
d ×
e ○

【解答】e

50 cmの距離の検査法なので，45°方向に＋1.00 D，135°方向に－3.50 Dとなる．

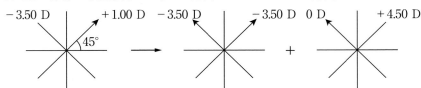

26A061

　　＋12.50 Dの眼鏡を，角膜頂点から13 mmの距離で装用している無水晶体眼に適切なコンタクトレンズの度数はどれか．

　　a　＋10.0 D
　　b　＋12.5 D
　　c　＋15.0 D
　　d　＋17.5 D
　　e　＋20.0 D

【解説】
a　×
b　×
c　○
d　×
e　×

【解答】c

角膜頂点屈折力すなわちコンタクトレンズの度数A(D)は，眼鏡レンズの屈折度L(D)および頂点間距離（＝眼鏡レンズ後面から角膜頂点（＝コンタクトレンズの距離））k(m)を用いて以下の式で求めることができる(24A057参照)．

$$A = \frac{L}{1-kL}$$

$$= \frac{12.5}{1-\frac{13}{1000}\cdot 12.5}$$

$$\fallingdotseq 15(D)$$

26A062

　　複視で正しいのはどれか．
　　a　外転神経麻痺では交差性複視を自覚する．
　　b　調和性網膜異常対応では複視を自覚しない．
　　c　回旋複視の検査にはHess赤緑試験が有用である．
　　d　両側滑車神経麻痺では複視を避けるために顎を上げる．
　　e　右下斜視の複視はプリズムを右眼前に基底下方に置くと改善する．

【解説】　a　×　内斜視を呈するので，同側性複視を自覚する．

b ○ 調和性網膜異常対応では顕性斜視角で対応しているので，複視を自覚しない．
c × 回旋複視は大型弱視鏡やMaddox rodで測定する．
d × 両側滑車神経麻痺では下方視で強い回旋性複視を自覚するため顎上げはしない．
e × 右下斜視の場合，プリズムを右眼前に基底上方に置く．

解答 b

26A063

正しいのはどれか．
a 近見三徴候は輻湊，調節，散瞳である．
b AC/A比の測定には内眼角間距離が必要である．
c 非屈折性調節性内斜視は二重焦点眼鏡の適応である．
d 遠視性調節性内斜視が近視化することを斜位近視という．
e 高AC/A比の間欠性外斜視は遠見より近見で斜視角が大きい．

解説
a × 近見三徴候は輻湊，調節，縮瞳である．
b × AC/A比の測定には内眼角間距離は不要．
c ○ 非屈折性調節性内斜視は二重焦点眼鏡の適応である．
d × 斜位近視とは間欠性外斜視を正位にするために調節反応により近視化が起こること．
e × 近見で斜視角が小さい．

解答 c

26A064

適切な組合せはどれか．
a 偽内斜視―――――――陽性γ角
b 先天内斜視―――――――交差固視
c 周期内斜視―――――――対応欠如
d 後天固定内斜視―――――遠視
e 屈折性調節性内斜視―――内直筋後転術

解説
a × 陽性λ角．
b ○ 先天内斜視では交差固視を認める．
c × 対応は正常．
d × 強度近視．
e × 手術の適応ではない．

解答 b

26A065

疾患と治療の組合せで適切なのはどれか．**2つ選べ**．
a　A型斜視―――内直筋下方移動術
b　V型斜視―――外直筋上方移動術
c　内方回旋斜視―――上直筋耳側移動術
d　内方回旋斜視―――外直筋下方移動術
e　外方回旋斜視―――下直筋鼻側移動術

【解説】
a　×　A型斜視では内直筋上方移動術を行う．
b　○　V型斜視では外直筋上方移動術を行う．
c　×　内方回旋斜視では上直筋鼻側移動術を行う．
d　×　内方回旋斜視では下直筋耳側移動術，または上直筋鼻側移動術を行う．
e　○　外方回旋斜視では下直筋鼻側移動術を行う．

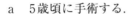 b，e

26A066

乳児内斜視で適切なのはどれか．
a　5歳頃に手術する．
b　斜視角の変動が大きい．
c　交代性上斜位の合併が多い．
d　生後6か月以降に発症する．
e　手術により立体視が獲得できる．

【解説】
a　×　超早期手術を行うこともある．
b　×　斜視角の変動はない．
c　○　交代性上斜位の合併が多い．
d　×　生後5, 6か月前に発症する．
e　×　立体視の獲得は困難である．

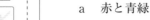 c

26A067

2型2色覚で区別が**つきにくい**色の組合せはどれか．
a　赤と青緑
b　緑と赤紫
c　黄と青紫
d　黒と灰
e　橙と青

【解説】
a　×　区別はつく．
b　○　区別がつきにくい．
c　×　区別はつく．
d　×　区別はつく．

e × 区別はつく.

解答 b

26A068

色覚検査で適切な組合せはどれか．2つ選べ．
a ランタンテスト―――――――――――――職業適性
b 標準色覚検査法―――――――――――――程度判定
c アノマロスコープ――――――――――――スクリーニング
d パネルD-15テスト―――――――――――確定診断
e Farnsworth-Munsell 100-hue test―――色識別能

解説
a ○ 正しい．
b × 程度判定には用いられない．
c × 確定診断に用いられる．
d × 程度判定に用いられる．
e ○ 正しい．

解答 a, e

26A069

Adie症候群で正しいのはどれか．
a 男性に多い．
b 高齢者に多い．
c 調節力の低下がみられる．
d 分節状瞳孔収縮がみられる．
e 低濃度交感神経作動薬点眼で散瞳する．

解説
a × 女性に多い．
b × 20歳～30歳代の女性．
c × 調節力は低下しない．
d ○
e × 低濃度ピロカルピン点眼（副交感刺激）にて過剰に縮瞳．

解答 d

26A070

誤っている組合せはどれか．
a 抗アセチルコリン受容体抗体―――重症筋無力症
b 抗アクアポリン4抗体―――――――視神経脊髄炎
c 抗GAD抗体――――――――――――Guillain-Barré症候群
d 抗GQ1b抗体―――――――――――Fisher症候群
e 抗TSH受容体抗体―――――――――Basedow病

解説
a × 正しい．
b × 正しい．

c ○ 誤り．抗GAD抗体は自己免疫性介在性脳炎と関連する．
d × 正しい．
e × 正しい．

解答 c

26A071

女性に多いのはどれか．2つ選べ．
a 視神経炎
b 視神経脊髄炎
c 虚血性視神経症
d 優性遺伝性視神経萎縮
e Leber遺伝性視神経症

解説
a ○ 正しい．
b ○ 正しい．
c × 男性に多い．
d × 女性が多いというわけではない．
e × 男性に多い．

解答 a, b

26A072

視神経線維で正しいのはどれか．2つ選べ．
a 髄鞘は伝導速度を速める．
b 眼窩内視神経は無髄である．
c 一眼に約100〜120万本存在する．
d 無髄神経線維は重なると白色になる．
e 細い神経線維の方が伝導速度は速い．

解説
a ○ 正しい．
b × 有髄である．
c ○ 正しい．
d × 有髄神経線維では白色になる．
e × 遅い．

解答 a, c

26A073

内転障害があり，内転時に瞼裂が開大するのはどれか．
a 甲状腺眼症
b 重症筋無力症
c Duane症候群Ⅰ型
d Duane症候群Ⅱ型
e 動眼神経麻痺後異常神経再生

解説
a ×
b ×
c × 外転障害.
d × 内転障害はあるが瞼裂は開大しない.
e ○ 動眼神経麻痺後に異所性神経投射によって起こり得る.

解答 e

26A074
縮瞳するのはどれか. 2つ選べ.
a モルヒネ
b 有機リン
c コカイン
d ボツリヌス毒素
e 三環系抗うつ薬

解説
a ○ 縮瞳.
b ○ 縮瞳.
c × 散瞳.
d × 散瞳.
e × 散瞳.

解答 a, b

26A075
外転神経麻痺で**誤っている**のはどれか.
a 頭部を患側に回すface turnを示す.
b 脳圧亢進の単なる部分症状でも発生する.
c 外転神経核の病変では側方注視麻痺を来す.
d 遠見斜視角より近見斜視角のほうが大きい.
e 軽度のものでは患側眼の外転速度が低下する.

解説
a × 片眼の場合, 片眼の内斜視になるため患側に顔を回す.
b × 可能性はある.
c × 麻痺眼側の方向で注視麻痺.
d ○ 近見斜視角より遠見斜視角のほうが増加する.
e × 患側眼の外転速度が低下する.

解答 d

26A076

内方回旋を来すのはどれか.
- a 核間麻痺
- b 動眼神経麻痺
- c 滑車神経麻痺
- d 外転神経麻痺
- e 顔面神経麻痺

解説

- a ×
- b ○ 下直筋, 下斜筋麻痺で内旋する.
- c × 外方回旋.
- d × 外直筋は回旋に関与しない.
- e ×

解答 b

26A077

チューブシャント手術(EX-PRESS®)の**禁忌**はどれか.
- a 落屑緑内障
- b 血管新生緑内障
- c 正常眼圧緑内障
- d ステロイド緑内障
- e 原発閉塞隅角緑内障

解説

- a ×
- b × 通常は禁忌ではないが, 周辺部虹彩前癒着が完成してしまえば, EX-PRESS®を挿入することはできない.
- c ×
- d ×
- e ○ EX-PRESS®を挿入するためには周辺部虹彩前癒着がないことが原則.

解答 e

26A078

原発閉塞隅角緑内障の診断に有用な所見はどれか.
- a Sampaolesi線
- b Scheie分類Ⅰ度
- c Shaffer分類Grade 4
- d van Herick法Ⅰ度
- e 虹彩高位付着

解説

- a × 落屑症候群の所見.
- b × Scheie分類Ⅰ度: 毛様体帯の一部が観察できない → 閉塞隅角とはいえない.
- c × Shaffer分類Grade 3〜4: 隅角閉塞は起こり得ない(角度20〜45°).
- d ○ van Herick法Ⅰ度: 前房深度が角膜厚の1/4未満, 隅角閉塞を生じやすい.

e × 原発先天緑内障の所見.

解答 d

26A079 眼圧上昇を来す疾患はどれか．2つ選べ．
　a　Axenfeld-Rieger症候群
　b　Brown症候群
　c　Peters異常（奇形）
　d　van der Hoeve症候群
　e　Wilson病

解説
a ○
b × 斜視を呈する疾患．
c ○
d × 青色強膜，難聴，骨脆弱を呈する疾患．
e × 銅の沈着する疾患，Kayser-Fleisher角膜輪が有名．

解答 a, c

先天眼形成異常に関連した緑内障の代表例としては，Axenfeld-Rieger異常，Peters異常，ぶどう膜外反，虹彩形成不全，無虹彩症，硝子体血管系遺残，眼皮膚メラノーシス（太田母斑），後部多形性角膜ジストロフィ，小眼球症，小角膜症，水晶体偏位が挙げられる．

26A080 薬物と副作用の組合せで正しいのはどれか．3つ選べ．
　a　アセタゾラミド————————再生不良性貧血
　b　チモロールマレイン酸塩————徐脈
　c　ドルゾラミド塩酸塩——————上眼瞼溝深化（DUES）
　d　ビマトプロスト————————尿路結石
　e　ブリモニジン酒石酸塩—————結膜炎

解説
a ○
b ○
c × DUESはプロスタグランジン関連薬で起こり得る．
d × 尿路結石は炭酸脱水酵素阻害薬の内服で起こり得る．
e ○

解答 a, b, e

26A081

緑内障性視神経症の特徴的所見はどれか．**3つ選べ**．
- a　acquired pit
- b　bayonetting
- c　double ring sign
- d　overpass cupping
- e　saucerization

解説
- a　×　視神経乳頭の後天性小窩．強度近視眼でみられる．
- b　○　乳頭縁における血管の屈曲．
- c　×　上方視神経乳頭部分低形成（SSOH）に認められる所見．
- d　○　深くなった視神経乳頭陥凹の上方に血管が浮いているような所見．
- e　○　浅い皿状の視神経乳頭陥凹拡大の所見．

解答　b，d，e

26A082

落屑緑内障の特徴で**誤っている**のはどれか．
- a　隅角に強い色素沈着を認める．
- b　レーザー線維柱帯形成術が有効なことが多い．
- c　白内障手術後に高眼圧を呈することが多い．
- d　周辺虹彩前癒着を来しやすい．
- e　Zinn小帯が脆弱なことが多い．

解説
- a　×　色素沈着は強い．
- b　×　原発開放隅角緑内障よりも大きな眼圧下降が得られるといわれる．
- c　×　正しい．
- d　○　多くは開放隅角緑内障であり，10％前後に狭隅角の症例も存在する．隅角所見としては著明な色素沈着，特にSampaolesi線が特徴的である．
- e　×　正しい．

解答　d

26A083

高眼圧症が緑内障へ移行する割合は年間どれだけか．
- a　0.1％〜0.2％
- b　1％〜2％
- c　5％〜7％
- d　10％〜12％
- e　15％〜17％

解説
- a　×
- b　○　高眼圧症が原発開放隅角緑内障へ移行する割合は1年に1〜2％にすぎない．
- c　×
- d　×

e ×

解答 b

26A084

角膜炎を発症する波長はどれか.
- a 280 nm 未満
- b 280 nm 以上～315 nm 未満
- c 315 nm 以上～400 nm 未満
- d 400 nm 以上～760 nm 未満
- e 760 nm 以上

解説
- a × 紫外線のUV-C. オゾン層で地表には通常到達しない.
- b ○ 紫外線のUV-B. 電気性眼炎や雪眼炎の原因となる.
- c × 紫外線のUV-A. UV-Bほど有害ではないとされている.
- d × 可視光線. 日光網膜症などの原因になるが角膜炎は通常起こさない.
- e × 赤外線. 白内障の原因となることがある.

解答 b

26A085

眼球鉄症で**誤っている**のはどれか.
- a 緑内障を生じる.
- b 網脈絡膜萎縮を生じる.
- c 水晶体にrust spotsを生じる.
- d 暗順応検査で閾値が低下する.
- e ERGでb波が減弱する.

解説
- a × 隅角線維柱帯に沈着する鉄イオンのために続発開放隅角緑内障を生じることがある.
- b ○ 網膜内層の神経細胞の萎縮消失を生じるが脈絡膜への影響は明らかではない.
- c × 水晶体前嚢下に褐色の鉄錆(rust spot)が形成される.
- d × 網膜色素変性に類似した症状が進行する.
- e × 小さい眼内鉄片だとb波振幅の低下をみるが,重症例では平坦型となる.

解答 b

26A086

TS-1(tegafur・gimeracil・oteracil potassium)の眼合併症はどれか.
- a 緑内障
- b 視神経炎
- c 涙道狭窄
- d ぶどう膜炎
- e 網膜静脈分枝閉塞症

解説
- a ×

b ×

c ○　TS-1による涙道狭窄・閉塞および角結膜障害は有名.

d ×

e ×

解答 **c**

26A087

処方した眼鏡の軸が15°ずれた場合，残余乱視の元の乱視に対する割合はどれか.

　　a　15％

　　b　25％

　　c　50％

　　d　75％

　　e　85％

解 説

a ×

b ×

c ○

d ×

e ×

解答 **c**

軸ズレは1度ずれると3.3％乱視矯正効果が減衰することから15 × 3.3 = 49.5となり50％程度となる.

26A088

眼鏡度数が右 − 2.00 D，左 − 5.00 Dの不同視眼鏡がある.

下方視で光学中心より下方2 cmを視線が通るときの垂直方向のプリズム誤差はどれか.

　　a　3⊿

　　b　6⊿

　　c　9⊿

　　d　12⊿

　　e　15⊿

解 説

a ×

b ○

c ×

d ×

e ×

解答 **b**

プレンティスの式より求められる.

x = h(mm)×メガネ度数/10

R) x = 20 × 2/10 = 4
L) x = 20 × 5/10 = 10
よって誤差は 10 − 4 = 6⊿ となる．

26A089

眼科用薬剤と薬理作用の組合せで正しいのはどれか．
a　シクロスポリン ——————— 炎症性サイトカイン産生促進作用
b　ネパフェナク ——————— 炭酸脱水酵素阻害作用
c　ブリモニジン酒石酸塩 ——— アドレナリンα₂受容体刺激作用
d　レバミピド ——————— ヒスタミンH₁受容体拮抗作用
e　レボカバスチン塩酸塩 ——— ムチン産生促進作用

【解説】
a　×　カルシニューリン阻害薬．
b　×　非ステロイド抗炎症薬．
c　○　アドレナリンα₂受容体刺激作用．
d　×　ドライアイ治療薬，ムチン産生，抗炎症作用．
e　×　ヒスタミンH₁特異的拮抗作用．

【解答】c

26A090

白内障手術で使用される粘弾性物質で正しいのはどれか．2つ選べ．
a　ヒアルロン酸は分散型である．
b　分散型の方が凝集型よりも前房に留まりやすい．
c　分散型にはヘパラン硫酸ナトリウムが配合されている．
d　ソフトシェルテクニックでは凝集型と分散型を同時に使う．
e　灌流時にヒアルロン酸は分子量100万より分子量240万の方が前房に留まりやすい．

【解説】
a　×　凝集型である．
b　○　凝集型の方が空間保持能は高いが，灌流や吸引時は眼外へ流出しやすい．
c　×　コンドロイチン硫酸ナトリウムが配合されている．
d　○　分散型が角膜内皮面に接着されるように，下に凝集型を注入する．
e　×　高分子量の方が空間保持能は高いが，灌流や吸引時は眼外へ流出しやすい．また，分子量が低くても濃度が高いと分散性も高くなり，前房に留まりやすい．

【解答】b，d

26A091

角膜内皮移植術(DSAEK)術後1年の眼鏡矯正視力に影響する因子はどれか．2つ選べ．

a 術前眼圧
b 術後角膜不正乱視
c ドナー角膜サイズ
d ドナー角膜内皮密度
e 水疱性角膜症発症から手術までの期間

解説

a × 関与しないと考える．緑内障で視神経障害があると直後から影響する．
b ○ 不正乱視が強いと眼鏡の矯正視力は不良．
c × 通常グラフトは直径8 mmで作製する．ドナーの強角膜片が16 mmより小さいとグラフト作製に影響する．
d ○ 細胞数が少ないと再度水疱性角膜症になり混濁を生じる．
e × 水疱性角膜症が長期化して瘢痕性の角膜混濁があると視力が術直後から回復しない．

解答 b, d

26A092

LASIKの**禁忌**はどれか．2つ選べ．

a 妊娠中
b 飛蚊症
c 網膜格子状変性
d 重症アトピー性疾患
e 角膜ヘルペスの既往

解説

a ○ 妊娠中および授乳中は禁忌となる．
b × 禁忌ではない．
c × 禁忌ではない．
d ○ 重症アトピー性疾患や糖尿病など創傷治癒に影響を与える疾患では禁忌である．
e × 角膜ヘルペスの既往がある場合，手術に慎重を要するが禁忌ではない．

解答 a, d

26A093

拒絶反応を最も起こしやすい術式はどれか．

a 角膜内皮移植術
b 自己輪部移植術
c 深層層状角膜移植術
d 全層角膜移植術
e 表層角膜移植術

解説

a × 全層角膜移植より生じにくい．

b × 自己の組織でない場合は生じやすいが自己なので生じない．
c × 内皮はホストの組織のため低い．
d ○ 最も起きやすい．
e × 内皮はホストの組織のため低い．

解答 d

26A094

硝子体手術の適応となるのはどれか．2つ選べ．
a 鈍的外傷に伴う鋸状縁裂孔
b 全象限に固定皺襞がある漏斗状網膜剝離
c 弁状裂孔周囲1乳頭径未満の限局性網膜剝離
d 剝離網膜の可動性に乏しい巨大裂孔網膜剝離
e 単発性萎縮性円孔に伴う若年者の限局性網膜剝離

解説
a × 若年者であればバックルでよい．
b ○ 硝子体手術でしか対応はできない．
c × 裂孔部位にもよるが通常はバックルを選択する．
d ○ 可動性に乏しいという意味が，網膜が反転していて物理的に直すなら硝子体手術．
e × 若年者の萎縮性円孔に対しては通常バックルを行う．

解答 出題者の意図を汲めば，b，dであろう

26A095

中心性漿液性脈絡網膜症の蛍光漏出点に対する網膜光凝固の条件（波長，凝固径，凝固時間，凝固出力）で正しいのはどれか．
a 赤外波長，　500 μm，1.0秒，150 mW
b 赤色波長，　 50 μm，0.02秒，300 mW
c 黄色波長，　200 μm，0.2秒，100 mW
d 緑色波長，　 50 μm，0.05秒，300 mW
e 青緑色波長，200 μm，0.2秒，100 mW

解説
a × 通常レーザーで赤外波長はありえない．
b ×
c ○
d ×
e ×

解答 c

26A096

硝子体手術の適応となるのはどれか．**2つ選べ**．
- a　視神経乳頭小窩・黄斑症候群
- b　黄斑円孔網膜剝離
- c　脈絡膜血管腫
- d　APMPPE
- e　uveal effusion

解説
- a　○　黄斑部に剝離が及んで視力が低下した場合には適応になる．
- b　○　現在は硝子体手術が適応となる．
- c　×　硝子体手術の適応はない．
- d　×　自然軽快が期待される．
- e　×　強膜開窓術が適用になる．

解答　a, b

26A097

光線力学療法施行時の副作用でみられるのはどれか．
- a　腰痛
- b　高眼圧
- c　眼瞼下垂
- d　調節障害
- e　下肢血栓症

解説
- a　○　添付文書に背部痛ありとの記載あり．
- b　×　報告はない．
- c　×　眼瞼腫脹感の記載があるが，下垂についての記載はない．
- d　×　報告はない．
- e　×　報告はない．

解答　a

26A098

眼内タンポナーデで正しいのはどれか．
- a　ガス白内障は非可逆性である．
- b　表面張力はガスよりシリコーンオイルが強い．
- c　100％SF$_6$の膨張率は約4倍である．
- d　100％SF$_6$が注入できる最大量は約0.75 mlである．
- e　SF$_6$が眼内で膨張しない最高濃度は約10％である．

解説
- a　×　可逆性．
- b　×　表面張力は気体に対する液体について述べるときに使用する用語．おそらくここは，ガスの方がオイルよりもタンポナーデ効果が高いことを言いたいと思われる．
- c　×　2倍程度．

d ○ 眼球サイズによって異なるが，0.5〜1.0 ml程度注入できる．

e × 約20％程度．

解答 d

26A099

成人有水晶体眼の硝子体注射の刺入部位で角膜輪部から最も適切な距離はどれか．

a 2 mm

b 4 mm

c 6 mm

d 8 mm

e 10 mm

解 説

a ×

b ○

c ×

d ×

e ×

解答 b

26A100

駆逐性出血の危険因子はどれか．**2つ選べ**．

a 若年者

b 強度近視眼

c 全層角膜移植術

d 小切開硝子体手術

e 強膜バックリング手術

解 説

a × 高齢者ほど生じやすい．

b ○

c ○

d × 小切開になり以前より頻度は低下している．

e × 廃液時に低眼圧になる可能性はある．

解答 b，c

低眼圧を来す場合に駆逐性出血は生じやすい．

B 臨床実地問題

26B001

細隙灯顕微鏡写真を**別図1**に示す．
観察法で適切なのはどれか．

　　a　直接法
　　b　間接法
　　c　徹照法
　　d　反帰光線法
　　e　鏡面反射法

解説

a　×　スリット光の作る光学切片を観察．病変の深さの観察に適する．
b　×　スリット光を観察したい部位の周囲に当て観察．突出部の観察などに適する．
c　×　眼底からの反射光で観察．水晶体の混濁，後発白内障などの観察に有用．
d　×　虹彩面，眼底などから反射した光で観察．微細混濁など観察するのに適する．
e　○　一定以上の入斜角で光が全反射する性質を利用．角膜内皮細胞の観察に有用．

解答 e

26B002

50歳の女性．1か月前に充血と眼脂を自覚して他院で治療を受けていたが，眩しさが続くため来院した．細隙灯顕微鏡写真を**別図2**に示す．
感染した病原体はどれが疑われるか．

　　a　アデノウイルス
　　b　エンテロウイルス
　　c　サイトメガロウイルス
　　d　単純ヘルペスウイルス
　　e　水痘帯状疱疹ウイルス

解説

a　○　角膜上皮下浸潤後の角膜混濁．
b　×　角膜混濁を来すことはあまりない．
c　×　コインリージョン（円形の衛星病巣）．
d　×　樹枝状病変．円板状の角膜浮腫．
e　×　偽樹枝状病変．

解答 a

26B003

　35歳の女性．5年前に原因不明の両眼視神経萎縮を指摘されている．視力は右0.08（矯正不能）．左10 cm指数弁．右眼のGoldmann視野と障害程度等級表および等級別指数表を**別図3A，3B，3C，3D**に示す．左眼の視野は測定不能．
　身体障害者福祉法に基づく視覚障害の等級はどれか．
　　a　視力障害4級，視野障害2級で合わせて1級
　　b　視力障害3級，視野障害2級で合わせて1級
　　c　視力障害3級，視野障害3級で合わせて2級
　　d　視力障害4級，視野障害2級で合わせて2級
　　e　視力障害4級，視野障害3級で合わせて2級

解説
a　×
b　×
c　×
d　○　旧基準による．
e　×

解答 d

26B004

　通院中の患者に関して，地方自治体から**別図4**に示す意見書（一部抜粋）が送付された．
　正しいのはどれか．
　　a　特定疾病以外では申請できない．
　　b　根拠となる法律は介護保険法である．
　　c　身体障害者手帳との重複申請はできない．
　　d　介護を希望する40歳以上の本人が申請する．
　　e　眼科医は主治医として意見書に記入できない．

解説
a　×　特定疾病または生活機能低下の直接の原因である疾病で可能．
b　○
c　×
d　×　40歳以上64歳以下は特定疾病の患者のみが対象となる．
e　×　全身を診ている医師が好ましいが，眼科医でも構わない．

解答 b

26B005

72歳の男性．3か月前から右下眼瞼にしこりのようなものが現れ，徐々に大きくなってきたため来院した．前眼部写真を**別図5A**に示す．

該当する生検の組織像は**別図5B**のどれか．

a ⓐ
b ⓑ
c ⓒ
d ⓓ
e ⓔ

【解説】

a × 表皮の肥厚と偽性角質囊胞がみられ，脂漏性角化症の病理組織像である．
b × 真皮に卵円形の細胞の増殖がみられ，母斑細胞母斑の病理組織像である．
c ○ 明るい胞体（脂質）をもつ大小不同のある細胞が増殖し，脂腺癌の組織像である．
d × 基底細胞に類似した細胞の増殖，索状配列がみられ，基底細胞癌の組織像である．
e × 小型の異型リンパ球の増殖がみられ，悪性リンパ腫の病理組織像である．

【解答】c

下眼瞼に皮膚の表面は平滑で，やや黄白色をおびた腫瘍を認める．マイボーム腺から発生した脂腺癌を疑う臨床所見である．

26B006

10歳の男児．両眼の搔痒感と充血および眼脂の悪化を主訴に来院した．近医で抗アレルギー点眼薬が処方されている．角膜に異常所見は認めない．前眼部写真を**別図6**に示す．

治療はどれか．**2つ選べ**．

a 抗菌薬点眼
b 免疫抑制薬点眼
c 副腎皮質ステロイド点眼
d 非ステロイド系消炎薬点眼
e 抗アレルギー薬内服

【解説】

a × 春季カタルは細菌感染でない．
b ○ 春季カタルはT細胞中心のアレルギー炎症で増殖性，T細胞の活性を抑制し有用．
c ○ まずは抗アレルギー薬と免疫抑制薬点眼であるが重症の場合はステロイド点眼薬を併用する．
d × 抗アレルギー作用はない．
e × アレルギー性結膜疾患であり，まずは局所投与を継続し使用．

【解答】b，c

26B007

49歳の女性．3か月前から徐々に右上眼瞼が下垂してきたと訴えて来院した．視力は右1.0（矯正不能），左1.2（矯正不能）．前眼部と中間透光体および眼底に異常はない．正面視および下方視の顔面写真を**別図7**に示す．

行うべき検査はどれか．

a　抗アセチルコリン受容体抗体測定
b　甲状腺関連自己抗体測定
c　IgG4抗体測定
d　テンシロンテスト
e　頭部MRI

解説

a　× 右は眼瞼下垂ではないため，重症筋無力症は否定．
b　○ 左の眼瞼後退を認めるため甲状腺眼症を疑う．
c　× 眼瞼腫脹や涙腺の腫脹はないため否定．
d　× 右は眼瞼下垂ではないため，重症筋無力症は否定．
e　× 必要な検査ではあるが自己抗体検査のほうが診断のための優先順位は高い．

解答　b

26B008

35歳の男性．2日前からの左眼の痛みを主訴に来院した．前眼部写真を**別図8**に示す．

適切でないのはどれか．

a　抗菌薬点眼
b　抗菌薬眼軟膏点入
c　抗菌薬内服
d　切開排膿
e　切除摘出

解説

a　× 疼痛を伴う急性炎症で結膜面に膿点と著明な充血を認める．内麦粒腫と考えられる．マイボーム腺の急性感染症であり，抗菌薬による治療が主体となる．
b　× 結膜嚢滞留性を高めたり就寝時の効能持続を期待して眼軟膏を使用してもよい．
c　× 炎症が強い場合や蜂窩織炎への移行が危惧される場合には内服投与を考慮すべき．
d　× 膿点が明らかであり，切開排膿を行ってもよい．経過の短縮が期待できる．
e　○ 霰粒腫ではないので切除摘出する必要はない．摘出するとマイボーム腺が損傷する．

解答　e

90歳の女性．白内障の定期検診で異常を指摘されて来院した．右眼前眼部写真と角膜病変の生検の組織像を**別図9A，9B**に示す．

適切な治療はどれか．

a 副腎皮質ステロイド点眼
b 抗アレルギー薬点眼
c 角膜病変のみ部分切除
d 病変の拡大切除と冷凍凝固
e 眼球摘出

解説

a × 組織像で，炎症所見はなく，ステロイドは無効と考えられる．
b × アレルギーを疑わせる所見はなく，抗アレルギー薬は無効と考えられる．
c × 病変が結膜輪部にも認められるため，角膜部分切除では再発の危険性が高い．
d ○ 角膜上皮が多層化しており（通常は5層程度），核異型は強くないが異形成（dysplasia）が疑われる．再発防止のため拡大切除と冷凍凝固が好ましい．
e × 明らかに過剰治療．眼球は十分に温存できる．

解答 d

66歳の男性．以前から左眼結膜の黒い小さな点に気付いていたが，1年前から徐々に大きくなり，3か月前から著明に増大したため来院した．前眼部写真と病理組織像を**別図10A，10B**に示す．

診断はどれか．

a 母斑
b 悪性黒色腫
c 強膜軟化症
d メラノーシス
e メラノサイトーシス

解説

a × 母斑は病変内の嚢胞形成（65％）が特徴的で，組織像でも核分裂像や壊死像は通常みられない．本例とは明らかに異なる．
b ○ メラニン色素の増加を伴う充実性の隆起性結節性腫瘍．組織像では細胞質内に多量の色素顆粒を含む大型の腫瘍細胞の増殖が認められる．個々の細胞形態も多様であり，急速な増大からも悪性黒色腫と考えられる．
c × 強膜軟化症は強膜が菲薄化してぶどう膜が透けて見える病変．本例とは全く異なる．
d × メラノーシスは扁平な褐色調病変で厚みがないことが特徴．本例とは異なる．
e × メラノサイトーシス（黒色細胞腫）は良性腫瘍．視神経乳頭周囲が多く結膜発症はまれ．

解答 b

26B011

43歳の男性．左顔面の違和感と疼痛に引き続き，左眼の霧視を自覚したため来院した．視力は両眼ともに1.2（矯正不能），眼圧は右14 mmHg，左10 mmHg．顔面写真を**別図11**に示す．

正しいのはどれか．

a 口内炎を伴う．
b 虹彩の萎縮を来す．
c 網膜の壊死を来す．
d 若年者には生じない．
e 副腎皮質ステロイド点眼薬は禁忌である．

解説

a × Behçet病の所見である．
b × ヘルペス性虹彩炎の所見である．眼部帯状疱疹ではみられない．
c × 急性網膜壊死にはならない．
d × 若年者に起こることがある．
e ○ 正しい．ウイルス増殖を促進する可能性がある．

解答 e

26B012

20歳の男性．10歳頃から両眼の視力低下を生じ，2年前に両眼の治療的レーザー角膜切除術を施行されているが，最近再び視力が低下したため来院した．右眼前眼部写真を**別図12**に示す．

正しいのはどれか．**2つ選べ**．

a 混濁は実質深層に及んでいる．
b 両親は近親婚であることが多い．
c 角膜移植を行えば再発が予防できる．
d *TACSTD2*（*M1S1*）遺伝子の異常がある．
e 沈着物はMassonトリクローム染色で赤く染まる．

解説

a × 顆粒状角膜ジストロフィでは角膜実質浅層の混濁がみられる．
b ○ 顆粒状角膜ジストロフィ患者は両親が近親婚であることが多い．
c × 角膜移植を行っても再発の可能性はある．
d × 顆粒状角膜ジストロフィではなく膠様滴状角膜ジストロフィの原因遺伝子である．
e ○ Massonトリクローム染色でヒアリンの沈着が検出される．

解答 b, e

45歳の男性．前眼部写真を**別図13**に示す．
適切な治療はどれか．**2つ選べ**．
　a　抗菌薬点眼と点滴
　b　副腎皮質ステロイド点眼と内服
　c　結膜被覆術
　d　全層角膜移植術
　e　角膜上皮形成術

解説
a　×　輪部に沿った弧状の潰瘍で急峻な掘り込みがあり，Mooren潰瘍の所見．
b　○　Mooren潰瘍に対して最初に行われる必須の治療である．
c　×　結膜切除術（Brownの手術）なら行われることがある．
d　×　炎症が沈静化して瘢痕治癒した後で行われることがあるが，活動期では行わない．
e　○　進行するMooren潰瘍では，角膜上皮形成術は適応である．

解答　b，e

35歳の男性．右眼の充血と疼痛および視力低下を主訴に来院した．右眼前眼部写真を**別図14**に示す．
適切な治療はどれか．**2つ選べ**．
　a　角膜表層掻爬
　b　クロルヘキシジングルコン酸塩点眼
　c　フルオロメトロン点眼
　d　アシクロビル眼軟膏点入
　e　バルガンシクロビル内服

解説
a　○　放射状角膜神経炎や斑状の浸潤がみられ，アカントアメーバ角膜炎と考える．
b　○　アカントアメーバ角膜炎では，消毒薬や抗真菌薬の点眼が用いられる．
c　×　増悪させる可能性があり，選択すべきではない治療である．
d　×　アカントアメーバの所見は，ヘルペスと間違われることがある．
e　×　全身投与を行う場合は，抗真菌薬が選択される．

解答　a，b

39歳の女性．26歳の時から眼科通院中である．最近，両眼の視力低下が進行したため来院した．前眼部写真を**別図15**に示す．
正しいのはどれか．
　　a　全身合併症は少ない．
　　b　網膜色素変性を合併しやすい．
　　c　深層層状角膜移植は禁忌である．
　　d　虹彩前面の囊胞形成が特徴的である．
　　e　ライソゾーム酵素の欠損によりムコ多糖類が不足する．

解説

a　×　ムコ多糖症により発達の遅れ，低身長，骨変形，特異な顔つきなど多彩な全身合併症を認める．
b　○　ムコ多糖症では角膜混濁と網膜色素変性を生じる．
c　×　特に禁忌であるとは考えにくい．
d　×　虹彩には特に異常はみられない．
e　×　ライソゾーム酵素の欠損により全身にムコ多糖類が蓄積する．

解答　b

58歳の男性．左眼の視力低下を訴えて来院した．15年前に左眼眼球打撲の既往がある．左眼前眼部写真を**別図16**に示す．
診断に有用な検査はどれか．**2つ選べ**．
　　a　隅角検査
　　b　角膜知覚検査
　　c　静的視野検査
　　d　多局所ERG検査
　　e　超音波Bモード検査

解説

a　○　隅角後退の有無を確認する．
b　×　角膜知覚検査は角膜ヘルペスの診断に有用．
c　×　静的視野検査は白内障の影響を受ける．
d　×　多局所ERGはオカルト黄斑ジストロフィの診断に有用．
e　○　Bモードで網膜剥離の有無などを確認する．

解答　a，e

60歳の女性．2週前からの左眼の変視と視力低下を自覚して来院した．視力は左 0.02 (0.3 × − 18.25 D)．左眼眼底写真とフルオレセイン蛍光眼底造影写真およびOCT像を**別図17A，17B，17C**に示す．

治療はどれか．

　a　硝子体手術
　b　光線力学療法
　c　レーザー光凝固
　d　ラニビズマブ硝子体内注射
　e　副腎皮質ステロイドテノン嚢下注射

解説

a ×
b ×
c ×
d ○　強度の近視で造影検査で蛍光漏出を認めることから近視性脈絡膜新生血管である．
e ×

解答 d

52歳の女性．数年前から徐々に進行する両眼の視力低下を訴えて来院した．視力は右 0.6 (0.9 × + 0.75 D)，左 0.5 (0.8 × + 1.00 D)．左眼眼底写真と眼底自発蛍光写真を**別図18A，18B**に示す．両眼ともにほぼ同様の所見である．

適切な治療はどれか．

　a　経過観察
　b　硝子体手術
　c　光線力学療法
　d　アフリベルセプト硝子体内注射
　e　副腎皮質ステロイドテノン嚢下注射

解説

a ○　成人発症卵黄様黄斑ジストロフィに関して現在のところ治療法はない．
b ×
c ×
d ×
e ×

解答 a

1歳5か月の男児．右眼の充血と眼位異常を主訴に来院した．超音波Bモード像と最終的に摘出された眼球の病理組織像を**別図19A，19B**に示す．

この疾患で正しいのはどれか．**2つ選べ**．

a　小眼球を伴うことが多い．
b　片眼性より両眼性の症例が多い．
c　非遺伝性より遺伝性の症例が多い．
d　染色体異常として13q14欠失がみられる．
e　我が国での5年生存率は90％以上である．

【解説】

a　×
b　×　両眼性1，片眼性2.6の割合である．
c　×　両眼性のすべてと片眼性の10〜15％が遺伝性．
d　○　13染色体長腕q14にある癌抑制遺伝子-RB遺伝子の変異．
e　○　5年生存率93％，10年生存率90％である．

【解答】d，e

網膜芽細胞腫である．

60歳の女性．両眼の糖尿病網膜症と診断されている．両眼のフルオレセイン蛍光眼底造影写真を**別図20A，20B**に示す．

さらに実施すべき検査はどれか．

a　OCT
b　視野検査
c　眼底自発蛍光
d　頸動脈ドップラー検査
e　インドシアニングリーン蛍光眼底造影

【解説】

a　×
b　×
c　×
d　○　左眼のみ血管漏出所見が強く，片眼性の虚血を疑う．頸動脈エコーにて頸動脈閉塞を確認する．
e　×

【解答】d

26B021

33歳の女性．健診で左眼の眼底異常を指摘されて来院した．視力は両眼ともに1.2（矯正不能）．眼圧は両眼ともに14 mmHg．左眼眼底写真を**別図21**に示す．
考えられる疾患はどれか．
- a　悪性黒色腫
- b　脈絡膜母斑
- c　網膜下血腫
- d　眼内リンパ腫
- e　網膜色素上皮肥大

解説
- a　×　脈絡膜隆起性病変がみられる．
- b　×
- c　×
- d　×
- e　○　多発性の網膜色素上皮の先天性肥大である．

解答 e

26B022

7歳の女児．映画館に入るとしばらく見えなくなると訴えて来院した．視力は両眼ともに1.2（矯正不能）．Goldmann視野検査は両眼ともに正常．左眼眼底写真を**別図22**に示す．右眼眼底にも同様の所見がみられる．
正しいのはどれか．**2つ選べ**．
- a　暗順応が遅延する．
- b　遠視を伴うことが多い．
- c　ERGが診断に有用である．
- d　色覚検査が診断に有用である．
- e　両親のどちらかに同様の眼底所見がある可能性が高い．

解説
- a　○　遅延する．
- b　×　伴わない．
- c　○　Scotopic ERGの著しい振幅低下がみられる．3時間以上の暗順応後には正常波形になる．
- d　×　視力，色覚，視野は正常である．
- e　×　常染色体劣性遺伝である．

解答 a, c

暗順応障害があり，血管アーケードから周辺にかけて白点があり，先天停在性夜盲の白点状眼底と考えられる．

26B023

35歳の男性. 2〜3週前から左眼の視力低下を自覚していたが, 軽快しないため来院した. 視力は右1.5(矯正不能), 左0.3(0.4×−4.00 D). 眼圧は右12 mmHg, 左15 mmHg. 左眼に軽度の虹彩炎を認める. 左眼眼底写真と蛍光眼底造影写真を**別図23A, 23B**に示す.

必要な検査はどれか. **2つ選べ.**

　a　胸部X線
　b　VZV抗体率
　c　抗HTLV-1抗体
　d　ツベルクリン反応
　e　血液中CD4陽性細胞数

解説

a　○
b　×　VZVは虹彩毛様体炎を起こす. 眼底では急性網膜壊死を起こすことがある.
c　×　HTLV-1ウイルスのぶどう膜炎は硝子体混濁が主である.
d　○
e　×　悪性リンパ腫の検査である.

解答 a, d

26B024

在胎27週, 出生時体重950 gの乳児. 生後4週目に眼科の診察を初めて行った. 眼底写真を**別図24**に示す.

正しいのはどれか.

　a　自然軽快の可能性が高い.
　b　国際分類StageⅠである.
　c　国際分類StageⅡである.
　d　網膜血管は国際分類ZoneⅢまで延びている.
　e　急速に進行して網膜剥離に至る可能性が高い.

解説

a　×
b　×　Demarcation line形成.
c　×　Ridge形成.
d　×　ZoneⅠである.
e　○　血管の著明な拡張蛇行所見があり, 劇症型(Plus disease)と考えられる.

解答 e

3歳の男児．眼位異常を指摘されて来院した．両眼の眼底写真を**別図25**に示す．満期産で出生している．

診断に有用な検査はどれか．**2つ**選べ．

a　ERG
b　OCT
c　頭部CT
d　両親の眼底検査
e　フルオレセイン蛍光眼底造影

【解説】

a　×
b　×
c　×
d　○　常染色体優性遺伝のため，両親の検査は有用である．
e　○　周辺部に血管途絶，無血管領域がみられる．

【解答】d, e

両眼の牽引乳頭があり，家族性滲出性硝子体網膜症（FEVR）と考えられる．網膜血管が未熟な状態で発育停止したことで起こる疾患である．家族性で，常染色体優性遺伝が典型的だが，X染色体劣性，常染色体劣性，孤発例なども報告されている．

眼底写真を**別図26**に示す．
この所見の背景で考えられるのはどれか．**2つ**選べ．

a　眼外傷
b　近視眼
c　若年者
d　白内障術後
e　後部硝子体剥離

【解説】

a　×
b　×
c　○　格子状変性巣内の萎縮性円孔は若年者の網膜剥離の主要な原因である．
d　×
e　○　格子状変性境界には強い網膜硝子体癒着がある．

【解答】c, e

26B027

34歳の男性．数年前から両眼の視力低下を繰り返していた．右眼眼底写真を**別図27**に示す．左眼にも同様の所見を認める．
この疾患で正しいのはどれか．
 a 浅前房を生じる．
 b 南九州で罹患率が高い．
 c HLA-B51と関連がある．
 d 常染色体優性遺伝である．
 e 閉塞性網膜血管炎を生じる．

解説
a ○ 毛様体剝離（浮腫）により，水晶体が前方移動，遠視化することがある．
b × HTLV-1ウイルス関連ぶどう膜炎は南九州での罹患率が高い．
c × HLA-DR4がほぼ100％みられる．他，DR53，DQ4がみられる．HLA-B51はBehçet病の遺伝子である．
d × 遺伝性疾患ではない．
e × 脈絡膜のメラノサイトへの自己免疫障害が病変のメインである．血管炎は起こさない．

解答 a

眼底は，夕焼け状眼底でVogt-小柳-原田病を考える．

26B028

32歳の女性．左眼の視力低下を主訴に来院した．左眼眼底写真と眼窩CTを**別図28A，28B**に示す．
診断はどれか．
 a 脈絡膜骨腫
 b 脈絡膜血管腫
 c 眼内リンパ腫
 d 脈絡膜悪性黒色腫
 e 転移性脈絡膜腫瘍

解説
a ○ 若い女性に発症した乳頭に連続した黄白色病変で，CTでは同部に一致して骨と同じ高輝度域が確認できる．脈絡膜骨腫に特徴的な所見である．
b × 色調もCT所見も異なる．
c × リンパ腫では石灰化様のCT所見はみられない．
d × 色調や扁平な病巣が黒色腫と異なる．石灰化所見も合致しない．
e × 眼底所見やCT所見が異なる．また転移性脈絡膜腫瘍は中高年に多い．

解答 a

26歳の男性．右眼の霧視を主訴に来院した．以前にも同様の症状で治療している．両眼の眼底写真を**別図29A，29B**に示す．

正しいのはどれか．

　a　前房蓄膿を伴う．
　b　網膜剝離を生じることが多い．
　c　血中特異的IgM抗体上昇
　d　血中特異的IgG抗体上昇
　e　眼内液IL-10値上昇

解説

a　×　Behçet病など．
b　×　網膜剝離を生じることは少ない．
c　×　IgMではなくIgG抗体が上昇する．
d　○　黄斑部の瘢痕病巣と娘病巣を認め，トキソプラズマ脈絡網膜炎と診断できる．
e　×　悪性リンパ腫など．

解答 d

38歳の男性．左眼の視力障害を訴えて来院した．視力は右1.2（矯正不能），左0.6（矯正不能）．左眼眼底の後極と周辺部の写真を**別図30A，30B**に示す．

原因として考えられるのはどれか．**2つ選べ**．

　a　結核菌
　b　風疹ウイルス
　c　サイトメガロウイルス
　d　単純ヘルペスウイルス
　e　水痘帯状疱疹ウイルス

解説

a　×　眼底病変が異なる．
b　×　眼底病変が異なる．
c　×　眼底病変が異なる．
d　○　眼底周辺部の白色病変，網膜血管閉塞より急性網膜壊死と診断できる．
e　○　急性網膜壊死は水痘帯状疱疹ウイルス，単純ヘルペスウイルスが病因である．

解答 d，e

26B031

24歳の女性. 最近, 全身の倦怠感を自覚している. 健診で眼底の異常を指摘されて来院した. 初診時の眼底写真を**別図31**に示す.

鑑別すべき疾患はどれか. **2つ選べ**.

a 結核
b 糖尿病
c 白血病
d サルコイドーシス
e 亜急性細菌性心内膜炎

解 説

a ×
b ×
c ○ 眼底の出血性梗塞で中心部が白色となるRoth斑を認める.
d ×
e ○ Roth斑は白血病, 貧血などの血液疾患, インターフェロン網膜症, 亜急性細菌性心内膜炎で認められる.

解答 c, e

26B032

55歳の男性. 以前から視力の変動を自覚している. 細隙灯顕微鏡写真を**別図32**に示す.

合併症で正しいのはどれか. **3つ選べ**.

a 強度近視
b 円錐角膜
c 白内障
d 緑内障
e 網膜剝離

解 説

a ○ 水晶体上方偏位からMarfan症候群が疑われる. 強膜伸展による軸性近視.
b × 円錐角膜はアトピー性皮膚炎, ダウン症, Ehlas-Danlos症候群, Leber病.
c × 水晶体脱臼, 球状水晶体がある.
d ○ 隅角異常, 緑内障がある.
e ○ 網膜剝離, 網膜変性がある.

解答 a, d, e

26B033

47歳の女性．側方視時の複視を主訴に来院した．眼痛に対してステロイドパルス療法を受けた既往がある．眼痛は消失したが複視は残存している．眼窩MRIとHess赤緑試験の結果を**別図33A，33B**に示す．

適切な治療はどれか．

　a　プリズム眼鏡の処方
　b　右眼内直筋後転術
　c　右眼外直筋切除短縮術
　d　左眼内直筋後転術
　e　左眼外直筋切除短縮術

解説

a　×　プリズム眼鏡は側方視の複視の適応ではない．
b　○　右内直筋の癒着が考えられるため，右内直筋後転術も適応である．
c　×　罹患筋の後転術を行う．
d　×　左眼の外転制限は認めておらず，行わない．
e　×　後転術が基本である．

解答 b

26B034

1歳4か月の男児．生後3か月から右への斜頸があり，10か月から眼の位置がおかしいと母親が訴えて来院した．頭位変換での眼位写真を**別図34**に示す．

この患者にみられる所見はどれか．

　a　交差固視
　b　左眼球陥凹
　c　左瞼裂狭小
　d　右内上転障害
　e　左内下転障害

解説

a　×　交差固視は先天内斜視でみられる．
b　×　眼球陥凹はDuane症候群などでみられる．
c　×　瞼裂狭小はDuane症候群などでみられる．
d　×　左上斜筋麻痺では右内上転障害は認めない．
e　○　左上斜筋麻痺では左内下転障害を認める．

解答 e

69歳の女性．1年前から左眼が右方向に引っ張られてつらいと訴えて来院した．視力は右 0.06 (0.7 × − 5.75 D ◯ cyl − 1.75 D 95°)，左 0.01 (0.15 × − 15.00 D ◯ cyl − 3.00 D 10°)．水平3方向眼位写真を**別図35**に示す．

左眼の適切な治療はどれか．**2つ選べ**．

　a　眼窩減圧術
　b　下斜筋後転術
　c　上斜筋移動術
　d　内直筋後転術
　e　上・外直筋縫合術

解説

a　×　固定内斜視は眼窩減圧術の適応ではない．
b　×　固定内斜視で下斜筋後転術は行わない．
c　×　固定内斜視で上斜筋移動術は行わない．
d　○　固定内斜視は内直筋後転術の適応である．
e　○　固定内斜視は上・外直筋縫合術の適応である．

解答 d，e

29歳の男性．2週前に左眼の霧視と眼球運動痛を自覚した．視力は右 1.5（矯正不能），左 0.04（矯正不能）．左眼に中心暗点と相対的瞳孔求心路障害を認める．眼球運動に異常はない．前眼部と中間透光体および眼底に異常はない．全身には神経学的な異常を認めない．

眼窩部MRIと頭部MRI (FLAIR) 写真を**別図36A，36B**に示す．

この症例で正しいのはどれか．

　a　再発の可能性は低い．
　b　視力予後は不良である．
　c　眼窩部MRIはT$_2$強調画像である．
　d　副腎皮質ステロイド内服療法の適応である．
　e　将来的に過半数が多発性硬化症へ移行する．

解説

a　×　眼窩MRIのT$_1$強調STIR法で左視神経に高信号がみられ，頭部MRIのT$_2$強調FLAIR画像で脳梁に沿って垂直方向に楕円形の脱髄斑がみられる．初回でもあり，CIS (clinically isolated syndrome) ＋左視神経炎である．多発性硬化症に移行して視神経炎が再発する可能性は高い．
b　×　CISに併発する視神経炎は視力予後良好である．
c　×　T$_1$強調STIR画像である．
d　×　大量ステロイド点滴治療の適応．
e　○　CISに併発した視神経炎が15年後に多発性硬化症に移行する可能性は72 %（米国の大規模臨床研究ONTTより）．

解答 e

54歳の女性．難治性の左眼充血を訴えて来院した．前眼部写真とMRI画像とを**別図37**に示す．
他に認められる所見はどれか．**2つ選べ**．
a 眼内炎
b 眼圧低下
c 視力低下
d Bruit聴取
e 眼球運動障害

解 説

a × 上眼静脈の著明な拡張蛇行から内頸動脈海綿静脈洞瘻が合致する．眼内炎ではない．
b × 内頸動脈海綿静脈洞瘻（CCF）では上強膜静脈圧の上昇から高眼圧になりやすい．
c × 20〜25 mmHg程度の中等度眼圧上昇に留まることが多く，通常は急激な視野・視力障害は来さない．
d ○ シャント量が多いと眼球表面から頸動脈雑音bruitを聴取するようになる．
e ○ 外眼筋麻痺（うっ血による外眼筋肥大や神経の虚血・圧迫による）もしばしば出現．

解答 d, e

63歳の女性．2週前に交通事故で頭部を打撲後，複視を自覚したため来院した．頭部を右に軽度傾斜している．眼位は正面視で左眼6Δの左上斜視，複視は下方視で増強する．
この患者のHess赤緑試験の結果は**別図38**のどれか．
a ⓐ
b ⓑ
c ⓒ
d ⓓ
e ⓔ

解 説

a ×
b ×
c ×
d ×
e ○ 左上斜視で左眼の下転制限がある．左滑車神経麻痺と考えられる．

解答 e

26B039

64歳の男性．2日前からの複視を自覚して来院した．10年前から糖尿病を指摘されているがコントロールは不良である．Hess赤緑試験の結果を**別図39**に示す．頭部MRIは年齢相応の変化がみられる．

治療で正しいのはどれか．

a 経過観察
b 眼球運動トレーニング
c 基底内方プリズムの処方
d 副腎皮質ステロイド内服
e 副腎皮質ステロイドパルス療法

解説

a ○ 微小循環障害による左外転神経麻痺と考えられ，自然軽快率が高い．
b × 医学的根拠はない．
c × 内斜視を呈しているので，処方するなら基底外方プリズムである．
d × 行わない．
e × 行わない．

解答 a

26B040

緑内障眼のHumphrey視野計の中心10-2プログラムの結果を**別図40**に示す．固視点消失の危険性が最も高いのはどれか．

a ⓐ
b ⓑ
c ⓒ
d ⓓ
e ⓔ

解説

a ×
b ×
c ○ 中心感度は4点中3点で0 dB以下となっているため．
d ×
e ×

解答 c

56歳の女性．3種類の眼圧下降薬と副腎皮質ステロイド点眼薬を処方されているが，左眼の高眼圧をコントロールできない．右眼は無治療である．視力は両眼ともに1.2（矯正不能）．眼圧は右15 mmHg，左40 mmHg．左眼隅角写真を**別図41**に示す．今まで緑内障手術を受けたことはない．
　今後の治療で適切なのはどれか．
　　a　緑内障点眼薬の追加
　　b　レーザー線維柱帯形成術
　　c　線維柱帯切除術
　　d　チューブシャント手術（EX-PRESS®）
　　e　チューブシャント手術（Baerveldt®）

解説

a　×　すでに3種類点眼しているので，点眼追加は効果が低いと考えられる．
b　×　周辺部虹彩前癒着があり，レーザーは適応にならない．
c　○　続発緑内障に対して，まずは濾過手術（あるいは隅角癒着解離＋流出路再建術）．
d　×　続発緑内障に対して，EX-PRESS®は非適応である．
e　×　これまで緑内障手術を受けたことがない眼に対して，第一選択とはならない．

解答 c

　69歳の女性．2日前に右眼の眼痛を訴えて来院した．眼圧は右45 mmHg，左16 mmHg．20％マンニトール点滴静注と2％ピロカルピン塩酸塩頻回点眼で，眼圧は右21 mmHg，左15 mmHgに下降した．細隙灯顕微鏡写真を**別図42**に示す．
　みられる所見はどれか．
　　a　Fibrin
　　b　Glaukomflecken
　　c　Hypopyon
　　d　Pseudoexfoliation
　　e　True exfoliation

解説

a　×　前房は清明．
b　○　急激に眼圧上昇が起きた後に認める水晶体前嚢下混濁．
c　×　前房は清明．
d　×　瞳孔縁にフケ状物質を認めない．
e　×　赤外線を扱う職業人に多く認められる水晶体の層状混濁．

解答 b

26B043

22歳の男性．右眼を殴られて複視と顔面のしびれを自覚して来院した．頭部CTを**別図43**に示す．

眼窩組織が脱出しているのはどこか．**2つ選べ**．

a 上咽頭
b 篩骨洞
c 上顎洞
d 前頭洞
e 蝶形骨洞

解説

a ×
b ○ 眼窩内壁を構成する篩骨は薄く，眼窩骨折の好発部位である．
c ○ 上顎骨の眼窩下神経溝を走行する眼窩下神経が骨折で障害され，しびれを生じる．
d × 前頭骨は眼窩上壁を構成する．
e × 蝶形骨は眼窩外壁・上壁・内壁先端部を構成する．

解答 b，c

26B044

43歳の男性．左眼の眼外傷に伴う網膜剝離で硝子体手術を行った．術後の前眼部写真を**別図44**に示す．

矢印が示すのは何か．

a ヒアルロン酸ナトリウム
b パーフルオロカーボン
c シリコーンオイル
d 眼内レンズ
e 水晶体

解説

a ×
b ×
c ○ シリコーンオイルの前房内迷入がみられる．
d ×
e ×

解答 c

17歳の男子．昨日バスケットボールの試合で左眼を打撲し，視力が低下したため来院した．視力は右1.2（矯正不能），左0.01（矯正不能）．眼圧は右14 mmHg，左18 mmHg．左眼前眼部写真を**別図45**に示す．
適切な対応はどれか．**2つ選べ**．
　a　安静
　b　アトロピン硫酸塩点眼
　c　副腎皮質ステロイド内服
　d　高浸透圧薬点滴静注
　e　前房洗浄

【解説】
a　○　安静にすることで再出血を予防する．
b　○　瞳孔を安定させ再出血を予防する．
c　×　点眼では使用するが内服の必要はない．
d　×　眼圧上昇はなく必要ない．
e　×　遷延化した場合には洗浄を行う．

【解答】a，b

49歳の女性．10年前に両眼のLASIK手術を受けた．半年前から徐々に右眼裸眼視力が低下したため来院した．視力は右0.08（0.9 × − 4.50 D），左0.8（1.2 × − 0.50 D）．両眼の前眼部写真と角膜形状解析の結果を**別図46A，46B**に示す．
適切な処置はどれか．
　a　角膜移植
　b　白内障手術
　c　副腎皮質ステロイド点眼
　d　エキシマレーザー追加照射
　e　ドライアイに対する点眼治療

【解説】
a　×　適切な治療ではない．
b　○　核白内障による核性近視が主因であり，第一選択の治療である．
c　×　適切な治療ではない．
d　×　核白内障があるため，基本的に禁忌である．
e　×　適切な治療ではない．

【解答】b

26B047

60歳の男性．両眼の白内障術後経過は良好であったが，左眼の視力が徐々に低下したため来院した．高血圧と糖尿病の既往があり，腎障害で透析を施行している．視力は右1.0（矯正不能），左0.3（矯正不能）．左眼細隙灯顕微鏡写真を**別図47**に示す．

適切な治療はどれか．**2つ**選べ．

a　全層角膜移植術
b　表層角膜移植術
c　角膜内皮移植術
d　EDTA液を用いたキレート
e　治療的レーザー角膜切除術

解説

a　×　帯状角膜変性に対しては一般的に適応とならない．
b　×　帯状角膜変性に対しては一般的に適応とならない．
c　×　帯状角膜変性に対しては一般的に適応とならない．
d　○　帯状角膜変性に対しての標準治療である．
e　○　帯状角膜変性に対しての標準治療である．

解答 d, e

26B048

65歳の女性．右眼の白内障手術時に破囊し，水晶体皮質が硝子体内に落下した．術翌日の視力は右0.1（矯正不能），左0.8（矯正不能）．眼圧は右4 mmHg，左18 mmHg．右眼眼底写真を**別図48**に示す．

最も考えられるのはどれか．

a　脈絡膜剝離
b　滲出性網膜剝離
c　裂孔原性網膜剝離
d　術後細菌性眼内炎
e　水晶体起因性眼内炎

解説

a　○　術後低眼圧を呈しており全周性の脈絡膜剝離がみられる
b　×
c　×
d　×
e　×

解答 a

26B049

68歳の男性．昨日右眼に突然の視力低下を自覚して来院した．視力は右0.1（矯正不能），左1.0（矯正不能）．右眼眼底写真を**別図49**に示す．

まず行うべき治療はどれか．

a 副腎皮質ステロイド硝子体内注射
b 抗VEGF薬硝子体内注射
c 硝子体内ガス注入
d レーザー光凝固
e 光線力学療法

解説

a ×
b ×
c ○ 広範囲の網膜下出血がみられ中心窩下に及んでいるため血腫の移動が望ましい．
d ×
e ×

解答 c

26B050

55歳の男性．数年前に左眼の網膜剥離で強膜内陥術を受けた．経過は良好であったが，最近，左眼の視力低下を自覚して来院した．視力は左0.4（矯正不能）．左眼眼底写真を**別図50**に示す．

適切な治療はどれか．

a 経過観察
b 硝子体手術
c 強膜バックリング除去
d 抗VEGF薬硝子体内注射
e 副腎皮質ステロイドテノン囊下注射

解説

a ×
b ○ 黄斑パッカーを生じており硝子体手術でのパッカー除去を試みる．
c ×
d ×
e ×

解答 b

第27回
眼科専門医認定試験

平成27年6月12日実施

A 一般問題

27A001

角膜上皮で正しいのはどれか．
- a　バリア機能に乏しい．
- b　約10層の重層扁平上皮である．
- c　生体内ではほとんど増殖しない．
- d　角膜輪部表層に幹細胞が存在する．
- e　涙液層を保持するため表層細部にmicrovilliが存在する．

解説

- a　×　角膜上皮の最も大切な機能の一つにバリア機能がある．
- b　×　4～5層の細胞からなる重層扁平上皮である．
- c　×　生体内でほとんど増殖しないのは，角膜内皮細胞である．
- d　×　角膜輪部上皮の基底部に幹細胞が存在している．
- e　○　microvilliの外側にはglycocalyxが存在し，その表面に膜型ムチンが表現される．

解答　e

27A002

角膜内皮細胞のスペキュラーマイクロスコピーで変動係数（CV値）の正常値はどれか．
- a　0.05
- b　0.25
- c　0.45
- d　0.65
- e　0.85

解説

a ×　変動係数の正常値は，20〜40歳で0.20〜0.25，60歳以上で0.25〜0.3である．

b ○　上に同じ．

c ×　上に同じ．

d ×　上に同じ．

e ×　上に同じ．

解答 b

27A003

神経堤（冠）細胞由来はどれか．**2つ選べ．**

　　a　網膜色素上皮

　　b　角膜上皮

　　c　角膜内皮

　　d　水晶体

　　e　隅角

解説

a ×　神経外胚葉由来．

b ×　表皮外胚葉由来．

c ○　強膜，Descemet膜，角膜内皮，線維柱帯などが神経堤細胞由来．

d ×　表皮外胚葉由来．

e ○　強膜，Descemet膜，角膜内皮，線維柱帯などが神経堤細胞由来．

解答 c, d

27A004

成人の視神経を構成する軸索数に最も近いのはどれか．

　　a　100,000

　　b　300,000

　　c　600,000

　　d　1,200,000

　　e　2,400,000

解説

a ×　正しくない．

b ×　正しくない．

c ×　正しくない．

d ○　正しい．

e ×　正しくない．

解答 d

27A005

三叉神経第1枝の分岐はどれか．**2つ選べ**．
a 頬骨神経
b 涙腺神経
c 眼窩下神経
d 深側頭神経
e 鼻毛様体神経

解説
a × 正しくない．
b ○ 第1枝の分岐である．
c × 正しくない．
d × 正しくない．
e ○ 第1枝の分岐である．

解答 b, e

27A006

角膜実質の細胞外マトリックスはどれか．**2つ選べ**．
a ケラタン硫酸
b ヒアルロン酸
c Ⅰ型コラーゲン
d Ⅱ型コラーゲン
e Ⅳ型コラーゲン

解説
a ○ 角膜実質のプロテオグリカンを形成しているグリコサミノグリカンの一つ．
b × 実質のプロテオグリカンは，ケラタン硫酸とコンドロイチン硫酸が主に形成．
c ○ 角膜実質のコラーゲンは主にⅠ型で，Ⅲ型，Ⅴ型，Ⅵ型が少量存在する．
d × Ⅱ型は硝子体などでみられる．
e × Ⅳ型はDescemet膜でみられる．

解答 a, c

27A007

基底膜で**ない**のはどれか．
a Bowman膜
b Descemet膜
c 水晶体嚢
d 内境界膜
e Bruch膜

解説
a ○ Bowman膜の表層側に，角膜上皮の基底膜が存在する．
b × 角膜内皮細胞の基底膜である．
c × 水晶体上皮細胞の基底膜である．
d × Müller細胞の基底膜である．

e × 網膜色素上皮細胞の基底膜である．

解答 a

27A008

正しいのはどれか．
a 外境界膜はMüller細胞の基底膜である．
b 正常者の中心窩における網膜の厚みは約350 μmである．
c 軟性ドルーゼンは網膜色素上皮の視細胞側の沈着物である．
d 嚢胞様黄斑浮腫は主にHenle線維層に液体が貯留したものである．
e 網膜神経線維層の厚みは中心窩から耳側に向かう線維が最も厚い．

解説
a × Müller細胞の基底膜は内境界膜である．
b × 中心窩の厚みは約200 μmである．
c × 軟性ドルーゼンは網膜色素上皮下の黄白色小円形隆起性病巣である．
d ○
e × 網膜神経線維層の厚みは中心窩から視神経乳頭部に向かう線維が最も厚い．

解答 d

27A009

正しいのはどれか．
a トルコ鞍の直下には篩骨洞がある．
b 鼻涙管は上鼻道の上部に開口している．
c 涙小管水平部の距離は約10 mmである．
d 上眼窩切痕は眼窩上壁前縁の耳側にある．
e Zinn-Haller動脈輪は長後毛様体動脈の枝によって形成される．

解説
a × トルコ鞍の直下には蝶形骨洞がある．
b × 鼻涙管は下鼻道に開口する．
c ○
d × 眼窩縁の内側にある．
e × Zinn-Haller動脈輪は短後毛様体動脈の枝によって形成される．

解答 c

27A010

$\dfrac{1}{近点(m)} - \dfrac{1}{遠点(m)}$ で求められるのはどれか．
a 調節力
b 調節ラグ
c 網膜共役点間距離
d 後面頂点焦点間距離
e 第1焦点・第2焦点間距離

解説
a ○ 調節力が0であれば遠点と近点は一致する．調節0で焦点が合っているとこ

ろが遠点で，めいっぱい調節して焦点を合わせた点が近点である．

b × 近方の視標を明視するとき，調節反応量が調節刺激量よりも少なく，この両者の差をいう．

c × 遠視，近視，正視とは，眼の無調節状態，すなわちぼんやりと遠くを見ている状態における網膜の共役点の位置で区別される．

d × レンズの後面（後側頂点）から焦点までの距離のことで，この逆数を頂点屈折力という．レンズを重ねて使うとき，全体のジオプトリーは各レンズのジオプトリーの代数和で与えられるが，これを支える概念．

e × レンズの前方の無限遠から光を入れたときに集光する点を第2焦点．レンズの遠方の無限遠から光を入れたときに集光する点を第1焦点と呼ぶ．

解答 a

27A011

上斜筋の腱の長さは何mmか．
a 1
b 5
c 15
d 30
e 50

解説
a ×
b ×
c ×
d ○ 上斜筋腱の長さは約26 mmである．
e ×

解答 d

27A012

外眼筋プリーで**誤っている**のはどれか．
a 横紋筋を含む．
b 赤道部で眼球を取り囲む．
c 眼球の回転方向をコントロールする．
d 外眼筋の収縮に伴い前後方向に移動する．
e コラーゲンを主体とする結合組織である．

解説
a ○ プリーはコラーゲン，エラスチン，平滑筋からなる．横紋筋は骨格筋なので誤り．
b × 赤道部で外眼筋を包みながら，眼球を取り囲む．
c × 外眼筋の走行をコントロールする．
d × 正しい．
e × 正しい．

解答 a

27A013 副交感神経を含むのはどれか．2つ選べ．
- a 視神経
- b 動眼神経
- c 滑車神経
- d 外転神経
- e 顔面神経

解説
- a × 含まない．
- b ○ 含む．瞳孔調節に関与する．
- c × 含まない．
- d × 含まない．
- e ○ 含む．唾液腺に関与する．

解答 b，e

27A014 衝動性眼球運動の中枢はどれか．
- a Cajal核
- b 前頭葉
- c 後頭葉
- d 動眼神経核
- e 傍正中橋網様体

解説
- a × 垂直方向の運動に関与するが中枢ではない．
- b × 前頭葉にある前頭眼野も関与するが設問の主旨から×．
- c × 中枢の意味があいまいで，第一次視覚野が運動の最初のトリガーになるがおそらく×．
- d × 運動の一部．
- e ○ 水平眼球運動を制御する中枢．設問から最も適切な答え．

解答 e

27A015 視神経のニューロンは外側膝状体以外ではどこに至るか．2つ選べ．
- a 17野
- b 上丘
- c 内側縦束
- d 視蓋前域
- e 視覚連合野

解説
- a × 外側膝状態を経由する．
- b ○ 膝状態外系の一つである．
- c × 投射はない．
- d ○ 膝状態外系の一つである．

e × 外側膝状態，17野を経由する．

解答 b，d

27A016

眼疾患と病理組織所見の組合せで正しいのはどれか．**2つ選べ**．
a 網膜芽細胞腫――――――紡錘B型腫瘍細胞
b サルコイドーシス――――びまん性肉芽腫
c 若年性黄色肉芽腫――――Touton型巨細胞
d 脈絡膜悪性黒色腫――――石灰化
e 格子状角膜ジストロフィ――アミロイド沈着

解説
a × 網膜芽細胞腫はロゼット形成をする．
b × びまん性浸潤の皮膚病変を生じることがあるが，眼病変では類上皮肉芽腫を形成する．
c ○
d × 網膜芽細胞腫には石灰化が伴うことが多い．
e ○

解答 c，e

27A017

蛍光眼底造影検査で正しいのはどれか．
a 皮膚反応などの予備テストは副作用発生の予測に有用である．
b 検査に当たり除細動装置を準備することが義務付けられている．
c アナフィラキシーショックの際に消化器症状を伴うことはない．
d アナフィラキシーショックを防ぐために造影剤をゆっくり注入する．
e アナフィラキシーショックの際に最初に行うのは人手を集めることである．

解説
a × 予測は難しいと考えられている．
b × 義務付けられてはいない．
c × 消化器症状を伴いやすい．
d × 注入速度は関係がない．
e ○ 人手を集めることが重要である．

解答 e

27A018

Goldmann視野計で正しいのはどれか．**2つ選べ**．
a 視標輝度を0〜Vで表す．
b 正常の鼻側視野は60°である．
c 視標と被検眼の距離は30 cmである．
d 視標は周辺より中心部では速く動かす．
e 暗点があれば視標面積を大きくし，感受性の閾値を測る．

解説
a × 0〜Vで視標の面積を，1〜4で視標の輝度を表す．

b ○ 正常視野は，上方と鼻側で60°，耳側100〜110°，下方70〜75°程度である．
c ○ 測定距離は30 cmである．
d × 中心部では周辺よりもゆっくり動かす．
e × 暗点があれば視標の明るさを変えて感受性の閾値を計測する．

解答 b，c

27A019

自動視野計による視野検査で正しいのはどれか．2つ選べ．
a 加齢により閾値は上昇する．
b 白内障では閾値が低く測定される．
c 初回検査は閾値が低く測定される．
d 縮瞳薬を用いると閾値が低く測定される．
e 偽陽性応答が多いと閾値が低く測定される．

解説
a ○ 10年間で約0.4〜0.6 dBの閾値上昇(感度低下)が生じるといわれる．
b × 白内障により閾値は上がる(感度は下がる)．
c × 初回検査はしばしば感度が数dB低く測定される(閾値は上がる)．
d × 瞳孔径が2 mm以下になると，びまん性感度低下を生じて閾値は高く測定される．
e ○ 偽陽性応答が多いと閾値は低く測定される．

解答 a，e

27A020

他覚的斜視角が＋20°で自覚的斜視角が0°となるのはどれか．
a 混乱視
b 陰性γ角
c 背理性複視
d 網膜対応欠如
e 調和性網膜異常対応

解説
a × 混乱視は麻痺性斜視の発症直後に起こる．
b × 陽性γ角となる．
c × 異常対応で眼位を矯正すると背理性複視を生じる．
d × 網膜対応欠如では両眼はばらばらに見ているため，複視は生じない．
e ○ 他覚的斜視角が＋20°で自覚的斜視角が0°となるのは調和性網膜異常対応である．

解答 e

27A021

制度とその根拠となる法律の組合せで**誤っている**のはどれか．

 a 3歳児健診――――母子保健法
 b 特定健診――――国民健康保険法
 c 就学時健診――――学校保健安全法
 d 障害基礎年金――――労働安全衛生法
 e 角膜移植――――臓器の移植に関する法律

解説

a × 組み合わせとして正しい．
b × 組み合わせとして正しい．
c × 組み合わせとして正しい．
d ○ 国民年金法である．
e × 組み合わせとして正しい．

解答 d

27A022

特定健診・特定保健指導の必須項目で**ない**のはどれか．**2つ選べ**．

 a 眼底検査
 b 血糖検査
 c 肝機能検査
 d 心電図検査
 e 腹囲の測定

解説

a ○ 一定の基準のもと医師が必要と認めた場合に施行する．
b ×
c ×
d ○ 一定の基準のもと医師が必要と認めた場合に施行する．
e ×

解答 a，d

27A023

視能訓練士が医師の具体的な指示でも行うことが**できない**のはどれか．

 a EOG検査
 b ERG検査
 c 散瞳薬点眼
 d 眼底写真撮影
 e 涙道通水検査

解説

a ×
b ×
c ×
d ×

e ○ 医師が行う.

解答 e

27A024

世界保健機関(WHO)の統計で, 世界全体の視覚障害(visual impairment)の原因として多いのはどれか. **2つ選べ.**

- a cataract
- b corneal opacities
- c diabetic retinopathy
- d glaucoma
- e uncorrected refractive errors

解説

a ○
b ×
c ×
d ×
e ○

解答 a, e

27A025

非視力補正用色付きコンタクトレンズは日本の薬事法でどの分類になるか.

- a 医薬部外品
- b 一般医療機器
- c 管理医療機器
- d 高度管理医療機器
- e 特定保守管理医療機器

解説

a ×
b ○ 2009年11月以降, 医療品医療機器等法による医療機器になった.
c ×
d ×
e ×

解答 b

27A026

クリニカルパスで正しいのはどれか. **2つ選べ.**

- a 標準的な治療・ケア計画を示す.
- b 個々の患者の状態に応じて作成する.
- c 眼外傷はクリニカルパスに適した疾患である.
- d 典型的な経過から逸脱した場合をバリアンスという.
- e DPC(Diagnosis Procedure Combination)制度の対象疾患に限られる.

解説

a ○

b ×
c × 眼外傷の経過は多彩でありクリニカルパスには不向きである．
d ○ 目標通りの結果に行きつかないことをバリアンスという．
e ×

解答 a, d

27A027

角膜ドナーの適応に**ならない**のはどれか．
a Alzheimer病
b Hodgkin病
c 多発性硬化症
d 梅毒反応陽性
e 屈折矯正手術後

解説
a × 禁忌とならない．
b ○ 悪性リンパ腫，白血病，眼内悪性腫瘍の場合は使用禁忌となる．
c × 禁忌とならない．
d × 禁忌とならない．
e × 禁忌とならない．

解答 b

27A028

後発医薬品で正しいのはどれか．**2つ**選べ．
a 治験が行われている．
b 後発医薬品の薬価は全て同じである．
c 医薬品副作用救済制度は適用されない．
d 先発医薬品の効能効果を一部欠くことがある．
e 有効成分は同一であるが，添加剤などが異なることがある．

解説
a ×
b ○ 先発医療品の0.5を掛けた額になる．10品目を超えたものは0.4掛け．
c × 適用される．
d × 効能効果は同等とされている．
e ○ 添加剤は製薬会社ごとに異なる．

解答 b, e

27A029

医師法で規定されているのはどれか．

a 守秘義務
b 無診察治療の禁止
c 入院診療計画書の交付
d 虚偽診断書等作成の禁止
e インフォームド・コンセントの施行

【解説】

a × 刑法．
b ○ 医師法第20条．
c × 医療法．
d × 刑法160条．
e × 医療法．

【解答】b

27A030

A町在住の40歳以上の全住民の眼科検査を行い，生活歴，嗜好，病歴の聴取を行った．5年後，10年後に追跡調査を行う予定にしている．
この臨床研究はどの研究デザインに分類されるか．

a 横断研究
b コホート研究
c 症例対照研究
d メタアナリシス
e ケースシリーズ

【解説】

a ×
b ○
c ×
d ×
e ×

【解答】b

27A031

眼部帯状疱疹の治療はどれか．**2つ選べ**．

a アシクロビル点滴静注
b ファムシクロビル内服
c イトラコナゾール内服
d ガンシクロビル点滴静注
e バルガンシクロビル塩酸塩内服

【解説】

a ○
b ○
c × 真菌に対する治療薬である．

d × サイトメガロウイルス感染症に対する薬物である．
e × サイトメガロウイルス感染症に対する薬物である．

解答 a，b

27A032 正しいのはどれか．**2つ**選べ．
a 麦粒腫の起炎菌は黄色ブドウ球菌が多い．
b 眼瞼皮膚の伝染性膿痂疹は肺炎球菌感染による．
c 皮疹のない帯状疱疹を zoster sine herpete という．
d アトピー性皮膚炎では眼瞼の帯状疱疹が重症化する．
e 眼瞼の単純疱疹に結膜炎を合併していれば初感染である．

解説
a ○ 常在菌の黄色ブドウ球菌や表皮ブドウ球菌が大多数を占める．
b × 「とびひ」と呼称される．黄色ブドウ球菌や溶血性連鎖球菌が原因となる．
c ○ 正しい．
d × そのような関連はない．カポジ水痘様発疹症とアトピー性皮膚炎の関連は知られている．
e × 初感染はほとんどが不顕性感染．再発性の場合は結膜炎を伴うことが多い．

解答 a，c

27A033 結膜瘢痕を**生じない**のはどれか．
a Stevens-Johnson 症候群
b 尋常性天疱瘡
c 偽眼類天疱瘡
d 眼類天疱瘡
e 化学腐食

解説
a × 炎症が強いと生じる．
b ○ 瘢痕性類天疱瘡との鑑別ポイント．
c × 重症化すると瘢痕化する．
d × 結膜の慢性自己免疫性瘢痕化を生じる．
e × 重症化すると瘢痕化を来す．

解答 b

27A034 偽膜性結膜炎を来すのはどれか．**3つ**選べ．
a 春季カタル
b 流行性角結膜炎
c 肺炎球菌性結膜炎
d 新生児封入体結膜炎
e 木質（リグニアス）結膜炎

|解説| a × 石垣状乳頭増殖.
b ○ 炎症が強いと生じる.
c × 粘液膿性眼脂.
d ○ 炎症が強く生じることが多い.
e ○ 慢性,再発性の偽膜性結膜炎.

|解答| b, d, e

27A035

眼瞼基底細胞癌で正しいのはどれか.
a 小児に多い.
b 扁平上皮癌より少ない.
c 痛みを伴うことが多い.
d 睫毛消失の原因となる.
e 下眼瞼より上眼瞼に多い.

|解説| a × 高齢者に多い.
b × 眼瞼悪性腫瘍の中では脂腺癌とともに最も頻度が高い腫瘍の一つである.
c × 痛みを伴うことはほとんどない.
d ○ 正しい.睫毛消失・脱落は基底細胞癌を含めた悪性腫瘍を疑う根拠となる.
e × 下眼瞼に発生することが断然多い.

|解答| d

27A036

アカントアメーバ角膜炎の治療に用いられるのはどれか.2つ選べ.
a ピマリシン
b アシクロビル
c エリスロマイシン
d フルオロメトロン
e クロルヘキシジングルコン酸塩

|解説| a ○ 抗真菌薬の局所投与や全身投与を行うことがある.
b × 抗ウイルス薬は効果がない.
c × 抗菌薬も効果がない.
d × ステロイド点眼は増悪する可能性がある.
e ○ 消毒液は治療によく用いられる.

|解答| a, e

27A037 重症のコンタクトレンズ関連角膜感染症の主な起炎菌はどれか．**2つ選べ**．
a　アカントアメーバ
b　黄色ブドウ球菌
c　フザリウム
d　肺炎球菌
e　緑膿菌

解説
a　○　アカントアメーバは重症のコンタクトレンズ関連角膜感染症の起炎菌である．
b　×　コンタクトレンズ関連角膜感染症の起炎菌としては一般的ではない．
c　×　コンタクトレンズ関連角膜感染症の起炎菌としては一般的ではない．
d　×　コンタクトレンズ関連角膜感染症の起炎菌としては一般的ではない．
e　○　緑膿菌は重症のコンタクトレンズ関連角膜感染症の起炎菌である．

解答 a，e

27A038 角膜内皮細胞で**誤っている**のはどれか．
a　正常では一眼につき約50万個ある．
b　角膜中央部よりも周辺部で細胞密度が高い．
c　全層角膜移植後は術後約3年で減少が停止する．
d　密度が減少すると細胞1個あたりのポンプ機能が向上する．
e　CV値の増加は角膜内皮細胞にストレスがかかっていることを表す．

解説
a　×　角膜後面の直径は12 mm弱で，約50万個の細胞がある．
b　×　中央部より周辺部の方が細胞密度は高いので正しい．
c　○　術後内皮の減少は徐々に進行する．停止はしない．
d　×　密度が減少すると細胞1個あたりのポンプ機能は増加する．
e　×　増加するほど内皮細胞の大小不同があるということになる．

解答 c

27A039 膠様滴状角膜ジストロフィで正しいのはどれか．
a　再発はまれである．
b　多くは高齢で発症する．
c　常染色体劣性遺伝である．
d　欧米に比べて我が国ではまれである．
e　治療用ソフトコンタクトレンズは禁忌である．

解説
a　×　再発するため，角膜移植を行っても複数回手術となる症例が多い．
b　×　発症年齢は半数が10歳以下である．
c　○　常染色体劣性遺伝である．
d　×　欧米より日本人の方が多い．

　　　　e　×　ソフトコンタクトレンズを装用することで，進行をある程度抑制できる．

　　　　　　　　　　　　　　　　　　　　　　　　　　　　　　　解答　c

27A040

放射線白内障で正しいのはどれか．**3つ**選べ．
　a　10 Gyの照射で生じる．
　b　後嚢下混濁が特徴的である．
　c　医療従事者の職業被曝が原因となる．
　d　含鉛アクリル性保護眼鏡の有用性は低い．
　e　germinal zoneの水晶体上皮細胞障害で生じる．

解説
a　×　急性被曝の場合は微小混濁が0.5-2.0 Gy，視覚障害性白内障が5.0 Gy（2-10 Sv）．
b　○　正しい．
c　○　血管内治療を行う医師に白内障が起こるリスクが高いという報告がある．
d　×　含鉛アクリル性保護眼鏡は有用．
e　○　分裂能の高いgerminal zoneの細胞にフリーラジカルが産生，細胞障害を生じる．

　　　　　　　　　　　　　　　　　　　　　　　　　　　　　　　解答　b，c，e

27A041

白内障のリスクファクターで**誤っている**のはどれか．
　a　喫煙
　b　紫外線
　c　赤外線
　d　高圧酸素療法
　e　短波長可視光

解説
a　×　核白内障や後嚢下白内障を生じる．
b　×　皮質白内障を生じることが多い．
c　×　白内障の原因となり得ることが報告されている．
d　×　瞬時の近視，白内障の急激な進行が起こる．
e　○　水晶体で吸収される紫外線が原因となると考えられている．

　　　　　　　　　　　　　　　　　　　　　　　　　　　　　　　解答　e

27A042

水晶体で**誤っている**のはどれか．
　a　前面曲率が変化し調節を行う．
　b　水晶体の体積は加齢で増加する．
　c　水晶体上皮細胞は分裂・増殖する．
　d　水晶体蛋白の80％以上が水溶性蛋白である．
　e　水晶体上皮細胞は前嚢内面に単層で分布する．

[解説]
a × 毛様体筋収縮，チン小帯弛緩によって水晶体前面曲率が増すことで調節を行う．
b × 正しい．
c × 赤道部で分裂している．
d ○ 若年者の正常水晶体では正しいが，加齢に伴い不溶性蛋白が増加し，80歳で50％ほどになる．他に誤りとできる選択肢がないことから，これを回答とする．
e × 正しい．

[解答] d

27A043

先天白内障の手術で**誤っている**のはどれか．
a 片眼性は予後がよい．
b 術後の屈折変化は2歳までが著しい．
c 眼内レンズ挿入後は近視化しやすい．
d 小眼球例では術後に緑内障を続発しやすい．
e 術後の後発白内障予防目的で後囊切除・前部硝子体切除を併用する．

[解説]
a ○ 片眼性の方が弱視になりやすい．
b × 眼軸長は2歳までに急激に成長する．
c × 平均−3D程度の近視化が起こるとされている．
d × 小眼球，小角膜例では緑内障を発生しやすい．
e × 後発白内障予防目的に，後囊切除・前部硝子体切除の併用が推奨されている．

[解答] a

27A044

網膜新生血管が起こるのはどれか．
a 被虐待児症候群
b 後天性免疫不全症候群
c Bloch-Sulzberger症候群
d Ehlers-Danlos症候群
e Sturge-Weber症候群

[解説]
a × Shaken baby syndrome（揺さぶられっ子症候群）は網膜出血や硝子体出血を起こす．
b × 網膜症としては微小血管障害により，出血や軟性白斑を認める．
c ○ 色素失調症の眼合併症を伴ったもの．網膜動脈が閉塞し，周辺部網膜に無血管領域を生じる．
d × 網膜色素線条を合併し，脈絡膜新生血管が発生する．
e × 顔面血管腫が，眼周囲(結膜，虹彩)に及び，緑内障となる．眼底は脈絡膜血管腫を合併することがある．

[解答] c

27A045

増殖糖尿病網膜症に**進行しにくい**のはどれか．2つ選べ．
- a 若年齢
- b 高血圧
- c 強度近視
- d 後部硝子体剝離
- e 同側の頸動脈狭窄

解説
- a ×
- b ×
- c ○ 網膜が薄いためか，高度の虚血性変化は起こしにくい．
- d ○ 後部硝子体剝離の起こっている症例では，網膜新生血管が増殖する足場がないため，増殖しにくい．
- e × 頸動脈狭窄があると，虚血が進行し悪化しやすい．

解答 c, d

27A046

加齢黄斑変性の病期・病型と眼底所見の組合せで正しいのはどれか．2つ選べ．
- a 前駆病変―――直径2乳頭径大の漿液性網膜色素上皮剝離
- b 網膜血管腫状増殖―――軟性白斑
- c 萎縮型加齢黄斑変性―――地図状萎縮
- d 滲出型加齢黄斑変性―――網膜前出血
- e ポリープ状脈絡膜血管症―――橙赤色隆起病巣

解説
- a × 1乳頭径未満の漿液性網膜色素上皮剝離が前駆病変である．
- b × 囊胞様黄斑浮腫を伴いやすい．
- c ○ 地図状萎縮を生じる．
- d × 網膜下出血が多い．
- e ○ 橙赤色隆起病巣とIAでのポリープ描出が特徴である．

解答 c, e

27A047

我が国で抗VEGF療法が保険適応となっているのはどれか．2つ選べ．
- a 糖尿病網膜症の黄斑浮腫
- b 網膜分枝静脈閉塞症の網膜出血
- c 強度近視の中心窩下脈絡膜新生血管
- d 網膜中心静脈閉塞症の網膜新生血管
- e 加齢黄斑変性の中心窩外脈絡膜新生血管

解説
- a ○
- b × 黄斑浮腫に対する治療に適用あり．
- c ○
- d × 黄斑浮腫に対する治療に適用あり．

e × 中心窩のみ適用あり．中心窩外には適用はない．

解答 **a，c**

27A048

発症前因子と網膜剝離の特徴の組合せで正しいのはどれか．**2つ選べ．**
- a 強度近視—————————黄斑円孔網膜剝離
- b 若年発症—————————格子状変性内の弁状裂孔による網膜剝離
- c 鈍的外傷—————————萎縮性円孔による網膜剝離
- d 脈絡膜欠損————————鋸状縁断裂による網膜剝離
- e アトピー性皮膚炎————毛様体上皮裂孔による網膜剝離

解説
- **a** ○ 後極の深い後部ぶどう腫と黄斑上膜や硝子体皮質の牽引力が寄与する．
- **b** × 弁状裂孔ではなく萎縮性円孔が多い．
- **c** × 赤道部の伸展によって生じる鋸状縁断裂や毛様体上皮裂孔の発生が多い．
- **d** × 小裂孔がコロボーマ内やコロボーマ辺縁に存在することが多い．
- **e** ○ 巨大裂孔や不整形の多発裂孔，子午線方向の縦長の裂孔など形態が多様である．

解答 **a，e**

27A049

網膜中心動脈閉塞症のOCT所見で正しいのはどれか．**3つ選べ．**
- a 急性期では網膜外層が菲薄化する．
- b 急性期では網膜色素上皮は高反射を示す．
- c 慢性期では網膜内層が菲薄化する．
- d 慢性期では中心窩陥凹が不明瞭となる．
- e 慢性期では網膜外層の構造は保持される．

解説
- **a** × 網膜内層の浮腫を認める．
- **b** × 網膜内層が浮腫となり，高反射を示す．色素上皮は変わらない．
- **c** ○ 急性期に浮腫となったあと，菲薄化する．
- **d** ○ 網膜が菲薄化し，中心窩陥凹が不明瞭となる．
- **e** ○ 網膜外層は網膜中心動脈支配ではないため，保持される．

解答 **c，d，e**

27A050

未熟児網膜症に対する光凝固の早期合併症で頻度が高いのはどれか．**2つ選べ．**
- a 白内障
- b 緑内障
- c 角膜混濁
- d 網膜出血
- e 虹彩後癒着

解説
- **a** ×

b ×
c ×
d ○
e ○

解答 d, e

どれも起こり得るが，早期としては出血と虹彩癒着である．

27A051

von Hippel-Lindau病で**誤っている**のはどれか．
- a 原因遺伝子は*NF1*である．
- b 常染色体優性遺伝の疾患である．
- c 腎細胞癌を合併する．
- d 褐色細胞腫を合併する．
- e 網膜と中枢神経系に血管芽腫を合併する．

解説
- a ○ 癌抑制遺伝子*VHL*の変異が原因である．
- b × 常染色体優性遺伝である．
- c × 腎細胞癌を合併する．
- d × 褐色細胞腫を合併する．
- e × 小脳の血管腫を合併する．

解答 a

27A052

母親の眼底が診断に役立つ疾患はどれか．**2つ選べ**．
- a Coats病
- b Stargardt病
- c 眼白子症
- d コロイデレミア
- e 先天網膜分離症

解説
- a × 異常はみられない．
- b × 常染色体劣性遺伝である．
- c ○ X染色体劣性遺伝型眼白子症では，母親に正常色素と低色素のモザイク様眼底がみられる．
- d ○ X染色体連鎖性遺伝形式をとり，患者の母親の眼底所見は異常である．
- e × 明らかな異常はみられない．

解答 c, d

27A053

周辺部裂孔による網膜剥離に対する強膜バックリングの術後合併症はどれか. 2つ選べ.
- a　遠視化
- b　隅角後退
- c　脈絡膜剥離
- d　眼球運動障害
- e　低眼圧黄斑症

解説
- a　×　一般的に近視化を起こしやすい. 部分バックルでは角膜乱視が必発である.
- b　×　輪状締結で水晶体が前方移動し続発閉塞隅角緑内障を起こすことがある.
- c　○　深いバックルで渦静脈を圧迫した場合に脈絡膜剥離が発生することがある.
- d　○　術後半数近くの症例で眼球運動障害を生じるが一過性のことが多い.
- e　×　バックルの締めすぎによる高眼圧が生じることがある.

解答　c, d

27A054

裂孔原性網膜剥離を合併するのはどれか. 2つ選べ.
- a　Stickler症候群
- b　uveal effusion
- c　急性網膜壊死
- d　中心性漿液性脈絡網膜症
- e　急性後部多発性斑状色素上皮症

解説
- a　○　遺伝性網膜硝子体変性症であり裂孔原性網膜剥離の発症に留意する必要がある.
- b　×　可動性に富み体位変換によって容易に移動する胞状の漿液性網膜剥離が特徴.
- c　○　網膜壊死部の病的網膜硝子体癒着に牽引が加わり多発性の網膜裂孔が形成されやすい.
- d　×
- e　×　原田病類似の漿液性網膜剥離を来す.

解答　a, c

27A055

硝子体手術で液体パーフルオロカーボンが保険適応で**ない**疾患はどれか.
- a　開放性眼外傷
- b　巨大裂孔網膜剥離
- c　裂孔原性網膜剥離
- d　増殖硝子体網膜症
- e　再発難治性網膜剥離

解説
- a　×
- b　×

c ○
d ×
e ×

解答 c

パーフルオロンの添付文書によると「開放性眼外傷, 巨大裂孔, 増殖硝子体網膜症に伴う初発又は再発難治性網膜剥離患者に対する網膜硝子体手術時における網膜復位に用いる.」となっており, 自ずと答えは明らかである.

27A056 糖尿病網膜症の国際重症度分類で, 重症非増殖網膜症と判定するための所見はどれか. **2つ選べ.**
a 硬性白斑
b 軟性白斑
c 毛細血管瘤
d 数珠状静脈拡張
e 網膜内細小血管異常

解説
a ×
b ×
c ×
d ○
e ○

解答 d, e

国際重症度分類は下記の通り.

網膜症なし	異常所見なし
軽症非増殖網膜症	毛細血管瘤のみ
中等症非増殖網膜症	毛細血管瘤以上の病変が認められるが重症非増殖網膜症よりも軽症のもの
重症非増殖網膜症	眼底4象限で20個以上の網膜内出血, 2象限での明瞭な数珠状拡張, 明確な網膜内細小血管異常上記のいずれかを認め, かつ増殖網膜症の所見を認めない
増殖網膜症	新生血管または硝子体・網膜前出血のいずれかを認めるもの

27A057 糖尿病虹彩炎で正しいのはどれか.
a 網膜症の重症度とは無関係に発症する.
b 豚脂様角膜後面沈着物がみられる.
c 診断には前房水の検索が有用である.
d 免疫抑制薬の内服が有効である.
e 血糖値がコントロールされても再発を繰り返す.

解説
a ○ 正しい.

b × 前房蓄膿がみられる．
c ×
d ×
e × コントロールの悪い糖尿病患者に発症する．

解答 a

27A058

小児のぶどう膜炎で正しいのはどれか．
　a 慢性化することはまれである．
　b 成人と比較して充血が顕著である．
　c 副腎皮質ステロイド全身投与の副作用が現れにくい．
　d 副腎皮質ステロイド点眼薬に対する反応が不良である．
　e 治療効果の判定には前房フレア値より細胞数の方が有用である．

解説
a × 慢性化することが多い．
b × white uveitis といわれ，炎症が強くても充血が少ないことが特徴である．
c × 副作用が現れやすい．成長障害に留意する必要がある．
d ○ 正しい．
e × 前房内細胞がなくても前房フレアが高いことが多く判定に有用である．

解答 d

27A059

急性網膜壊死で正しいのはどれか．
　a 日和見感染である．
　b しばしば視神経症を伴う．
　c 前房蓄膿を伴うことが多い．
　d ガンシクロビルの全身投与を行う．
　e 眼底後極部から周辺部に向かって病変が進行する．

解説
a × 基本的には健常人に起こる（免疫不全者に起こることもある）．
b ○ 起こすことがある．
c × 前房蓄膿はまれである．
d × アシクロビル，ステロイドの投与を行う．
e × 周辺部から病変が始まり，後極部に向かって進行する．

解答 b

27A060

眼内リンパ腫で適切なのはどれか．2つ選べ．
- a　片眼性である．
- b　虹彩後癒着を伴うことが多い．
- c　硝子体混濁を来すことが多い．
- d　中枢神経系リンパ腫の合併が多い．
- e　生命予後は良好である．

解説

- a × 両眼性に至ることが多い．
- b × 前房炎症は軽度かみられないことも多く，虹彩後癒着を生じることは少ない．
- c ○ 硝子体混濁は特徴的所見．びまん性に混濁しベール状，オーロラ状と称される．
- d ○ 高率に中枢神経系悪性リンパ腫を合併する．
- e × 眼科全領域の悪性腫瘍の中で悪性度が最も高く，生命予後は不良である．

解答　c, d

27A061

顔面神経麻痺を来すのはどれか．
- a　甲状腺眼症
- b　聴神経腫瘍
- c　眼窩先端部症候群
- d　眼窩吹き抜け骨折
- e　内頸動脈海綿静脈洞瘻

解説

- a × 眼瞼後退．
- b ○ 合併する．
- c × 顔面神経は眼窩内を通らない．
- d × 顔面神経は眼窩内を通らないため，広範な骨折でない限り来さない．
- e × 顔面神経は眼窩内を通らない．

解答　b

27A062

中毒により一過性の網膜機能異常を来すのはどれか．
- a　アトロピン硫酸塩
- b　アミオダロン塩酸塩
- c　ジゴキシン
- d　ボツリヌストキシン
- e　メチルアルコール

解説

- a × 視調節障害を生じる．
- b × 角膜障害が有名である．
- c ○ 網膜障害を来し得る．
- d × 眼瞼痙攣の治療に用いられる．

e × 視神経障害が有名である．

解答 c

27A063

多発性骨髄腫の眼所見で頻度が高いのはどれか．3つ選べ．
a 白内障
b 緑内障
c 網膜出血
d 角結膜の結晶沈着
e ソーセージ様網膜静脈の拡張

解説
a ×
b ×
c ○ 過粘稠度症候群となり，網膜血管の拡張蛇行に出血を伴う．
d ○ 角膜にクリスタリン物質が沈着する．
e ○

解答 c, d, e

27A064

生命予後が最も不良なのはどれか．
a 眼瞼脂腺癌
b 網膜芽細胞腫
c 結膜扁平上皮癌
d 涙腺腺様嚢胞癌
e 視神経乳頭黒色細胞腫

解説
a × 他の眼瞼悪性腫瘍と比較すると転移率が高いが，部位的に比較的早期に発見されることが多く，生命予後が悪いとはいえない．
b × 10年生存率は90％以上であり，生命予後は悪くない．
c × 眼表面に生じ，比較的早期に発見される．眼窩浸潤はあるが遠隔転移はまれである．
d ○ 増大速度が比較的遅いため，早期発見が困難で，かなり進行した状態で発見されることも少なくない．また周囲組織への浸潤傾向が強く遠隔転移の頻度が比較的高い．予後良好とはいえず，5つの選択肢の中では最も予後不良である．
e × 黒色細胞腫は良性腫瘍である．

解答 d

27A065

活動期未熟児網膜症で重症化を示唆する眼所見はどれか．**2つ選べ**．
a　結膜充血
b　散瞳不良
c　境界線形成
d　網膜外線維血管増殖
e　後極部網膜血管の蛇行と拡張

解説
a　×
b　○　虹彩新生血管の発症を疑う．
c　×　国際分類Stage2．
d　×　国際分類Stage3．
e　○　Ⅱ型（国際分類のPlus disease）にあたる．

解答 b，e

27A066

48歳の男性．屈折度は両眼 − 2.50 D．裸眼での近点距離は20 cm．
コンタクトレンズで完全矯正した時の近点距離はどれか．
a　10 cm
b　20 cm
c　30 cm
d　40 cm
e　50 cm

解説
a　×
b　×
c　×
d　○
e　×

解答 d

遠点は − 2.5 Dの近視．
近点は − 100/20 = − 5 D
その差は2.5 D．よって100 ÷ 2.5 = 40 cm

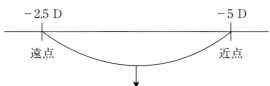

完全矯正した時の近点距離は，この差2.5 Dより
　　　　100 ÷ 2.5 = 40 cm

27A067

　－4.00 Dの眼鏡レンズの光学中心を，瞳孔中心に対して5 mm下方に下げた場合のプリズム効果はどれか．
　　a　2Δ基底上方
　　b　2Δ基底下方
　　c　4Δ基底下方
　　d　8Δ基底上方
　　e　8Δ基底下方

解説
a ○
b ×
c ×
d ×
e ×

解答 a

Prenticeの式
x = h × D/10 = 5 × 4/10 = 2
凹レンズだから基底上方．

27A068

　50 cmで検影法を行ったところ，45°で＋4.00 D，135°で0 Dのレンズで中和した．
　網膜面に最小錯乱円を持ってくるための球面度数(D)はどれか．
　　a　＋4.00
　　b　＋2.00
　　c　0
　　d　－2.00
　　e　－4.00

解説
a ×
b ×
c ○
d ×
e ×

解答 c

50 cmで行ったことより

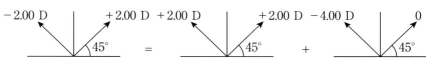

S＋2.00 D＝C－4.00 D Ax 45°
網膜面に最小錯乱円を持ってくるとは等価球面すると同義なので，

$$\text{等価球面度数} = \text{球面度数} + \frac{\text{乱視度数}}{2} = 2.00 + \frac{-4.00}{2} = 0\,(\text{D}) \text{ となる.}$$

27A069

牽引試験が陽性となるのはどれか.
- a　Benedikt症候群
- b　Brown症候群
- c　Fisher症候群
- d　Weber症候群
- e　筋緊張性ジストロフィ

解説
- a　×　赤核の病変で, 同側の動眼神経麻痺に対側の不随意運動を伴う.
- b　○　上斜筋腱の拘縮による内上転制限. 牽引試験陽性.
- c　×　感染の後に急性発症する外眼筋麻痺, 運動失調, 腱反射消失.
- d　×　大脳脚の病変で, 同側の動眼神経麻痺に対側の片麻痺を伴う.
- e　×　筋硬直を特徴とし進行性の筋力低下を示す.

解答 b

27A070

弱視で正しいのはどれか.
- a　矯正視力0.5以下と定義される.
- b　斜視弱視では対光反射は正常である.
- c　屈折矯正だけでは屈折異常弱視には効果がない.
- d　ペナリゼーション法は不同視弱視には効果がない.
- e　屈折異常弱視にソフトコンタクトレンズ装用は効果がない.

解説
- a　×　本邦では視力0.8以下を弱視とする.
- b　○　正しい.
- c　×　屈折異常弱視は屈折矯正で治療する.
- d　×　ペナリゼーション法は光学的手法とアトロピンを用いた不同視弱視の治療法.
- e　×　先天白内障術後の無水晶体眼にコンタクトレンズを用いることがある.

解答 b

27A071

右方視で静止位がある先天眼振の治療で正しいのはどれか.
- a　右外直筋後転術＋左内直筋後転術
- b　右外直筋後転術＋左外直筋後転術
- c　右内直筋後転術＋左外直筋後転術
- d　右内直筋短縮術＋左内直筋短縮術
- e　右外直筋短縮術＋左内直筋短縮術

解説
- a　○　正面視で静止位となるよう, 左右眼とも左方に移動させる手術を行う.
- b　×

c ×
　　d ×
　　e ×

解答 a

27A072

斜視の原因と**ならない**のはどれか．
　　a　γ角異常
　　b　屈折異常
　　c　視力障害
　　d　高 AC/A 比
　　e　両眼視機能障害

解説

a ○　γ角は眼の光軸と注視線の中心部と物体を結ぶ直線のなす角であり，その異常は偽斜視の原因となる．
b ×　調節性内斜視の原因となる．
c ×　感覚性斜視の原因となる．
d ×　高 AC/A 比調節性内斜視は2重焦点眼鏡の適応である．
e ×　両眼視機能の障害が斜視の原因となることがある．

解答 a

27A073

単眼複視の原因と**ならない**のはどれか．
　　a　乱視
　　b　多瞳孔
　　c　ヒステリー
　　d　水晶体亜脱臼
　　e　後部硝子体剝離

解説

a ×
b ×
c ○　ヒステリーは視野に影響する．
d ×
e ×

解答 c

27A074

非共同性斜視はどれか. **2つ選べ**.
a 乳児内斜視
b 間欠性外斜視
c 調節性内斜視
d 麻痺性内斜視
e 甲状腺眼症に伴う上斜視

解説

a × 共同性斜視である.
b × 共同性斜視である.
c × 共同性斜視である.
d ○ 非共同性斜視である.
e ○ 非共同性斜視である.

解答 d, e

27A075

先天色覚異常で頻度が高いのはどれか.
a 1型3色覚
b 1型2色覚
c 2型3色覚
d 2型2色覚
e 杆体1色覚

解説

a × 2型3色覚が最も多い.
b × 2型3色覚が最も多い.
c ○ 2型3色覚が最も多い.
d × 2型3色覚が最も多い.
e × この中では一番少ない.

解答 c

27A076

両眼性が多いのはどれか. **2つ選べ**.
a 傾斜乳頭
b 乳頭小窩
c 朝顔症候群
d 視神経乳頭低形成
e 網膜有髄神経線維

解説

a ○ 胎生期の眼杯裂閉鎖不全で多くは両眼性.
b × 85％が片眼性.
c × 片眼性が多い.
d ○ 先天性奇形, 孤発例が多いが, 遺伝子変異が指摘されており, 両眼性が多い
可能性がある.

e × 片眼性と両眼性が同程度.

解答 a, d

27A077

抗アクアポリン4抗体陽性視神経炎で正しいのはどれか.
　　a　女性の比率が高い.
　　b　視力予後は良好である.
　　c　脳炎を合併することが多い.
　　d　多発性硬化症に移行する率が高い.
　　e　脳脊髄液中のオリゴクローナルバンドが陽性となる率が高い.

解説
a ○ 高齢女性が多いとされる.
b × 不良である.
c × 脳炎の合併は多くない.
d × 高くない.
e × 多発性硬化症では高い.

解答 a

27A078

眼筋型重症筋無力症の診断で有用なのはどれか. 2つ選べ.
　　a　瞬目試験
　　b　挙筋能の測定
　　c　瞼裂幅の左右差
　　d　上方注視負荷試験
　　e　アイステスト(冷却試験)

解説
a × 眼瞼痙攣の診断に有用.
b × 眼瞼下垂全般の評価法の一つ. 重症筋無力症の診断に有用ではない.
c × 眼瞼下垂の評価には使えるが重症筋無力症の診断に有用ではない.
d ○ 疲労により注視ができなくなり, 診断に有用.
e ○ 眼瞼下垂が改善し, 診断に有用.

解答 d, e

27A079

Kearns-Sayre症候群で**誤っている**のはどれか.
　　a　眼瞼下垂
　　b　心伝導障害
　　c　網膜色素変性
　　d　対光反射消失
　　e　眼球運動障害

解説
a × 主症状の一つ.
b × 主症状の一つ.

c × 主症状の一つ．
d ○ 保たれる．
e × 主症状の一つ．

解答 d

27A080

対光反射で正しいのはどれか．
　a　潜時は1秒程度である．
　b　硝子体出血によって潜時が延長する．
　c　刺激色を変化させても縮瞳率は同じである．
　d　メラノプシン含有網膜神経節細胞を介した反射が生じる．
　e　Leber遺伝性視神経症では初期から対光反射が消失する．

解説
a × 潜時は0.2〜0.3秒で，1秒後に最大応答となる．
b × 延長しない．
c × 刺激色によって変化する．
d ○ メラノプシン含有網膜神経節細胞は第三の光受容体といわれ，明るさ知覚に関与する．
e × 保たれる．

解答 d

27A081

狭隅角眼のうち，原発閉塞隅角症と診断してよいのはどれか．2つ選べ．
　a　視野異常
　b　水晶体の膨化
　c　眼圧が25 mmHg
　d　線維柱帯の色素沈着がⅠ度
　e　周辺虹彩前癒着の範囲が90°存在

解説
a × 視野異常ではPACGの診断となる．
b × 水晶体の所見は関係ない．
c ○ 眼圧上昇を来しているとPAC(もしくはPACG)の診断．
d × 色素沈着の程度はPACの診断に関係ない．
e ○ 周辺虹彩前癒着があるとPACの診断．

解答 c, e

狭隅角眼を診察した際に，原発閉塞隅角症疑い（PACS）なのか，原発閉塞隅角症（PAC）なのか，原発閉塞隅角緑内障（PACG）まで至っているのかを問う問題．PACは閉塞隅角によって眼圧上昇を来しているか周辺虹彩前癒着を生じているが，緑内障性視神経症を生じていない状態である．

27A082

眼圧で正しいのはどれか．
a　夏より冬が高い．
b　仰臥位より座位で高い．
c　朝より夕方の方が高い．
d　我が国では高齢ほど高い．
e　中心角膜厚が薄いほど高く測定される．

解説
a　○　理由は不明．
b　×　仰臥位では静脈圧が上昇するため眼圧は上昇する．
c　×　個人差があるが，朝方に眼圧が高くなることが多いとされる．
d　×　加齢では一般的に眼圧は低くなる．
e　×　中心角膜厚が薄いと眼圧は低く測定される．

解答　a

27A083

緑内障点眼薬のうち，アドレナリン受容体に作用**しない**のはどれか．2つ選べ．
a　アセタゾラミド
b　ラタノプロスト
c　ブナゾシン塩酸塩
d　ブリモニジン酒石酸塩
e　カルテオロール塩酸塩

解説
a　○　炭酸脱水酵素阻害薬
b　○　プロスタグランジン関連薬
c　×　α_1遮断薬
d　×　α_2刺激薬
e　×　β遮断薬

解答　a，b

27A084

浅前房を**来さない**のはどれか．
a　Vogt-小柳-原田病
b　脈絡膜剝離
c　先天緑内障
d　水晶体亜脱臼
e　未熟児網膜症瘢痕期

解説
a　×　毛様体前方偏位により浅前房となる．
b　×　毛様体前方偏位により浅前房となる．
c　○　健常小児は成人より前房が浅いが，先天緑内障ではむしろ深前房となる．
d　×　水晶体前方偏位により浅前房となることがある．

e　×　水晶体後部線維増殖により水晶体の前方移動を来たすことがある.

解答 c

27A085

早期型発達緑内障で乳児期に**みられない**のはどれか.

a　Haab striae
b　角膜径10 mm
c　眼圧が50 mmHg
d　C/D比が0.4
e　*CYP1B1*遺伝子の変異

解説

a　×　特徴的な所見.
b　○　World Glaucoma Association(WGA)における小児緑内障診断基準によると,角膜径の基準は,「新生児で11 mm以上, 1歳未満では12 mm以上, すべての年齢で13 mm以上」としており,角膜径10 mmでは診断基準を満たさない.
c　×
d　×
e　×　代表的な遺伝子変異の一つ. 出生後早期に発症する症例が多い.

解答 b

27A086

網膜に光障害を生じる波長はどれか.

a　380 nm〜495 nm
b　496 nm〜570 nm
c　571 nm〜590 nm
d　591 nm〜620 nm
e　621 nm〜750 nm

解説

a　○　440 nm前後の青色光はブルーライトハザードとしてAMDの要因となり得る.
b　×
c　×
d　×
e　×

解答 a

27A087

レーザー光の中で最も波長が短いのはどれか.

- a Nd:YAGレーザー
- b アルゴンレーザー
- c エキシマレーザー
- d クリプトンレーザー
- e 炭酸ガスレーザー

解説

a × 1064 μm.

b × 488～514 μm.

c ○ 193 nm.

d × 248 nm.

e × 10.6 μm.

解答 c

27A088

乳幼児に**禁忌**の点眼薬はどれか.

- a カルテオロール塩酸塩
- b ニプラジロール
- c ブリモニジン酒石酸塩
- d ブリンゾラミド
- e ラタノプロスト

解説

a ×

b ×

c ○ 眠気,めまいを生じる可能性があるため.

d ×

e ×

解答 c

27A089

眼圧下降薬と副作用の組合せで正しいのはどれか.

- a ニプラジロール——————気管支喘息
- b ビマトプロスト——————睫毛乱生
- c ブナゾシン塩酸塩—————高血圧
- d ブリモニジン酒石酸塩———Stevens-Johnson症候群
- e ブリンゾラミド—————心不全

解説

a ○ β遮断薬の副作用の一つ.

b × 睫毛の異常(睫毛が長く,太く,濃くなる等)がみられるが,睫毛乱生ではない.

c × 関連なし.

d × 関連なし.

e × 関連なし.

解答 a

27A090

白内障手術で術中虹彩緊張低下症候群(IFIS)の原因となる薬剤はどれか.
a シロドシン
b レバミピド
c ハロペリドール
d バルニジピン塩酸塩
e 唾液腺ホルモン製剤

解説
a ○ 前立腺肥大症に対する選択的$α_1$遮断薬であり,IFISの原因となる.
b × 胃炎・胃潰瘍治療薬であり,関係なし.
c × 抗精神病薬であり,関係なし.
d × 高血圧に対するCa拮抗薬であり,関係なし.
e × 白内障に対する薬剤であり,関係なし.

解答 a

27A091

角膜内皮移植で正しいのはどれか.2つ選べ.
a 全層移植と比較して不正乱視が少ない.
b 全層移植と比較して手術時の内皮減少が少ない.
c 移植片が脱落すると瞳孔ブロックを来しやすい.
d ホストのDescemet膜を剥さなくても移植片は接着する.
e 移植片は鑷子で折りたたんで挿入する.

解説
a ○ 縫合が少ないため不正乱視を生じにくい.
b × 眼内への挿入操作などで術中の内皮減少が生じやすい.
c × 移植片の脱落と瞳孔ブロックは無関係である.
d ○ 必ずしもホストのDescemet膜を剥す必要はない.
e × 内皮減少を防ぐため,折りたたまずに挿入する.

解答 a, d

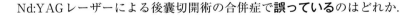

27A092

Nd:YAGレーザーによる後嚢切開術の合併症で**誤っている**のはどれか.
a 前房炎症
b 眼圧上昇
c 黄斑円孔
d 網膜剥離
e 硝子体混濁

解説
a × 通常,数日で消退する.
b × 前房炎症に伴い,一過性眼圧上昇を生じることがある.

c ○ 可能性はゼロではないが，頻度は低い．
d × 後部硝子体剝離が惹起され，網膜の牽引が生じる可能性あり．
e × 液状後発白内障への後囊切開術後は，硝子体混濁を生じることがある．

解答 c

27A093

深層層状角膜移植が適応となるのはどれか．2つ選べ．
a 円錐角膜
b 水疱性角膜症
c 角膜実質炎後
d 帯状角膜変性
e 顆粒状角膜ジストロフィ

解説
a ○ 深層層状角膜移植の適応である．
b × 角膜内皮移植の適応である．
c ○ 深層層状角膜移植の適応である．
d × 治療的レーザー角膜切除術の適応である．
e × 治療的レーザー角膜切除術の適応である．

解答 a，c

27A094

全層角膜移植で正しいのはどれか．
a 術後1か月程度で全抜糸を行う．
b 角膜実質の半層の深さで縫合する．
c ドナー角膜が大きいほど拒絶反応が生じにくい．
d 角膜内に血管侵入を伴う場合，端々縫合が望ましい．
e 駆逐性出血の予防に球後麻酔下での手術が有効である．

解説
a × 術後1年以上が経過して縫合糸の弛緩や乱視が生じた場合に抜糸を行う．
b × 内皮面同士を合わせるイメージで深く通糸する．
c × ドナー角膜が大きいほど拒絶反応が生じやすい．
d ○ 移植片への血管侵入が生じると選択的抜糸の必要があり，端々縫合が望ましい．
e × 駆逐性出血の予防には球後麻酔のみならず瞬目麻酔の併用が望ましい．

解答 d

27A095

眼内レンズ度数計算のSRK式で正しいのはどれか．
- a　短眼軸長眼では遠視化しやすい．
- b　前房深度が1 mm深いとIOL度数は大きくなる．
- c　眼軸長が1 mm長いとIOL度数は0.9 D小さくなる．
- d　角膜屈折力が1 D大きいとIOL度数は2.5 D小さくなる．
- e　A定数が2大きい眼内レンズに変更する場合は，元のIOL度数より2 D小さくする．

解説

- a　○　SRK式は，短・長眼軸長眼で誤差を生じる．修正を加えたのがSRK Ⅱ式である．
- b　×　小さくなる．SRK式は，眼内レンズ度数＝A定数 -0.9×角膜屈折力 -2.5×眼軸長．
- c　×　2.5 D小さくなる．
- d　×　0.9 D小さくなる．
- e　×　大きくする．

解答　a

27A096

治療的レーザー角膜切除術が行われるのはどれか．2つ選べ．
- a　Terrien辺縁角膜変性
- b　滴状角膜
- c　帯状角膜変性
- d　斑状角膜ジストロフィ
- e　顆粒状角膜ジストロフィ

解説

- a　×　表層角膜移植，深層層状角膜移植，全層角膜移植の適応となり得る．
- b　×　角膜内皮移植の適応である．
- c　○　治療的レーザー角膜切除術の適応である．
- d　×　深層層状角膜移植，全層角膜移植の適応である．
- e　○　治療的レーザー角膜切除術の適応である．

解答　c，e

27A097

斜視手術の合併症でないのはどれか．
- a　上転障害
- b　下眼瞼後退
- c　偽眼瞼下垂
- d　前眼部虚血
- e　Brown症候群

解説

- a　×　上直筋後転あるいは下直筋前転の過矯正の場合上転障害を起こすことがある．
- b　×　下直筋後転の際の合併症として注意を要する．

c ○ 大角度の上下斜視がある場合に偽眼瞼下垂を呈することがある．
d × 3直筋異常の同時手術で特に前眼部虚血のリスクが高まる．
e × 上斜筋手術後に医原性のBrown症候群を起こすことがある．

解答 c

27A098

網膜光凝固で正しいのはどれか．**2つ選べ**．
a 赤色レーザーでは疼痛を生じる．
b 汎網膜光凝固後に毛様体剝離が生じる．
c 黄斑部の凝固には青色レーザーを使用する．
d 広角倒像レンズを使用した場合，凝固径は設定値よりも小さくなる．
e パターンスキャンレーザー装置では，術後の凝固瘢痕は設定値よりも大きくなる．

解説
a ○
b ○
c × 目的によるが，通常は緑～黄色波長のレーザーを用いる．
d × 大きくなる．
e × 縮小することが知られている．

解答 a, b

27A099

強膜内陥術の最も良い適応はどれか．
a Stage 5の未熟児網膜症
b 25歳の男性．周辺部の萎縮性円孔による網膜剝離
c 45歳の男性．210°の裂孔による網膜剝離．黄斑部は翻転した網膜で透見不可
d 55歳の男性．軽度白内障を伴う上方裂孔による胞状網膜剝離
e 70歳の女性．強度近視眼の黄斑円孔を伴う網膜剝離

解説
a × 治療するなら硝子体手術しかない．
b ○ 最も良い適応である．
c × 軽度なら排液をして強膜内陥術も可能だが，ここまで重症だと難しい．
d × 白内障があり，胞状であることから現在では硝子体手術の良い適応である．
e × 硝子体手術で対応するしかない．

解答 b

硝子体手術の合併症で**誤っている**のはどれか.
a　ガス白内障
b　続発緑内障
c　前眼部虚血
d　細菌性眼内炎
e　有水晶体眼の近視化

解説
a　×　ガス注入を行った場合可逆性の白内障を呈する.
b　×　増殖糖尿病網膜症に対する術後にルベオーシスが生じることがある.
c　○　強膜内陥術で生じる合併症とされている.
d　×　内眼手術であり一定の確率で生じる.
e　×　水晶体温存硝子体手術では,術後核白内障が進むことがある.

解答　c

B　臨床実地問題

右眼に付着する外眼筋を耳側から見た図を**別図1**に示す.
正しいのはどれか.
a　ⓐ
b　ⓑ
c　ⓒ
d　ⓓ
e　ⓔ

解説
a　×　上斜筋の走行,下斜筋の付着部が違う.
b　×　下斜筋の走行が違う.
c　×　上斜筋,下斜筋の走行が違う.
d　×　上斜筋の走行が違う.
e　○　上斜筋は上直筋の下,下斜筋は下直筋付着部下方および後方に付着部があり,下直筋の上を通る.

解答　e

27B002

1歳の男児．ぐったりしていることに母親が気付き小児科を受診した．理学的所見はなく，眼科に眼底検査の依頼があった．左眼眼底写真を**別図2**に示す．
まず行うべき検査はどれか．**2つ選べ**．

a 心電図
b 血液検査
c 頭部CT
d 胸部X線検査
e 腹部エコー検査

解説

a ×
b ○ 血液凝固機能異常や先天代謝性疾患，感染症などが鑑別にあがる．
c ○ 乳幼児の眼底出血では虐待性頭部外傷の可能性を考える．
d ×
e ×

解答 b，c

27B003

78歳の女性．左下眼瞼の霰粒腫が治りにくいと近医から紹介されて来院した．半年前からあるという．外眼部所見と切除標本を**別図3A，3B，3C**に示す．
正しいのはどれか．

a 脂腺癌
b 扁平上皮癌
c 悪性黒色腫
d 基底細胞癌
e 悪性リンパ腫

解説

a × 組織像で泡沫状細胞質を有する脂腺由来の細胞が認められない．
b × 組織像で角化を示す有棘細胞が認められない．
c × 組織像でメラノサイト由来の異型の強い細胞が認められない．
d ○ 核細胞質比（N/C比）の高い基底細胞様細胞が真皮内に不整形の胞巣を形成している．胞巣辺縁部では特徴的な腫瘍細胞の柵状配列もみられる．
e × 組織像でリンパ球の増殖は認められない．

解答 d

27B004

ある視覚補助具を**別図4A，4B**に示す．
誤っているのはどれか．

  a　視野が狭くなる．
  b　焦点深度が浅くなる．
  c　遠用にも近用にも使える．
  d　接眼レンズは凸面である．
  e　ガリレオ式弱視眼鏡である．

【解説】
a　×
b　×
c　×
d　○　対物レンズに凸レンズを用いる．接眼レンズは凹レンズである．
e　×

【解答】d

27B005

37歳の女性．半年前から両上眼瞼が徐々に腫れてきたため来院した．普段はハードコンタクトレンズを使用しているが特に支障はない．副鼻腔炎の既往がある．初診時の顔面写真と眼窩MRIを**別図5A，5B**に示す．
考えられるのはどれか．

  a　眼窩蜂巣炎
  b　前頭洞囊腫
  c　涙腺多形腺腫
  d　Sjögren症候群
  e　IgG4関連眼疾患

【解説】
a　×　発赤，腫脹，疼痛といった炎症所見がなく，画像的にも否定される．
b　×　画像で前頭洞は確認できないが，明らかに涙腺の腫脹であり，前頭洞囊腫は否定的．
c　×　涙腺多形腺腫は基本的に片側性の疾患である．MRI所見も典型的とはいえない．
d　×　Sjögren症候群も涙腺腫脹を来すが，本例ではコンタクトレンズを支障なく使用しており，主症状となるドライアイや乾性角結膜炎の存在は否定的である．
e　○　両涙腺腫脹が認められ，IgG4関連眼疾患が最も疑わしい．

【解答】e

27B006

10歳の男児．1か月前から両眼の充血と流涙および強い異物感を自覚しており，開瞼できないため小学校を欠席している．アトピー性皮膚炎と気管支喘息で通院中である．前眼部写真を**別図6**に示す．

この疾患を患者に説明するときの内容で正しいのはどれか．

　a　スギ花粉症の一種です．
　b　舌下免疫療法は有効です．
　c　思春期になると治癒します．
　d　副腎皮質ステロイド局所注射は即効性があります．
　e　シクロスポリン点眼薬で登校できるくらいよくなります．

解 説

a　×　結膜の増殖性変化があり季節性のアレルギー性結膜炎は否定的．
b　×　アレルギー性結膜疾患診療ガイドライン（第2版）にも提示なし．
c　×　10歳代から発症，アトピー素因がありAKCとすると成人でも遷延の可能性あり．
d　×　抗アレルギー薬，免疫抑制薬も併用しないと十分効果はでない．
e　○　免疫抑制薬の点眼が有効．

解答 e

27B007

70歳の女性．左眼の異物感を主訴に来院した．左眼前眼部写真を**別図7**に示す．
治療はどれか．

　a　非ステロイド性抗炎症薬点眼
　b　副腎皮質ステロイド点眼
　c　穿刺術
　d　切開術
　e　摘出術

解 説

a　×　結膜嚢胞は炎症によるものではない．
b　×　結膜嚢胞は炎症によるものではない．
c　×　結膜嚢胞は穿刺してもcystが残存していると再発する．
d　×　結膜嚢胞は切開してもcystが残存していると再発する．
e　○　結膜嚢胞はcystを摘出する．

解答 e

27B008

75歳の女性．慢性的な眼不快感を主訴に来院した．前眼部写真を**別図8**に示す．
誤っているのはどれか．

  a 両眼性が多い．
  b 結膜下出血と関連がある．
  c 間欠的な流涙の原因となる．
  d 涙囊鼻腔吻合術の適応である．
  e 球結膜と強膜の接着不良により生じる．

解説
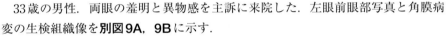
a × 結膜弛緩は重症度に左右差はあっても加齢に伴う変化で両眼に多い．
b × 結膜弛緩は球結膜が機械的刺激を受けやすく原因となる．
c × 結膜弛緩は異所性のtear meniscusを形成する．
d ○ 結膜弛緩は鼻涙管閉塞ではない．
e × 結膜弛緩は加齢による．

解答 d

27B009

33歳の男性．両眼の羞明と異物感を主訴に来院した．左眼前眼部写真と角膜病変の生検組織像を**別図9A，9B**に示す．
診断はどれか．

  a 角膜フリクテン
  b Salzmann結節変性
  c 格子状角膜ジストロフィ
  d 顆粒状角膜ジストロフィ
  e 膠様滴状角膜ジストロフィ

解説
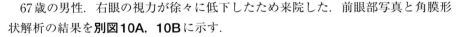
a × 上皮下への異常蛋白質の凝集を認めない．
b × 上皮下への異常蛋白質の凝集を認めない．
c × 角膜混濁のパターンが異なる．
d × 角膜混濁のパターンが異なる．
e ○ 角膜に白色の隆起性病変を認め，上皮下にアミロイド沈着を認める．

解答 e

27B010

67歳の男性．右眼の視力が徐々に低下したため来院した．前眼部写真と角膜形状解析の結果を**別図10A，10B**に示す．
診断はどれか．

  a 円錐角膜
  b 後部円錐角膜
  c Mooren角膜潰瘍
  d Terrien辺縁角膜変性
  e ペルーシド辺縁角膜変性

B 臨床実地問題 301

解説

a × 角膜中央下方の菲薄化と突出，角膜形状解析でも下方の突出が特徴である．

b × 角膜中央の円形の混濁と後面カーブが前方に突出しているような所見が特徴的．

c × Mooren潰瘍では急峻な角膜潰瘍がみられる．

d ○ 上方の周辺角膜の菲薄化と血管侵入がみられ，Terrien辺縁角膜変性と思われる．

e × 角膜下方の菲薄化や突出，角膜形状解析のカニの爪パターンが特徴である．

解答 d

27B011

39歳の男性．右眼の視力低下が進行したため全層角膜移植を行った．ホスト角膜片の組織像を**別図11A，11B，11C**に示す．

診断はどれか．

　　a　円錐角膜

　　b　水疱性角膜症

　　c　外傷性角膜穿孔

　　d　斑状角膜ジストロフィ

　　e　Reis-Bücklers角膜ジストロフィ

解説

a ○ 角膜中央部で角膜実質が菲薄化しておりBowman層の断裂も認める．

b × 角膜実質が肥厚し，上皮浮腫が認められるはずである．

c × 穿孔部位や炎症反応が認められない．

d × 角膜実質への空胞状の沈着物を認めるはずである．

e × 角膜実質への沈着物を認めるはずである．

解答 a

27B012

76歳の女性．Fuchs角膜内皮ジストロフィによる水疱性角膜症に対して角膜内皮移植術を施行した．術翌日の前眼部写真を**別図12**に示す．

最も適切な対応はどれか．

　　a　前房洗浄

　　b　腹臥位の保持

　　c　創口の再縫合

　　d　前房内空気注入

　　e　抗菌薬の頻回点眼

解説

a × 適切ではない．

b × 空気注入後は仰臥位を保持する．

c × 適切ではない．

d ○ 移植片の脱落に対しては前房内空気注入及び仰臥位の保持を行う．

e × 感染ではないため不要．

解答 d

27B013

36歳の女性．頻回交換ソフトコンタクトレンズを装用しているが，異物感を訴えて来院した．左眼前眼部写真とフルオレセイン染色写真を**別図13A，13B**に示す．

最も考えられるのはどれか．

a　ドライアイ
b　カタル性浸潤
c　アカントアメーバ角膜炎
d　スマイルマークパターン
e　superior epithelial arcuate lesions（SEALS）

解説

a　×　角膜上皮障害のパターンが異なる．
b　×　角膜上皮障害のパターンが異なる．
c　×　角膜上皮障害のパターンが異なる．
d　×　ソフトコンタクトレンズ装用者に認められるが，角膜下方周辺部にみられる．
e　○　ソフトコンタクトレンズ装用者にみられる角膜上皮障害の一つ．

解答　e

27B014

82歳の女性．左眼の充血と疼痛，視力低下を主訴に来院した．初診時視力は右0.6（1.0×−2.00 D），左0.1（0.2×−2.50 D）．眼圧は右17 mmHg，左28 mmHg．Hertel眼球突出計で右13 mm，左19 mm．25年前に白内障手術を受けている．初診時の前眼部写真と眼窩CTを**別図14A，14B**に示す．

治療法で正しいのはどれか．

a　抗菌薬点眼
b　瘻孔塞栓術
c　線維柱帯切除術
d　毛様体冷凍凝固
e　ステロイドパルス療法

解説

a　×　感染が原因ではない．
b　○　結膜・上強膜血管拡張，CTで上眼静脈拡張を認め，内頸動脈海綿静脈洞瘻の所見．
c　×　原病の治療を優先する．
d　×　原病の治療を優先する．
e　×　ステロイド治療は無効である．血管内手術や定位放射線治療が選択される．

解答　b

68歳の女性．10日前から左眼の中心暗点を訴えて来院した．視力は左1.2（1.5×−0.25 D）．左眼眼底写真と蛍光眼底造影写真（造影早期と後期）およびOCT像とを**別図15A，15B，15C，15D**に示す．
　正しいのはどれか．**2つ選べ**．
　　a　慢性期の所見である．
　　b　橙赤色隆起病巣がみられる．
　　c　光線力学療法の適応がある．
　　d　レーザー光凝固の適応がある．
　　e　硬性白斑は主として内網状層にみられる．

解説

a ○　FAで黄斑部に異常なく，上耳側に病変があるため，陳旧性BRVOである．
b ×　PCVではない．
c ×　加齢黄斑変性ではない．
d ○　黄斑浮腫の原因となる漏出点は中心窩外にあるため，レーザー光凝固の適応がある．
e ×　硬性白斑は主として外顆粒層，外網状層にみられる．

解答 a，d

　48歳の男性．最近体調がすぐれず，10日前から両眼の焦点がぼやけてきたため来院した．視力は右0.1（0.3×cyl−0.75 D Ax 180°），左0.1（0.2×cyl−0.75 D Ax 115°）．内科は受診していない．両眼の眼底写真とOCT像を**別図16A，16B**に示す．
　この症例でみられるのはどれか．**2つ選べ**．
　　a　高血圧
　　b　高血糖
　　c　肝機能低下
　　d　網膜新生血管
　　e　急性Elschnig斑

解説

a ○
b ×　糖尿病網膜症でも出血，硬性白斑はあるが，著明なElschnig斑がみられ，高血圧と考える．
c ×　肝機能低下では眼底にはみられない．
d ×　新生血管ははっきりしない．
e ○　網膜深層の黄色斑がみられる．高血圧脈絡膜症による脈絡膜循環不全によるものである．

解答 a，e

8歳の女児．暗所でつまずきやすいとのことで来院した．視力は右0.9（1.2 × ＋0.75 D ◯ cyl − 0.75 D Ax 170°），左0.8（1.2 × ＋0.75 D ◯ cyl − 1.00 D Ax 180°）．右眼眼底写真とOCT像を**別図17A，17B**に示す．左眼も同様の所見である．
　この疾患で正しいのはどれか．

　　a　中心窩網膜は肥厚している．
　　b　photopic ERGは末期まで保たれる．
　　c　我が国では常染色体優性遺伝が最も多い．
　　d　我が国での発病率は40,000〜80,000人に1人である．
　　e　暗順応ではKohlrauschの屈曲点の消失がみられる．

解説

a × 幼少時よりの夜盲，視力低下なし，金箔様眼底より小口病と診断できる．中心窩の肥厚はなし．
b ◯ 錐体ERGは正常である．
c × 小口病は常染色体劣性遺伝である．
d ×
e × 屈曲点はあるが，二次曲線に至るまでの時間が長いのが特徴である．

解答 b

　18歳の男子．幼少時から視力不良で，複数の眼科を受診したが原因不明と言われて来院した．視力は右0.3（矯正不能），左0.6（矯正不能）．両眼の眼底写真とOCT像とを**別図18A，18B**に示す．
　この疾患で正しいのはどれか．**2つ選べ**．

　　a　遠視が多い．
　　b　夜盲がある．
　　c　ERGが診断に役立つ．
　　d　眼底の周辺部に異常はない．
　　e　この患者の子供が男であれば約半数が保因者となる．

解説

a ◯ 若年男子，両眼性視力低下，黄斑部の車軸状皺襞，OCTでの嚢胞，網膜分離により，X染色体性若年網膜分離症と診断できる．遠視が多い．
b × 夜盲はない．
c ◯ b波の著明な減弱（陰性b波）が特徴である．
d × 50％に周辺部の網膜分離を合併する．
e × X染色体劣性遺伝なので，男児ならば正常，女児ならば正常保因者である．

解答 a，c

27B019

50歳の男性．左眼の飛蚊症を訴えて来院した．10年前に高血糖と尿糖を指摘されたが放置していた．視力は両眼ともに1.0（矯正不能）．眼圧は右16 mmHg，左29 mmHg．左眼の虹彩と隅角および眼底写真を**別図19A，19B，19C**に示す．
適切な治療はどれか．
　a　硝子体手術
　b　汎網膜光凝固
　c　線維柱帯切除術
　d　毛様体冷凍凝固
　e　副腎皮質ステロイド硝子体内注射

解説
a　×
b　○　血管新生緑内障ではPRPが必要．近年は抗VEGF薬も併用される．
c　×
d　×
e　×

解答 b

27B020

6歳の女児．左眼の視力不良で紹介された．視力は右1.2（矯正不能），左0.02（0.04 × − 4.50 D ◯ cyl − 3.00 D Ax 180°）．左眼には水晶体後面に白色物を認める．左眼眼底写真を**別図20**に示す．右眼に異常はない．
正しいのはどれか．**3つ選べ．**
　a　遺伝性
　b　小眼球
　c　眼位異常
　d　毛様体突起の短縮
　e　13番染色体トリソミーの合併

解説
a　×　右眼に異常がないことから，胎生血管系遺残と考えられる．非遺伝性．
b　○　小眼球を伴うことがある．
c　○　廃用性斜視を呈することがある．
d　×　線維増殖組織に牽引され，毛様体突起は延長する．
e　○　染色体異常を伴うことがある．

解答 b, c, e

27B021

3歳の女児．3歳児健診で視力不良を指摘されて来院した．左眼眼底写真を**別図21**に示す．
診断はどれか．
- a Coats病
- b 骨腫
- c 悪性黒色腫
- d 網膜芽細胞腫
- e 黄斑コロボーマ

【解説】
a ×
b ×
c ×
d ×
e ○ 黄斑部に網膜欠損があり，黄斑コロボーマである．視力予後は不良．

解答 e

27B022

摘出眼球の病理組織標本の弱拡大像と強拡大像を**別図22A，22B**に示す．
正しいのはどれか．
- a 全身化学療法が奏功する．
- b 重粒子線治療が行われる．
- c リニアック放射線の感受性が高い．
- d メトトレキサートの硝子体内注射が行われる．
- e マイトマイシンCの選択的眼動脈注射が行われる．

【解説】
a × ニボルマブなどの分子標的薬が効くことはあるが，一般に化学療法は有効ではない．
b ○ 脈絡膜悪性黒色腫．細胞にメラニン色素が多く含まれている．
c × 放射線感受性が低く，通常の外照射は効かないので，小線源治療や重粒子線治療を行う．
d × 眼内悪性リンパ腫ではない．
e × 網膜芽細胞腫ではメルファランの選択的眼動注を行う．

解答 b

27B023

41歳の男性．以前より両眼の霧視を自覚することが何度かあったが，その都度自然に回復していた．今回，検診目的で来院したが，初診から7日目に左眼の視力低下を自覚したため再診した．初診時と再診時の眼底写真を**別図23A，23B**に示す．
正しい治療はどれか．
- a　コルヒチン内服
- b　ステロイドパルス療法
- c　抗真菌薬硝子体内注射
- d　抗VEGF薬硝子体内注射
- e　アセチルスピラマイシン内服

解説
- a　○　Behçet病による眼病変は発作性に出現し自然に回復するも再発を繰り返す．
- b　×
- c　×
- d　×
- e　×

解答　a

27B024

生後10か月の乳児．生まれつき眼の色が左右で異なることを主訴に来院した．顔面写真を**別図24**に示す．
この疾患にしばしば合併する異常はどれか．
- a　難聴
- b　低身長
- c　白内障
- d　緑内障
- e　立体視不良

解説
- a　○　ワールデンブルグ症候群と思われる．難聴を合併することが多い．
- b　×
- c　×
- d　×
- e　×

解答　a

27B025

2歳の男児．眼位の異常を訴えて来院した．両眼の眼底写真を**別図25A，25B**に示す．
正しいのはどれか．
a　両眼とも高度の視力障害が予想される．
b　聴覚検査を行う．
c　化学療法を行う．
d　硝子体手術を行う．
e　左眼は眼球摘出を行う．

a　×　黄斑を回避していれば視力障害は軽度のこともある．
b　○　コロボーマはGoldenhar症候群やCHARGE症候群との合併がある．
c　×　化学療法の適応ではない．
d　×　硝子体手術の適応ではない．
e　×　網膜眼細胞腫ではない．

解答　b

27B026

29歳の女性．右眼の痛みと霧視を訴えて来院した．視力は0.01（矯正不能），左1.2（矯正不能）．眼圧は右34 mmHg，左13 mmHg．初診時と2年後の前眼部写真を**別図26A，26B**に示す．
考えられる病原体はどれか．
a　淋菌
b　真菌
c　緑膿菌
d　アカントアメーバ
e　水痘帯状ヘルペスウイルス

a　×
b　×
c　×
d　×
e　○　初期の虹彩炎と眼圧上昇，後に虹彩の広範囲にわたる色素脱失および萎縮が特徴．

解答　e

27B027

25歳の男性．右眼に鈍的外傷を受けたため来院した．9方向眼位写真とMRI画像を**別図27A，27B**に示す．

診断はどれか．

a 上直筋断裂
b 下直筋断裂
c 外転神経麻痺
d 動眼神経麻痺
e 眼窩吹き抜け骨折

【解説】

a × MRIで上直筋の断裂は認めない．
b × MRIで下直筋は明瞭ではないが，内転障害の説明はつかない．
c × 外転は保たれている．
d ○ 外傷性動眼神経麻痺では，動眼神経下枝が障害されやすく，下転制限が強い．
e × MRIで眼窩吹き抜け骨折を認めない．

【解答】d

27B028

53歳の女性．両眼の視力低下を訴えて来院した．視力は右 0.3 (0.6 × 2.50 D ◯ cyl − 1.25 D Ax 85°)，左 0.1 (0.6 × + 2.75 D ◯ cyl − 1.50 D Ax 135°)．眼圧は右 10 mmHg，左 9 mmHg．12年前から全身性エリテマトーデスに対して長期ステロイド内服加療中で，現在もプレドニゾロン 10 mg/日の内服をしている．両眼の眼底写真と蛍光眼底造影写真を**別図28A，28B**に示す．

考えられる原因はどれか．

a 全身性エリテマトーデスの増悪
b 真菌性眼内炎
c 糖尿病網膜症
d APMPPE
e MPPE

【解説】

a × 増悪だけでこのような網膜病変は現れない．
b × 眼底およびFA所見から該当しない．
c × FAで糖尿病網膜症初期の血管病変を認めない．
d × 比較的若年者発症，白斑の大きさはほぼ同じため，可能性は低い．
e ○ 両眼発症，ステロイド使用歴，漿液性網膜剥離，FAにて蛍光漏出と色素上皮剥離を認める．

【解答】e

27B029

4歳の男児．時々物が二つに見えると訴えて来院した．両眼に近視があり，眼鏡矯正下で5 m先のLandolt環を視標としてプリズム交代遮閉試験で正位，両眼に-2.00 Dのレンズ負荷で25△の内方偏位を認める．眼鏡矯正下の近見眼位を**別図29**に示す．
適切な治療はどれか．
　a　健眼遮閉
　b　内直筋後転術
　c　調節麻痺薬の点眼
　d　累進屈折力レンズの処方
　e　フレネル膜プリズムの処方

解説
a　×
b　×
c　×
d　○　高AC/A比の非屈折性調節性内斜視．近見用度数を加入した眼鏡処方が必要．
e　×

解答 d

27B030

眼位矯正用の眼鏡を**別図30**に示す．
適応となるのはどれか．
　a　固定内斜視
　b　調節性内斜視
　c　麻痺性内斜視
　d　間欠性外斜視
　e　麻痺性外斜視

解説
a　×　固定内斜視では斜視角が大きくプリズム眼鏡では矯正困難である．
b　×　調節性内斜視はプリズム眼鏡の適応ではない．
c　○　麻痺性内斜視は非共同性斜視であり，プリズム眼鏡の適応である．
d　×　プリズム基底は外方であり，内斜視を矯正する．
e　×　プリズム基底は外方であり，内斜視を矯正する．

解答 c

27B031

　3歳の女児．3歳児健診で左眼の視力不良を指摘されて来院した．視力は右0.5（0.7×＋1.00 D ◯ cyl＋1.50 D Ax 90°），左0.1（0.3×＋2.50 D ◯ cyl＋1.75 D Ax 80°）．前眼部と中間透光体および眼底に異常はない．眼位写真を**別図31**に示す．眼振および眼球運動制限は認めない．頭部CTに異常はない．
　適切な治療はどれか．
　　a　1日2時間の右眼遮閉
　　b　1日6時間の右眼遮閉
　　c　アトロピン硫酸塩点眼後の他覚的屈折検査による完全矯正眼鏡
　　d　シクロペントラート塩酸塩点眼後の他覚的屈折検査による矯正眼鏡
　　e　シクロペントラート塩酸塩点眼後の自覚的屈折検査による矯正眼鏡

解説

a　×　調節麻痺剤を使用した屈折値での完全矯正眼鏡の装用でも斜視，弱視が残存する場合に行う．
b　×　弱視は高度ではなく，必要時にまずは2時間遮閉から行う．
c　◯　調節麻痺剤を使用した他覚的屈折値での完全矯正眼鏡の装用が治療的診断である．
d　×　他覚的屈折値検査による完全矯正眼鏡が必要である．
e　×　他覚的屈折値検査による完全矯正眼鏡が必要である．

解答 c

27B032

　30歳の女性．1か月前からの右眼の視力低下で来院した．頭痛も訴えている．視力は右0.1（矯正不能），左0.9（矯正不能）．両眼の眼底写真を**別図32**に示す．
　考えられる疾患はどれか．
　　a　下垂体腺腫
　　b　鞍結節髄膜腫
　　c　嗅神経髄膜腫
　　d　視神経鞘髄膜腫
　　e　抗アクアポリン4抗体陽性視神経炎

解説

a　×　左眼のような乳頭所見はみられない．
b　◯　両眼性，左右非対称の進行様式．
c　×　嗅覚異常の情報がない．
d　×　片眼の視神経障害．
e　×　通常眼痛で頭痛を伴わない．左乳頭所見はうっ血乳頭のようにみえる．

解答 b

27B033

45歳の男性．両眼の視野欠損を指摘されて来院した．右眼眼底写真と自発蛍光写真を**別図33A，33B**に示す．
この症例の超音波Bモード検査所見は**別図33C**のどれか．

a ⓐ
b ⓑ
c ⓒ
d ⓓ
e ⓔ

a ×
b ○ 視神経乳頭ドルーゼン．石灰化がみられる．
c ×
d ×
e ×

解答 b

27B034

85歳の男性．右眼の霧視を主訴に来院した．側頭部痛があり，顎のあたりまで痛い．視力は右0.1（矯正不能），左1.2（矯正不能）．右眼は相対的瞳孔求心路障害（RAPD）陽性．眼球運動に異常はない．赤沈は1時間値115 mm．初診時の眼底写真と右眼蛍光眼底造影写真および側頭動脈の生検組織像を**別図34A，34B，34C**に示す．
適切な治療はどれか

a 経過観察
b 眼窩減圧術
c 網膜光凝固
d 高圧酸素療法
e 副腎皮質ステロイド大量点滴静注

a × 年齢から考えると選択の可能性はある．
b × 腫瘍による圧迫性ではない．
c × 網膜虚血ではなく虚血性視神経症．
d × エビデンスはない．
e ○ 巨細胞性動脈炎（側頭動脈炎）．年齢から全身へのリスクは高いがこれを行う．

解答 e

31歳の女性．複視と右上眼瞼の腫脹および疼痛を主訴に来院した．造影MRI
T$_1$強調画像を**別図35A，35B**に示す．
みられる所見はどれか．**2つ選べ．**
- a 右眼下転制限
- b 右眼瞼裂開大
- c 右眼眼圧上昇
- d 両眼上転制限
- e 右動眼神経麻痺

解説

a ○ 腫脹，疼痛など炎症所見があり，罹患筋は上直筋のみ，しかも片眼性ということから，甲状腺眼症よりも特発性外眼筋炎が疑われる．罹患筋の伸展障害を来すことは十分に考えられ，下転制限を生じ得る．

b × 甲状腺眼症では上眼瞼後退や眼球突出により瞼裂開大することが多いが，特発性外眼筋炎では眼瞼腫瘍および眼瞼下垂を来すことが多い．本例では眼瞼挙筋にも炎症が及んでおり眼瞼下垂を来していると考えられる．

c ○ 眼瞼にも炎症が及んでおり，圧迫性に眼圧上昇を来す可能性がある．

d × 左眼窩内に明らかな病変は認められず，左眼の上転は可能と考えられる．

e × 眼窩先端部の腫大は明らかでなく，動眼神経麻痺が生じるとは考えにくい．

解答 a, c

89歳の女性．起床時に生じた眼瞼下垂を主訴に来院した．2～3日前に頭痛を自覚している．高血圧や糖尿病などの既往はない．顔面写真と瞳孔および眼位写真を**別図36**に示す．下方視時の眼球回旋はみられず，全身には神経学的な異常を認めない．
正しいのはどれか．
- a 経過観察
- b 頭部MRIの予約
- c テンシロンテスト
- d ビタミン剤の処方
- e 直ちに脳神経外科へ紹介

解説

a × 末梢性動眼神経麻痺の場合．
b × 緊急を要するため，eのほうがより正しい．
c × 重症筋無力症ではない．
d × 末梢性動眼神経麻痺の場合．
e ○ 脳動脈瘤破裂の可能性があり緊急を要する．

解答 e

緑内障眼のHumphrey視野計の10-2プログラムによる結果を**別図37**に示す．
左眼の測定結果はどれか．**2つ選べ**．

　　a　ⓐ
　　b　ⓑ
　　c　ⓒ
　　d　ⓓ
　　e　ⓔ

解説

a　×
b　○　網膜神経線維層の走行を考える．
c　○　網膜神経線維層の走行を考える．
d　×
e　×

解答　b，c

85歳の女性．昨夜から眼痛があり改善しないため来院した．眼圧は右48 mmHg，左14 mmHg．20％マンニトール点滴静注と眼圧下降薬の点眼治療で，右18 mmHg，左10 mmHgに下降した．右眼前眼部写真と前眼部OCT像を**別図38A，38B**に示す．

最も適切な治療法はどれか．

　　a　副腎皮質ステロイド点眼による消炎治療
　　b　ピロカルピン塩酸塩点眼による経過観察
　　c　レーザー虹彩切開術
　　d　白内障手術
　　e　線維柱帯切除術

解説

a　×　炎症所見は強くないため点眼は不要．
b　×　水晶体が残存している以上，点眼では永続的な隅角開大を得ることは難しい．
c　×　水晶体が残存している以上，LIでは永続的な隅角開大を得ることは難しい．
d　○　眼圧が下がった時点で考慮するが，一般的に手術の難易度は高い．
e　×　水晶体起因性の隅角閉塞なので，まずは水晶体再建術が優先される．

解答　d

6歳の男児．友人の頭に自分の頭の右側が激突して，気分不良となり来院した．視力は両眼ともに1.0（矯正不能）．複視の自覚はない．受傷時の顔面写真と眼窩CT（軸位断，冠状断）を**別図39A，39B，39C**に示す．

処置および生活指導で正しいのはどれか．

- a 緊急手術を行う．
- b 圧迫眼帯をする．
- c 鼻を強くかませない．
- d 仰臥位で寝かせない．
- e できるだけ唾を飲み込ませる．

解説

a × 開放骨折で，複視がなく，眼位も保たれているので，まずは保存的に治療する．

b × 病状を悪化させる可能性がある．

c ○ 鼻を強くかむと眼窩気腫が惹起され，眼球運動障害を悪化させる可能性がある．

d × 必要ない．

e × 治療的意義はない．

解答 c

16歳の男子．昨日テニスボールが左眼に直撃し，視力低下を自覚して来院した．視力は左0.2（0.3×−1.50 D）．眼圧は左16 mmHg．左眼眼底写真とOCT像を**別図40A，40B**に示す．

適切な治療はどれか．

- a 経過観察
- b 硝子体手術
- c 光線力学療法
- d 抗VEGF薬硝子体内注射
- e 副腎皮質ステロイドテノン嚢下注射

解説

a ○ 外傷性黄斑円孔は自然閉鎖することも多いため一般的には3か月程度様子をみる．

b × 自然閉鎖の傾向がなければ硝子体手術を考慮する．

c ×

d ×

e ×

解答 a

27B041

　77歳の男性．右眼の視力低下を自覚して来院した．視力は右0.5(0.7×−1.00 D ◯ cyl −0.50 D Ax 90°)，左1.0(1.2×＋1.00 D ◯ cyl −1.00 D Ax 80°)．眼底に異常は認めない．右眼に治療を行い，視力は右0.8(0.9×−1.00 D)に改善した．右眼治療前後の前眼部写真を**別図41**に示す．
　行われた治療はどれか．
　　a　副腎皮質ステロイド点眼
　　b　抗菌薬全身投与
　　c　Nd：YAGレーザー後嚢切開
　　d　眼内レンズ交換
　　e　硝子体手術

解説

a ×　炎症所見はなくステロイド点眼は不適切．
b ×　炎症所見はなく感染症ではない．
c ○　液状後発白内障に対し，YAGレーザー後嚢切開が行われた．
d ×　眼内レンズの混濁は認めないため，眼内レンズ交換は不適切．
e ×　嚢内の混濁であるため，硝子体手術は不適切．

解答 c

27B042

　54歳の男性．4か月前に全層角膜移植を受けている．術後に副腎皮質ステロイド点眼と抗菌薬点眼を使用していたが，最近充血と異物感を訴えて来院した．来院時の前眼部写真を**別図42A**に示す．治療中に角膜穿孔を生じたため，治療的角膜移植を施行した．摘出した角膜の組織像を**別図42B**に示す．
　診断はどれか．
　　a　拒絶反応
　　b　内皮機能不全
　　c　角膜ヘルペス
　　d　細菌性角膜炎
　　e　真菌性角膜炎

解説

a ×
b ×
c ×
d ×
e ○　隆起性の浸潤病巣と，組織像で糸状菌が認められる．

解答 e

23歳の男性．8か月前に左眼の円錐角膜に対して全層角膜移植を受け，視力は改善した．6日前から充血と視力低下が生じたため来院した．視力は左0.01（矯正不能）．眼圧は左13 mmHg．左眼の治療前と治療後の前眼部写真を**別図43A，43B**に示す．

実施された治療法はどれか．

　　a　抗菌薬全身投与と頻回点眼
　　b　マンニトール点滴とβ遮断薬点眼
　　c　クロルヘキシジングルコン酸塩頻回点眼
　　d　副腎皮質ステロイド全身投与と頻回点眼
　　e　バラシクロビル塩酸塩内服とアシクロビル眼軟膏

■解説

a　×　感染を疑う角膜浸潤や明らかな前房内炎症，充血は認めない．
b　×　眼圧は正常範囲内である．
c　×　感染を疑う角膜浸潤や明らかな前房内炎症，充血は認めない．
d　○　移植後の拒絶反応と考えられる．
e　×　感染を疑う角膜浸潤や明らかな前房内炎症，充血は認めない．

解答　d

27歳の女性．1年前にLASIK手術を両眼に受けたが，3か月前から左眼に違和感を感じて来院した．視力は左0.9（矯正不能）．眼圧は13 mmHg．右眼に異常はない．左眼前眼部写真を**別図44**に示す．

診断はどれか．

　　a　角膜拡張症
　　b　角膜上皮迷入
　　c　細菌性角膜炎
　　d　真菌性角膜炎
　　e　diffuse lamellar keratitis

■解説

a　×　角膜中央の菲薄化を認める．
b　○　角膜上皮がフラップ下に迷入し増殖していく．
c　×　感染の所見は認めない．
d　×　感染の所見は認めない．
e　×　通常は術後早期に発症する．

解答　b

27B045

48歳の女性．左眼の瞳孔の異常に気付き来院した．矯正視力は両眼ともに1.2．眼圧は両眼ともに14 mmHg．水晶体と硝子体および眼底に異常はみられない．左眼前眼部写真と超音波生体顕微鏡(UBM)像を**別図45**に示す．
適切な対応はどれか．

a 経過観察
b MRI検査
c PET-CT検査
d レーザー虹彩切開術
e 虹彩腫瘍切除術

a ○ 虹彩嚢腫．瞳孔領を塞ぐようであれば手術適応だが視力がよく経過観察できる．
b ×
c ×
d ×
e × 悪性でないのですぐの適応とはならない．

解答 a

27B046

手術材料を**別図46**に示す．断面の長径は5 mm．
これを加工して用いることで治療する疾患はどれか．

a 眼瞼下垂
b 固定内斜視
c 眼窩壁骨折
d 鼻涙管閉塞症
e 裂孔原性網膜剝離

a ×
b ×
c ×
d ×
e ○ バックル用シリコーンスポンジである

解答 e

56歳の男性．糖尿病に対して内服薬で加療中である．右眼の視力低下と変視症を自覚して来院した．視力は右0.01（0.3×−12.00 D），左0.02（0.9×−11.00 D）．右眼眼底写真とOCT像を**別図47A，47B**に示す．
適切な治療はどれか．

a　経過観察
b　副腎皮質ステロイドテノン嚢下注射
c　抗VEGF薬硝子体内注射
d　硝子体内ガス注入
e　硝子体手術

解説

a　× 網膜分離のみで視力が保たれている場合には経過観察となることもある．
b　× 黄斑浮腫に対して実施されることがある．
c　× 強度近視性脈絡膜新生血管に対する第一選択である．
d　× 強度近視眼の黄斑下出血に対して実施することがある．
e　○ 強度近視において黄斑剥離を伴う網膜分離に対しては硝子体手術を行う．

解答 e

56歳の男性．1年前に右眼の増殖糖尿病網膜症で硝子体手術を受けた．術後6か月で再度，硝子体再出血を生じ，自然寛解と再出血を繰り返している．4回目の再出血で来院した．視力は右手動弁，眼圧は右24mmHg．前眼部写真と超音波生体顕微鏡（UBM）像および超音波Bモード像を**別図48A，48B，48C**に示す．
適切な治療はどれか．

a　止血薬内服
b　レーザー虹彩切開術
c　線維柱帯切除術
d　チューブシャント手術（Baerveldt®）
e　硝子体手術

解説

a　×
b　×
c　×
d　×
e　○ 前部硝子体増殖があり，切除したうえでレーザー治療が必要である．

解答 e

硝子体出血だけなら，自然寛解が期待できるが，すでにルベオーシスがあり，UBMで周辺部に硝子体牽引の存在から網膜新生血管もあることが想定されることから，再度硝子体手術をしたうえで汎網膜光凝固術が必要である．

27B049

60歳の男性．右眼は約1年前に増殖糖尿病網膜症のために他院で数回の手術を受けた既往がある．今回，右眼眼圧高値で紹介された．視力は右0.02（矯正不能）．眼圧は右28 mmHg．上方隅角写真を**別図49**に示す．

眼圧上昇の原因で最も考えられるのはどれか．

　a　続発閉塞隅角緑内障
　b　乳化シリコーンオイル
　c　液体パーフルオロカーボン
　d　トリアムシノロンアセトニド
　e　ghost cell glaucoma

解説

a　×
b　○　隅角に小さな泡状のものが沈着しているのが見える．乳化したシリコーンオイルは前房に迷入し，上方に溜まる．
c　×
d　×
e　×

解答 b

27B050

35歳の男性．10日前から左眼に眼痛があり，数日前から視力低下が増悪したため来院した．視力は右1.5（矯正不能），左0.2（矯正不能）．眼圧は右15 mmHg，左25 mmHg．左眼前眼部写真と眼底写真を**別図50A，50B，50C**に示す．

まず行うべき適切な対応はどれか．

　a　硝子体手術
　b　眼内抗菌薬投与
　c　前房水の細菌検査
　d　前房水のウイルスPCR検査
　e　硝子体液のIL-6，IL-10測定

解説

a　×
b　×　細菌性眼内炎は否定的である．
c　×
d　○　豚脂様角膜後面沈着物や眼底周辺部の顆粒状黄白色病変から急性網膜壊死を疑う．
e　×　悪性リンパ腫が疑われる際に行う．

解答 d

第28回
眼科専門医認定試験

平成28年6月10日実施

A　一般問題

28A001

表皮外胚葉由来はどれか．2つ選べ．
a　角膜上皮
b　角膜実質
c　角膜内皮
d　水晶体
e　網膜

解説

a　○　角結膜上皮，水晶体，涙器，涙腺などが表皮外胚葉由来である．
b　×　角膜実質は神経堤 neural crest 由来とされる．
c　×　角膜内皮は神経堤 neural crest 由来とされる．
d　○　角結膜上皮，水晶体，涙器，涙腺などが表皮外胚葉由来である．
e　×　網膜は外胚葉が陥入して生じた神経外胚葉由来である．

解答　a，d

28A002

網膜全体で杆体と錐体との細胞数の比率はどれか．
a　ほぼ同数
b　　2：1
c　　5：1
d　20：1
e　50：1

解説

a　×
b　×

c ×
d ○ 錐体細胞は500〜650万，杆体細胞は1億〜1億2,000万個存在する．
e ×

解答 d

28A003

成人の健常な正視眼の解剖で正しいのはどれか．
a 硝子体容積は約7 mlである．
b 強膜厚は赤道部で約0.3 mmである．
c 視神経乳頭の直径は約2.5 mmである．
d 毛様体皺襞部の前後長は約2.5 mmである．
e 網膜内境界膜厚は傍中心窩で約15 μmである．

解説

a × 眼球を直径22 mmの球と仮定すると容積は約6 mlである．眼球容積の7割を硝子体が占めるため，硝子体の容積は約4 mlである．
b × 強膜が最も薄いのは直筋付着部で0.3 mm，厚いのは視神経が貫通する付近で1〜1.5 mm．赤道部はその間の0.4〜0.6 mmである．
c × 視神経乳頭の直径は約1.5 mm
d ○ 眼球を外側から観察するとscleral spurは輪部より1.5 mm後方から始まり，鋸状縁は6.5〜7.5 mm．その中で毛様体皺襞部の幅は約2.5 mmである．
e × 網膜内境界膜の厚みは中心窩傾斜部で0.4〜1.5 μm，後極部で2.5〜3.5 μm．同じ基底膜でも角膜のDescemet膜は15 μm程度の厚みを持つ．

解答 d

28A004

房水動態で正しいのはどれか．
a 房水産生は夜間減少する．
b 房水産生は主に限外濾過による．
c 房水産生は加齢とともに増加する．
d 経ぶどう膜流出路は圧依存性である．
e 房水は主に経ぶどう膜流出路から流出する．

解説

a ○ 就寝中の房水産生は，覚醒時の約50％に低下する．
b × 限外濾過（ultra filtration）は，血漿の浸透圧差による受動的移動を意味し，房水産生の第一段階であるが，房水産生への関与は少ないとされ，房水産生の8〜9割は，毛様体上皮を介する能動分泌能に依存すると考えられている．ちなみに限外濾過は眼圧により増減するが，能動分泌は生理域で眼圧に依存しない．
c × 加齢により房水産生は低下する．
d × 経ぶどう膜流出路は眼圧に非依存性である．
e × 主経路は経Schlemm管流出．

解答 a

血漿中と比較して前房水中の濃度が高いのはどれか．
 a 蛋白質
 b ナトリウム
 c グルコース
 d マグネシウム
 e アスコルビン酸

解説
a × 蛋白濃度は血漿の1％未満と極めて小さい．
b × ほぼ同等．
c × 血漿より低い．
d × ほぼ同等．
e ○ アスコルビン酸濃度は血漿の約30倍と高い．これは，毛様体上皮でのアスコルビン酸の能動輸送による．この高濃度アスコルビン酸は，房水流出路，水晶体，角膜の前眼部を紫外線による酸化ストレスから守る働きがある．

 e

28A006

対光反射に関連**しない**のはどれか．
 a 視交叉
 b 視神経
 c 外側膝状体
 d 毛様体神経節
 e Edinger-Westphal核

解説
a × 対光反応の求心路である．
b × 対光反応の求心路である．
c ○ 皮質への視経路である．
d × 対光反応の遠心路である．
e × 対光反応の遠心路である．

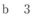 c

---

28A007

5 m用試視力表のLandolt環で，0.5の視標の切れ目の幅(mm)はどれか．
 a 1.5
 b 3
 c 3.75
 d 7.5
 e 9

解説
a ×
b ○
c ×

d ×
e ×

解答 b

視力とは，距離に対する最小視角を測定したもの．5 mの距離で1.5 mmが1分．視力は分単位で表した視角の逆数で表す．視角1分が視力1.0．視力0.5は視力1.0の2分の1だから視角はその逆数の2倍．よって切れ目の幅は，視角1分の1.5 mm幅の2倍の3が正解．ちなみに0.5のLandolt環の大きさは，5分1分角の原理から5倍の約15 mm．

28A008

Visuscope（Euthyscope）の検査目的はどれか．
a γ角
b 融像幅
c 網膜対応
d 網膜固視点
e 自覚的斜視角

解説
a × 大型弱視鏡で測定．
b × 大型弱視鏡で測定．
c × Bagolini線条レンズ試験・大型弱視鏡・Worth 4灯検査・残像試験などで確認．
d ○ 偏心固視を疑う場合にビジュスコープを用いて網膜固視点を検査する．
e × 大型弱視鏡で測定．

解答 d

28A009

自動視野計による視野検査で正しいのはどれか．
a 初回検査は信頼性が高い．
b 瞳孔径は測定結果に影響しない．
c 中心30°視野は眼瞼の影響を受けない．
d 偽陰性応答が多いと測定結果が良くなる．
e 偽陽性応答は視標呈示からの応答時間から推定できる．

解説
a ×
b × 瞳孔径が3 mm未満になると，びまん性感度低下を生じる．
c × 瞳孔に上眼瞼がかかるようであれば，瞬目ができる程度にテープで挙上する．
d × 「偽陰性」は明らかに視認可能な高輝度の視標を呈示したにもかかわらず応答がない場合で，患者の集中力減退や意図的な無応答などで高くなる．このため，測定結果は悪くでるはずである．
e ○ 「偽陽性」は機械の操作音のみで，視標呈示がないにもかかわらず応答があったことを示し，患者が検査内容を理解していないことを意味する．応答時間が早すぎるか遅すぎる場合に高くなる．

解答 e

28A010

クロスシリンダで正しいのはどれか．
a 放射状の乱視表を用いる．
b 低視力者の乱視検出に有用である．
c 最小錯乱円を網膜の前方に置いて行う．
d 乱視軸と乱視度数を求めることができる．
e 二枚の度数の等しい円柱レンズを直交させたものと等価である．

解説
a × 乱視の自覚検査には放射線乱視表とクロスシリンダがある．
b × 低視力者はクロスシリンダの微細な乱視の差を検出しにくい．
c × 最小錯乱円を網膜上に置き（混合乱視），乱視を矯正して大きさを小さくする．
d ○ 放射線乱視表を行った後，乱視軸と度数の確認のために行う．
e × 乱視度数の大きさは同じく正負が異なる2枚の円柱レンズを直交させたもの．

解答 d

28A011

色覚検査で**誤っている**のはどれか．
a アノマロスコープは第3色覚異常には適さない．
b 石原色覚検査表には全色盲にも判読可能な表がある．
c アノマロスコープはRayleigh等色を利用した検査である．
d Farnsworth-Munsell 100-hue testは85個の色相からなる．
e パネルD-15テストで1つの間違い(one error)は色覚異常である．

解説
a × 正しい．
b × 正しい．
c × 正しい．
d × 正しい．
e ○ One errorはパスと判定する．

解答 e

28A012

眼圧の測定に影響するのはどれか．2つ選べ．
a 角膜厚
b 眼軸長
c 前房深度
d 角膜剛性
e 角膜内皮細胞密度

解説
a ○ 中心角膜厚とGoldmann圧平眼圧計の測定値には正の相関がみられており，中心角膜厚が厚いほど眼圧は高く測定される．
b ×
c ×
d ○ 角膜剛性とは外力による変形に対して元の形に戻ろうとする抵抗力である．

現状の眼圧測定装置はいずれも角膜の変形を利用するため，角膜剛性は測定結果に影響する．

e ×

解答 a, d

28A013

眼底自発蛍光で高輝度を呈するのはどれか．2つ選べ．
a 網膜下血腫
b 網膜色素上皮裂孔
c 表在型乳頭ドルーゼン
d 卵黄状黄斑ジストロフィの貯留物
e 萎縮型黄斑変性（網膜色素上皮萎縮部位）

解説

a × 網膜色素上皮上の出血によるブロックのために低蛍光である．
b × 裂孔部分は網膜色素上皮の欠損による低蛍光，網膜色素上皮が重積した部分は過蛍光である．
c ○ 過蛍光である．ほかにもエコーでの高輝度反射，CT での石灰化像などが特徴である．
d ○ 網膜色素上皮の代謝障害により沈着する黄色物質はリポフスチンと考えられている．
e × 網膜色素上皮萎縮により低蛍光である．

解答 c, d

28A014

就業中の事故で片眼を完全に失明した．
この患者に適用されるのはどれか．
a 障害年金が支給される．
b 診療報酬は健康保険から支払われる．
c 身体障害者福祉法の視覚障害に認定される．
d 普通自動車第一種運転免許を更新できない．
e 労働者災害補償保険法の障害等級が適用される．

解説

a × 厚生年金保険の障害手当金（一時金）が支給される．
b × 就労中の事故で労災にあたるので，労災保険から支払われる．
c × 平成30年の身体障害者福祉法施行規則等改正前後とも6級に該当しない．
d × 両眼の視力が0.7以上，視野が左右150°以上で更新できる．
e ○ 第8級（一眼が失明し，又は一眼の視力が0.02以下になったもの）に相当する．

解答 e

28A015

身体障害児・者(視覚障害)に対する制度で正しいのはどれか.
a 障害手当金が支給される.
b 義眼は補装具費支給の対象とならない.
c 視力を測定できない乳幼児は申請できない.
d 視力障害では手動弁は視力0として計算する.
e 遮光眼鏡の支給は白皮症と先天無虹彩に限定される.

解説

a × 障害手当金は,障害年金の制度の一つである.
b × 義眼は補装具の種目の一つである.
c × 一般的に3歳以降だが,視覚誘発脳波やPL法にて推定可能な場合は認定できる.
d ○ 光覚弁,手動弁は視力0に,指数弁は0.01とする.
e × 視覚障害による身障者手帳,特定疾患医療受給者証保持者なら,可能である.

解答 d

28A016

散瞳薬を投与して眼底写真撮影を行うことができる職種はどれか. 3つ選べ.
a 看護師
b 准看護師
c 視能訓練士
d 臨床検査技師
e 診療放射線技師

解説

a ○ 医師の指示のもとに実施可.
b ○ 医師の指示のもとに実施可.
c ○ 医師の指示のもとに実施可.
d × 眼底写真検査は施行可能だが,散瞳薬の投与は不可.
e × 実施不可.

解答 a, b, c

28A017

医療法に規定されているのはどれか. 2つ選べ.
a 臨床研修
b 医業等の広告
c 無診察治療等の禁止
d 医療事故の報告義務
e 診療録の記載・保存義務

解説

a × 医師法に規定されている.
b ○ 医療法に規定されている.
c × 医師法に規定されている.
d ○ 医療法に規定されている.

e × 医師法に規定されている.

解答 b, d

 28A018

障害者自立支援法上，日常生活用具給付等事業の**対象でない**のはどれか.
- a 盲人用時計
- b タイポスコープ
- c 点字タイプライター
- d 視覚障害者用拡大読書器
- e 視覚障害者用ポータブルレコーダー

解説
a × 日常生活用具の内の情報・意思疎通支援用具である.
b ○ 視覚障害者が文字を読みやすくする道具だが，日常生活用具ではない.
c × 日常生活用具の内の情報・意思疎通支援用具である.
d × 日常生活用具の内の情報・意思疎通支援用具である.
e × 日常生活用具の内の情報・意思疎通支援用具である.

解答 b

28A019

女性より男性に多い疾患はどれか. **2つ選べ**.
- a 多発性硬化症
- b 重症筋無力症
- c 若年網膜分離症
- d 黄斑円孔網膜剝離
- e Leber遺伝性視神経症

解説
a × 女性が多い.
b ×
c ○ X連鎖劣性遺伝形式をとる．*RS1*(*Xp22.13*)遺伝子の変異.
d ×
e ○ 男性に多い.

解答 c, e

 28A020

薬物中毒で縮瞳を来すのはどれか. **2つ選べ**.
- a サリン
- b コカイン
- c アンフェタミン
- d 三環系抗うつ薬
- e 抗コリンエステラーゼ薬

解説
a ○ サリンは縮瞳させる.
b × 散瞳を生じる.

c × 交感神経への作用により散瞳を生じる．
d × 抗コリン作用により散瞳を生じる．
e ○ 有機リン剤などは縮瞳させる．

解答 a, e

28A021

日本人の有病率が約5％であるのはどれか．2つ選べ．
a　40歳以上の近視
b　40歳以上の緑内障
c　男子の先天色覚異常
d　50歳以上の加齢黄斑変性
e　糖尿病歴10年の糖尿病網膜症

解説
a × 多治見スタディで41.8％（等価球面度数−0.5 D未満）と報告されている．
b ○ 多治見スタディによる．
c ○ X連鎖性遺伝を示し，男性の約5％にみられる．
d × 久山町研究（2007年）で1.3％と報告されている．
e × 糖尿病歴8年で約28％に網膜症を発症する（JDCStudy 平成16年）．

解答 b, c

28A022

眼窩静脈瘤で正しいのはどれか．2つ選べ．
a　筋円錐内に多い．
b　複視は恒常性である．
c　X線CTは診断に有用でない．
d　Valsalva法が診断に有用である．
e　出産は通常の経腟分娩で行われる．

解説
a ○ 筋円錐内を走行する上眼静脈や下眼静脈に生じることが多く，筋円錐内が主体．
b × 複視は必発ではなく，恒常性でもない（腫瘤容量は頭位やValsalva負荷で変化）．
c × 診断に有用．しばしばみられる静脈結石は小さな球状の石灰化像を示す．
d ○ いきみ（Valsalva負荷）により腫瘤容積が大きくなり，眼球突出が顕著となる．
e × 破裂の可能性があり，静脈圧上昇を防ぐ目的で通常の経腟分娩は極力避けられる．

解答 a, d

28A023

ドライアイの診断基準で**誤っている**のはどれか．
- a 綿糸法15 mm以下
- b Schirmer試験Ⅰ法5 mm以下
- c 涙液層破壊時間（BUT）5秒以下
- d フルオレセイン染色スコア3点以上
- e リサミングリーン染色スコア3点以上

解説

- a ○ 1995年診断基準では15秒後10 mm以下で異常．2006年基準から省かれている．
- b × 2006年ドライアイ診断基準には該当．2016年の基準からは省かれた．
- c × 2016年診断基準はBUT5秒以下かつ眼の不快感，視機能異常などの自覚症状．
- d × 2006年ドライアイ診断基準には該当する．2016年の基準からは省かれた．
- e × 2006年ドライアイ診断基準には該当する．2016年の基準からは省かれた．

解答 a

28A024

涙小管炎で**誤っている**のはどれか．
- a 男性に多い．
- b 菌石を認める．
- c 流涙がみられる．
- d 起炎菌は放線菌が多い．
- e 涙点の拡張がみられる．

解説

- a ○ 特に男性に多くはない．
- b × 正しい．
- c × 正しい．
- d × 正しい．
- e × 正しい．

解答 a

28A025

色素を含むことが多いのはどれか．2つ選べ．
- a 乳頭腫
- b 脂腺癌
- c 基底細胞癌
- d 扁平上皮癌
- e 母斑細胞母斑

解説

- a × 赤みを帯びた乳頭状良性腫瘍．色素は含まない．
- b × 黄色調の不整な眼瞼悪性腫瘍．通常，色素沈着はみられない．
- c ○ 色素を伴い黒色〜茶褐色の外観を呈する．潰瘍形成も特徴的な眼瞼悪性腫瘍．
- d × 乳白色〜紅色で表面に乳頭状の凹凸がある悪性腫瘍．結膜からの発生が主体．

e ○ 別名，色素性母斑．褐色〜黒色調が多いが，色調が薄く皮膚と同色のこともある．

解答 c, e

28A026

春季カタルで正しいのはどれか．2つ選べ．
a 7歳以下では生じない．
b 角膜上皮の状態が治療選択の指標となる．
c 巨大乳頭は多数の乳頭が融合して生じる．
d アトピー性皮膚炎を合併している方が軽症である．
e タクロリムス水和物点眼薬を連用すると効果が減弱する．

解説
a × 生じることもある．
b ○ 角膜は結膜炎が沈静化すると改善してくる．
c ○ 春季カタルでは融合．
d × 重症になりやすい．
e × 耐性化はない．

解答 b, c

28A027

小児の結膜炎の起炎菌で多いのはどれか．2つ選べ．
a 腸球菌
b 緑膿菌
c アクネ菌
d 肺炎球菌
e インフルエンザ菌

解説
a × 術後眼内炎の起炎菌となると予後不良．
b × 重症コンタクトレンズ関連角膜感染症の起炎菌，グラム陰性桿．
c × 嫌気性G陽性桿菌，眼表面の常在菌の一つだが角結膜炎の起炎菌にはなりにくい．
d ○
e ○

解答 d, e

28A028

巨大乳頭結膜炎で正しいのはどれか．2つ選べ．
a 乳頭切除術を行う．
b 角膜プラークを認める．
c 抗アレルギー点眼薬が使用される．
d コンタクトレンズ装用者にみられる．
e ヘルペスウイルス感染を伴いやすい．

解説
- a ×
- b × 石垣状乳頭増殖を呈する春季カタルに合併が多い．
- c ○ アレルギー性結膜疾患の一つである．
- d ○ コンタクトレンズ，縫合糸，義眼などで生じる．アレルギー反応と機械的刺激による．
- e × ヘルペスウイルス感染は免疫抑制薬やステロイド薬点眼が誘因となる．

解答 c, d

28A029

先天無虹彩と関連し**ない**のはどれか．
- a 緑内障
- b 黄斑低形成
- c 水疱性角膜症
- d 輪部機能不全
- e 漿液性網膜剝離

解説
- a × 本症の 50〜70% に緑内障を合併する．
- b × 黄斑低形成・眼振などにより視力は不良である．
- c × 内皮細胞の発生も障害されるため水疱性角膜症を生じる．
- d × 輪部機能不全による角膜混濁がみられる．
- e ○ 通常みられない．

解答 e

28A030

Mooren 角膜潰瘍で正しいのはどれか．
- a 結膜被覆術が行われる．
- b 角膜上皮形成術が奏功する．
- c 角膜への血管侵入を認めない．
- d 関節リウマチなどの膠原病を伴う．
- e 潰瘍と輪部の間に透明帯がみられる．

解説
- a ×
- b ○
- c ×
- d ×
- e × 透明帯を伴わない．

解答 b

28A031

角膜内皮細胞の変動係数（coefficient of variation：CV）で正しいのはどれか.
2つ選べ.

 a 平均は0.45である.

 b 加齢に伴い大きくなる.

 c 標準誤差／平均細胞数である.

 d 角膜内のどの部位でも均一である.

 e 平均細胞面積が大きいと大きくなる.

解説

a × 20〜40歳で0.20〜0.25，60歳以上では0.25〜0.30である.

b ○ 加齢に伴い大きくなる傾向がある.

c × 内皮細胞面積の標準偏差を平均値で除した値である.

d ○ 内皮障害がなければどの部位もほぼ均一と思われる.

e × 平均面積が大きくても大小不同が少なければ大きくならない.

解答 b，d

28A032

角膜後面の屈折力はどれか.

 a ＋12 D

 b ＋ 6 D

 c 0 D

 d － 6 D

 e －12 D

解説

a ×

b ×

c ×

d ○

e ×

解答 d

角膜後面は前面と同じ形としても屈折率が高いもの（角膜実質）から低いもの（前房水）への屈折であるのでマイナス（－）である. 屈折率の異なるものの界面には必ず屈折力があるので0ではない. 角膜屈折力（平均43 D）＝角膜前面屈折力（49 D）＋角膜後面屈折力（－6 D）ちなみに正視の眼の全屈折力は60 D，角膜が7割の43 D，水晶体が3割の19 D.

28A033

角膜浮腫で正しいのはどれか．2つ選べ．
- a 実質浮腫は高眼圧で増悪する．
- b 浮腫が長期にわたると実質の瘢痕を来す．
- c 角膜内皮移植術（DSAEK）後には仰臥位安静が必要である．
- d レーザー虹彩切開術後の角膜浮腫は術後数週以内に発症する．
- e Fuchs角膜内皮ジストロフィでは角膜周辺部より浮腫が始まる．

解説
- a × 高眼圧では上皮浮腫が増悪する．
- b ○ 長期にわたるとコラーゲン線維の均一な配列が乱れ混濁が残る．
- c ○ 角膜裏面にドナー内皮グラフトを空気タンポナーデで接着させるため仰臥位安静．
- d × 発症までの年月は平均7年で晩発例も多い．
- e × 角膜中央部から発症することが多い．

解答 b, c

28A034

栄養障害性角膜潰瘍の原因となるのはどれか．2つ選べ．
- a 帯状角膜変性
- b ヘルペス性角膜炎
- c 陳旧性角膜実質炎
- d 中枢性三叉神経障害
- e 斑状角膜ジストロフィ

解説
- a × Bowman膜から角膜実質浅層にリン酸カルシウムが沈着する．
- b ○ 栄養障害性角膜潰瘍は三叉神経障害が原因であり，ヘルペスは原因となり得る．
- c × 陳旧性であり角膜潰瘍の原因にはならない．
- d ○ 三叉神経障害のため栄養障害性角膜潰瘍になり得る．
- e × 実質にケラタン硫酸の代謝異常産物が沈着して混濁するが潰瘍は起こさない．

解答 b, d

28A035

白内障の病因でないのはどれか．
- a グルタチオンの低下
- b クリスタリンの糖化
- c ソルビトールの蓄積
- d 水晶体周囲の低酸素分圧
- e 水晶体上皮細胞の上皮間葉系移行

解説
- a × 還元型グルタチオンが減少し酸化型グルタチオンが増加して蛋白質の凝集が生じる．
- b × 酸化，脱アミド化，糖化，異性化が原因でクリスタリン蛋白質異常凝集が起こる．
- c × グルコースの代謝産物であり，細胞に蓄積すると水分を吸収し蛋白変性を起こす．

d	○	高酸素分圧が白内障の原因となる．
e	×	前嚢下白内障の病態．

解答 d

白内障を合併する全身疾患はどれか．**3つ選べ**．
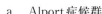
a　Alport症候群
b　Benedikt症候群
c　Horner症候群
d　Lowe症候群
e　Werner症候群

解説
a	○	慢性腎炎，難聴，眼合併症（白内障・円錐角膜）を呈する遺伝性疾患．
b	×	赤核の障害で起こる．病側動眼神経麻痺，対側半身不全麻痺，振戦など．
c	×	交感神経障害．縮瞳，眼瞼下垂，発汗低下．
d	○	眼症状（白内障・緑内障・小眼球など），神経症状，腎症状を呈する遺伝性疾患．
e	○	早老症候群の一つ．常染色体劣性遺伝．

解答 a, d, e

白内障の影響を**受けにくい**検査はどれか．**2つ選べ**．
a　CFF
b　ETDRS chart
c　FDT
d　flash ERG
e　pattern VEP

解説
a	○	視神経疾患で低下し，軽度の中間透光体混濁の影響は受けない．
b	×	視力検査．白内障の影響を受ける．
c	×	視野検査．白内障の影響を受ける．
d	○	網膜に達する光量が減少しても，波形が異常になることはない．
e	×	白内障の影響を受けにくいのはフラッシュVEPである．

解答 a, d

家族性滲出性硝子体網膜症にみられる所見はどれか．**2つ選べ**．
a　軟性白斑
b　網膜ひだ
c　視神経萎縮
d　硝子体過形成
e　網膜無血管領域

解説
a ×
b ○ 無血管領域の増殖性変化の進行により線維血管膜による牽引が起こる.
c ×
d × 第一次硝子体過形成遺残でみられる.
e ○ 血管の途絶により周辺に広範囲の無血管領域を来す.

解答 b, e

家族性滲出性硝子体網膜症(FEVR)は,家族性の進行性網膜硝子体疾患で,網膜血管が未熟な状態で発育を停止することが原因で起こる.進行すると,線維血管膜増殖の発生や,周辺部の網膜変性が起こり,網膜剥離の原因となる.

28A039

正しい組合せはどれか.2つ選べ.
a Coats病——————————————網膜血管拡張
b von Hippel病————————————網膜海綿状血管腫
c Terson症候群————————————裂孔原性網膜剥離
d Grönblad-Strandberg症候群——————脈絡膜新生血管
e Laurence-Moon-Bardet-Biedl症候群——網膜色素線条

解説
a ○ 先天的な血管壁の脆弱性による網膜血管の拡張と透過性亢進が病因である.
b × 小脳と網膜の両方に血管腫を起こす先天遺伝性疾患.網膜海綿状血管腫は網膜静脈血管異常である.
c × クモ膜下出血に合併して,硝子体または網膜内,網膜下出血に出血を起こす疾患である.
d ○ 網膜色素線条と弾性線維性仮性黄色腫を合併した疾患をGrönblad-Strandberg症候群と呼ぶ.網膜色素線条には高率に脈絡膜新生血管を合併する.
e × 肥満,多指などの奇形の他,精神発達遅滞と眼科的には網膜色素変性を合併する.

解答 a, d

28A040

成人正視眼の中心小窩における網膜厚の正常値はどれか.
a 70 μm
b 110 μm
c 160 μm
d 240 μm
e 290 μm

解説
a ×
b ×
c ○ 成人正視眼の中心小窩における網膜厚は150〜200 μmである.
d ×
e ×

解答 c

28A041

若年網膜分離症の診断に有用な所見はどれか．2つ選べ．
- a　男性
- b　脈絡膜新生血管
- c　ERGでb波の減弱
- d　周辺部網膜の無血管領域
- e　フルオレセイン蛍光眼底造影でdark choroid

解説
- a　○　X染色体伴性劣性遺伝であり男性にのみ発症．キャリアの女性は無症状．
- b　×　通常認めない．
- c　○　b波だけでなく病状の進行に伴いa波も減弱する．
- d　×　周辺部には約半数に網膜分離を認める．
- e　×　Stargardt病にみられる特徴的な所見である．

解答　a, c

28A042

全視野ERGに異常がみられるのはどれか．
- a　Stargardt病
- b　眼白皮症
- c　卵黄状黄斑ジストロフィ
- d　常染色体優性視神経萎縮
- e　オカルト黄斑ジストロフィ

解説
- a　○　症例によって正常から異常までさまざま．
- b　×　正常である．
- c　×　異常はみられない
- d　×　ERGは網膜疾患の異常を検出する．
- e　×　異常はみられない．局所ERGで黄斑部が低下している．

解答　a

28A043

血管内皮増殖因子（VEGF）で**誤っている**のはどれか．
- a　血管収縮作用がある．
- b　神経保護作用がある．
- c　血管透過性亢進作用がある．
- d　生理的な血管の発生に関与する．
- e　VEGF受容体は白血球にも発現している．

解説
- a　○　強力な血管収縮作用をもつ物質はエンドセリンである．
- b　×　VEGF-Bは神経保護作用を発揮することが最近知られている．
- c　×　VEGFは微小血管の血管透過性を亢進させる．
- d　×　VEGFは血管新生だけでなく，脈管形成にも関与する．

e × VEGF受容体は血管内皮細胞だけでなく白血球にも発現している.

解答 a

28A044

中心性漿液性脈絡網膜症で正しいのはどれか. 3つ選べ.
a 女性に多い.
b 脈絡膜の肥厚がみられる.
c 網膜色素上皮剥離を合併する.
d 網膜血管の透過性が亢進する.
e 副腎皮質ステロイドの全身投与は危険因子である.

解説
a × 男性に多い.
b ○ OCTで脈絡膜の肥厚がみられる.
c ○ FAでの蛍光漏出部位では小さい網膜色素上皮剥離がみられることが多い.
d × 脈絡膜血管の透過性が亢進する.
e ○ ステロイド全身投与は中心性漿液性脈絡網膜症の危険因子の一つである.

解答 b, c, e

28A045

Behçet病で正しいのはどれか. 2つ選べ.
a 若年男性に重症例が多い.
b HLA検査は診断に必須である.
c 約80％の症例で前房蓄膿がみられる.
d 抗TNF-α抗体の全身投与が適応である.
e 眼症状の出現頻度は口腔内アフタとほぼ同等である.

解説
a ○ 性比では女性がやや多いとあるが，眼症状は男性に多く重症化する傾向がある.
b × HLA-B51が有用であるが診断に必須というわけではない.
c × 虹彩毛様体炎は眼症状の2割にみられるが，前房蓄膿はさらに頻度が低い.
d ○ インフリキシマブやアダリムマブが保険適応薬として全身投与可能である.
e × 口腔内の有痛性再発性アフタは97％にみられるが，眼症状は70％程度である.

解答 a, d

28A046

脈絡膜で正しいのはどれか. 2つ選べ.
a 脈絡膜の血流は眼球の保温機能を有している.
b 脈絡膜のメラニン細胞は眼内を暗箱にする作用がある.
c 脈絡毛細血管は他の部位の毛細血管に比べて管腔が狭い.
d 脈絡膜に分布している神経のほとんどは短後毛様神経に由来する.
e 正常な脈絡毛細血管ではアルブミンなどの蛋白質は通過できない.

解説
- a × 逆で，冷却機能を有している．
- b ○ 黒褐色の色素は眼内を暗箱にする作用がある．
- c × むしろ管腔が広く，有窓構造が認められる．
- d ○ 交感・副交感神経は動静脈の血流を調整している．感覚神経も分布している．
- e × グルコース・アミノ酸・アルブミンなどの蛋白質は容易に漏出する．

解答 b，d

28A047

Vogt-小柳-原田病で正しいのはどれか．
- a 急性期に脈絡膜が薄くなる．
- b 非肉芽腫性ぶどう膜炎である．
- c 急性期に脈絡膜血流が低下する．
- d 乳頭型が再発することはまれである．
- e 難治例にはインフリキシマブの適応がある．

解説
- a × 急性期には脈絡膜が厚くなる疾患である．
- b × サルコイドーシスなどと同様に肉芽腫性ぶどう膜炎である．
- c ○ 急性期には，脈絡膜循環不全を背景として脈絡膜血流が低下する．
- d × 乳頭型も含めて再発には注意が必要である．
- e × インフリキシマブの眼疾患への適応はBehçet病によるぶどう膜炎のみである．

解答 c

28A048

ウイルス性網膜炎で正しいのはどれか．
- a 急性網膜壊死は両眼性が多い．
- b 急性網膜壊死は健常者に多い．
- c 急性網膜壊死に副腎皮質ステロイドは禁忌である．
- d 急性網膜外層壊死は健常者に多い．
- e サイトメガロウイルス網膜炎は健常者に多い．

解説
- a × 片眼性が多いが，両眼に生じた場合BARN（bilateral acute retinal necrosis）と呼ぶ．
- b ○ 健常者に生じることが多く，免疫機能が保たれているので激烈な炎症が生じる．
- c × 抗ウイルス薬の全身投与に加えて，消炎目的にステロイドの全身投与を行う．
- d × AIDS患者や強い免疫抑制状態にある患者に生じ，網膜外層が障害される．
- e × 日和見感染で，AIDS患者や強い免疫抑制状態にある患者に生じることが多い．

解答 b

28A049

脈絡膜剝離の原因で正しいのはどれか．2つ選べ．
a 後部強膜炎
b 光線力学療法
c 汎網膜光凝固
d 脈絡膜血管腫
e 裂孔原性網膜剝離

解説

a ○ 脈絡膜へ炎症が波及し脈絡膜毛細血管から脈絡膜上腔への透過性亢進が生じる．
b × 出血性色素上皮剝離が生じることがある．
c × 黄斑浮腫が生じることもあるため複数回に分けて行う．
d × 脈絡膜血管腫は隆起性病巣であり，網膜剝離などの滲出性変化を来すことがある．
e ○ 高度近視眼，無水晶体眼，長期放置例の網膜剝離でしばしば脈絡膜剝離を認める．

解答 a, e

28A050

脈絡膜骨腫で正しいのはどれか．2つ選べ．
a 男性に多い．
b 病変は停在性である．
c 副甲状腺疾患に伴う．
d 脈絡膜新生血管を伴う．
e 診断にはX線CTが有用である．

解説

a × 女性に多くみられる．
b × 病変は進行性に進展し萎縮を伴うことも多い．
c × みられない．
d ○ 脈絡膜新生血管を生じることがあるので注意が必要である．
e ○ 石灰化がみられCTでの検出・鑑別が有用である．

解答 d, e

28A051

Stevens-Johnson症候群で正しいのはどれか．
a 眼症状は必発である．
b 眼症状は皮疹に遅れて出現する．
c 急性期症状は約1か月持続する．
d ドライアイは涙腺炎により生じる．
e 視力回復目的の移植手術は禁忌である．

解説

a × 30％は眼症状なし．
b × 同時か，眼症状が先行することも多い．

c ○ 1〜2か月程度.
d × 涙腺の導管閉塞による.
e × 以前は角膜移植が禁忌であったが，近年，培養粘膜上皮移植などで視力の改善が可能となってきた.

解答 c

28A052

Wilson病で正しいのはどれか．2つ選べ．
a 血清銅高値
b 血清セルロプラスミン高値
c Bowman膜に銅蓄積
d 水晶体前囊に銅沈着
e 錐体外路障害

解説
a × 血清銅は減少する．
b × 血清セルロプラスミンは低値を示す．
c × Descemet膜レベルでの銅沈着がみられる．
d ○ 前囊に銅沈着がみられ，ひまわり白内障とも呼ばれる．
e ○ 錐体外路症状がみられる．

解答 d, e

28A053

網膜芽細胞腫で正しいのはどれか．
a 発症率は1/100,000出生人である．
b 5歳以降の発症はまれである．
c 両眼性と片眼性の比率は1：1である．
d X線CTで腫瘍は低吸収域となる．
e 両眼性では放射線治療が第一選択である．

解説
a × 1万5,000〜2万出生あたり1名の発症である．
b ○ 5歳までに95％が発症する．
c × 片眼性が約70％．
d × 硝子体よりも高吸収域として描出．腫瘍内石灰化の検出は極めて診断価値が高い．
e × 標準化されたレジメンはないが化学療法が主体．放射線治療を併用する場合もある．

解答 b

28A054

4Dの調節がある眼で，近点距離が20 cmの場合，遠点距離は何cmになるか．遠点が眼球後方にある場合，遠点距離はマイナスの値とする．

a －100
b －50
c 0
d ＋50
e ＋100

解説

a ×
b ×
c ×
d ×
e ○

解答 e

無調節状態で中心窩に結像する外界の点を遠点，極度の調節状態で中心窩に結像する点を近点といい，両者の距離範囲を調節域といい，この距離をジオプトリ(D)で表わしたものを調節力という．調節力をA(D)，遠点距離をf(m)，近点距離をn(m)とすると A＝1/n－1/f が成り立つ．よって f＝1/(1/n－A) 各値を代入し(単位に注意(20 cm＝0.2 m))，f＝1/(1/0.2－4)＝1/(5－4)＝1(m)

近点距離が20 cmということは近点での屈折力(最大に調節したときの屈折力)は1 m/20 cm＝5 Dである．

4Dの調節力を持っているのだから，近点での屈折力の5Dから調節力4Dを引いた1Dが遠点での屈折力(調節無しの時の屈折力)である．すなわち1/1＝1 m＝100 cmである．

28A055

＋1.00 D ◯ cyl －1.00 D Ax 90°の眼鏡で完全矯正される眼で，2Dの調節力があるときに，遠方に置かれた点光源を眼鏡なしで見た場合，どのような形に見えるか．

a 縦長の楕円
b 縦線
c 正円
d 横線
e 横長の楕円

解説

a ×
b ×
c ○
d ×
e ×

解答 c

＋1.0 D ◯ cyl －1.0 D Ax 90ということは＋1.0 Dから＋1.0－1.0＝0 Dの屈折力分布

を持ち，加えて2Dの調節力があるので+1.0 D（遠点）から0−2=−2 D（近点）の被写界深度を有するということ．調節力がない場合はSturm's Intervalから前焦線の倒乱視が強く働き，縦がぼけて縦長の楕円となると考えられるが調節力が2Dあることから最小錯乱円を中心窩に持っていけると考える．

28A056

強度遠視を合併する疾患はどれか．
a　未熟児網膜症
b　形態覚遮断弱視
c　早発型発達緑内障
d　家族性滲出性硝子体網膜症
e　Leber先天黒内障

解説

a　×　近視となることが多い．
b　×　強度近視の原因となる．
c　×　角膜は進展するが，遠視とはならない．
d　×　近視や乱視を呈することが多い．
e　○　多くの症例が強度遠視となる．

解答 e

28A057

眼前に+2Dのレンズを置いて，開散光による検影法を行った．50 cmの距離で眼底からの反射光は同行した．33 cmの距離まで近づいたとき初めて中和がみられた．
屈折度で正しいのはどれか．
a　−1.00 D
b　−2.00 D
c　−3.00 D
d　−4.00 D
e　−5.00 D

解説

a　○
b　×
c　×
d　×
e　×

解答 a

屈折度(D)＝中和に要した検査レンズ度(D)−(検査距離(m)の逆数)であるから
+2−(1/0.33)=+2−3=−1となり，正解はaとなる．
検影法において，被検眼の眼底の光像が平面鏡の回転方向と同じ場合を同行，逆の場合を逆行と呼び，同行と逆行の変わるときは眼底の輝きが動かず，中和という．被検眼から検者の眼(=鏡)までの距離が検査距離である．

28A058

右眼の上外斜視を矯正するプリズムの組合せはどれか．
a 右眼　基底外方────左眼　基底上方
b 右眼　基底内方────左眼　基底下方
c 右眼　基底上方────左眼　基底内方
d 右眼　基底上方────左眼　基底外方
e 右眼　基底下方────左眼　基底内方

解説
a × 外斜視を矯正するプリズムは基底内方である．
b × 右上斜視すなわち左下斜視であり左眼を矯正するプリズムは基底上方である．
c × 右上斜視を矯正するプリズムは基底下方である．
d × 右上外斜視を矯正するプリズムは右眼が基底下方，左眼は基底内方である．
e ○ 右上外斜視を矯正するプリズムは右眼が基底下方，左眼は基底内方である．

解答 e

28A059

最も早い時期に成立する弱視はどれか．
a 斜視弱視
b 不同視弱視
c 屈折性弱視
d 微小角斜視弱視
e 形態覚遮断弱視

解説
a × 形態覚遮断弱視の次に早期に成立する弱視．
b × 3歳児健診で発見されることが多い．視力予後良好．
c × 3歳児健診で発見されることが多い．視力予後良好．
d × 不同視弱視と鑑別困難な弱視．偏心固視が原因で，乳児期での診断は不可能．
e ○ 生後2〜3か月で成立する．一度成立すると予後不良のため，予防が重要．

解答 e

28A060

感覚性(廃用性)斜視で正しいのはどれか．
a 先天性である．
b 交代固視が可能である．
c 麻痺筋の短縮術を行う．
d 術後複視の危険が高い．
e 成人では外斜視となる．

解説
a × 後天性による感覚性斜視もある．
b × 器質疾患による視力障害に伴う斜視であるため，固視は不能である．
c × 麻痺による斜視ではない．
d × 複視が出るほど良い視力がないため，術後複視の危険は低い．
e ○ 視覚発達が完成する前の器質疾患では内斜視になりやすい．

解答 e

A 一般問題 345

28A061

2色覚の場合，資格取得や採用時に制限のある職種はどれか．**2つ選べ**．

- a 医師
- b 警察官
- c 建築士
- d 薬剤師
- e 旅客機パイロット

解説

- a × 色覚の規定はない．
- b ○ 採用試験に色覚検査が採用されている．
- c × 色覚の規定はない．
- d × 色覚の規定はない．
- e ○ 航空身体検査に色覚検査が採用されている．

解答 b, e

28A062

動脈炎性虚血性視神経症の特徴はどれか．**2つ選べ**．

- a 頭痛と眼窩痛が併発する．
- b 顎跛行の合併が特徴である．
- c 抗アクアポリン4抗体が陽性となる．
- d 網膜中心動脈閉塞症を合併する頻度が高い．
- e 他眼に発症する可能性は1年で5％未満である．

解説

- a ○ 頭痛なども特徴的所見である．
- b ○ 特徴的な所見である．
- c × 視神経炎に特徴的である．
- d × 合併は特徴的ではない．
- e × 報告にもよるが5％未満という少ない頻度ではなく他眼へ発症するとされる．

解答 a, b

28A063

常染色体優性視神経萎縮で正しいのはどれか．**2つ選べ**．

- a 男性に多い．
- b 幼少期に発症する．
- c *OPA1*遺伝子異常がみられる．
- d 早期から重篤な視力低下を来す．
- e 相対的瞳孔求心路障害（RAPD）陽性である．

解説

- a × Leber病は男性に多い．
- b ○ 若年発症（10歳以下）が特徴的である．
- c ○ 第3染色体3q28-q29に位置する遺伝子内に異常がみつかっている．
- d × 視力低下の程度はさまざまである．

e　×　両眼性であり，必ずしもRAPD陽性ではない.

解答　b，c

28A064

動眼神経下枝障害でみられるのはどれか. **2つ選べ.**
- a　眼瞼下垂
- b　上転障害
- c　内転障害
- d　対光反射遅延
- e　角膜知覚低下

解説

a　×　動眼神経上枝の障害.
b　×　動眼神経上枝の障害.
c　○
d　○
e　×　三叉神経(眼神経V1)の障害.

解答　c，d

28A065

中脳背側症候群で正しいのはどれか. **2つ選べ.**
- a　頭位傾斜
- b　角膜知覚低下
- c　水平注視麻痺
- d　輻湊後退眼振
- e　対光反射・近見反応解離

解説

a　×　左右差のある斜偏位でなる場合があるが，答えが2つなので×になる.
b　×　三叉神経麻痺.
c　×　上方注視麻痺.
d　○
e　○　視蓋瞳孔.

解答　d，e

28A066

Fisher症候群にみられる自己抗体はどれか.
- a　ANCA抗体
- b　抗GQ1b抗体
- c　抗TSH受容体抗体
- d　抗リカバリン抗体
- e　抗アセチルコリン受容体抗体

解説

a　×　多発血管炎や視神経炎で陽性となる場合がある.
b　○

c × 甲状腺眼症.
d × 腫瘍関連網膜症.
e × 重症筋無力症.

解答 b

28A067

明所より暗所で瞳孔不同が顕著になるのはどれか.
a 視神経炎
b 動眼神経麻痺
c Adie症候群
d Argyll Robertson瞳孔
e Horner症候群

解説
a × 罹患眼はRAPD陽性となる.
b × 罹患眼は散瞳を呈する.
c × 瞳孔括約筋の分節麻痺による散瞳を呈する.
d × 神経梅毒によるもので両眼性に暗所でも散瞳不良となる.
e ○ 縮瞳眼の交感神経障害であり特徴的な所見である.

解答 e

28A068

滑車神経麻痺で正しいのはどれか.
a 眼球は外方回旋する.
b 上方視で複視が顕著になる.
c 患側の対光反射が減弱する.
d 患側が下になるような頭位をとる.
e Bielschowsky頭部傾斜試験で患眼は下転する.

解説
a ○
b × 患眼が内下方視または内方視.
c × 動眼神経麻痺.
d × 上になる代償頭位になる.
e × 上転.

解答 a

28A069

Axenfeld-Rieger症候群に合併する所見はどれか.
a 高身長
b 顔面血管腫
c 歯牙低形成
d café au lait斑
e Wilms腫瘍

解説

a × Marfan症候群などでみられる.
b × Sturge-Weber症候群などでみられる.
c ○ 眼組織だけでなく，眼外組織異常（顔面や歯牙の異常）を伴う.
d × 神経線維腫（von Recklinghausen病）でみられる.
e × 無虹彩症などでみられる.

解答 c

28A070

プロスタグランジン関連薬の副作用で**ない**のはどれか.

　　a　眼瞼浮腫
　　b　睫毛伸長
　　c　眼瞼色素沈着
　　d　上眼瞼溝深化
　　e　虹彩色素沈着

解説

a ○ 関連は低い.
b × 数か月かけて睫毛が太く長くなる.
c × メラニン顆粒の増加によると考えられており可逆的変化.
d × Prostaglandin-associated Periorbitopathyの代表的な眼周囲変化.
e × メラニン顆粒の増加によると考えられており不可逆的変化.

解答 a

28A071

原発閉塞隅角緑内障で正しいのはどれか.

　　a　近視眼に多い.
　　b　毛様体の前方回旋を伴う.
　　c　水晶体の加齢変化が関与する.
　　d　高眼圧が診断に必須の条件である.
　　e　最も頻度の高い緑内障病型である.

解説

原発閉塞隅角緑内障（PACG）はその前駆病変である原発閉塞隅角症（PAC）およびその
疑い（PACS）と合わせておさえておくべき病態である.

a × 遠視眼，短眼軸眼に多い.
b × 毛様体の前方回旋を伴うこともあるが，これは主に悪性緑内障の病態である.
c ○ 水晶体要因として加齢変化が閉塞隅角に関与する.
d × 高眼圧を診断の『必須』条件とするかは判断が難しい.
　　　出題当時の緑内障ガイドライン第3版においては，PACGとして「原発性の隅
　　　角閉塞があり緑内障性視神経症を生じた症例」としている. また，前駆病変
　　　のPACについても「原発性の隅角閉塞があり，眼圧上昇または器質的な周辺
　　　虹彩前癒着を生じているが緑内障性視神経症は生じていない症例」としてい
　　　る. このため，出題当時を考慮して解答は「×」とした. PACやPACGでは体
　　　位や状況によって眼圧変動が大きいため，診察時に高眼圧でなくてもPACG

の可能性を除外してはならない，という知識は専門医として必須である．
ちなみに改定後の緑内障ガイドライン第4版においては，PACGとして「（前略）隅角閉塞により眼圧上昇を来し，かつ緑内障性視神経症を生じている疾患」となっており，現時点で解答すると「○」といわざるを得ない．
e × 最も頻度の高い緑内障病型は，正常眼圧緑内障である．

解答 c

28A072

小児緑内障で正しいのはどれか．2つ選べ．
a 弱視管理の意義は小さい．
b 眼圧の測定値は啼泣下でも変わらない．
c 先天緑内障の治療は手術が基本となる．
d ICE症候群は先天的な隅角閉塞を伴う．
e Haab線条はDescemet膜破裂で生じる．

解説
a × 角膜径の増大・眼軸の伸長により屈折異常を生じるため，弱視管理は非常に重要である．
b × 啼泣時には，眼圧が上昇する．
c ○
d × ICE症候群による緑内障は，異常角膜内皮から遊走した細胞が線維柱帯に膜を形成したり，PASを生じたりすることによって続発する．先天的な変化ではない．
e ○

解答 c，e

28A073

線維柱帯からの房水流出を促進する緑内障治療薬はどれか．
a ラタノプロスト
b ドルゾラミド塩酸塩
c ブリモニジン酒石酸塩
d リパスジル塩酸塩水和物
e チモロールマレイン酸塩

解説
a × 副経路に作用する．
b × 房水産生を抑制する．
c × 副経路に作用する（一部主経路に作用する）．
d ○ 主経路に作用する．
e × 房水産生を抑制する．

解答 d

28A074

交感神経α₂受容体刺激薬の副作用はどれか．**3つ選べ**．
- a 眠気
- b 結膜充血
- c 血圧低下
- d 喘息の誘発
- e 眼瞼色素沈着

解説

- a ○ 交感神経の活動を抑え，眠気，めまい，脱力感などが現れる場合がある．
- b ○ 濾胞性結膜炎の症状を呈することが知られている．
- c ○ 交感神経の活動を抑え，血管を拡張させ血圧を下げる．
- d × β遮断薬の代表的な副作用．
- e × プロスタグランジン関連薬の代表的な副作用．

解答 a，b，c

28A075

線維柱帯切除術の術後合併症で**誤っている**のはどれか．
- a 房水漏出
- b 濾過胞感染
- c 脈絡膜剥離
- d 低眼圧黄斑症
- e Descemet膜下血腫

解説

- a × 短期的な合併症．
- b × 長期的な合併症であり，失明のリスクとなる．
- c × 低眼圧に伴う合併症．
- d × 低眼圧に伴う合併症で，視力が低下する．
- e ○ 線維柱帯切開術（眼外法）の合併症．

解答 e

28A076

プレートのあるチューブシャント手術の合併症で**誤っている**のはどれか．
- a 複視
- b 術後低眼圧
- c 濾過胞感染
- d チューブ露出
- e 角膜内皮障害

解説

- a × 特に鼻側挿入時に多いとされる．
- b × チューブシャント手術でも低眼圧になることはある．
- c ○ 濾過胞は作らずに，円蓋部側の強膜周辺に房水を流す術式である．
- d × チューブの露出予防に強膜を移植する．

e × チューブの先端位置が角膜内皮に接触することで生じる．

解答 c

28A077

放射線白内障で正しいのはどれか．
a 皮質白内障は起こらない．
b 前嚢下白内障が特徴的である．
c 眼内レンズ移植術は適応にならない．
d 単回曝露0.3 Sv以上で高度な白内障を生じる．
e 総線量が同じであれば複数回曝露より単回の曝露で発症しやすい．

解説
a × 皮質白内障や核白内障も起こる．
b × 後嚢下白内障が特徴的である．
c × 眼内レンズ移植術を行う．
d × 単回での被曝では0.5 − 2.0 Svで軽度の水晶体混濁，5.0 Svで著明な白内障を生じる．
e ○ 同一線量であれば曝露間に細胞が修復するため発症閾値は上昇する．

解答 e

28A078

TS-1内服に伴う眼合併症はどれか．2つ選べ．
a 睫毛脱落
b 涙点閉鎖
c 視野欠損
d 外眼筋麻痺
e 角膜上皮障害

解説
a × 睫毛脱落は涙道や角膜上皮障害に比べ頻度的に少ない．
b ○ 涙点や涙小管の閉塞，狭窄が多い．
c × 視野には異常は生じない．
d × 外眼筋には影響しない．
e ○ 角膜上皮障害は高頻度でみられる．

解答 b，e

28A079

眼窩下壁骨折で正しいのはどれか．2つ選べ．
a 前額部の知覚が鈍麻
b 上方視時に複視を自覚
c 外傷1週後から複視が出現
d X線CTは水平断画像が最も診断に有用
e 小児で強い疼痛を伴う場合，緊急手術の適応

解説
a × 眼窩下神経(三叉神経第2枝の枝)の支配領域(下眼瞼，上唇，上顎)に知覚鈍麻．

b ○ 下直筋もしくはその周囲組織が骨折部に陥頓することにより上転障害を来す．
c × 受傷直後からの自覚が多いが，眼瞼腫脹が強いと症状出現が遅れる場合がある．
d × 冠状断が最も有用．
e ○ 閉鎖型骨折により下直筋が絞扼されている可能性が高く，緊急手術の適応である．

解答 b，e

28A080

頭蓋内疾患を疑い，造影X線CT検査を予定している．
確認すべき糖尿病治療薬はどれか．
 a　グリニド薬
 b　ビグアナイド薬
 c　チアゾリジン薬
 d　スルホニル尿素薬
 e　アルドース還元酵素阻害薬

解説
a ×
b ○ ヨード造影剤と併用すると乳酸アシドーシスを来すことがあるため注意が必要．
c ×
d ×
e ×

解答 b

28A081

シクロスポリンで正しいのはどれか．
 a　代謝拮抗薬である．
 b　好中球機能を選択的に抑制する．
 c　前部ぶどう膜炎に使用できる．
 d　遷延性Vogt－小柳－原田病に使用できる．
 e　インフリキシマブとの併用は禁忌である．

解説 シクロスポリンの保険適応は，「ベーチェット病（眼症状のある場合），及びその他の非感染性ぶどう膜炎（既存治療で効果不十分であり，視力低下のおそれのある活動性の中間部又は後部の非感染性ぶどう膜炎に限る）」である．
a × 抗がん剤などの代謝拮抗薬ではない．カルシニューリンを阻害する．
b × T細胞を選択的に抑制する．
c × 保険適応とならない．
d ○ 有用であり，ステロイドの減量にも有効である．
e × 禁忌ではない．

解答 d

28A082

網膜に異常を**来さない**のはどれか．
a　パクリタキセル
b　インターフェロン
c　ヒドロキシクロロキン
d　タモキシフェンクエン酸塩
e　ロキソプロフェンナトリウム水和物

解説
a　×　ミュラー細胞に対する毒性により黄斑浮腫を来たす．
b　×　血管攣縮や血管内皮障害により，出血や軟性白斑などを来たす．
c　×　網膜変性を起こし，進行するとBull's eye（標的黄斑症），網膜萎縮を起こす．
d　×　黄斑部にクリスタリン状の黄白色沈着物と浮腫を来す．
e　○

解答　e

28A083

経口避妊薬（低容量ピル）の眼合併症はどれか．
a　白内障
b　高眼圧症
c　網膜静脈閉塞症
d　滲出性網膜剝離
e　ポリープ状脈絡膜血管症

解説
a　×　ステロイドの眼合併症である．
b　×　ステロイドの眼合併症である．
c　○　主な副作用として血栓症があり，眼合併症としては網膜静脈閉塞症が挙げられる．
d　×　ステロイド，シルデナフィルクエン酸などで中心性漿液性網脈絡膜症が生じる．
e　×　シルデナフィルクエン酸の眼合併症である．

解答　c

28A084

眼表面の滅菌方法として使用する薬剤で正しいのはどれか．**2つ選べ．**
a　0.03％ポリビニルアルコールヨウ素
b　0.05％クロルヘキシジングルコン酸塩
c　0.1％ベンザルコニウム塩化物
d　1.0％セチルリン酸ベンザルコニウム
e　10％ポビドンヨード

解説
a　○　PA・ヨード®液（6倍希釈）もしくは0.05％クロルヘキシジングルコン酸塩（0.05％ヒビテン®）により洗眼を行う．
b　○　同上．

c × 粘膜面に用いる場合は0.02％を使用するが眼表面への適応はない．
d × 手指消毒として使用される．
e × わが国においては眼表面の使用は認められていない．

解答 a，b

28A085

前房内に到達する点眼液の濃度はどれか．
- a 1/2〜1/5
- b 1/10〜1/100
- c 1/1,000〜1/10,000
- d 1/50,000〜1/100,000
- e 1/200,000未満

解説
a × 涙液で希釈され結膜囊に到達する濃度は1/2〜1/5である．
b × 角膜に取り込まれる濃度が1/10〜1/100である．
c ○ 前房内濃度のピークは点眼濃度の1/1,000〜1/10,000である．
d × 硝子体内に到達する濃度は1/50,000〜1/100,000である．
e × おそらく網膜に到達する濃度と思われるが文献なし．

解答 c

28A086

全層角膜移植で正しいのはどれか．
- a 術後1年までに全抜糸する．
- b 縫合糸の有無と感染の頻度に関連はない．
- c 術後3年を越えると拒絶反応は生じない．
- d 術後1年を越えると眼球を打撲しても創は哆開しない．
- e 角膜内皮移植術（DSAEK）と比較して手術時の内皮減少が少ない．

解説
a × 必ずしもそうではない．
b × 縫合糸は感染のリスクになる．
c × いつでもそのリスクはある．
d × 眼球打撲によりいつでも創の哆開の可能性はある．
e ○ 正しい．

解答 e

28A087

羊膜移植で**誤っている**のはどれか．
- a 採取後，2週以内に使用する．
- b 再発翼状片は良い適応である．
- c 帝王切開時の卵膜から採取する．
- d 拒絶反応を起こすことは少ない．
- e 妊婦の感染症チェックを出産後およそ60日から90日に施行する．

解説

a ○ 採取後，冷凍保存して2年以内に使用が正しい．
b × 正しい．
c × 正しい．
d × 正しい．
e × 正しい．

解答 a

28A088

眼内レンズに生じるグリスニングの原因はどれか．
　　a　紫外線
　　b　細胞増殖
　　c　水相分離
　　d　蛋白質付着
　　e　カルシウム沈着

解説

a × 紫外線は眼内レンズに吸収される．
b × 水晶体上皮細胞の増殖は，後発白内障の原因である．
c ○ グリスニングの原因である．
d × 眼内レンズは蛋白質が付着しにくい．コンタクトレンズで問題となることがある．
e × 特定の眼内レンズで発生し，レンズ混濁の原因となる．

解答 c

28A089

麻酔法とその効果の組合せで正しいのはどれか．
　　a　球後麻酔―――――眼瞼後退
　　b　テノン嚢下麻酔―――散瞳
　　c　点眼麻酔―――――散瞳
　　d　Atkinson法―――――眼瞼下垂
　　e　O'Brien法―――――縮瞳

解説

a × 約5％に眼瞼下垂を発症する．
b ○ 虹彩の麻痺作用により散瞳を来すと考えられている．
c × 一般的に瞳孔径に影響はない．
d × 瞬目麻酔の一法．眼窩外側縁下方から刺入し，頬骨弓に沿って麻酔液を注入する．
e × 瞬目麻酔の一法．下顎骨顆粒突起の位置に麻酔液を注入する．

解答 b

28A090

帯状角膜変性の治療で**誤っている**のはどれか．
- a 希塩酸塗布
- b 角膜上皮形成術
- c 角膜表層切除術
- d エキシマレーザーによる治療的角膜切除
- e エチレンジアミン四酢酸二ナトリウム塗布

解説
- a × 正しい．
- b ○ 角膜輪部不全の疾患が対象である．
- c × 正しい．
- d × 正しい．
- e × 正しい．

解答 b

28A091

有水晶体眼のシリコーンオイル硝子体内充填術を施行したときの合併症で**誤っている**のはどれか．
- a 近視化
- b 白内障
- c 眼圧上昇
- d 網膜下迷入
- e シリコーンオイルの乳化

解説
- a ○ 遠視化する．
- b × 高率に白内障を生じる．
- c × 瞳孔ブロックや乳化したシリコーンオイルが線維柱体に詰まり眼圧上昇を来す．
- d × 巨大裂孔などに対する硝子体手術時の合併症の一つ．
- e × 長期間の眼内留置によりシリコーンオイルが乳化する．

解答 a

28A092

エキシマレーザー屈折矯正手術を行ってよいのはどれか．
- a 緑内障
- b 白内障術後
- c 円錐角膜疑い
- d 活動性の外眼部疾患
- e 妊娠中または授乳中の女性

解説
- a ○ ガイドラインでは実施に慎重を要するものとされているが，禁忌ではない．
- b ○ 多焦点眼内レンズ（IOL）挿入後のタッチアップなどで有効．ただし白内障（核性近視）は禁忌．
- c ×

d ×
e ×

解答 a, b（正答が2つとなる）

28A093

白内障手術時の虹彩緊張低下症候群（IFIS）の対処法で正しいのはどれか．
a 虹彩切開
b 原因薬剤の中止
c 灌流圧を上げる
d 瞳孔拡張器具の使用
e アセチルコリンの前房内投与

解説
a × 虹彩切開してもIFISによる虹彩のバタつきを生じる．
b × 中止してもIFISは生じることがある．
c × 灌流圧を上げてもIFISには効果がない．
d ○ 最も有効な手段である．
e × 有効ではあるが，完全に制御できるわけではない．

解答 d

28A094

治療で最も緊急性が高いのはどれか．
a 先天眼瞼下垂
b 早発型発達緑内障
c 片眼性先天白内障
d 家族性滲出性硝子体網膜症
e 未熟児網膜症Ⅱ型（厚生労働省活動期分類）

解説
a × 重度の場合，視覚遮断性弱視の予防のため比較的早期の治療が必要である．
b × 牛眼やHaab線による角膜混濁を防ぐため比較的早期の治療が必要である．
c × 弱視予防のため比較的早期の治療が必要である．
d × 軽傷例では治療は不必要だが，活動性の高い症例では治療が必要となる．
e ○ 非常に進行が早く，予後不良であるため全身状態が許す限り早く治療を開始する．

解答 e

28A095

強膜内陥術の合併症で**誤っている**のはどれか．
a 斜視
b 眼内炎
c 前眼部虚血
d 続発緑内障
e 脈絡膜剥離

【解説】
a × 眼球運動障害は通常は一過性だがまれに残存することがある．
b ○ 眼内感染はまれである．
c × 外眼筋離断による前毛様体動脈の障害，過度のバックルや過凝固による長後毛様体動脈の障害が原因．
d × 毛様体浮腫による悪性緑内障や前眼部虚血による血管新生緑内障を来す．
e × 過静脈損傷による出血性脈絡膜剥離，過剰な排液に伴う低眼圧による．

【解答】b

28A096

網膜光凝固の適応はどれか．
a 網膜振盪
b 網膜分離症
c 特発性黄斑円孔
d 網膜色素上皮剥離
e 多発性後極部色素上皮症

【解説】
a × 一過性の網膜外層の浮腫性混濁であり，保存的治療を行う．
b × 硝子体手術で硝子体皮質，網膜前膜，内境界膜を除去する．
c × bと同様．
d × 網膜色素上皮剥離のみでは適応にはならない．
e ○ 漏出点への網膜光凝固を施行し網膜下液の吸収をはかる．

【解答】e

28A097

網膜光凝固で用いる接触型凸レンズで正しいのはどれか．2つ選べ．
a 眼底像は倒像である．
b 小瞳孔の症例に適する．
c 接触型凹レンズに比べて視野が狭い．
d 接触型凹レンズに比べて眼底像の立体感に優れる．
e 周辺側を観察するときは，見たい方向にレンズを移動する．

【解説】
a ○
b ○ 水晶体混濁や小瞳孔の症例に適する．
c × 倒像広角レンズは視野は広いが立体視が困難である．
d ×
e × 見たい方向と逆に移動すると周辺を観察できる．

【解答】a, b

28A098

内眼手術における駆逐性出血の危険因子はどれか．2つ選べ．
- a 小児
- b 低血圧
- c 糖尿病
- d 強度近視
- e 無水晶体眼

解説
- a × 高齢者に多い．
- b × 高血圧に多い．
- c ○ 動脈硬化のため血管の破綻が起こりやすい．
- d ○ 近視眼では血管の破綻が起こりやすい．
- e × 無硝子体眼で多い．

解答 c, d

28A099

黄斑のキサントフィルに最も吸収されるレーザー光はどれか．
- a 青色
- b 緑色
- c 黄色
- d 赤色
- e 赤外光

解説
- a ○ ルテインなどに吸収されやすい．
- b ×
- c ×
- d ×
- e ×

解答 a

28A100

網膜復位術で，強膜内陥術が硝子体手術より適応が高いのはどれか．2つ選べ．
- a 黄斑円孔網膜剝離
- b 萎縮性円孔の網膜剝離
- c 偽水晶体眼の網膜剝離
- d 鋸状縁断裂の網膜剝離
- e 硝子体出血合併の網膜剝離

解説
- a × 黄斑円孔に対し，硝子体手術による内境界膜剝離が必要である．
- b ○ 若年者の萎縮性円孔は強膜内陥術が適応である．
- c × 周辺の視認性を考慮すれば，硝子体手術の適応である．
- d ○ 鋸状縁は硝子体剝離が進んでいない症例は強膜内陥術の適応．

e × 出血による混濁があり，硝子体手術の適応である．

解答 b, d

B 臨床実地問題

28B001

前眼部の組織像を**別図1**に示す．
正しいのはどれか．**2つ選べ**．
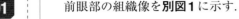
a ①────虹彩色素上皮
b ②────線維柱帯内皮網
c ③────集合管
d ④────強膜岬
e ⑤────Müller筋

解説
a × 虹彩の裏面（硝子体側）に虹彩色素上皮が存在する．
b ○ 線維柱帯は前房側からぶどう膜網，角強膜網，傍 Schlemm 管結合組織で構成され，その Schlemm 管側に一層の内皮細胞が覆っている．
c × シュレム管に相当する．
d ○ 隅角検査でも観察される強膜の延長部分である強膜岬．
e × 輪状に走る Müller 筋と経線方向に走る Brücke 筋がある．虹彩や毛様体皺襞部の根元に Müller 筋がある．

解答 b, d

28B002

眼底の組織像を**別図2**に示す．
矢印の部位はどれか．

a Bruch膜
b Haller層
c Sattler層
d 網膜色素上皮
e 脈絡毛細血管板

解説
a × 網膜色素上皮細胞の基底膜であり，脈絡膜毛細血管板の網膜側に隣接する．
b × 脈絡膜の最も外側に位置する太い血管網．
c × 脈絡膜の中層に位置する中程度に太い血管網．
d × Bruch膜を挟み網膜側に位置する色素を有する細胞．
e ○ 脈絡膜血管の中で最も網膜側には毛細血管板が存在する．

解答 e

28B003

眼底写真とHumphrey視野検査の結果の組合せを**別図3**に示す．
正しい組合せはどれか．**3つ選べ**．

　　a　ⓐ
　　b　ⓑ
　　c　ⓒ
　　d　ⓓ
　　e　ⓔ

解説

a　○　5時〜7時のNFLDが上方視野欠損に一致．
b　○　4時〜9時にrim(−)，C/D比も大きく，視野欠損範囲と一致．
c　×　5時〜8時のrim(−)，7時にDHもあるようにみられるが，上方視野欠損となるはず．
d　○　下方の傍視神経乳頭網脈絡膜萎縮が上方の視野欠損と一致．
e　×　10時〜12時のrim(−)は下方に視野欠損がみられるはず．

解答 a，b，d

28B004

コンタクトレンズの写真を**別図4**に示す．
誤っているのはどれか．

　　a　低含水率で酸素透過性が低い．
　　b　300品目以上が認可されている．
　　c　高度管理医療機器に分類される．
　　d　インターネットで購入可能である．
　　e　医薬品副作用被害救済制度が適用される．

解説

a　○　含水率50％以上の高含水率で，酸素透過性の高いものも販売されている．シリコンハイドロゲル素材のカラーコンタクトレンズもある．
b　×　2013年時点で300品目程度認可されている．
c　×　2009年に高度管理医療機器に分類され，医薬品医療機器法の規制対象となった．
d　×　高度管理医療機器等販売・賃貸業許可を取得していればインターネット販売可能．
e　△　日本国内で医薬品医療機器等法を遵守して販売等されている医薬品については，それを適正に使用したにもかかわらず重大な健康被害が生じた場合に，その救済を図る公的制度(医薬品副作用被害救済制度)がある．しかし，個人輸入された医薬品による健康被害については救済対象とならない．

解答 a

28B005

50歳の女性．4年前から視力障害がある．頸部と膝窩に黄白色丘疹があり，遺伝子異常で起こる疾患と皮膚科で説明されている．視覚障害が遺伝しないか心配になり来院した．両眼の眼底写真を**別図5**に示す．

遺伝形式はどれか．
 a 常染色体優性遺伝
 b 常染色体劣性遺伝
 c X連鎖性優性遺伝
 d X連鎖性劣性遺伝
 e 母性遺伝

【解説】
a ×
b ○
c ×
d ×
e ×

【解答】b

眼底は広範囲の網脈絡膜変性と乳頭周囲に放射状に広がる灰白色の線状病変（Bruch膜の断裂部位）を認め，網膜色素線条と考えられる．頸部，腋窩または膝窩に黄白色丘疹を認めることより，弾性線維性仮性黄色腫と網膜色素線条が合併したGrönblad-Strandberg症候群と考えられる．遺伝性疾患で，原因遺伝子はABCC6遺伝子で，常染色体劣性遺伝である．

28B006

58歳の男性．右眼の眼球突出を指摘されて来院した．眼窩MRI画像と病理組織像を**別図6A，6B**に示す．

診断はどれか．
 a 腺癌
 b 多形腺腫
 c 腺様嚢胞癌
 d 悪性リンパ腫
 e IgG4関連眼疾患

【解説】
a × MRI画像で浸潤所見がみられず，病理でも明らかな悪性所見はみられない．
b ○ 境界明瞭な卵円形腫瘍．筋上皮型と上皮型細胞の増殖が混在する典型的な多形腺腫．
c × MRI画像で浸潤所見がみられず，病理でも明らかな悪性所見はみられない．
d × 画像所見も病理所見も大きく異なる（リンパ球様細胞の密で単調な集簇所見なし）．
e × 通常，画像所見は不整形．病理も形質細胞浸潤と線維化が主体となるので異なる．

【解答】b

28B007

48歳の女性．左眼の異物感と腫瘤に気付き来院した．視力，眼圧，中間透光体および眼底に異常はない．左眼前眼部写真を**別図7**に示す．

治療で正しいのはどれか．

a 穿刺
b 摘出
c 放射線照射
d 抗真菌薬投与
e 副腎皮質ステロイド点眼

解説

a × 結膜封入囊胞は，穿刺排液しても再発することが多い．
b ○ 根治療法は囊胞の摘出である．
c × 囊胞壁は非角化上皮で構成され内容物は上皮の残渣などで，放射線照射は無効．
d × 真菌感染が原因ではない．
e × 結膜隆起による炎症を起こすが，ステロイド点眼では囊胞は退縮しない．

解答 b

28B008

10歳の男児．両眼の搔痒感と充血および眼脂を主訴に来院した．涙液中総IgE検査は陽性．左眼前眼部写真を**別図8**に示す．

適切な治療はどれか．**2つ選べ**．

a 抗菌薬点眼
b 免疫抑制薬点眼
c 抗アレルギー薬点眼
d 副腎皮質ステロイド内服
e 非ステロイド性抗炎症薬点眼

解説

a × 輪部結膜軽度増殖→春季カタルと考える．細菌感染でないため無効．
b ○ 輪部結膜軽度増殖→春季カタルと考える．抗アレルギー薬点眼で十分効果がない場合追加する．
c ○ 輪部結膜軽度増殖→春季カタルと考える．まず抗アレルギー薬点眼を行う．
d × 輪部結膜軽度増殖→春季カタルと考える．まずはb，c．効果が不十分な場合ステロイド系の点眼を追加する．
e × 輪部結膜軽度増殖→春季カタルと考える．アレルギーには効果はない．

解答 b, c

8歳の男児．下眼瞼にできものができたため来院した．視力は両眼ともに1.2（矯正不能）．外眼部写真と病理組織像を**別図9A，9B**に示す．
考えられるのはどれか．
a　過誤腫
b　血管腫
c　霰粒腫
d　サルコイドーシス
e　スポロトリコーシス

a ×　過誤腫は間葉系組織で構成され，炎症細胞浸潤は伴わない．
b ×　乳幼児では毛細血管腫が多いが，毛細血管が集簇した病理所見で，炎症細胞浸潤は伴わない．
c ○　小児の霰粒腫では皮膚が菲薄化して赤色調になることがある．毛細血管に富み，リンパ球や形質細胞，類上皮細胞，多核巨細胞の浸潤がみられる．
d ×　非乾酪性類上皮細胞肉芽腫の組織像を示す．
e ×　リンパ球，組織球や多核巨細胞の浸潤からなる慢性肉芽腫性炎症像を呈する．

解答　c

29歳の女性．両眼の掻痒感と眼脂を自覚したため来院した．鼻汁もみられる．診断のために**別図10**に示す検査を行った．
この検査で正しいのはどれか．**2つ選べ**．
a　健康保険の適用ではない．
b　好酸球が存在すると陽性になる．
c　検査に要する時間は約15分である．
d　アレルギー性結膜炎の確定診断ができる．
e　春季カタルにおける陽性率は約90％である．

a ×　健康保険の適用になっている．
b ×　涙液中の総IgEを測定している．
c ○　涙液採取から判断を入れると約15分．
d ×　補助診断．
e ○

解答　c, e

生後6か月の乳児．出生時から左眼の角膜混濁があり，精査を希望して来院した．右眼に異常はみられない．催眠下で測定した左眼の眼圧は10 mmHg．左眼前眼部写真と超音波生体顕微鏡（UBM）像を**別図11A，11B**に示す．
治療方針で適切なのはどれか．
　a　経過観察
　b　瞳孔形成術
　c　全層角膜移植術
　d　線維柱帯切開術
　e　角膜内皮移植術（DSAEK）

解説
a ○ Peters異常（約80％は両眼性）の角膜混濁は成長とともに軽減することがある．
b × 角膜虹彩間癒着を伴っているが，正常眼圧であり瞳孔形成手術は不要．
c × 乳幼児に対する角膜移植は拒絶反応が高頻度に起こり，現段階では推奨されない．
d × Peters異常の約50〜70％に緑内障を合併するが，本症例は正常眼圧である．
e × 角膜内皮形成不全を伴うが，実質も菲薄化しており治療法として適さない．

解答 a

18歳の女子．コンタクトレンズ作製のために来院した．矯正視力は両眼ともに1.2．右眼の角膜に異常所見を認める．右眼前眼部写真を**別図12**に示す．
診断はどれか．
　a　Fuchs角膜内皮ジストロフィ
　b　斑状角膜ジストロフィ
　c　格子状角膜ジストロフィ
　d　顆粒状角膜ジストロフィ
　e　Posterior corneal vesicle

解説
a × Fuchs角膜内皮ジストロフィでは滴状角膜がみられる．
b × 角膜実質のびまん性の混濁に加え，灰白色の斑状の混濁がみられる．
c × 線状や格子状の混濁がみられる．
d × 白色から灰白色の辺縁鮮明な顆粒状や星状，棍棒状などの混濁がみられる．
e ○ 角膜後面に水平に伸びる境界明瞭な帯状病変としてみられる．

解答 e

70歳の男性．右眼の充血と眼痛を主訴に来院した．治療前と治療後の右眼前眼部写真を**別図13A，13B**に示す．

治療に用いた薬はどれか．
- a　ピマリシン点眼
- b　ゲンタマイシン硫酸塩点眼
- c　セフメノキシム塩酸塩点眼
- d　レボフロキサシン水和物点眼
- e　ベタメタゾンリン酸塩エステルナトリウム点眼

解説

- a　×　モーレン潰瘍と考え，真菌感染でないため．
- b　×　モーレン潰瘍と考え，細菌感染でないため．
- c　×　モーレン潰瘍と考え，細菌感染でないため．
- d　×　モーレン潰瘍と考え，細菌感染でないため．
- e　○　輪部に沿った浸潤，潰瘍．Undermining edgeよりモーレン潰瘍と考える．

解答 e

3歳の男児．右眼の黒目にできものがあることに母親が気付き来院した．視力は右0.2(0.6 × + 0.50 D ◯ cyl + 3.00 D Ax 110°)，左1.2(矯正不能)．眼底に異常はない．前眼部写真を**別図14**に示す．

まず行うべき治療はどれか．
- a　表層角膜移植
- b　1日2時間の左眼遮閉
- c　雲霧法による眼鏡処方
- d　腫瘍切除と病理組織検査
- e　調節麻痺下屈折検査による眼鏡処方

解説

- a　×　瞳孔領にはかかっておらず，現在の視力や合併症を考えると急いですべきでない．
- b　×　まずは眼鏡処方を行ってから遮蔽を行う．
- c　×　雲霧法では完全矯正は難しい．
- d　×　輪部デルモイドであり，年齢的にもまず行うべき治療ではない．
- e　○　まずは調節麻痺下で眼鏡処方を行い，弱視訓練を行う．

解答 e

28B015

37歳の女性．左眼眼痛と軽度の視力低下を訴えて来院した．前眼部写真と生体染色写真を**別図15A，15B**に示す．

診断はどれか．

a ドライアイ
b 再発性角膜びらん
c ヘルペス性角膜炎
d Meesmann角膜ジストロフィ
e Thygeson点状表層角膜炎

解説

a × ドライアイでは点状表層角膜炎がみられる．
b × 再発性角膜びらんでは，角膜びらんや上皮の接着不良がみられる．
c × ヘルペスでは樹枝状病変がみられる．
d × Meesmann角膜ジストロフィでは角膜上皮細胞内に多数の微小濾胞がみられる．
e ○ 灰白色の点状混濁と隆起がみられる．

解答 e

28B016

20歳の男性．3年ほど前から両眼とも見づらさを自覚していたが，3日前に突然の右眼の視力低下を自覚したため来院した．皮膚科でアトピー性皮膚炎の治療中である．視力は右0.01（矯正不能），左0.7（1.0 × 2.00 D ◯ cyl − 4.50 D Ax 150°）．前眼部写真を**別図16**に示す．

正しい治療はどれか．

a 経過観察
b 抗菌薬頻回点眼
c アシクロビル眼軟膏点入
d 羊膜移植
e 角膜移植

解説

a ○ 円錐角膜の急性水腫であり，圧迫眼帯，高張食塩点眼，ステロイド点眼などを併用して経過を観察する．
b × 細菌感染ではない．
c × ウイルス感染ではない．
d × 急性水腫はデスメ膜の断裂により，適応はない．
e × 急性期を過ぎると浮腫は軽減するので，この時点で手術は不要．

解答 a

28B017

70歳の男性．半年前から右眼の視力低下を自覚していたが症状が改善せず，運転時の羞明感も強くなったため来院した．右眼水晶体徹照写真を**別図17**に示す．

水晶体における混濁部位はどれか．

 a 前嚢下
 b 浅層皮質
 c 深層皮質
 d 核
 e 後嚢下

解説

a × 前嚢下混濁は，電撃白内障やアトピー白内障，ぶどう膜炎白内障などでみられる．
b × 皮質浅層には water cleft を認めることがある．徹照法では観察できないこともある．
c × 皮質深層には coronary flakes やクリスマスツリー白内障などを生じる．
d ○ 写真は retrodots である．核の浅層のソラマメ状の陰影で，徹照法で観察する．
e × 後嚢下白内障は徹照法で観察する．直径2 mmを越えると視機能が低下する．

解答 d

28B018

72歳の女性．両眼の白内障に対して1か月前に手術を受けた．視力は右1.2（1.5 × − 0.50 D），左1.0（1.2 × cyl − 0.50 D Ax 85°）．右眼前眼部写真を**別図18**に示す．

この患者の自覚症状で頻度が高いのはどれか．**2つ選べ**．

 a 羞明
 b ハロー
 c 青視症
 d 単眼複視
 e 薄暮時のコントラスト低下

解説

a × 主に白内障眼の自覚症状．
b ○ 多焦点眼内レンズ（IOL）挿入眼で生じやすい．
c × 非着色IOL挿入直後で生じることがある．
d × 主に白内障眼の自覚症状．
e ○ 多焦点IOL挿入眼で生じやすい．

解答 b, e

28B019

34歳の男性．幼少時から低視力で，これまで弱視と言われている．視力は両眼ともに0.1（矯正不能）．毛髪や皮膚の色調は正常．母方の親戚に同様の症状の男性が2人いることが分かっている．両眼の眼底写真を**別図19**に示す．

正しいのはどれか．**2つ選べ**．

a 眼振はない．
b 遮光眼鏡が有効である．
c ERGは陰性型である．
d 黄斑の形態は正常である．
e 母親の眼底検査が診断に役立つ．

解説

a × 眼振，羞明，視力低下を認める．
b ○ 羞明に対しては遮光眼鏡を行う．
c × X染色体劣性遺伝型ではERGは正常である．
d × 黄斑低形成があり，中心陥凹が欠如している．
e ○ 母親は保因者で周辺網膜に脱色素斑を認め，診断に有用である．

解答 b，e

眼底所見より，網膜色素上皮の色素脱失所見を認め，白子症を疑う．常染色体劣性遺伝の眼皮膚白子症（眼と皮膚，頭髪の異常）と眼のみの異常でX染色体劣性遺伝の眼白子症（眼のみの色素異常）があり，今回は男性発症のみで眼のみであることから，眼白子症と考える．

28B020

4つの異なる疾患のOCT像を**別図20**に示す．
OCTの所見と病名で正しい組合せはどれか．

a A：中心性漿液性脈絡網膜症　B：硝子体黄斑牽引症候群　C：加齢黄斑変性　D：糖尿病黄斑浮腫
b A：Vogt－小柳－原田病　B：低眼圧黄斑症　C：黄斑前膜　D：加齢黄斑変性
c A：Vogt－小柳－原田病　B：中心性漿液性脈絡網膜症　C：加齢黄斑変性　D：網膜静脈分枝閉塞症
d A：加齢黄斑変性　B：中心性漿液性脈絡網膜症　C：網膜細動脈瘤　D：Behçet病
e A：中心性漿液性脈絡網膜症　B：Vogt－小柳－原田病　C：黄斑前膜　D：糖尿病黄斑浮腫

解説

a × AのOCT：Vogt－小柳－原田病．フィブリンを伴った漿液性網膜剥離がある．
b × BのOCT：漿液性網膜剥離があり，中心性漿液性脈絡網膜症のOCT像である．
c ○ CのOCT：加齢黄斑変性．網膜色素上皮を貫くtype 2 CNVがみられる．
d × DのOCT：網膜内浮腫と漿液性網膜剥離がみられる．網膜静脈閉塞症に伴っ

た黄斑浮腫が考えられる．

e ×

解答 c

28B021

34歳の女性．10日前から急に左眼の視力が低下し，視野が欠けたことを自覚している．左眼で見ると少し眩しさもあるため来院した．視力は右0.2（1.5×－6.00 D），左0.08（0.6×－5.50 D）．左眼眼底写真とフルオレセイン蛍光眼底造影写真およびOCT像を**別図21A，21B，21C**に示す．
正しいのはどれか．**2つ選べ．**
a 若，中年者の近視眼に多い．
b 抗VEGF薬の硝子体内注射が有効である．
c 硝子体中に雪玉状の混濁がみられることが多い．
d 網膜周辺部の淡い白点は瘢痕を残して治癒する．
e 視力低下や視野欠損は自然回復することが多い．

解説
a ○ MEWDSは若，中年者の近視眼で女性に多く，片眼性である．
b × MEWDSに抗VEGF薬の適応はない．
c × MEWDSは網脈絡膜に病態の主座があり，硝子体混濁は来さない．
d × 回復期では白斑は消失し，OCTでの網膜外層ラインも正常化することが多い．
e ○ 1〜2か月で自然回復することが多い．

解答 a，e

若年女性，片眼の比較的急な視機能障害，眼底に多数の白斑，フルオレセイン蛍光眼底造影写真で白斑部分に一致した過蛍光を認め，OCTでは視細胞内節外節境界ラインが破綻し，その部位に高輝度な反射所見を認める．以上より多発一過性白点症候群（MEWDS）と診断できる．

28B022

61歳の男性．50歳頃から両眼の視力低下と視野狭窄が進行している．視力は右0.03（0.1×－3.00 D ◯ cyl－1.00 D Ax 30°），左0.04（0.4×－2.25 D ◯ cyl－2.00 D Ax 130°）．兄と祖父が視力不良である．両眼の眼底写真を**別図22**に示す．
正しいのはどれか．**2つ選べ．**
a 常染色体劣性遺伝を示す．
b ERGは末期まで保たれる．
c 原因遺伝子は*CHM*遺伝子である．
d 血中オルニチンの上昇がみられる．
e 保因者の眼底には色素の脱出と集積がみられる．

解説
a × 男性ばかりが発症していることにより，X染色体連鎖性遺伝と考えられる．
b × ERGは早期より杆体，錐体ともに障害される．
c ○ コロイデレミアの原因遺伝子はX染色体短腕21にあるCHM遺伝子である．

B 臨床実地問題 371

   d × 血中オルニチンの上昇は脳回状網脈絡膜萎縮でみられる.

   e ○ 保因者の母親の眼底は中間周辺部に色素脱失などがみられ, 診断に重要である.

解答 c, e

眼底写真より, 網膜色素変性の末期, コロイデレミア, 脳回状脈絡網膜萎縮, びまん性脈絡膜萎縮などが考えられ, どれも中年期より徐々に発症する. 本症例では, 本人男性と, 兄, 祖父が発症していることより, X染色体連鎖性遺伝病であると考えられ, コロイデレミアと考える (脳回状脈絡網膜萎縮は常染色体劣性遺伝, びまん性脈絡膜萎縮は常染色体優性遺伝).

28B023

　52歳の男性. 右眼の増殖糖尿病網膜症に対して硝子体手術を施行し, 術後早期に眼底所見が改善したにもかかわらず, 視力は0.02(矯正不能)にとどまった. 術前のフルオレセイン蛍光眼底造影写真を**別図23**に示す.

　視力不良の原因で最も考えられるのはどれか.

    a 虚血性黄斑症
    b 血管新生緑内障
    c 虚血性視神経症
    d 牽引性網膜剥離
    e 網膜中心動脈閉塞症

解説

   a ○ 中心窩に虚血を認め, 最も考えられる.

   b × 眼圧の上昇の記載はない.

   c ×

   d ×

   e ×

解答 a

蛍光眼底造影写真では広範囲の無血管領域と網膜前出血によるブロックを認める. 周辺の無血管領域に加え, 中心窩も無血管領域となっており, 視力障害の原因となる.

28B024

　74歳の男性. 左眼の変視症が出現したため来院した. 視力は左1.0(矯正不能). 左眼眼底写真とOCT像を**別図24**に示す.

　最も考えられるのはどれか.

    a 黄斑下出血
    b 脈絡膜腫瘍
    c 網膜色素上皮剥離
    d 黄斑円孔網膜剥離
    e 中心性漿液性脈絡網膜症

解説

   a × 眼底写真で暗赤色病変を認めない.

   b × 脈絡膜ではなく, 色素上皮の剥離である.

c ○
d × 黄斑部に円孔は認めない．
e × 中心性漿液性脈絡網膜症は，黄斑部の漿液性網膜剥離が主体である．

解答 c

眼底では黄斑部に類円形の病変を認め，OCT ではわずかな漿液性網膜剥離とともに大きな網膜色素上皮剥離を認める．網膜の層構造は比較的保たれている．

42 歳の女性．2 か月前から右眼で見ると下の方に影のような物が見えると訴えて来院した．視力は右 1.2（矯正不能），左 1.5（矯正不能）．右眼眼底写真と広角で撮影したフルオレセイン蛍光眼底造影写真および超音波 B モード像を**別図 25A，25B，25C** に示す．
　最も考えられるのはどれか．
　　a　脈絡膜剥離
　　b　悪性黒色腫
　　c　脈絡膜血管腫
　　d　転移性脈絡膜腫瘍
　　e　網膜色素上皮肥大

解説
a × 脈絡膜剥離では滑らかな厚い半球状の超音波所見を示し，内部は低エコーとなる．
b ○ 色調ムラ，3 mm を超えるキノコ状発育，低蛍光（ブロック像）の存在が合致．
c × 血管腫は赤色調の比較的扁平な腫瘍であり，びまん性の過蛍光が特徴的．
d × 転移性腫瘍では病巣全体が点状または斑状の過蛍光となり，本症例とは異なる．
e × 色素上皮肥大は境界明瞭で扁平な黒褐色病変．周囲に脱色素を伴う．

解答 b

3 歳の女児．瞳孔の異常を指摘され，母親に連れられて来院した．右眼前眼部写真を**別図 26** に示す．
　正しいのはどれか．
　　a　視力はよい．
　　b　眼振を生じる．
　　c　緑内障を合併する．
　　d　全身性疾患を合併する．
　　e　常染色体優性遺伝である．

解説
a ○ 瞳孔領が保たれていれば，視力はよい場合が多い．
b × 先天無虹彩症と違い眼振は生じない．
c × 合併しない．
d × 合併しない．

e × 遺伝性ではない．

解答 a

28B027

11か月の乳児．精神運動発達遅滞とけいれん発作があり小児科に入院中である．普段から母親と視線が合わないことがあり，精査目的で来院した．左眼眼底写真を**別図27**に示す．
考えられる疾患はどれか．
a　Hurler症候群
b　Tay-Sachs病
c　先天トキソプラズマ症
d　家族性滲出性硝子体網膜症
e　先天サイトメガロウイルス網膜炎

解説
a × ムコ多糖の代謝異常による先天性代謝異常疾患．顔貌異常や精神発達遅滞，骨関節異常などがあるが，眼科的には角膜混濁や網膜色素変性がみられる．
b ○ リソソーム酵素欠損の先天性代謝異常疾患．神経細胞にGM2-ガングリオシドが蓄積するため精神発達遅滞やけいれんを起こす．網膜の神経節細胞にも蓄積するため，眼底はCherry-red spotを全例で示し，視力も不良である．
c × 出生時より両眼の黄斑に灰白色と黒褐色の色素沈着の瘢痕病巣を示す網脈絡膜炎がみられる．全身的には水頭症や脳内石灰化や精神運動障害を来たす．
d × 家族性の進行性網膜硝子体疾患で，網膜血管が未熟な状態で発育を停止することが原因で起こる．進行すると，線維血管膜増殖の発生や，周辺部の網膜変性が起こり，網膜剥離の原因となる．全身的異常は伴わない．
e × 眼所見としては小眼球や白内障，網脈絡膜炎，視神経萎縮などを生じることがあるが，網脈絡膜炎も自然消退することが多い．全身的には，小頭症，肝脾腫，黄疸などがみられる．

解答 b

28B028

59歳の女性．数日前からめまいと耳鳴があり，両眼の霧視と頭痛を主訴に来院した．左眼前眼部写真，眼底写真，フルオレセイン蛍光眼底造影写真およびインドシアニングリーン蛍光眼底造影写真を**別図28A，28B，28C，28D**に示す．異常所見はすべて両眼に同程度認められる．
この疾患で**誤っている**のはどれか．
a　モンゴロイドに多い．
b　HLA-DR4陽性である．
c　肉芽腫性ぶどう膜炎である．
d　視野検査で中心暗点を認める．
e　髄液検査が診断に有用である．

解説
a × 東洋人に多く白人には少ない．脈絡膜のメラノサイト障害が病態である．

b × 関係が深い．DR4，DR53，DQ4のハプロタイプがみられる．
c × 角膜後面沈着物がみられ，肉芽腫性ぶどう膜炎の一つである．
d ○ 中心暗点は生じない．原田病の乳頭型と視神経炎との鑑別は重要である．
e × リンパ球を主体とした細胞増多がみられる．

【解答】d

　32歳の男性．左眼の視力障害で来院した．生来，精神運動発達遅滞に加えて，てんかん発作があり，抗てんかん薬を内服中である．顔面頬部に皮脂腺腫が多発している．初診時に視力測定ができず，左眼は成熟白内障で眼底は透見できない．右眼眼底写真とOCT像を**別図29**に示す．
　考えられる全身疾患はどれか．
　　a　Bourneville-Pringle病
　　b　Louis-Bar症候群
　　c　Sturge-Weber症候群
　　d　von Hippel-Lindau病
　　e　von Recklinghausen病

【解説】
a ○ 結節性硬化症：顔面皮脂腺腫，精神発達遅滞，てんかん発作を三主徴とする．眼所見としては，網膜の星状細胞性過誤腫（網膜神経線維層に発生）を半数以上に発症する．
b × 毛細血管拡張性運動失調症：皮膚の毛細血管拡張，歩行失調，免疫不全を有し，眼科的には眼球運動障害と結膜の毛細血管拡張がみられる．
c × 脳三叉神経血管腫症：顔面の血管腫と同側の髄膜血管腫，緑内障を特徴とする疾患．眼瞼や脈絡膜に血管腫を合併することがある．
d × 小脳網膜血管腫症：小脳と網膜に血管腫を合併する疾患．
e × 神経線維腫症1型：全身的なカフェオレ斑や神経線維腫，髄膜腫などを合併する．眼カテキンは虹彩結節や視神経膠腫を合併することが多い．

【解答】a

眼底所見，OCT画像により所見は網膜の星状細胞性過誤腫（astrocytic hamartoma）である．

62歳の男性．3か月前から左眼に霧視があり，数日前から視力低下が増悪したため来院した．視力は右1.0（矯正不能），左0.4（矯正不能）．眼圧は右15 mmHg，左12 mmHg．左眼眼底写真の後極と鼻側を**別図30**に示す．

異常値が疑われるのはどれか．

a　クォンティフェロン検査
b　血清抗リカバリン抗体
c　血清抗トキソプラズマ抗体
d　前房水ウイルス抗体率
e　硝子体液IL-10/IL-6比

解説

a　×　クォンティフェロンは結核の検査である．
b　×　血清抗リカバリン抗体は悪性腫瘍随伴網膜症に対する検査である．
c　×　トキソプラズマによる網脈絡膜炎に対する検査である．
d　×　眼内ウイルス感染が疑われる疾患の病因診断に用いる検査である．
e　○　硝子体液IL-10/IL-6比が1以上（IL-10が高い）であれば眼内リンパ腫を疑う．

解答　e

霧視と視力低下を主訴とし，眼底では網膜下に大小さまざまな黄白色病巣を認め，色素斑を伴っていることから眼内リンパ腫が疑われる．

18歳の男子．両眼で見ると見づらいことに気付き来院した．前眼部と中間透光体および眼底に異常はない．

別図31に示す機器を用いて検査を行う場合，**測定できない**のはどれか．

a　融像幅
b　不同視
c　網膜対応
d　AC/A比
e　回旋斜視角

解説

a　×　大型弱視鏡（シノプトフォア）で測定可能．
b　○　屈折異常の差が2 D以上あるもの．大型弱視鏡で屈折検査はできない．
c　×　大型弱視鏡（シノプトフォア）で測定可能．
d　×　大型弱視鏡（シノプトフォア）で測定可能．
e　×　大型弱視鏡（シノプトフォア）で測定可能．

解答　b

15歳の女子．右眼の眼位異常を訴えて来院した．視力は右 0.05（0.15 × − 10.00 D），左 0.06（1.5 × − 4.00 D）．眼位写真と両眼の眼底写真を**別図 32A，32B**に示す．

正しいのはどれか．

a　偽内斜視である．
b　不同視弱視である．
c　右眼に軟性白斑がある．
d　右眼に網膜動脈閉塞がある．
e　右眼に視神経乳頭低形成がある．

解説

a　×　右眼は内斜しており偽斜視ではない．視力不良による廃用性内斜視と考えられる．
b　×　不同視弱視は器質疾患のない，屈折異常の差による弱視．右眼には器質疾患がある．
c　×　網膜循環障害によって生じる軟性白斑とは異なる．
d　×　網膜動脈閉塞によって生じる網膜浮腫とは異なる．
e　○　右眼に広範な網膜有髄神経線維があり，消去法でこれが正解と思われる．

解答　e

5歳の女児．目付きが悪いことに母親が気付き来院した．眼位写真を**別図 33**に示す．

正しいのはどれか．

a　A型外斜視である．
b　顎引き頭位を好む．
c　同側性複視がある．
d　両眼の下斜筋強化術の適応である．
e　治療は両眼の外直筋を後転する際に上方へ移動する．

解説

a　×　V型外斜視である．
b　×　顎上げ頭位を好む．
c　×　外斜視は交叉性複視である．
d　×　下斜筋過動は軽度だが，行うとしても下斜筋減弱術である．
e　○　両眼の外直筋後転の際に上方移動を行うことによりV型の改善がみられる．

解答　e

5歳の男児．2週前から顔を回して物を見ることに母親が気付き来院した．顔をまっすぐにすると物が二つに見えるという．眼位写真を**別図34**に示す．
原因として頻度が高いのはどれか．**2つ選べ**．
a 炎症
b 外傷
c 腫瘍
d 特発性
e 血管障害

解説
a ○ 小児の外転神経麻痺の原因として考えられる．
b × 病歴より考えづらい．
c ○ 小児の外転神経麻痺の原因として考えられる．
d × 特発性＝原因不明を指す．微小循環障害によるものが多く小児では考えづらい．
e × 小児では考えづらい．

解答 a, c

8歳の女児．生後半年頃から左の眼瞼下垂と視線が合わないことに家族が気付いていた．最近，本人が気になると訴えたため来院した．右眼の固視時と左眼の固視時の眼位写真を**別図35**に示す．
治療で正しいのはどれか．
a 抗コリンエステラーゼ薬内服
b 斜視手術
c 上眼瞼挙筋短縮術
d 斜視と上眼瞼挙筋短縮の同時手術
e 前頭筋吊り上げ術

解説
a × 日内変動がなく，長期経過で変化はなく重症筋無力症ではない．
b ○ 右上斜視に対する手術を施行する．
c × 左眼固視時には眼瞼下垂は認めず，右上斜視に伴う左偽眼瞼下垂である．
d × 斜視手術により偽眼瞼下垂は改善する．
e × 偽眼瞼下垂に対する眼瞼下垂手術は通常行わない．

解答 b

28B036

　12歳の男児．通学中にめまいがして自転車から転倒して気を失った．受傷後は左眼瞼が腫れ，引いた後に左眼の霧視に気付き来院した．視力は右1.5（矯正不能），左0.4（0.5×−0.50 D）．左眼に相対的瞳孔求心路障害（RAPD）を認める．両眼の眼底写真とHumphrey視野の測定結果を**別図36A，36B**に示す．
　考えられる疾患はどれか．
- a　外傷性散瞳
- b　後頭葉脳挫傷
- c　外傷性視神経症
- d　非器質性視覚障害
- e　外傷性Horner症候群

解説
- a　×　視野障害が異なる．
- b　×　片側視野障害が異なる．
- c　○　最も考えられる．
- d　×　RAPDが陽性である．
- e　×　視野障害が異なる．

解答　c

28B037

　45歳の女性．4日前から徐々に増大する複視を自覚して来院した．視力は両眼ともに1.0（矯正不能）．正面視，右方視，左方視および輻湊時の眼位写真を**別図37**に示す．
　障害部位はどれか．
- a　前頭眼野〜傍正中橋網様体（PPRF）
- b　傍正中橋網様体（PPRF）〜外転神経核
- c　前庭神経核〜外転神経核
- d　外転神経核〜動眼神経核
- e　動眼神経核〜内直筋

解説
- a　×　ここの障害では水平方向の眼球運動が障害される．
- b　×　外転は可能である．
- c　×　前庭動眼反射に関わる経路である．
- d　○　MLF症候群では外転神経核から反対側の動眼神経核へ通じる経路の障害である．
- e　×　輻湊が可能である．

解答　d

13歳の女子．夕方になると瞼が下がってくることを主訴に来院した．重症筋無力症を疑い，エドロホニウム塩化物静注試験（テンシロンテスト）を行った．注射前の写真を**別図38A**に示す．
　別図38Bは注射後，どのくらいの時間が経過したときのものか．
　a　1分
　b　10分
　c　30分
　d　1時間
　e　2時間

解説
a　○　即効性で5分以内に消失する．
b　×
c　×
d　×
e　×

解答　a

　45歳の男性．健診で乳頭陥凹拡大を指摘されて来院した．右眼眼底写真を**別図39**に示す．
　視神経乳頭所見で正しいのはどれか．
　a　正常範囲である．
　b　4時の位置に網膜神経線維層欠損がある．
　c　7時の位置にリムノッチングがある．
　d　9時の位置に傍乳頭脈絡網膜萎縮がある．
　e　11時の位置に乳頭出血がある．

解説
a　×
b　×
c　○
d　×
e　×

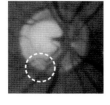

点線部分では，乳頭陥凹が周辺に向かって突出している．

解答　c

28B040

緑内障による視野検査の結果を**別図40**に示す．
視力が低下する可能性が高いのはどれか．

 a　ⓐ
 b　ⓑ
 c　ⓒ
 d　ⓓ
 e　ⓔ

解説

a　×
b　×
c　×
d　○　中心4点のうち下方に実測閾値0の測定点があり，視力低下を来している可能性が高いと思われる．
e　×

解答 d

28B041

70歳の男性．健診で右眼眼圧が高いことを指摘されて来院した．眼圧は右26 mmHg．前眼部写真を**別図41**に示す．
誤っているのはどれか．

 a　Zinn小帯が脆弱なことが多い．
 b　周辺虹彩前癒着を来しやすい．
 c　隅角の色素沈着が強いことが多い．
 d　白内障手術後に高眼圧を呈することが多い．
 e　レーザー線維柱帯形成術が有効なことが多い．

解説

a　×　落屑物質のある眼ではZinn小帯が脆弱なことが多い．
b　○　落屑物質が癒着を引き起こすことはない．
c　×　特に下方のシュワルベ線付近の色素沈着を，Sampaolesi線と呼ぶ．
d　×　通常よりも白内障術後炎症が強く出ることがある．
e　×　ALTまたはSLTが眼圧管理に有効であるという報告がある．

解答 b

28B042

　49歳の男性．運転中にガードレールに衝突して来院した．視力は右0.2（矯正不能），左1.2（矯正不能）．眼圧は右13 mmHg，左15 mmHg．右眼に軽度の硝子体出血を認める．HbA1c 5.7 %，血圧は140/85 mmHg．右眼眼底写真を**別図42**に示す．
　適切な対応はどれか．
　　a　経過観察
　　b　硝子体手術
　　c　網膜光凝固
　　d　血圧下降薬投与
　　e　副腎皮質ステロイド内服

解説

a　○　Purtscher網膜症は自然経過で多くの場合，1〜3か月で回復する．
b　×　硝子体出血は軽度であり自然吸収を待つ．
c　×　光凝固の報告もあるが一般的な治療ではない．
d　×　血圧の因子の関与は報告されていない．
e　×　ステロイドに反応する報告もあるが一般的な治療とはいえない．

解答 a

28B043

　17歳の男子．左眼にバスケットボールが当たり視力低下を自覚したため来院した．前房出血のため数日間は眼内の観察が不可能であったが，受傷後7日目に前房出血が消失した．その時の左眼前眼部写真を**別図43**に示す．
　正しいのはどれか．**2つ選べ**．
　　a　歪視
　　b　近視化
　　c　低眼圧
　　d　調節障害
　　e　対光反射消失

解説

a　×　黄斑疾患で生じる．
b　○　水晶体の球状化による近視や，偏位による乱視が生じる．
c　×　高眼圧となることが多い．
d　○　チン小帯断裂による調節障害を生じる．
e　×

解答 b，d

28B044

63歳の男性．12年前にLASIKを受けて経過は良好であったが，右眼を打撲後，視力が低下し，受傷7日後に近医から紹介されて来院した．右眼前眼部写真と前眼部OCT像を**別図44A，44B**に示す．

視力低下の原因はどれか．
　a　角膜内異物
　b　ぶどう膜炎
　c　細菌性角膜炎
　d　角膜上皮の層間迷入
　e　びまん性層間角膜炎

a　×　角膜内異物は確認できない．
b　×　前眼部写真では角膜後面沈着物にもみえるが，OCT像から除外される．
c　×　細菌性病変は確認できない．
d　○　OCT像にて高輝度の上皮細胞が層間に均一に迷入している．
e　×　前眼部写真の点状混濁が層間の炎症細胞にもみえるがOCT所見が不一致．

解答　d

28B045

66歳の男性．この1年で左眼の近視が急速に進行したため来院した．視力は右0.2(1.0 × − 2.00 D)，左0.04(0.6 × − 5.00 D ◯ cyl − 2.25 D Ax 110°)．徹照は良好で，眼底の透見も良好である．左眼前眼部写真と角膜形状解析および波面収差解析の結果を**別図45A，45B**に示す．

適切な治療法はどれか．
　a　LASIK
　b　眼鏡処方
　c　水晶体再建術
　d　有水晶体眼内レンズ
　e　ハードコンタクトレンズ処方

a　×　白内障(核性近視)眼では原則禁忌．
b　×　眼鏡矯正では視機能改善に限界あり．
c　○　近視進行の原因は白内障の核硬化と考えられ，手術で改善が期待できる．
d　×　白内障眼では原則禁忌．
e　×　矯正視力低下の原因は，角膜ではない．

解答　c

68歳の女性．左眼顆粒状角膜ジストロフィに対して，治療的レーザー角膜切除術を行った．手術2週後に**別図46A，46B**の所見がみられたため来院した．
診断で正しいのはどれか．

　　a　細菌性角膜炎
　　b　真菌性角膜炎
　　c　薬剤毒性角膜症
　　d　ヘルペス性角膜炎
　　e　再発性角膜上皮びらん

解説

a　×　典型的な像でない．
b　×　典型的な像でない．
c　×　角膜上皮中央部にepithelial crack lineを認めるのが特徴．
d　×　上皮修復過程で起こり得るが特徴的な樹枝状病変を認めない．
e　○　脆弱な上皮が睫毛や瞬目の摩擦により剥がれ，びらんが生じている．

解答 e

76歳の女性．近医で白内障手術中に合併症が発生し，術後1週で紹介されて来院した．視力は光覚弁．眼圧は18 mmHg．術前視力は0.3（矯正不能）．他眼は緑内障で失明している．前眼部写真と超音波Bモード像を**別図47A，47B**に示す．
治療法はどれか．

　　a　経過観察
　　b　前房洗浄
　　c　抗VEGF薬硝子体内注射
　　d　硝子体手術による網膜下出血の除去
　　e　強膜切開による出血排出と硝子体手術の併用

解説

a　×　駆逐性出血による脈絡膜下出血．他眼は失明しており，積極的に治療を行うべきである．
b　×　前房内の混濁はなく，脈絡膜下出血の治療を優先すべきである．
c　×　抗VEGF療法の適応ではない．
d　×　脈絡膜下出血であり，エコーではドーム状の隆起がみられる．
e　○　血液が溶解し排液しやすくなるまで1～2週間待つことを勧める術者も多い．

解答 e

28B048

50歳の男性．右眼の網膜剥離に対し，水晶体を温存して硝子体手術と液ガス置換を施行した．翌日の右眼前眼部写真を**別図48**に示す．右眼に光覚弁があることは確認している．眼圧は右18 mmHg．
適切な対応はどれか．

　a　経過観察
　b　ガスの追加
　c　前房形成術
　d　水晶体再建術
　e　抗菌薬の硝子体内注射

【解説】

a　○　水晶体後面に羽毛様混濁がみられガス白内障である．一過性混濁であることが多い．
b　×　ガスの減少とともに混濁が改善することが多いため，ガスの減少を待つべきである．
c　×　前房は形成されている．
d　×　水晶体混濁が残存する場合もあるが，現時点では手術の適応ではない．
e　×　感染を疑わせる所見ではない．

【解答】a

28B049

50歳の男性．2週前から右眼の変視が増悪し，視力も低下してきたため来院した．視力は右0.02(0.4 × -8.00 D ◯ cyl -1.75 D Ax 180°)，左0.06(1.0 × -9.00 D ◯ cyl -1.75 D Ax 160°)．右眼眼底写真とOCT像を**別図49**に示す．
適切な対応はどれか．

　a　経過観察
　b　硝子体手術
　c　強膜バックリング術
　d　抗VEGF薬硝子体内注射
　e　副腎皮質ステロイドテノン嚢下注射

【解説】

a　×　中心窩に網膜下出血がみられ，OCTでは脈絡膜新生血管を示し近視性脈絡膜新生血管である．
b　×　手術の適応ではない．
c　×　bと同様．
d　○　近視性脈絡膜新生血管に対し，抗VEGF療法を行う．
e　×　適応ではない．

【解答】d

28B050

70歳の女性．若い時から強度近視であったが，数年前から左眼の視力が低下し，変視が増悪したため来院した．視力は右0.04(1.0×－10.00 D)，左0.02(0.3×－14.00 D)．左眼眼底写真とOCT像を**別図50A，50B**に示す．
適切な治療はどれか．
 a 硝子体手術
 b 光線力学療法
 c 硝子体内ガス注入
 d 抗VEGF薬硝子体内注射
 e 副腎皮質ステロイドテノン嚢下注射

解 説

a ○ 強度近視による網膜分離および網膜剥離に対し内境界膜剥離併用硝子体手術を行う．
b × 加齢黄斑変性に対する治療．
c × 黄斑下血腫に対する治療．
d × 近視性脈絡膜新生血管に対する治療．
e × ぶどう膜炎に対する治療．

解答 a

第29回 眼科専門医認定試験

平成29年6月9日実施

A 一般問題

29A001

網膜の神経節細胞と視細胞の細胞数の比率はどれか.

- a 100：1
- b 10：1
- c 1：1
- d 1：10
- e 1：100

解説

- a ×
- b ×
- c ×
- d ×
- e ○ 1つの神経節細胞は約100の視細胞から入力を受ける. 神経節細胞は120～150万個.

解答 e

29A002

網膜の内顆粒層に核が存在する細胞はどれか. **2つ選べ.**

- a 視細胞
- b 双極細胞
- c Müller 細胞
- d 希突起膠細胞
- e 網膜神経節細胞

解説

- a × 視細胞は網膜外層に存在する.

b ○ 内顆粒層に核が存在する細胞は双極細胞, Müller 細胞, アマクリン細胞, 水平細胞.
c ○ 内顆粒層に核が存在する細胞は双極細胞, Müller 細胞, アマクリン細胞, 水平細胞.
d ×
e × 網膜神経節細胞は神経節細胞層に核が存在する.

解答 b, c

29A003

加齢とともにみられる変化で**誤っている**のはどれか.
a Descemet 膜の菲薄化
b Meibom 腺の萎縮
c 涙液分泌量の低下
d 涙液排出量の減少
e 角膜内皮細胞密度の減少

解説
a ○ 加齢とともに肥厚.
b × 正しい. 腺房細胞は萎縮.
c × 正しい. 腺組織の萎縮などの変化, 知覚低下などが要因と考えられている.
d × 正しい. 眼瞼の力の低下により涙小管の陰圧の低下, 涙道の閉塞傾向などによる.
e × 正しい. 角膜内皮細胞は再生しない.

解答 a

29A004

支配神経の核が交叉性に存在する外眼筋はどれか. **2つ選べ.**
a 上直筋
b 内直筋
c 下直筋
d 上斜筋
e 下斜筋

解説
a ○ 動眼神経内側核が上直筋を支配しており, 交叉する.
b × 動眼神経腹側核が内直筋を支配しており, 交叉しない.
c × 動眼神経背側核が下直筋を支配しており, 交叉しない.
d ○ 滑車神経核が上斜筋を支配しており, 交叉する.
e × 動眼神経中間核が下斜筋を支配しており, 交叉しない.

解答 a, d

29A005

虹彩で**誤っている**のはどれか．
a　瞳孔括約筋は神経外胚葉由来である．
b　前面（角膜側）に前上皮細胞層が存在する．
c　瞳孔散大筋は前上皮細胞層から分化する．
d　瞳孔括約筋には各筋束に神経終末がある．
e　瞳孔括約筋は交感神経と副交感神経の二重支配を受ける．

【解説】
a　×　正しい．発生学的に虹彩および毛様体色素上皮は神経外胚葉由来である．
b　×　正しい．この層に薄い膜様の平滑筋である瞳孔散大筋が存在する．
c　×　正しい．
d　×　正しい．
e　○　瞳孔括約筋は副交感神経のみの支配を受ける．

【解答】e

29A006

新生児の平均眼軸長はどれか．
a　13 mm
b　15 mm
c　17 mm
d　20 mm
e　23 mm

【解説】
a　×
b　×
c　○　新生児の眼軸長は17 mm．1歳で21 mm，以降徐々に発育し成人で24 mmとなる．
d　×
e　×

【解答】c

29A007

角膜実質の主要コラーゲンはどれか．
a　Ⅰ型
b　Ⅱ型
c　Ⅲ型
d　Ⅳ型
e　Ⅵ型

【解説】
a　○　Ⅰ型コラーゲンが主である．
b　×　Ⅱ型は硝子体に存在する．
c　×　少量存在する．
d　×　Ⅳ型はDescemet膜に存在する．

e × 少量存在する．

解答 a

29A008

外眼筋の作用で正しいのはどれか．
a 上直筋：上転・外方回旋・内転
b 下直筋：下転・外方回旋・内転
c 上斜筋：下転・外方回旋・外転
d 下斜筋：上転・内方回旋・外転
e 内直筋：内転・外方回旋

解説
a × 上直筋：上転・内方回旋・内転．
b ○
c × 上斜筋：下転・内方回旋・外転．
d × 下斜筋：上転・外方回旋・外転．
e × 内直筋：内転．

解答 b

29A009

涙腺で**誤っている**のはどれか．
a 涙腺動脈は眼動脈からの分枝である．
b 主涙腺は上眼瞼挙筋の前方に位置する．
c 副涙腺のKrause腺は結膜円蓋部に存在する．
d 主涙腺の排出導管は上外側の結膜円蓋部にある．
e 主涙腺の神経支配は三叉神経と交感神経および副交感神経の3つである．

解説
a × 正しい．
b ○ 上眼瞼挙筋で2分，眼窩部と眼瞼部．
c × 正しい．
d × 正しい．
e × 正しい．

解答 b

29A010

ERGの波形と主に関与している部位の組合せで**誤っている**のはどれか．
a a波―――――――視細胞
b b波―――――――網膜神経節細胞
c c波―――――――網膜色素上皮細胞
d 早期視細胞電位（ERP）―――視細胞外節
e 律動様小波（OP）―――アマクリン細胞

解説
a × a波―――――――視細胞
b ○ b波―――――――双極細胞とMüller細胞

c	×	c波	網膜色素上皮細胞由来の大きな陽性波
d	×	早期視細胞電位（ERP）	視細胞外節
e	×	律動様小波（OP）	アマクリン細胞

解答 b

29A011 乳児の視力評価に用いる検査はどれか．2つ選べ．
　　a　OKNドラム
　　b　PL法
　　c　ETDRSチャート
　　d　字ひとつ視標
　　e　森実式ドットカード

解説
a　○　縞の描かれたドラムを見せて眼振の有無を見る，乳児の視力検査法．
b　○　縞と灰色の絵を同時に見せて縞の方を見るかを評価する，乳児の視力検査法．
c　×　研究で用いられる視力検査法で，小児には用いられない．
d　×　8～10歳までは字ひとつ指標を用いる．
e　×　カードに描かれたうさぎやくまの目を指さしてもらう．2歳半頃から可能．

解答 a，b

29A012 網膜対応異常を検出**できない**のはどれか．
　　a　Bagolini線条ガラス試験
　　b　Titmusステレオテスト
　　c　Worth 4灯試験
　　d　大型弱視鏡検査
　　e　残像試験

解説
a　×　網膜対応検査．
b　○　近見立体視検査で，網膜対応は評価できない．
c　×　網膜対応検査．
d　×　網膜対応ほか多くの検査可能．
e　×　網膜対応検査．

解答 b

29A013 VDT作業者の配置前健康診断の実施項目で**ない**のはどれか．
　　a　屈折検査
　　b　眼位検査
　　c　5m視力
　　d　近見視力
　　e　細隙灯顕微鏡検査

【解説】
a × 屈折検査は実施項目である．
b × 眼位検査は実施項目である．
c × 視力は5mおよび近見視力が実施項目である．
d × 50 cmと30 cmの機関がある．このほか調節機能検査が実施項目である．
e ○ 細隙灯顕微鏡検査は実施項目ではない．

【解答】e

29A014
医薬品副作用被害救済制度の対象となるのはどれか．
a 抗がん剤による健康被害
b 一般用医薬品による健康被害
c 医薬品の不適切な処方による健康被害
d 法定予防接種を受けたことによる健康被害
e 製造過程で不純物が混入した医薬品による健康被害

【解説】
a × 抗悪性腫瘍剤，免疫抑制剤等は対象除外医薬品．
b ○ 入院治療を必要とする程度のものであれば救済給付の対象となる．
c × 医薬品の「適正な使用」で発生した副作用による健康被害が対象となる．
d × 法定予防接種によるものは対象外．任意の予防接種は対象となる．
e × 医薬品等の製造販売業者などに損害賠償の責任が明らかな場合は対象外．

【解答】b

29A015
コンタクトレンズで**誤っている**のはどれか．
a 視力矯正用コンタクトレンズは高度管理医療機器である．
b おしゃれ用カラーコンタクトレンズは医薬品医療機器等法の規制対象外である．
c 医療機関は営利目的でコンタクトレンズを販売することを医療法で禁止されている．
d インターネット通販では未認可のおしゃれ用カラーコンタクトレンズが販売されている．
e 視力矯正用コンタクトレンズの輸入・販売には医薬品医療機器等法の許可が必要である．

【解説】
a × 医療機器のクラスⅢに分類される．
b ○ 平成21年11月より規制対象となっている．
c × 医師が診察し，患者に対して適当な対価を徴収して「交付」することは可能．
d × 由々しき問題である．
e × 薬事法により許可の取得が規定されている．

【解答】b

ウイルス性結膜炎の院内感染が発生した場合に行うのはどれか．2つ選べ．
 a 発症患者を陰圧室に収容する．
 b 地方自治体へ直ちに連絡する．
 c 院内感染対策委員会に連絡する．
 d 入院患者の眼圧測定を中止する．
 e ジェル型手指消毒薬を入院患者に使用させる．

解説

a × 接触感染により伝播するため，陰圧室への収容は不要である．
b × 感染症法に基づく届出は保健所に行う．
c ○ 新5類感染症は，診断後7日以内に感染制御部へ連絡する必要がある．
d × 適切な診療は行わなければならない．眼圧計の消毒，プローブの交換を行う．
e ○ 次亜塩素酸ナトリウム，エタノールなどでの手指消毒が有効．

解答 c, e

人を対象とする医学系研究に関する倫理指針で正しいのはどれか．
 a 個人情報保護の観点から，連結可能匿名化は避けるべきである．
 b 明らかな利益相反のある研究者は，その研究に携わってはいけない．
 c 理解度の低い小児に代わって親から説明と同意を得ることをインフォームド・アセントという．
 d 通常の診療が行われた患者の診療録を後で調べて行う研究であれば，倫理委員会に申請する必要はない．
 e モニタリングとは臨床研究の進捗状況を確認し，研究が正しく進められているかどうかを調べることである．

解説

a × 適切に運用する必要がある．なお「連結可能(不可能)匿名化」の用語は既に廃止．
b × 利益相反に関する状況を適切に申告する必要がある．
c × インフォームド・アセントは小児や傷病者等の研究対象者に対する手続きである．
d × 「人を対象とする医学系研究」に該当し，倫理委員会に申請する必要がある．
e ○ 侵襲を伴う介入研究では，研究の信頼性確保のためにモニタリングが必要である．

解答 e

29A018

右指数弁，左0.6（矯正不能）．左眼の視野検査に異常はない．
視覚障害の等級はどれか．
- a 3級
- b 4級
- c 5級
- d 6級
- e 7級

解説

- a ×
- b ×
- c ×
- d ○ 旧等級でも新等級（平成30年7月改訂）でも6級である．指数弁は0.01とみなす．
- e × 視覚障害では7級はない．

解答 d

29A019

視覚特別支援学校の児童に最も多いのはどれか．
- a 緑内障
- b 小眼球
- c 視神経萎縮
- d 眼皮膚白皮症
- e 未熟児網膜症

解説

- a × 5番目に多い．
- b × 4番目に多い．
- c × 3番目に多い．
- d ×
- e ○ 文科省の調査で最多である．

解答 e

29A020

指定難病で**ない**のはどれか．
- a 網膜色素変性
- b IgG4関連疾患
- c 特発性視神経炎
- d 黄斑ジストロフィ
- e Leber遺伝性視神経症

解説

- a × 指定難病90である．
- b × 指定難病300である．
- c ○ 視神経脊髄炎は指定難病だが，特発性視神経炎は指定難病でない．

d × 指定難病301である．
e × 指定難病302である．

解答 c

29A021

角膜の提供について正しいのはどれか．
a 90歳以上は提供できない．
b 死因が不明の場合でも提供可能なことがある．
c 提供者の承諾があれば遺族の承諾は必要ない．
d 梅毒感染陽性ドナーの角膜は移植に使用できない．
e 親族への優先提供の意思表示があれば，子供への提供が可能である．

解説
a × 提供者に年齢制限はない．
b × 原因不明の死である場合は提供できない．
c × 提供者の承諾があっても遺族の承諾が得られない場合は提供できない．
d × 3日以上4℃保存で強角膜片の感染力は失われ使用可能．術者へ情報提供が必要．
e ○ 生前の書面による意思表示があれば配偶者間や親子間（1親等）で優先提供が可能．

解答 e

29A022

HIV感染対策で正しいのはどれか．
a 70％エタノール消毒は無効である．
b 2％次亜塩素酸ナトリウム消毒は無効である．
c 一般外来診療ではゴム手袋を着用する．
d 使用後のコンタクトレンズ電極はエチレンオキサイドガス滅菌を行う．
e 感染者を診断したときは保健所に報告する．

解説
a × 有効である．
b × 有効である．
c × 標準予防策の概念から，血液などの体液に接触しない場合，手袋は不要である．
d △ エチレンオキサイドガス滅菌はHIVに有効だが，通常は次亜塩素酸ナトリウム浸潤が推奨される．
e ○ 感染症法に基づき7日以内に，最寄りの保健所長を通じて都道府県知事に届け出が必要である．

解答 e．ただしdも誤りとはいえない

29A023

頸動脈海綿静脈洞瘻で正しいのはどれか．3つ選べ．
- a 前眼部には異常を認めない．
- b 外転神経麻痺を起こしやすい．
- c 間接型は若い男性に多くみられる．
- d 画像検査で上眼静脈の拡張が認められる．
- e 直接型ではしばしば拍動性眼球突出を来す．

解説
- a × 結膜充血，血管拡張(corkscrew vessels)や浮腫(chemosis)がみられる．
- b ○ 上昇した海綿静脈洞圧によってしばしば外転神経が圧迫され麻痺を起しやすい．
- c × 女性に多くみられる．
- d ○ 上眼静脈の拡張は特徴的所見．
- e ○ 直接型は間接型よりもシャント量が多く症状が強い．拍動性眼球突出も来しやすい．

解答 b, d, e

29A024

小児に好発する眼窩腫瘍はどれか．2つ選べ．
- a 神経鞘腫
- b 皮様嚢腫
- c 横紋筋肉腫
- d 悪性リンパ腫
- e 涙腺多形腺腫

解説
- a × 20歳以上に好発．上・下眼窩神経などを被覆するSchwann細胞から発生．
- b ○ 幼少時から確認され，9割は学童期までに発見される．眉毛外側に好発する過誤腫．
- c ○ 10歳までに発症することが多い．眼瞼腫脹や発赤を伴い炎症疾患との鑑別が重要．
- d × 成人，特に50歳以上の高齢者に多い．
- e × 幅広い年齢層にみられるが成人が多い．

解答 b, c

涙液の排出経路で正しいのはどれか.
a 涙点→涙小管水平部→涙小管垂直部→総涙小管→涙嚢→骨性鼻涙管→膜性鼻涙管→下鼻道
b 涙点→涙小管垂直部→涙小管水平部→総涙小管→涙嚢→骨性鼻涙管→膜性鼻涙管→下鼻道
c 涙点→涙小管垂直部→涙小管水平部→総涙小管→涙嚢→膜性鼻涙管→骨性鼻涙管→下鼻道
d 涙点→涙小管垂直部→涙小管水平部→総涙小管→涙嚢→膜性鼻涙管→骨性鼻涙管→中鼻道
e 涙点→涙小管水平部→涙小管垂直部→総涙小管→涙嚢→骨性鼻涙管→膜性鼻涙管→中鼻道

解説
a × 涙液は涙小管垂直部を通ってから水平部を通る.
b ○ 正しい.
c × 骨性鼻涙管(涙骨・上顎骨に囲まれた膜性鼻涙管)を経て膜性成分のみとなる.
d × 涙道は下鼻道に開口する.
e × 涙小管は垂直部から水平部に移行する.涙道は下鼻道に開口する.

解答 b

乳幼児の涙道疾患で正しいのはどれか.
a 先天性鼻涙管閉塞の治療は開放するまでブジーを行う.
b 流涙や眼脂を認めれば,ほぼ先天性鼻涙管閉塞と診断できる.
c 先天性鼻涙管閉塞は1歳までに約30％が自然経過で治癒する.
d 先天性鼻涙管閉塞の閉塞部位は涙嚢から鼻涙管への移行部位に多い.
e 涙嚢炎の起炎菌は *Streptococcus pneumoniae*, *Haemophilus influenzae* が多い.

解説
a × 自然治癒の多い疾患であり,まずは経過観察する.
b × 睫毛内反症や結膜炎,角膜炎,小児緑内障,ぶどう膜炎などを鑑別する必要がある.
c × 1歳までに約90％が自然軽快すると報告されている.
d × 鼻涙管の下鼻道開口部が閉塞していることが多い.
e ○ 小児は肺炎球菌とインフルエンザ菌の鼻腔保菌率が高く,涙嚢炎,結膜炎の原因菌の頻度が高い.

解答 e

29A027

偽眼瞼下垂を来すのはどれか．2つ選べ．
- a 動眼神経麻痺
- b 滑車神経麻痺
- c 重症筋無力症
- d 眼瞼皮膚弛緩症
- e コンタクトレンズ装用

【解説】
- a × 神経原性眼瞼下垂を起こす．
- b ○ 上下斜視で斜視眼が上転すると，瞳孔が上眼瞼に隠れて，偽眼瞼下垂を示す．
- c × 筋原性眼瞼下垂を起こす．
- d ○ 眼瞼挙上機能が正常でも眼瞼の皮膚弛緩により眼瞼縁が下がり，偽眼瞼下垂を示す．
- e × 腱膜性眼瞼下垂を起こす．

【解答】b, d

29A028

結膜常在菌はどれか．3つ選べ．
- a アクネ菌
- b バチルス
- c 黄色ブドウ球菌
- d 表皮ブドウ球菌
- e コリネバクテリウム

【解説】
アクネ菌，黄色ブドウ球菌，表皮ブドウ球菌，コリネバクテリウムが結膜常在菌として存在し得るが，この中では黄色ブドウ球菌の検出率が最も低い．
- a ○
- b ×
- c △
- d ○
- e ○

【解答】a, d, e．ただしcも誤りとはいえない

29A029

アレルギー性結膜疾患で正しいのはどれか．2つ選べ．
- a 巨大乳頭の切除は有効な治療法である．
- b アレルギー性結膜炎では涙液中にIgEがみられる．
- c 春季カタルの巨大乳頭には好中球の浸潤がみられる．
- d 春季カタルにはタクロリムス水和物点眼薬の効果が弱い．
- e 輪部型春季カタルにはシクロスポリン点眼薬は無効である．

【解説】
- a ○ 春季カタルの巨大乳頭にファーストチョイスでないが有効．
- b ○ アレルゲンとIgE抗体が抗原抗体反応を起こす，即時型(I型)アレルギー．

c ×　好酸球．肥満細胞の増生．好塩基球 T cell などの炎症細胞の浸潤をみる．
d ×　効果あり．
e ×　効果あり．

|解答| a，b

29A030

ケラトメータによる平均角膜屈折力が 37.50 D であった．
考えられるのはどれか．
 a　円錐角膜
 b　白内障術後
 c　LASIK 術後
 d　後部円錐角膜
 e　ペルーシド角膜辺縁変性

|解説|
a ×　正常の平均より屈折率が強くなる．
b ×　正常の平均の範囲．
c ○　正常の平均より屈折率が弱くなる．
d ×　正常の平均より屈折率が強くなる．
e ×　正常の平均より屈折率が強くなる．

|解答| c

29A031

角膜移植の適応と**ならない**のはどれか．2つ選べ．
 a　円錐角膜
 b　Chandler 症候群
 c　Fuchs 角膜内皮ジストロフィ
 d　Meesmann 角膜ジストロフィ
 e　Posterior corneal vesicle

|解説|
a ×　コンタクトレンズ装用の不可能な場合は角膜移植術を行う．
b ×　角膜内皮機能不全が高度になれば角膜移植術を行う．
c ×　角膜内皮移植（DSAEK）または全層角膜移植が治療法となる．
d ○　対症療法で経過観察．刺激症状が強ければ治療用コンタクトレンズを装用する．
e ○　通常，無症状で治療を要さない．

|解答| d，e

29A032

コンタクトレンズ関連角膜感染症で正しいのはどれか．2つ選べ．
- a 緑膿菌感染では輪状膿瘍を呈する．
- b ハードコンタクトレンズ装用者に多い．
- c フザリウムなどの真菌による感染が多い．
- d アカントアメーバ角膜炎の治療には搔爬が有効である．
- e レンズケースからグラム陽性桿菌が検出される頻度が高い．

解説
- a ○
- b ×
- c × CL関連角膜感染症全国調査によれば緑膿菌とアカントアメーバが多い．
- d ○
- e × グラム陰性桿菌が多い．

解答 a, d

29A033

水痘帯状ヘルペスウイルス角膜炎で正しいのはどれか．
- a 両眼性のことが多い．
- b 再燃はまれである．
- c 内皮炎は起こさない．
- d 実質混濁は表層に限局する．
- e 鼻に皮疹があると発症しやすい．

解説
- a × 片眼性のことが多い．
- b × 再燃を繰り返すことがある．
- c × 内皮炎を起こすことがある．
- d × 実質の広い層にわたって混濁することがある．
- e ○ Hutchinson徴候．鼻も眼も三叉神経第1枝の鼻毛様体神経の支配にあるため．

解答 e

29A034

小児期に異物感や羞明を伴うことが多いのはどれか．2つ選べ．
- a Reis-Bücklers角膜ジストロフィ
- b 斑状角膜ジストロフィ
- c 後部多形性角膜ジストロフィ
- d 顆粒状角膜ジストロフィⅡ型
- e 格子状角膜ジストロフィⅠ型

解説
- a ○ 白色の地図状混濁が生じ，角膜びらんを起こす．
- b × びまん性の角膜混濁が生じるが，びらんは生じず異物感はない．
- c × 視力への影響はほとんどなく，びらんも起こさない．
- d × 初期は顆粒状の混濁間は透明であり，自覚症状はほとんどない．

e ○ 中央部の混濁が強く，再発性角膜上皮びらんを起こしやすい．

解答 a, e

29A035

Fuchs角膜内皮ジストロフィで正しいのはどれか．
- a 発症頻度に人種差がある．
- b 深層層状角膜移植術の適応である．
- c 角膜障害は角膜周辺部から発症する．
- d dark areaでは角膜内皮細胞は脱落している．
- e cornea guttataは角膜実質の肥厚によって生じる．

解説
- a ○ 白色人種に多く，黄色人種では少ない．
- b × 角膜内皮移植術の適応である．
- c × 滴状角膜は最初中央部にみられる．
- d × 内皮細胞は変性しているが脱落はしていない．
- e × cornea guttataはDescemet膜の異常な肥厚によって生じる．

解答 a

29A036

無虹彩症に合併**しない**のはどれか．
- a 眼振
- b 歯牙異常
- c 黄斑低形成
- d 角膜輪部疲弊症
- e Wilms腫瘍

解説
- a × 高率に合併する．
- b ○ 合併しない．
- c × 合併する．
- d × 合併する．
- e × *PAX6*の遺伝子異常による．

解答 b

29A037

膠様滴状角膜ジストロフィで正しいのはどれか．
- a 白色人種に多い．
- b 全層角膜移植後は再発しない．
- c *TGFBI*遺伝子の異常を認める．
- d コンタクトレンズ装用で悪化する．
- e 角膜上皮バリア機能の異常を認める．

解説
- a × 欧米ではほとんどみられない．
- b × 角膜上皮細胞に病態の主座があるためホストの上皮に置き換わるにつれ再発

する．
c × *TACSTD2*(*M1S1*)遺伝子の異常によって生じる．
d × ソフトコンタクトレンズで再発が抑制できる．
e ○ 上皮バリア機能の低下が主病態である．

解答 e

29A038

核白内障の危険因子で**誤っている**のはどれか．
a 喫煙
b 加齢
c 糖尿病
d 強度近視
e 硝子体手術

解説
a × 核混濁や後嚢下混濁が生じる．喫煙量が白内障発生率に相関する．
b × あらゆる混濁が生じる．
c ○ 糖尿病では硝子体の酸素レベルが低く，核白内障になりにくい．
d × 硝子体が液化することによる水晶体の酸化が原因であるという説がある．
e × 硝子体除去により酸素分圧が増加し，白内障になりやすくなる．

解答 c

29A039

眼内レンズ亜脱臼の要因で頻度が高いのはどれか．**3つ選べ**．
a 落屑症候群
b 糖尿病網膜症
c 網膜色素変性
d アトピー性皮膚炎
e 原発開放隅角緑内障

解説
a ○ 落屑症候群は，Zinn小帯脆弱が進行するため，亜脱臼の原因となる．
b × 特に関連はない．
c ○ Zinn小帯が脆弱なことが多く，術後高率に前嚢収縮も生じるため，亜脱臼しやすい．
d ○ 眼を慢性的にこすることにより，亜脱臼を生じることがある．
e × 特に関連はない．

解答 a，c，d

29A040

アトピー白内障の臨床所見で正しいのはどれか．3つ選べ．
a 男性に多い．
b 片眼性が多い．
c 核白内障が多い．
d 10〜30歳代に多い．
e 前嚢下白内障では固い線維性混濁を生じる．

解説

a ○ 男性に多いとする報告がある．
b × 多くは両眼性．
c × 前嚢下混濁が多い．
d ○ 若年に多い．
e ○ 前嚢下に水晶体上皮細胞の異常増殖，変性，重層化がみられる．

解答 a, d, e

29A041

強度近視に伴うlacquer crackで正しいのはどれか．2つ選べ．
a 約50％にみられる．
b 外境界膜の断裂である．
c 脈絡膜新生血管の原因となる．
d 形状としては線条を呈することが多い．
e フルオレセイン蛍光眼底造影では低蛍光を呈する．

解説

a × 約15％にみられる．
b × ブルッフ膜の断裂である．
c ○ 脈絡膜新生血管発生の危険因子となる．
d ○ 黄斑付近を横切る黄白色線条を呈しやすい．
e × インドシアニングリーン（ICG）蛍光眼底造影では低蛍光を示す．

解答 c, d

29A042

ポリープ状脈絡膜血管症で正しいのはどれか．
a 欧米人に多い．
b 主病変は網膜色素上皮の上にある．
c 黄斑下血腫の原因となる．
d 光線力学療法は無効である．
e 抗VEGF療法の適応はない．

解説

a × ポリープ状脈絡膜血管症（PCV）はアジア系で多い．
b × 網膜色素上皮の下に病変がある．
c ○ しばしば黄斑下血腫を生じ，急激な視力低下を来す．
d × 光線力学的療法は有効である．

　　　　e　×　抗VEGF療法は有効である.

　　　　　　　　　　　　　　　　　　　　　　　　　解答　c

29A043

多発性後極部網膜色素上皮症で正しいのはどれか. **2つ選べ**.
　　a　脈絡膜の肥厚がみられる.
　　b　胞状の網膜剝離がみられる.
　　c　副腎皮質ステロイド内服が奏効する.
　　d　黄斑部網膜外層に多発性の灰白色斑状病巣がみられる.
　　e　フルオレセイン蛍光眼底造影で蛍光の逆転現象(早期に低蛍光, 後期に過蛍光)がみられる.

解説
a　○　脈絡膜の肥厚がみられる.
b　○　多発性後極部網膜色素上皮症は胞状の網膜剝離を伴うCSCの劇症型である.
c　×　ステロイド内服は危険因子の一つである.
d　×　網膜下にフィブリン(白色斑紋)を伴うことが多い.
e　×　蛍光の逆転現象はAPMPPEの特徴的所見の一つである.

　　　　　　　　　　　　　　　　　　　　　　　　　解答　a, b

29A044

囊胞様黄斑浮腫を**来さない**のはどれか.
　　a　白内障術後
　　b　サルコイドーシス
　　c　網膜中心動脈閉塞症
　　d　黄斑部毛細血管拡張症
　　e　プロスタグランジン関連薬点眼

解説
a　×　術後の炎症により黄斑浮腫を来すことがある.
b　×　しばしば囊胞様黄斑浮腫を合併する.
c　○　網膜虚血による網膜白濁を来す.
d　×　黄斑部毛細血管拡張症type 1は黄斑浮腫を来す.
e　×　黄斑浮腫の原因となることがある.

　　　　　　　　　　　　　　　　　　　　　　　　　解答　c

29A045

OCT像で網膜色素上皮層が波打つような所見がみられるのはどれか. **2つ選べ**.
　　a　低眼圧黄斑症
　　b　サルコイドーシス
　　c　Vogt－小柳－原田病
　　d　中心性漿液性脈絡網膜症
　　e　多発性後極部網膜色素上皮症

解説
a　○　網膜色素上皮の波打ち所見がみられる.

b × しばしば囊胞様黄斑浮腫がみられる．
c ○ 網膜色素上皮の波打ち所見，脈絡膜の肥厚がみられる．
d × 脈絡膜の肥厚と漿液性網膜剝離がみられる．
e × 胞状網膜剝離を伴う中心性漿液性脈絡網膜症の劇症型である．

解答 a, c

29A046

網膜血管腫状増殖で正しいのはどれか．2つ選べ．
a 男性に多い．
b 日本人は白人よりも頻度が高い．
c 囊胞様黄斑浮腫を伴う．
d ドルーゼンは伴わない．
e 新生血管と網膜血管の吻合が生じる．

解説
a × 高齢女性に多い．
b × 日本人に多い加齢黄斑変性のサブタイプはポリープ状脈絡膜血管症である．
c ○ 網膜内新生血管のために，網膜内出血と黄斑浮腫を生じる．
d × 軟性ドルーゼンやreticular pseudodrusenを高率に合併する．
e ○ 網膜内新生血管と網膜血管との吻合がみられる．

解答 c, e

29A047

網膜色素上皮裂孔で正しいのはどれか．2つ選べ．
a 萎縮型加齢黄斑変性に合併する．
b 滲出型加齢黄斑変性に合併する．
c 裂孔部は眼底自発蛍光で過蛍光となる．
d 裂孔部で網膜色素上皮細胞が増殖する．
e 裂孔部はフルオレセイン蛍光眼底造影で低蛍光となる．

解説
a × 萎縮型加齢黄斑変性には合併しない．
b ○ 滲出型加齢黄斑変性に合併する．
c × 裂孔部位は自発蛍光で低蛍光，色素上皮がロールした部位では過蛍光となる．
d ○ 色素上皮細胞が増殖する．
e × 色素上皮裂孔部位は色素上皮が欠損しているため，過蛍光となる．

解答 b, d

29A048

軟性白斑で**誤っている**のはどれか．
a 網膜外層に存在する．
b 局所の網膜虚血で生じる．
c 網膜神経線維の膨化がみられる．
d 高血圧網膜症にみられる．
e 全身性エリテマトーデスの網膜症にみられる．

解説

a ○ 網膜内層（神経線維層）の急性虚血性梗塞である．
b × 網膜内層（神経線維層）の急性虚血性梗塞である．
c × 網膜内層（神経線維層）の急性虚血性梗塞である．
d × 末梢虚血を呈する疾患でみられる．
e × 末梢虚血を呈する疾患でみられる．

解答 a

29A049

糖尿病黄斑浮腫の治療で正しいのはどれか．
a 抗VEGF療法は即効性である．
b 局所黄斑浮腫は硝子体手術のよい適応である．
c 硝子体手術抵抗例には抗VEGF薬も無効である．
d 網膜光凝固は抗VEGF薬抵抗例の場合に著効する．
e トリアムシノロンアセトニド硝子体内注射は無効である．

解説

a ○ その他の治療（硝子体手術，光凝固，トリアムシノロンアセトニド投与など）と比較的すると即効性である場合が多い．
b × 局所的なものは毛細血管瘤が原因となっていることが多く，光凝固の可能な場所であれば，光凝固のよい適応である．
c × 有効な症例もある．
d × 毛細血管瘤が原因のものでは著効する場合もあるが，すべての症例に有効であるわけではない．
e × トリアムシノロンアセトニド硝子体内注射，テノン嚢下注射ともに有効であることが報告されている．

解答 a

29A050

未熟児網膜症で正しいのはどれか．
a 修正在胎週数32週になればスクリーニングを開始する．
b 網膜剥離を発症するのは修正在胎週数45週前後が多い．
c 著明な水晶体血管膜があれば直ちに光凝固を行う．
d Zone Ⅱ，stage 2の状態になれば直ちに光凝固を行う．
e Zone Ⅰ，stage 2 plusの状態になれば直ちに光凝固を行う．

解説

a × 在胎26週未満の症例では修正29週から，在胎26週以上の症例では生後2〜

3週からスクリーニングを行うことが望ましいとされている．
- b × 40週前後で多い．
- c × 水晶体血管膜は治療介入の基準にはなっていない．
- d × 治療適応は，Early Treatment of Retinopathy of Prematurity（ETROP）の基準で決定し，下記のいずれかに相当する場合には72時間以内に治療を行うとされている．①zone Ⅰ，any stage ROP with plus disease，②zone Ⅰ，stage 3 without plus disease，③zone Ⅱ，stage 2 or 3 with plus disease．
- e ○ 上記に同じ．

解答 e

29A051

急性網膜壊死で正しいのはどれか．**2つ選べ**．
- a 両眼同時発症が多い．
- b 免疫不全患者に多い．
- c 虹彩毛様体炎が先行する．
- d サイトメガロウイルスが主な原因である．
- e 副腎皮質ステロイド全身投与が行われる．

解説
- a × 通常片眼であるが，両眼同時発症もしくは時期をずらしてみられることもある．
- b × 健常者にみられる．
- c ○ 虹彩毛様体が先行もしくは，同時にみられる．
- d × ウイルスは水痘帯状疱疹ウイルス，単純ヘルペスウイルスが多い．
- e ○ 抗ウイルス薬に加えてステロイドの全身投与を行う．

解答 c，e

29A052

眼筋型重症筋無力症の診断に有用で**ない**のはどれか．
- a アイステスト
- b 症状の日内変動
- c 上方注視負荷試験
- d プリズム順応試験
- e エドロホニウム塩化物静注試験（テンシロンテスト）

解説
- a ×
- b ×
- c ×
- d ○ 斜視になることはあるが，診断に有用ではない．
- e ×

解答 d

透析患者にみられる眼合併症はどれか．3つ選べ．
a　眼瞼下垂
b　帯状角膜変性
c　網膜静脈閉塞症
d　裂孔原性網膜剥離
e　視神経萎縮

解説
a　×　関連はない．
b　○　角膜石灰沈着を伴いやすい．
c　○　静脈閉塞による網膜出血など血管閉塞が生じやすい．
d　×　関連はない．
e　○　不均衡症候群による高眼圧が起き視神経障害を生じる．

解答 b，c，e

霰粒腫，サルコイドーシス，Vogt－小柳－原田病の各病理組織像で共通する細胞はどれか．2つ選べ．
a　好中球
b　好酸球
c　好塩基球
d　リンパ球
e　類上皮細胞

解説
a　×　Behçet病の病態に関わる．
b　×　アレルギー性結膜炎の病態に関わる．
c　×　アレルギー性結膜炎の病態に関わる．
d　○　肉芽形成に関わる．
e　○　肉芽形成に関わる．

解答 d，e

Behçet病の主症状で**ない**のはどれか．
a　口内炎
b　関節炎
c　ぶどう膜炎
d　外陰部潰瘍
e　皮下血栓性静脈炎

解説
a　×
b　○　四主症状ではない．
c　×
d　×

　　　　e　×

　　　　　　　　　　　　　　　　　　　　　　　　　　　解答 b

29A056

自覚屈折検査における赤緑検査に関連するのはどれか．
　a　色収差
　b　球面収差
　c　コマ収差
　d　歪曲収差
　e　軸外収差

解説
a　○　波長（色）ごとの屈折率が異なる性質を色収差という．他の選択肢は単色収差．
b　×　光軸上の1点からの光が，光軸上の1点に集光せず，縦もしくは横方向にずれること．
c　×　光軸から離れた点からの光が，1点に集まらずに尾を引いた彗星のような像になる．
d　×　像が歪んで形が変形する収差．周辺ほど像が縮む樽型と，像が広がる糸巻き型がある．
e　×　コマ収差や非点収差は，光軸外からの光線に特有に発生するため，軸外収差と呼ばれる．

　　　　　　　　　　　　　　　　　　　　　　　　　　　解答 a

29A057

水晶体で加齢とともに減少するのはどれか．2つ選べ．
　a　厚さ
　b　散乱
　c　弾性
　d　高次収差
　e　前面の曲率半径

解説
a　×　水晶体上皮細胞が増殖するため，直径，厚さ，重量は生涯を通して増加する．
b　×　散乱は加齢により増加するが，45歳を超えると増加率が大きくなる．
c　○　水晶体蛋白の変性や水分量の減少に伴い弾性は減少する．
d　×　高次収差は加齢とともに増加する．
e　○　水晶体厚の増加に伴い，水晶体前面曲率は急峻になる．後面の変化量は少ない．

　　　　　　　　　　　　　　　　　　　　　　　　　　　解答 c，e

29A058

cyl － 3.00 D Ax 180°の円柱レンズで，軸から30°上方へ傾いた経線での屈折度はどれか．

a － 0.50
b － 0.75
c － 1.00
d － 1.25
e － 1.50

解説
a ×
b ○
c ×
d ×
e ×

解答 b

軸からθ°傾いた経線での屈折度はR×$\sin^2\theta$（ここでRは最大屈折度）で表されるので，$-3\times\sin^2 30° = -3\times(1/2)^2 = -3/4 = -0.75$となり，正解はbである．
注）この設問はクロスシリンダー法の原理に関係する．同法は最小錯乱円が常に網膜上にある状態で，クロスシリンダーを素早く反転する前後での像の鮮明さ（すなわち最小錯乱円の大きさ）を比較することで，乱視軸を決定するもの．

29A059

視力が0.4（1.2 × cyl － 2.00 D Ax 180°）の眼で，遠方のLandolt環を裸眼で見たとき，切れ目の判別しやすい方向はどれか．

a 12時
b 1時
c 2時
d 3時
e 4時

解説
a ○
b ×
c ×
d ×
e ×

解答 a

単性遠視性直乱視ゆえ，鉛直方向が網膜より前に焦点が合い（近視），水平方向が網膜面上に焦点が合う．このため遠見時に鉛直方向はぼやける．反面，12, 6時方向ははっきり見える．水平方向にある（3, 9時の）切れ目は遠見時ぼやける．近見では逆である．180°と1, 2, 4時は関係ない．こういう設問では12時か3時かの2択しかない．

乳児内斜視にみられるのはどれか．2つ選べ．
a 潜伏眼振
b 外転時の眼振
c 屈折異常弱視
d 交代性上斜位
e 外転時の上転過剰

解説
a ○ 内斜視では斜視による抑制があるため潜伏眼振を生じることがある．
b × 外転時の眼振はみられない．
c × 斜視弱視の可能性がある．
d ○ 高頻度で交代性上斜位を合併する．
e × 下斜筋過動により内転時に上転過剰を生じることがある．

解答 a, d

弱視で正しいのはどれか．
a 太田母斑は弱視の原因となる．
b 嫌悪反射は健眼を遮閉したときにみられる．
c 屈折異常弱視は二重焦点眼鏡の適応である．
d 近見ペナリゼーション法では弱視眼に調節麻痺薬を点眼する．
e 4.00 D 以上の左右差のある不同視弱視にはコンタクトレンズが第一選択である．

解説
a × 眼瞼血管腫は形態覚遮断弱視の原因となりうるが，太田母斑では考えづらい．
b ○ 正しい．
c × 非屈折性調節性内斜視は小児で二重焦点眼鏡の適応となる．
d × ペナリゼーション法は健眼にアトロピン点眼，眼鏡に遠見や近見の度を負荷する．
e × 小児の多くは軸性不同視で，コンタクトレンズによる矯正は不等像視が強くなる．

解答 b

斜視と治療の組合せで正しいのはどれか．2つ選べ．
a A型斜視――――――――内直筋下方移動術
b 輻湊けいれん――――――両内直筋後転術
c 右滑車神経麻痺――――――左下直筋後転術
d 右外転神経麻痺――――――左内直筋後転術
e 輻湊不全型外斜視―――――内直筋Faden法

解説
a ○ A型斜視では内直筋を下方移動する．
b × 輻湊けいれんは斜視手術の適応ではない．
c ○ 右滑車神経麻痺は特に下方視で斜視角が大きい場合，左下直筋後転術を施行する．
d × 右外転神経麻痺に対しては右内直筋後転術の適応である．

e × 内直筋Faden法は内斜視に施行することがある.

解答 a, c

29A063 正しいのはどれか.
a 間欠性外斜視は複視を自覚しない.
b 交代性上斜位は遮閉眼が上転する.
c 先天内斜視の原因は内眼角贅皮である.
d 部分調節性内斜視は屈曲矯正で正位になる.
e Brown症候群は内転時に眼球後退がみられる.

解説
a × 間欠性外斜視は複視を自覚することがある.
b ○ 交代性上斜位は遮閉眼が上転する.
c × 内眼角贅皮が原因となるのは偽内斜視である.
d × 調節性内斜視が屈折矯正で正位になる.
e × 内転時に眼球後退がみられるのはDuane症候群である.

解答 b

29A064 色覚異常に配慮したスライドプレゼンテーションで正しいのはどれか.
a 強調したい文字を赤色にする.
b 青色背景色に黄色文字を用いる.
c 折れ線グラフに赤と緑を用いる.
d 赤のレーザーポインターを用いる.
e パステル調の桃色と明るい青色の文字を組合せる.

解説
a × 文字が黒い場合,混同色となるため避けたほうがよい.
b ○ 背景色と文字のコントラストが強いため見やすい.
c × 混同色のため避けたほうがよい.
d × 文字が黒い場合,混同色となるため避けたほうがよい.
e × 混同色のため避けたほうがよい.

解答 b

29A065 先天色覚異常の程度判定が可能な検査はどれか. 3つ選べ.
a アノマロスコープ
b 石原色覚検査表
c 色相配列検査
d 標準色覚検査表
e ランタンテスト

解説
a ○ 程度判定にも用いられる.
b × 程度判定は困難である.

c ○ 程度判定に用いられる．
d × 程度判定は困難である．
e ○ 程度判定に用いられる．

解答 a, c, e

29A066

脳梗塞後の左方視時に，右眼の内転制限と左眼の眼振を認める．輻湊は可能である．梗塞部位はどれか．
a 橋
b 延髄
c 小脳
d 側頭葉
e 大脳基底核

解説
a ○ 内側縦束（MLF）症候群．
b ×
c ×
d ×
e ×

解答 a

29A067

抗アクアポリン4抗体陽性視神経炎の特徴はどれか．2つ選べ．
a 男性に多い．
b 再発しやすい．
c 眼球運動痛は伴わない．
d 副腎皮質ステロイドが著効する．
e 他の自己抗体も陽性となることが多い．

解説
a × 女性に多い．
b ○ 正しい．
c × 眼球運動痛を伴うことが多い．
d × 治療に抵抗する．
e ○ 正しい．

解答 b, e

29A068

回旋斜視の診断に有用な検査はどれか．2つ選べ．
a 大型弱視鏡
b Hirschberg法
c Hess赤緑試験
d 無散瞳眼底写真
e 交代プリズム遮閉試験

a	○	大型弱視鏡は9方向での回旋斜視が計測できる．
b	×	角膜反射が瞳孔のどの部位にあるかによって大まかな斜視角を判定する．
c	×	Hess赤緑試験で回旋偏位は検出できない．
d	○	眼底写真における乳頭中心窩傾斜角は回旋の指標となる．
e	×	交代プリズム遮閉試験では水平・垂直成分の眼位のずれを計測する．

解答 a, d

29A069

眼窩底骨折で障害されるのはどれか．
 a 前頭神経
 b 滑車下神経
 c 眼窩下神経
 d 翼口蓋神経
 e 鼻毛様体神経

a	×	三叉神経第1枝の枝．上眼瞼挙筋の上を前進し眼窩上縁から前頭部に分布．
b	×	三叉神経第1枝の枝である鼻毛様体神経が内眼角部へ走行し滑車下神経となる．
c	○	三叉神経第2枝の枝である眼窩下神経が走る眼窩 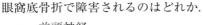 位．
d	×	三叉神経第2枝の枝．翼口蓋神経節に向かって走行．眼窩底骨折との関連なし．
e	×	三叉神経第1枝の枝．上直筋の下を前内方に向かって走行．眼窩底との関連なし．

解答 c

29A070

緑内障の視野進行評価で**誤っている**のはどれか．
 a 視野は加齢により感度低下を来す．
 b MD slopeはトレンド解析から算出される．
 c 長期変動の大きい症例では視野進行判定が遅れる．
 d 視野測定回数を増やすことで早期に進行判定を行うことができる．
 e イベント解析は視野視標の経時的変化を近似直線を用いて評価する．

a	×	
b	×	
c	×	
d	×	
e	○	視野視標の経時的変化を近似曲線を用いて評価するのは，トレンド解析である．イベント解析は，最初の複数回の測定結果をもとにベースライン値を設定し，それを中心とした正常変動域を示すバンドを設定し，バンドから外れた値が計測された（イベントが起こった）場合に視野進行の可能性があると評価

していく.

解答 e

29A071

開放隅角緑内障の危険因子で**誤っている**のはどれか.
a　乳頭出血
b　薄い角膜厚
c　心疾患既往歴
d　高い眼灌流圧
e　大きいC/D比

解説
a　×
b　×
c　×
d　○
e　×

解答 d

開放隅角緑内障の発症,進行に関わる危険因子は下記の通り.
高眼圧,大きな眼圧変動,高齢,家族歴,陥凹乳頭径比が大きい,
視神経リム面積が小さい,乳頭出血,乳頭周囲脈絡網膜萎縮β域が大きい,
角膜厚が薄い,角膜ヒステレシスが低い,眼灌流圧が低い(→dが誤り),
拡張期・収縮期血圧が低い,2型糖尿病,落屑症候群,薬物アドヒアランスが不良,
片頭痛,睡眠時無呼吸症候群.

29A072

線維柱帯切開術で正しいのはどれか.**2つ選べ**.
a　過剰濾過に注意する.
b　生理的流出路再建である.
c　前房出血は自然消退しない.
d　早発型発達緑内障は適応である.
e　角膜混濁があれば施行できない.

解説
a　×　過剰濾過になることは通常ない.
b　○　主経路の再建手術である.
c　×　一般的には時間経過とともに減少し,最終的に消退する.
d　○　基本的に術後管理が不要な線維柱帯切開術が第一選択である.
e　×　線維柱帯切開術(眼外法)では角膜混濁の有無は問題にならない.

解答 b, d

緑内障を疑う視神経乳頭所見で正しいのはどれか．
a　C/D比が0.6
b　R/D比が0.15
c　乳頭径が1.5 mm
d　DM/DD比が2.7
e　水平C/D比の左右差が0.3

解説

「緑内障ガイドライン第4版」の補足資料3（日眼会誌 122：48 – 53, 2018）として「緑内障性視神経乳頭・網膜神経線維層変化判定ガイドライン」が掲載されている．

視神経乳頭の量的判定による緑内障診断基準（Fosterらが提唱した基準）

ⅰ）信頼性のある視野検査結果で視神経乳頭形状，網膜神経線維層欠損に対応する視野異常が存在する場合の診断基準
　　垂直C/D比が0.7以上，あるいは上極（11時～1時）もしくは下極（5時～7時）のリム幅が，R/D比で0.1以下，あるいは両眼の垂直C/D比がの差が0.2以上，あるいは網膜神経線維層欠損が存在する．

ⅱ）乳頭所見のみから緑内障と診断してよい場合の判定基準（ただし，明確に緑内障性障害が否定されればこの限りではない）
　　垂直C/D比が0.9以上，あるいは上極もしくは下極のリム幅が，R/D比で0.05以下，あるいは両眼の垂直C/D比の差が0.3以上．

ⅲ）緑内障疑いと判定する場合の基準
　　①垂直C/D比が0.7以上であるが0.9より小さい，②上極もしくは下極のリム幅がR/D比で0.1以下であるが0.05より大きい，③両眼の垂直C/D比の差が0.2以上であるが0.3より小さい，④網膜神経線維層欠損が存在する，が単独もしくは複数存在しながら，視野検査の信頼性が低い，あるいは視野検査結果を参照できない，あるいは，視神経乳頭形状，網膜神経線維層欠損に対応する視野欠損が示されない．

a　×　C/D比が0.7を超える．
b　×　R/D比が0に近いほど，リムは薄いことになる．0.1以下で緑内障を疑う．
c　×　乳頭サイズのみでは判断できない．
d　×　DM/DD比はおおよその乳頭サイズを知るもの．通常2.4～3.0の間．それより小さい場合は大きな乳頭，大きい場合は小さな乳頭であるといえる．
e　○　通常ではC/D比の評価に「垂直」方向を用い，「水平」方向を使用しない．しかし，正常眼の陥凹は左右対称であり，水平C/D比の左右差が0.2を超えることは正常者の3％以下にしか認めず，緑内障を疑うべきである．C/D比は個人内の左右眼の差においては臨床的意義がある場合も多い（緑内障ガイドライン第4版の補足資料3より引用）．

解答　e

発達緑内障の原因となるのはどれか．3つ選べ．
a ムコ多糖症
b Peters異常
c Duane症候群
d Axenfeld-Rieger症候群
e 第1次硝子体過形成遺残

解 説

a ○
b ○
c ×
d ○
e ×

解答 a，b，d

先天眼形成異常に関連した緑内障の代表例
- Axenfeld-Rieger異常，Peters異常，ぶどう膜外反，虹彩形成不全，無虹彩症，硝子体血管系遺残，眼皮膚メラノーシス（太田母斑），後部多形性角膜ジストロフィ，小眼球症，小角膜症，水晶体偏位など．

先天全身疾患に関連した緑内障の代表例
- Down症などの染色体異常，結合組織異常（Marfan症候群，Weill-Marchesani症候群，Stickler症候群），代謝異常（ホモシスチン尿症，Lowe症候群，ムコ多糖症），母斑症（神経線維腫症，Sturge-Weber症候群，Klippel-Trenaunay-Weber症候群），Rubinstein-Taybi症候群，先天性風疹症候群など．
第1次硝子体過形成遺残では閉塞隅角緑内障を生じ得るが，発達緑内障ではない．

交感神経受容体のうち刺激で眼圧が下がるのはどれか．
a α_1
b α_2
c β_1
d β_2
e β_3

解 説

a ×
b ○ α_2刺激薬の代表的点眼薬として，塩酸ブリモニジンがある．
c ×
d ×
e ×

解答 b

29A076

正常眼を隅角鏡で観察した場合，隅角底から観察される隅角構造の順番で正しいのはどれか．

a 強膜岬→線維柱帯→毛様体帯→Descemet膜
b 強膜岬→線維柱帯→毛様体帯→Schwalbe線
c 毛様体帯→強膜岬→線維柱帯→Schwalbe線
d 毛様体帯→Schwalbe線→線維柱帯→Descemet膜
e 線維柱帯→毛様体帯→Descemet膜→Schwalbe線

解説
a ×
b ×
c ○
d ×
e ×

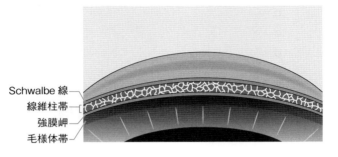

解答 c

29A077

Purtscher網膜症で正しいのはどれか．

a 眼球外傷で生じる．
b 両眼性はまれである．
c チアノーゼを合併する．
d 網膜に白斑が多発する．
e 視力低下の期間は1週間以内である．

解説
a × 直接の眼球打撲を原因とするものとは区別される．
b × 多くは両眼性で約60％の頻度である．
c × チアノーゼを合併するかどうかは関係がない．
d ○ 後極部にretinal whiteningやPurtscher fleckenと呼ばれる白斑が多発する．
e × 1～3か月で視機能が回復してくる．

解答 d

29A078

虹彩ルベオーシスの原因で頻度が高いのはどれか．2つ選べ．

a 糖尿病
b 化学外傷
c 放射線照射
d 関節リウマチ
e Vogt－小柳－原田病

解説	a	○	代表的な原因疾患.
	b	×	角膜輪部障害から角膜混濁を来す.
	c	○	網膜血管閉塞が生じると虚血が原因でルベオーシスを起こす可能性がある.
	d	×	上強膜炎,または虹彩炎の原因となり得る.
	e	×	漿液性網膜剝離を生じる.

解答 a, c

29A079

鈍的眼外傷にみられる網膜裂孔の特徴はどれか. 2つ選べ.
a 萎縮円孔
b 黄斑円孔
c 鋸状縁断裂
d 赤道部多発裂孔
e 格子状変性内円孔

解説	a	×	萎縮円孔は格子状変性巣内に生じることが多い.
	b	○	急激な後部硝子体剝離による黄斑の断裂やその他複数の要因が考えられる.
	c	○	眼球打撲により網膜硝子体癒着部位や硝子体基底部に強い牽引がかかる.
	d	×	打撲では赤道部方向への伸展が生じる.
	e	×	鈍的眼外傷との関連は低い.

解答 b, c

29A080

鈍的眼外傷で受傷直後に受診した際,眼球破裂を疑わせる所見はどれか.
a 低眼圧
b 前房出血
c 網膜振盪
d 水晶体脱臼
e 眼瞼皮下出血

解説	a	○	眼球内容物の脱出が考えられる.
	b	×	眼球破裂に限らず眼球打撲により前房出血は生じやすい.
	c	×	眼球破裂に限らず眼球打撲により網膜振盪も生じやすい.
	d	×	水晶体脱出があれば別だが水晶体脱臼だけでは眼球破裂を強く疑うことはできない.
	e	×	高度の結膜下出血が認められる場合は眼球破裂を疑わなければならない.

解答 a

29A081

加齢黄斑変性に対する抗VEGF薬の硝子体内注射で正しいのはどれか.

a 感染予防に抗菌薬内服が有効
b 脳梗塞の既往がある患者には禁忌
c 感染予防に術者のマスク着用が有効
d 水平筋付着部位近傍からの注射が安全
e 感染の早期発見に注射直後の診察が有効

解説

a × 抗菌剤内服は必要でない.
b × 脳卒中の既往があるものは慎重投与となっている.
c ○ マスク着用が感染予防に有効である.
d × 角膜輪部から3.5〜4.0 mmの位置で硝子体注射を行う.
e × 直後の診察は有効ではない.

解答 c

29A082

薬物と副作用の組合せで**誤っている**のはどれか.

a インフリキシマブ―――――投与時反応
b コルヒチン―――――――催奇形性
c シクロスポリン―――――腎機能障害
d タクロリムス水和物―――眼圧上昇
e メトトレキサート―――――間質性肺炎

解説

a × ヒト抗TNF-α抗体:Behçet病によるぶどう膜炎の治療薬として承認されているが,副作用としてアナフィラキシー反応を起こすことがあり,注意を要する.
b × ぶどう膜炎で使用されている.ヒトでは催奇形性の報告はないが,動物では報告されており,妊産婦には禁忌である.
c × 免疫抑制剤としてぶどう膜炎に用いる.代表的な副作用として腎障害,肝障害が知られている.
d ○ 免疫抑制剤の点眼として主に春季カタルに使用されている.全身投与では心不全など重篤な副作用が報告されているが,眼圧上昇はない.
e × 葉酸代謝拮抗機序があり,免疫抑制剤としてぶどう膜炎に使用される.副作用に,間質性肺炎,肝障害,骨髄抑制などがある.

解答 d

29A083

副作用として網膜異常を**来さない**のはどれか．
a　シスプラチン
b　パクリタキセル
c　インターフェロン
d　タモキシフェンクエン酸塩
e　ヒドロキシクロロキン硫酸塩

解説

a　×　網膜症や視神経症を起こす．網膜障害としては虚血症状，網膜色素上皮障害がある．
b　×　Müller細胞障害による黄斑浮腫を起こす．
c　×　血管攣縮，血管内皮障害などにより，網膜出血や軟性白斑を来たすインターフェロン網膜症となる．
d　×　黄斑部にクリスタリン状の黄白色沈着物と浮腫を来たすタモキシフェン網膜症を起こすことがある．
e　×　網膜変性を起こし，進行するとBull's eye（標的黄斑症），網膜萎縮を起こす．

解答 なし

29A084

全層角膜移植と比較して角膜内皮移植に特有の合併症はどれか．
a　緑内障
b　拒絶反応
c　真菌感染
d　縫合不全
e　瞳孔ブロック

解説

a　×
b　×　拒絶反応の頻度は低い．
c　×
d　×
e　○　前房に空気注入するため空気瞳孔ブロックが起きる可能性がある．

解答 e

29A085

術中の眼内灌流液高を70 cmにした時の推定眼圧はどれか．
a　10 mmHg
b　30 mmHg
c　50 mmHg
d　70 mmHg
e　90 mmHg

解説

a　×
b　×

c ○ 700 mm ÷ 水銀の比重13.55 = 51.66 mmHg.

d ×

e ×

解答 c

29A086

ヨウ素系消毒薬で正しいのはどれか. **2つ選べ.**

a 0.001 % 以上で殺菌効果を示す.

b 真菌やウイルスには効果がない.

c 濃度が高いほど角膜障害が強い.

d 濃度が高いほどヨウ素が解離しやすい.

e 濃度が低いほど殺菌効果の持続時間が長い.

解説

a ○ 0.001 % 以上で殺菌効果を示す.

b × 真菌, ウイルスにも有効である.

c ○ 高濃度では角膜障害が強く, 希釈して使用する.

d × 100倍希釈で遊離ヨウ素量が最大となる.

e × 濃度が薄まると有機物による不活性化が生じやすくなる.

解答 a, c

29A087

術前にワルファリンカリウムの投与を中止する場合, 適切な中止期間はどれか.

a 手術当日

b 1日

c 3日〜5日

d 7日〜10日

e 2週

解説

a ×

b ×

c ○ 術前の3日〜5日で投与を中止しヘパリン化を行う.

d ×

e ×

解答 c

29A088

術中虹彩緊張低下症候群(IFIS)の原因薬剤で**誤っている**のはどれか.

a シロドシン

b ナフトピジル

c リスペリドン

d タムスロシン塩酸塩

e フェニレフリン塩酸塩

解説
a × 前立腺肥大症の排尿障害改善に使用するα₁-blockerは，IFISの原因となる．
b × α₁-blockerである．前立腺肥大症の排尿障害改善薬．
c × α₁-blockerである．統合失調症に対する抗精神病薬．
d × α₁-blockerである．前立腺肥大症の排尿障害改善薬．
e ○ α₁-stimulantである．

解答 e

29A089

白内障手術後の屈折値が，SRK/T式による目標屈折値より遠視化している．原因で正しいのはどれか．
　a　眼内レンズを嚢外固定した．
　b　眼軸長を実際より短く測定した．
　c　角膜屈折力を実際より大きく測定した．
　d　水晶体屈折力を実際より大きく測定した．
　e　A定数を適切な値より大きな値を用いた．

解説
a × 近視化する．
b × 近視化する．
c ○ 遠視化する．
d × SRK/T式の屈折誤差には関係しない．
e × 近視化する．

解答 c

29A090

点眼麻酔で**誤っている**のはどれか．
　a　三叉神経に作用する．
　b　虹彩の痛覚を抑制する．
　c　約10秒で効果が発現する．
　d　約15分間効果が持続する．
　e　ショック症状を起こし得る．

解説
a × 角膜に分布する知覚神経は三叉神経の分枝である．
b ○ 虹彩の痛覚（毛様痛）を抑制する効果はない．
c × 速やかに効果が発現する
d × 麻酔効果は約15分である．
e × 添付文書にも記載されている．

解答 b

29A091

眼瞼けいれんの治療で正しいのはどれか．2つ選べ．
- a 抗不安薬内服
- b 抗てんかん薬内服
- c A型ボツリヌス毒素注射
- d 挙筋短縮術
- e 眼輪筋切除術

解説
- a × 眼瞼けいれんの誘因となる．ガイドラインでは内服治療として挙げられている．
- b ○ 内服療法の一つである．
- c ○ 最も有効性の高い治療法である．
- d × 眼瞼下垂の治療法である．
- e × 一時的には改善するが，長期的には再燃することが多い．

解答 b，c

29A092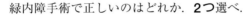

緑内障手術で正しいのはどれか．2つ選べ．
- a ステロイド緑内障は線維柱帯切開術の適応である．
- b 線維柱帯切開術は線維柱帯切除術より濾過胞感染が多い．
- c 術後の期待眼圧は線維柱帯切除術の方が線維柱帯切開術より低い．
- d 線維柱帯切開術後の再手術に線維柱帯切開術を施行することはない．
- e 代謝拮抗薬を併用した線維柱帯切除術後の濾過胞瘢痕化に濾過胞再建術は無効である．

解説
- a ○ 主流出経路の流出抵抗を下げる目的で，眼圧下降が期待できる．
- b × 線維柱帯切開術の感染リスクは線維柱帯切除術より低い．
- c ○ 記述の通り．
- d × 線維柱帯の切開部位を変えて，再手術を行うことは可能である．
- e × 濾過胞瘢痕化に濾過胞再建術は有効である．

解答 a，c

29A093

眼内に気体を注入した場合，正しいのはどれか．
- a 空気の膨張率は約1.5倍である．
- b SF_6の非膨張濃度は12％である．
- c C_3F_8の非膨張濃度は20％である．
- d 全身麻酔では笑気の使用が推奨される．
- e 空気の半減期は無水晶体眼より有水晶体眼で長い．

解説
- a × 空気は等倍．
- b × 非膨張濃度は20％である．
- c × 非膨張濃度は12％である．

d × 亜酸化窒素は注入されたガス気泡に移動し，眼圧上昇を来す．
e ○ 有水晶体眼，偽水晶体眼には差はないが，無水晶体眼での半減期は短い．

解答 e

29A094

角膜縫合に最も適した縫合糸はどれか．
a　シルク
b　ナイロン
c　ポリエステル
d　ポリプロピレン
e　ポリエチレングリコール

解説
a ×
b ○　角膜縫合は10-0ナイロン糸を使用する．
c ×
d ×
e ×

解答 b

29A095

周辺虹彩切除術で正しいのはどれか．
a　点眼麻酔で行う．
b　自己閉鎖創を作る．
c　術後は縮瞳薬を点眼する．
d　強膜創の後方を圧迫して虹彩を脱出させる．
e　外科的輪部の後方1 mmで強膜切開を始める．

解説
a ×　強い痛みを伴うことがあるので，テノン囊下麻酔がよい．
b ×　10-0ナイロンで1糸縫合するので，自己閉鎖創にしない．
c ×　硫酸アトロピン点眼を行う．
d ○　正しい．
e ×　外科的輪部の強膜側1/4の所で，強膜の1/2強の厚さで3.5 mm幅の切開を行う．

解答 d

29A096

眼部放射線治療による眼障害で正しいのはどれか．
a　眼瞼皮膚炎は治療後早期に生じる．
b　角膜症は上皮障害より内皮障害の頻度が高い．
c　水晶体の核硬化が急速に進行する．
d　網膜症の本態は網膜静脈分枝閉塞である．
e　視神経症は網膜症より発生しやすい．

|解説| a ○ 眼瞼皮膚炎は早期に生じる．
b × 涙液分泌低下と角膜上皮細胞の分裂障害による生じる．
c × 通常は後嚢下混濁として発症する．
d × 照射による血管内皮細胞の障害によって生じる．糖尿病網膜症に類似している．
e × 通常 60 Gy 以上で生じる．網膜症は 40 Gy 以上で生じるとされている．

|解答| a

眼窩内容除去術の適応はどれか．
a 眼瞼脂腺癌の眼窩内浸潤
b 肺扁平上皮癌の眼窩内転移
c 網膜芽細胞腫の視神経浸潤
d 壊死性血管炎による眼窩膿瘍
e 脈絡膜悪性黒色腫の強膜浸潤

|解説| a ○ 脂腺癌は遠隔転移がまれで局所制御が重要．眼窩内に浸潤すれば眼窩内容除去の適応．
b × 遠隔転移を生じている場合は根治目的とはならないので適応外となる．
c × 化学療法（＋放射線治療）で局所制御可能であり，眼窩内容除去術は適応外．
d × ドレナージが重要．骨膜にも炎症が波及している可能性あり眼窩内容除去術は困難．
e × 強膜（内）浸潤だけでは適応外．強膜外へと浸潤すれば適応となる．

|解答| a

裂孔原性網膜剝離の手術で正しいのはどれか．2つ選べ．
a 冷凍凝固部位の網膜は瘢痕化して肥厚する．
b 表面張力はシリコーンオイルの方がガスよりも大きい．
c 脈絡膜循環障害は強膜内陥術の方が硝子体手術より多い．
d 硝子体手術後の再剝離は急速に増殖硝子体網膜症に進行する．
e 網膜裂孔の fish mouth は円周バックルより子午線バックルで生じやすい．

|解説| a × 菲薄化する．
b × シリコーンオイルの表面張力は小さい．
c ○ 部分バックルでも脈絡膜灌流異常が生じるとされている．
d ○ 再剝離は炎症も強くなるため早急に治療を要する．
e × 円周バックルでより生じる．

|解答| c，d

増殖糖尿病網膜症の硝子体手術後の合併症で**誤っている**のはどれか．
a 角膜上皮剝離は非糖尿病眼より遷延しやすい．
b 網膜剝離が出現したら可及的早急に再手術を施行する．
c シリコーンオイル注入眼ではその界面で細胞増殖を助長する．
d 術後血管新生緑内障の原因は不十分な網膜光凝固のことが多い．
e 術後2週以内の硝子体出血は前部硝子体線維血管増殖の可能性が高い．

解説
a × 糖尿病眼の方が遷延しやすい．
b × PDRにおける網膜剝離はさらに増殖が進行するため早急な対応が望まれる．
c × シリコーンオイルの境界線に沿って増殖膜が形成される．
d ○ 白内障同時手術や術後網膜剝離がNVG発症に関与する．
e ○ 術直後は手術自体の影響の可能性が高い．

解答 d, e

網膜剝離手術で硝子体手術より強膜内陥術で頻度の高い合併症はどれか．2つ選べ．
a 眼内炎
b 白内障
c 網膜新裂孔
d 脈絡膜剝離
e 眼球運動障害

解説
a × 眼内炎のリスクは低い．
b × 硝子体手術でより頻度が高い．
c × 硝子体手術でより頻度が高い．
d ○ 排液や穿孔に伴い急激に眼圧の下降が起こることで生じ得る．
e ○ 外眼筋への影響が大きいが，通常は一過性である．

解答 d, e

B 臨床実地問題

29B001

眼球の組織像を**別図1**に示す．
機能はどれか．
- a 房水の産生
- b 瞳孔径の調節
- c 血液網膜関門
- d 視細胞外節の貪食
- e 角膜透明性の維持

解説

- **a** ○ 色素と無色素の細胞が隣接し，その内側に血管が豊富な組織は，毛様体である．Zinn小帯が紐状に見えることより，毛様体皺襞部となるため，房水産生に関わる．
- **b** × 虹彩とは異なる組織である．
- **c** × 網膜色素上皮細胞が血液網膜関門を形成するが，網膜色素上皮とは異なる組織である．
- **d** × 網膜色素上皮とは異なる組織である．
- **e** × 角膜内皮細胞には色素層は隣接していない．

解答 a

29B002

10歳の男児．矯正視力は両眼ともに1.2．2型2色覚と診断されている．石原色覚検査表の第1表を**別図2**に示す．
男児はこの表をどう読むか．
- a 読めない
- b 1または2
- c 12
- d 18
- e 28

解説

- **a** × cの項参照．
- **b** × cの項参照．
- **c** ○ 第1表はデモンストレーションであり，正常色覚者，色覚異常者も読める．
- **d** × cの項参照．
- **e** × cの項参照．

解答 c

隅角写真を**別図3**に示す．
正しい組合せはどれか．**2つ選べ**．

a　ⓐ—隅角離開
b　ⓑ—隅角結節
c　ⓒ—周辺虹彩前癒着
d　ⓓ—生理的隅角血管
e　ⓔ—Sampaolesi線

解説

a　×　高度な色素沈着．
b　○
c　○
d　×　新生血管．
e　×　虹彩高位付着．

解答　b，c

58歳の女性．眼底検査で異常を指摘されて，視野検査を受けた．眼底写真を**別図4**に示す．
推定される視野検査の結果で正しいのはどれか．

a　中心暗点
b　輪状暗点
c　鼻側階段
d　求心性視野狭窄
e　下半視野の異常

解説

a　×
b　×
c　○　視神経乳頭の耳側下方にノッチがあり，網膜神経線維束欠損（NFLD）を認める．
d　×
e　×　上方視野に異常を認めるはずである．

解答　c

OCT所見を**別図5**に示す．
正しいのはどれか．**2つ選べ**．

a　厚い黄斑前膜がみられる．
b　黄斑浮腫は漿液性網膜剥離による．
c　黄斑浮腫は中心窩の鼻側よりも耳側で顕著である．
d　嚢胞様黄斑浮腫は視神経乳頭黄斑線維束に著明である．
e　中心窩を中心とする直径1 mm内の平均網膜厚は526 μmである．

解説
- a × 黄斑前膜はみられない．
- b × 漿液性網膜剥離はみられない．
- c ○ OCTマップをみると中心窩耳側で網膜厚が厚く，浮腫が強いことがわかる．
- d × 中心窩鼻側には網膜厚の肥厚はみられない．
- e ○ ETDRSマップに平均網膜厚が記してある．

解答 c，e

31歳の女性．右眼の霧視と充血を自覚したため来院した．配偶者が駆梅療法を受けている．STS法，TPHA法はいずれも陽性．右眼前眼部写真を**別図6**に示す．
保健所への届け出で正しいのはどれか．
- a 直ちに届け出を行う．
- b 7日以内に届け出を行う．
- c 1か月以内に届け出を行う．
- d 定点医療機関であれば届け出を行う．
- e 届け出を行う必要はない．

解説
- a × 7日以内に届け出を行う．
- b ○ 5類感染症のうち届け出が必要な感染症に指定されている．
- c × 7日以内に届け出を行う．
- d × 眼科定点医療機関が届け出するものは，急性出血性結膜炎と流行性角結膜炎．
- e × 7日以内に届け出を行う．

解答 b

生後1か月の乳児．生来右眼の内側部に隆起があり，眼脂もみられる．精査目的で来院した．外眼部写真と頭部MRI画像を**別図7A，7B**に示す．
診断はどれか．
- a 血管腫
- b 涙腺腫瘍
- c リンパ管腫
- d 眼窩蜂巣炎
- e 先天性涙囊ヘルニア

解説
- a × 血管腫はMRI T2強調像で，内部はやや不均一な高信号を示す．
- b × 涙腺は外眼角に存在する．
- c × 画像検査では囊胞や拡張したリンパ管が集簇して多房性を示す．
- d × 眼瞼全体が発赤，腫脹する．
- e ○ 内眼角下方に暗青色の腫瘤として観察され，涙囊が拡張して眼窩内に囊胞を認める．

解答 e

67歳の男性．左眼の腫瘤を主訴に来院した．前眼部写真を**別図8**に示す．
適切な処置はどれか．

a 穿刺排膿
b 化学療法
c 放射線治療
d 眼窩内容除去術
e 切除とヘルニア門閉鎖

解 説

a × 眼窩脂肪ヘルニアは感染症でない．
b × 眼窩脂肪ヘルニアは悪性腫瘍でない．
c × 眼窩脂肪ヘルニアは悪性腫瘍でない．
d × 眼窩脂肪ヘルニアは眼窩内腫瘍でない．
e ○ 眼窩脂肪ヘルニアはテノン嚢の脆弱部から筋円錐内の脂肪が結膜下にヘルニアを生じているため．

解答 e

48歳の女性．両眼の眼瞼腫脹を訴えて来院した．顔面写真と眼窩冠状断MRIのSTIR画像を**別図9A，9B**に示す．血中IgG4は850 mg/dl．生検は拒否された．
適切な対応はどれか．

a 経過観察
b ステロイド局所注射
c ステロイド内服
d ステロイド大量点滴静注
e ステロイドパルス療法

解 説

a × IgG4関連涙腺炎である．経過観察で自然寛解することはまれである．
b × ステロイド内服で寛解導入できることが多い．
c ○ ステロイド内服は寛解導入に極めて有用であるが，維持療法が必要な場合が多い．
d × ステロイド内服で寛解導入できることが多い．
e × ステロイド内服で寛解導入できることが多い．

解答 c

29B010

50歳の女性．1か月前から物が二重に見えるため来院した．半年前から左眼眼球突出を家族に指摘されているが痛みはない．左眼眼球突出と下方偏位および上転障害を認める．矯正視力は両眼ともに1.2．前眼部と中間透光体および眼底に特記すべき所見はない．眼窩MRI画像を**別図10**に示す．

適切な対応はどれか．
- a　経過観察
- b　生検
- c　放射線療法
- d　経眼窩壁腫瘍摘出術
- e　副腎皮質ステロイド内服

解説

a × 既に複視の訴えがあり，悪性腫瘍の可能性も否定できないため，経過観察は不適切．

b × MRI等信号の充実性涙腺腫瘍．涙腺窩拡大，眼球偏位，進行速度から多形腺腫疑い．

c × リンパ腫であれば放射線の適応だが，比較的軟らかいので眼球偏位は通常来さない．

d ○ 多形腺腫を疑えば生検や試験切開は避けるべき．部分切除は悪性化を起こすことがあるため，被膜ごとの完全摘出を目指す．

e × 炎症性疾患も否定できずステロイド奏効の可能性はあるが，確定診断を得るべき．

解答 d

29B011

38歳の男性．以前から結膜の異常に気付いていたが放置していた．最近異物感が強くなったため来院した．前眼部写真と試験切除の病理組織像を**別図11A，11B**に示す．

診断はどれか．
- a　結膜乳頭腫
- b　Meibom腺癌
- c　結膜上皮内癌
- d　結膜リンパ腫
- e　結膜悪性黒色腫

解説

a × 細胞全層にかけて核異型が強く極性を失っており，高悪性度の所見で，乳頭腫は否定的である．

b × Meibom腺癌は黄白色調の結節を呈することが多く，cancer pearlを形成しない．

c ○ 細胞全層が極性を失い，核異型が強く，上皮内にcancer pearlを認める．この組織像では間質への浸潤は認めない．

d × 結膜ではMALTリンパ腫が多い．サーモンピンク状の色調で表面は平滑で

ある．粘膜固有層に小型の異型リンパ球がびまん性に密に増殖する組織像を示す．
e × 結膜悪性黒色腫は，黒褐色の隆起性病変を示す．メラニン色素を有し，核の大小不動を示す異型細胞が多数見られることが多い．

解答 c

67歳の女性．左眼のみ緑内障点眼薬を継続していたが，最近，眼瞼の違和感を訴えて来院した．前眼部写真を**別図12**に示す．
この患者が点眼していた薬剤はどれか．
a 交感神経β遮断薬
b 副交感神経刺激薬
c 交感神経αβ遮断薬
d 炭酸脱水酵素阻害薬
e プロスタグランジン関連薬

解説
a × 関連なし
b × 関連なし
c × 関連なし
d × 関連なし
e ○ 上眼瞼のくぼみは，プロスタグランジン関連眼窩周囲疾患の一つである

解答 e

6歳の女児．右眼瞼下垂を主訴に来院した．口を閉じている時と開けている時の写真を**別図13**に示す．
正しいのはどれか．
a 瞳孔不同を伴う．
b 顔面の発汗異常を伴う．
c 眼輪筋の先天異常である．
d 視覚刺激遮断弱視の危険性が高い．
e 眼瞼挙筋と外側翼突筋の異常連合が原因である．

解説
a ×
b ×
c ×
d × 瞳孔領に眼瞼はかかっていない．
e ○ Marcus Gunn jaw-winking現象．

解答 e

29B014

8歳の男児．近医で左眼の結膜下腫瘤を指摘され，紹介されて来院した．左眼前眼部写真と病理組織像を別図14A, 14B, 14Cに示す．
診断はどれか．
- a　リンパ腫
- b　多形腺腫
- c　扁平上皮癌
- d　皮様脂肪腫
- e　脂肪ヘルニア

解説

- a　×　異型のリンパ球浸潤．
- b　×　涙腺部から発症が多い．管腔を形成し増殖．
- c　×　高齢者に多い．極性を失った核の異型．上皮が基底膜を越え間質に浸潤．
- d　○　扁平上皮，脂肪組織．
- e　×　脂肪組織のヘルニア．

解答　d

29B015

38歳の男性．右眼の視力低下を主訴に来院した．右眼矯正視力は0.7．右眼細隙灯顕微鏡写真と角膜前面屈折力マップおよび角膜厚マップを別図15A, 15Bに示す．
正しいのはどれか．
- a　遺伝性疾患が疑われる．
- b　角膜倒乱視を生じている．
- c　角膜移植の予後は良好である．
- d　視力低下が進行する可能性は低い．
- e　膠原病などの全身検査を行うべきである．

解説
a
b
c
d
e

解答　不適切問題

円錐角膜のつもりでの出題なら，cが正解となる．しかし，写真と前眼部形状解析から，円錐角膜ではなく，ペルーシド辺縁角膜変性と診断される．その場合，該当する選択肢は無く，不適切問題である．

78歳の男性．近医で角膜混濁を指摘されて来院した．初診時の細隙灯顕微鏡写真とフルオレセイン生体染色写真を**別図16A，16B**に示す．

最も疑われるのはどれか．

　　a　角膜ヘルペス
　　b　アミオダロン角膜症
　　c　薬剤性角膜上皮びらん
　　d　Thygeson点状表層角膜炎
　　e　Reis-Bücklers角膜ジストロフィ

解説

a　×　浸潤やフルオレセイン染色で樹枝状病変などがみられる．
b　○　茶褐色の渦状の混濁がみられ，フルオレセイン染色所見はみられない．
c　×　Crack lineの様な隆起や，フルオレセイン染色では角膜上皮障害がみられる．
d　×　点状の混濁やフルオレセイン染色でわずかな隆起がみられる．
e　×　白色の地図状混濁がみられる．

解答　b

5歳の女児．右眼の視力不良を主訴に来院した．視力は右0.1（0.2 × + 3.00 D ◯ cyl – 3.00 D Ax 5°），左1.2（矯正不能）．眼鏡処方と遮閉訓練を行っているが右眼の視力は向上しない．細隙灯顕微鏡写真と角膜屈折力マップおよび眼球の高次収差マップを**別図17A，17B**に示す．

正しいのはどれか．

　　a　角膜倒乱視がある．
　　b　角膜不正乱視がある．
　　c　水晶体不正乱視がある．
　　d　ハードコンタクトレンズを処方する．
　　e　角膜移植を行う．

解説

a　×　角膜屈折力マップは縦の蝶ネクタイ型で，直乱視である（図B左）．
b　×　正乱視のみである．
c　○　後部円錐水晶体による高次収差の増加が視力低下の原因である（図B右）．
d　×　角膜の不正乱視ではないので，コンタクトレンズは無効である．
e　×　角膜は正常である．

解答　c

29B018

　18歳の男子．文字が読みにくいと訴えて来院した．視力は右0.1(0.3 × − 1.00 D ◯ cyl − 0.50 D Ax 180°)，左0.09(0.15 × − 1.00 D ◯ cyl − 0.50 D Ax 175°)．左眼眼底写真とフルオレセイン蛍光眼底造影写真およびOCT像を**別図18A, 18B**に示す．

　誤っているのはどれか．
　　a　両親のどちらかに同様の眼底がみられる．
　　b　遺伝子検査が診断に有用である．
　　c　周辺視野はほぼ正常である．
　　d　全視野ERGはほぼ正常である．
　　e　視野はさらに低下する可能性がある．

［解　説］
a　×　常染色体劣性遺伝のため，両親はともに保因者である可能性が高い．
b　×　原因遺伝子は*ABCA4*である．
c　×　主に黄斑部が障害される疾患であり，周辺視野には問題ないことが多い．
d　×　黄斑部のみの異常で周辺部は問題ないため，全視野ERGは異常はない．
e　○　視力低下は来すが，視野異常が進行する可能性は低い．

［解答］e

　眼底所見で黄斑部の萎縮がみられ，周囲に黄色斑(fleck)がみられる．蛍光眼底造影にて黄斑部のWindow defectとその周囲に黄色斑に一致した過蛍光点がみられる．Stargardt病と考えられる．常染色体劣性遺伝で原因遺伝子はABCA4である．

29B019

　7歳の男児．3歳児健診で両眼の低視力を指摘され，以来眼鏡を装用している．その後も視力が改善しないため来院した．視力は右0.1(0.4 × + 1.00 D ◯ cyl − 2.50 D Ax10°)，左0.2(0.5 × + 1.50 D ◯ cyl − 2.00 D Ax 170°)．両眼の眼底写真とOCT像および右眼の全視野ERGの結果を**別図19A, 19B, 19C**に示す．

　診断はどれか．
　　a　先天網膜分離症
　　b　杆体1色覚(全色盲)
　　c　先天停在性夜盲の完全型
　　d　先天停在性夜盲の不全型
　　e　S錐体1色覚(青錐体1色覚)

［解　説］
a　×　OCTで網膜分離を生じる．
b　×　杆体1色覚は杆体系の機能のみを持ち，錐体機能は欠落している．
c　×　完全型は杆体応答が消失し，錐体応答，フリッカ応答は正常に保たれる．
d　○　眼底写真，OCTでは明らかな異常はみられない．ERGの錐体杆体最大応答で陰性型となっている．杆体応答，錐体応答，フリッカ応答がいずれも低下しており，不全型の先天停在性夜盲が考えられる．先天停在性夜盲は5〜10歳で視力低下を主訴に眼科を受診することが多い．完全型，不全型ともに矯正視力は0.1〜0.7程度である．

e ×

解答 d

29B020

1歳7か月の男児．半年前から眼の位置が不自然であることに両親が気付き，来院した．出生は在胎41週，体重3,210 gで正常分娩．右眼眼底写真と超音波Bモード像を**別図20A，29B**に示す．左眼に異常はみられない．

適切な対応はどれか．**2つ選べ**．

a 眼窩X線CT検査
b 針生検
c 網膜冷凍凝固
d 全身化学療法
e 抗菌薬全身投与

解説

a ○ エコーにて音響陰影を認め，網膜芽細胞腫の疑い．CTでの石灰化は診断意義が高い．
b × 悪性腫瘍が考えられるので針生検は禁忌．
c × 眼底写真より硝子体内播種が考えられるので，網膜冷凍凝固は行わない．
d ○ 眼球摘出が必要な例もあるが，最近は抗癌剤による保存療法が広く行われている．
e × 感染症とは考えづらい．

解答 a, d

29B021

11歳の男児．3年前から両眼の視力低下を指摘されて来院した．視力は右0.1（0.4×−2.50 D），左0.1（0.4×−2.75 D）．身長142 cm，体重49 kg．小児科で精神発達遅滞と性腺発育不全を指摘されている．両眼の眼底写真とGoldmann視野検査の結果を**別図21A，21B**に示す．

診断はどれか．

a Niemann-Pick病
b Goldmann-Favre病
c Ehlers-Danlos症候群
d Bloch-Sulzberger症候群
e Laurence-Moon-Bardet-Biedl症候群

解説

a × リソソーム分解障害による脂質異常蓄積．眼底cherry-red-spot，視神経萎縮など．
b × 遺伝性網膜硝子体変性．網膜変性を来すが，全身徴候は伴わない．
c × コラーゲン形成異常による青色強膜，円錐角膜，強度近視，網膜剥離など．
d × 未熟児網膜症様眼底．皮膚色素沈着，精神遅滞，歯・骨・毛・爪異常．女児に発症．
e ○ 網膜色素変性，肥満，精神遅滞，指奇形，性腺発育不全，遺伝性を6主徴と

する．

解答 e

29B022

5名の患者のOCT像を**別図22**に示す．
抗VEGF薬による治療の適応となるのはどれか．**2つ選べ**．
a ⓐ
b ⓑ
c ⓒ
d ⓓ
e ⓔ

解説
a × 黄斑円孔．硝子体手術の適応．
b × 黄斑前膜．硝子体手術の適応．
c ○ 加齢黄斑変性．抗VEGF療法の適応．
d × 中心性漿液性脈絡網膜症．網膜光凝固，光線力学的療法で治療される．
e ○ 網膜静脈分枝閉塞症に伴った黄斑浮腫．抗VEGF療法の適応．

解答 c, e

29B023

別図23は正常眼の所見である．
この検査法で正しいのはどれか．**2つ選べ**．
a 光源として赤色光を用いる．
b Stargardt病ではdark choroidを示す．
c リポフスチンの多寡で所見が変化する．
d 若年者では後極部全体が明るく観察される．
e 網膜色素上皮細胞の欠損部は暗く観察される．

解説
a × 眼底自発蛍光撮影では光源として緑色光を用いる．
b × Stargardt病でdark choroidを示すのはフルオレセイン蛍光眼底造影である．
c ○ 眼底自発蛍光はリポフスチンが多いと過蛍光を呈する．
d × 眼底自発蛍光は加齢とともに強くなる．
e ○ 眼底自発蛍光では網膜色素上皮細胞の欠損部は暗く観察される．

解答 c, e

20歳の男性．ラグビーの試合でスクラムを組んでいたところ，左眼の視力が急に低下して来院した．視力は左0.2（矯正不能）．眼圧は左14 mmHg．前眼部と中間透光体に異常はない．左眼眼底写真を**別図24**に示す．
　適切な対応はどれか．
　　a　経過観察
　　b　ベット上安静
　　c　頭部X線CT検査
　　d　前房穿刺
　　e　硝子体手術

解説
a　◯　Valsalva網膜症は自然治癒する可能性が高く経過観察を行う．
b　×　特に必要がない．
c　×　特に必要がない．
d　×　特に必要がない．
e　×　長期間吸収傾向にない場合には考慮する．

解答　a

　48歳の男性．1年前に全身の悪性リンパ腫と診断され，化学療法中である．左眼の霧視を自覚したため来院した．前眼部に炎症所見はない．左眼眼底写真を**別図25**に示す．
　治療はどれか．
　　a　抗結核薬内服
　　b　アシクロビル点滴静注
　　c　抗真菌薬硝子体内注射
　　d　ガンシクロビル硝子体内注射
　　e　メトトレキサート硝子体内注射

解説
a　×　結核性ぶどう膜炎の治療に用いる．
b　×　主に急性網膜壊死などの治療に用いる．
c　×　真菌性眼内炎の治療に用いる．
d　◯　サイトメガロウイルス網膜炎の治療に用いる．
e　×　眼内悪性リンパ腫や難治性ぶどう膜炎の治療に用いる．

解答　d

免疫不全状態，拡大癒合性の白色病変，出血，血管炎よりサイトメガロウイルス網膜炎を疑う．

29B026

46歳の男性．数か月前から右眼に霧視があり，悪化したため来院した．視力は右0.1(0.2×+16.00 D ◯ cyl－1.00 D Ax 180°)，左0.1(0.3×+17.00 D ◯ cyl－1.50 D Ax 180°)．眼圧は右15 mmHg，左12 mmHg．右眼眼底写真と超音波Bモード像を**別図26A，26B**に示す．

治療はどれか．

 a　副腎皮質ステロイド後部テノン囊下注射
 b　副腎皮質ステロイド全身投与
 c　硝子体内ガス注入
 d　強膜開窓術
 e　強膜内陥術

解説

a　×　無効である．
b　×　無効である．
c　×　小眼球であり，手技自体のリスクも高い．
d　◯　Uveal effusion に対して強膜開窓術を行う．
e　×　裂孔がなく無効である．

解答 d

29B027

28歳の男性．1週前から両眼のかすみを自覚して，近医を受診した．眼底出血を指摘され加療目的で紹介された．身長172 cm，体重82 kg．高血圧と高脂血症および糖尿病の既往はない．矯正視力は両眼ともに0.9．両眼の眼底写真とOCT像を**別図27A，27B**に示す．

この症例で直ちに行うのはどれか．

 a　血液検査
 b　蛍光眼底造影
 c　トリアムシノロンアセトニド後部テノン囊下注射
 d　抗VEGF療法
 e　汎網膜光凝固

解説

a　◯　白血病や貧血，高ガンマグロブリン血症などの全身疾患をまず考える．
b　×
c　×
d　×
e　×

解答 a

眼底写真より火炎状，放射状の出血，黄斑浮腫(漿液性網膜剥離)を認めるため，網膜静脈閉塞症(CRVO)を疑いがちであるが，若年の両眼発症で高血圧，高脂血症，糖尿病がないことより，CRVOは否定的である．眼底写真よりRoth斑があるため，血液疾患や膠原病のような全身疾患に合併する網膜出血と考え，検査を進める．

65歳の男性．1週前に川にかかる鉄橋が傾いて見えるのに気付き，自分で描いた見え方の絵を持参して来院した．外傷の既往はない．2年前から糖尿病の治療を受けている．持参した絵を**別図28**に示す．

正しいのはどれか．
- a 左眼上斜視である．
- b 右眼は内方回旋をしている．
- c 頭を左に傾けると症状は軽快する．
- d 自然治癒の可能性は50％以下である．
- e プリズムによる治療は右にベースアップで貼る．

解説
- a × 右眼上斜視である．
- b × 右眼は外方回旋をしている．
- c ○ 右上斜筋麻痺なので，左へ傾けると症状は軽快する．
- d × 糖尿病に伴う末梢循環不全による上斜筋麻痺の自然治癒率は約9割である．
- e × 右上斜視に対してプリズムはベースダウンで貼る．

解答 c

34歳の女性．左眼の疼痛と眼瞼下垂を訴えて来院した．前眼部写真とHess赤緑試験および頭部MRI画像を**別図29A，29B，29C**に示す．

正しいのはどれか．
- a 耳鳴りがある
- b 下方視時に複視がある．
- c 脈波の増大がみられる．
- d 副腎皮質ステロイドの内服を行う．
- e 再発はまれである．

解説
- a ○ 内頸動脈海綿静脈洞瘻による頭部雑音．
- b × 上方視時に複視．
- c × 脈波は増大しない．
- d × 血管内治療（塞栓術），放射線治療など．
- e × 再発することもある．

解答 a

29B030

63歳の女性．数年前から右眼の眼位異常を指摘され，治療を希望して来院した．9方向眼位写真と頭部MRI画像を**別図30A，30B**に示す．
正しいのはどれか．
　a　共同性の斜視である．
　b　外眼筋の欠損がある．
　c　異常神経支配がある．
　d　筋付着部の異常がある．
　e　機械的な眼球運動制限がある．

a　×　非共同性の斜視である．
b　×　外眼筋の欠損はない．
c　×　神経支配に異常はない．
d　×　筋付着部の異常はない．
e　○　固定内斜視は極端な内転位で固定され，機械的眼球運動を伴うものである．

解答　e

29B031

68歳の女性．2週前の起床時に右眼が暗く見え，改善しないため来院した．視力は右0.4（矯正不能），左0.7（1.0 × + 0.75 D）．前眼部と中間透光体に異常はない．右眼眼底写真とHumphrey視野（30-2プログラム）検査の結果を**別図31A，31B**に示す．血沈とCRPに異常はない．
正しいのはどれか．
　a　右眼に眼球運動時痛を認める．
　b　MRIで右視神経に異常を認めない．
　c　ステロイドパルス療法を行う．
　d　視力低下と視野障害は進行する．
　e　1か月以内に反対眼の発症を来す．

a　×　視神経炎の場合．
b　×　炎症が強いと認める場合がある．
c　×　動脈炎性の場合は行うが，血沈とCRPから炎症性は否定される．
d　○　蒼白浮腫，水平半盲から非動脈炎性虚血性視神経症．
e　×　通常片眼性．

解答　d

29B032

　76歳の女性．眼瞼下垂を主訴に呼吸器内科から紹介された．顔面の赤外線写真を**別図32**に示す．
　診断に有用な点眼薬はどれか．
　　a　0.01％ブナゾシン塩酸塩
　　b　0.1％ブリモニジン酒石酸塩
　　c　1％アプラクロニジン塩酸塩
　　d　1％ピロカルピン塩酸塩
　　e　5％フェニレフリン塩酸塩

解説

a　×　α_1遮断薬．
b　×　α_2受容体作動薬．
c　×　α_2受容体作動薬．
d　×　非選択的ムスカリン受容体刺激薬．
e　○　Horner症候群　呼吸器疾患の既往，縮瞳，軽度眼瞼下垂．フェニレフリンはα_1受容体作動薬．眼瞼の挙上を引き起こし，瞳孔を散大させる．

解答　e

29B033

　Goldmann圧平眼圧測定時の細隙灯顕微鏡写真を**別図33**に示す．
　眼圧測定時の正しい位置はどれか．
　　a　ⓐ
　　b　ⓑ
　　c　ⓒ
　　d　ⓓ
　　e　ⓔ

解説

a　×
b　×
c　○　角膜反射の半円の内側が互いに接するようにする．
d　×
e　×

解答　c

29B034

40歳の女性．健診で異常を指摘されたため来院した．視力は両眼ともに1.2（矯正不能）．眼底写真とOCTの結果を別図34A，34Bに示す．
正しいのはどれか．2つ選べ．
a 進行することが多い．
b 乳頭の発達異常である．
c 緑内障治療薬を点眼する．
d 視神経乳頭の上方にノッチを認める．
e 視神経乳頭血管起始部が上方にシフトしている．

【解説】
a × SSOHは先天性であり，非進行性．
b ○ 乳頭の発達異常である．
c × 緑内障ではないため，治療薬の点眼は不要である．
d × 上方にリムが菲薄化している．
e ○ SSOHの特徴的な所見である．

【解答】b，e

眼底写真で視神経乳頭血管起始部が上方にシフトしており，上方リムが菲薄化している．OCTでは上方の網膜神経線維層欠損を認めることより，上方視神経低形成（SSOH）が考えられる．

29B035

75歳の女性．夕方から右眼眼痛と視力低下を自覚していたが，徐々に痛みが増強し，激しい頭痛と嘔吐を伴うため，深夜に救急外来を受診した．眼圧は右64 mmHg，左12 mmHg．右眼前眼部写真を別図35Aに示す．既往は特にない．治療経過中に撮影された前眼部OCT像を別図35Bに示す．
治療による経過で正しいのはどれか．
a ①→②→③
b ①→③→②
c ②→①→③
d ③→①→②
e ③→②→①

【解説】
a ×
b ×
c ×
d ○ ③〜①にかけて，徐々に隅角が広がっていることがわかる．
e ×

【解答】d

74歳の女性．植木の手入れ中に転倒し，救急搬送された．添え木（芯は金属）が右眼内側に刺さり自己抜去した．創部痛，頭痛，嘔気を訴えている．視力は右0.3（0.8×−2.25 D）．眼圧は右22 mmHg．細隙灯顕微鏡および眼底検査に異常はない．創部の写真を**別図36**に示す．
まず行うべき検査はどれか．

a 視野検査
b 牽引試験
c 超音波Bモード検査
d 頭部X線CT検査
e 眼窩MRI検査

【解説】
a × まずCT検査を行う．視野障害を示唆する所見があれば視野検査を行う．
b × CT検査で眼窩骨や外眼筋の障害を示唆する所見を認めれば牽引試験を行う．
c × 眼底検査で異常なく，眼内異物はない．眼外の異物の捜索にはCTの感度が高い．
d ○ 創部周囲の金属異物の残存の精査にはCT検査が有用である．
e × 金属が体内に残存している可能性があり，禁忌である．

【解答】d

24歳の男性．野球の試合中，右眼にボールが当たり視力低下を訴えて来院した．視力は右0.8（矯正不能）．眼圧は右10 mmHg．右眼眼底写真を**別図37**に示す．
正しいのはどれか．

a 経過観察
b 網膜光凝固
c 抗VEGF薬硝子体内注射
d 強膜内陥術
e 硝子体手術

【解説】
a × 予防的網膜光凝固術が望ましい．
b ○ 網膜剥離の発症を予防する．
c × 特に必要がない．
d × 網膜裂孔が深部にありやや困難と考えられる．
e × 網膜剥離の発症がなければ硝子体手術は不要．

【解答】b

29B038

　55歳の男性．工事現場で作業中，右眼に何かが当たり，視力低下を自覚したため来院した．視力は右0.7（矯正不能）．眼圧は右16 mmHg．右眼細隙灯顕微鏡写真と超音波Bモード像を**別図38A，38B**に示す．
　適切な対応はどれか．
- a　経過観察
- b　眼窩MRI検査
- c　抗菌薬頻回点眼
- d　抗菌薬硝子体内注射
- e　硝子体手術

解説
- a　×　眼内異物の存在が疑われ硝子体手術の適応と考える．
- b　×　金属異物の可能性があり，MRIは禁忌である．
- c　×　眼内異物の除去が必要である．
- d　×　眼内異物の除去が必要である．
- e　○　緊急硝子体手術にて異物摘出・網膜病変の治療を試みる．

解答 e

29B039

　85歳の女性．左眼白内障手術後，眼底に異常所見がみつかり，精査加療のために来院した．視力は左0.3（0.8×－0.50 D ◯ cyl－0.50 D Ax 90°）．左眼眼底写真と超音波Bモード像およびインドシアニングリーン蛍光眼底造影検査の中期像を**別図39A，39B，39C**に示す．
　診断はどれか．
- a　加齢黄斑変性
- b　転移性脈絡膜腫瘍
- c　限局性脈絡膜血管腫
- d　無色素性脈絡膜母斑
- e　無色素性脈絡膜悪性黒色腫

解説
- a　×　黄斑部の色調が異なる．隆起性病変にならない．
- b　×　一般に白色から乳白色をした扁平な病変であり，境界がやや不鮮明である．
- c　○　眼底はやや黄色がかったオレンジ色の色調で，軽度隆起し，インドシアニングリーン蛍光眼底造影（IA）では過蛍光を示す．
- d　×　ほぼ扁平で円形または卵円形の病変．FAでは低蛍光を示す．
- e　×　キノコ状の隆起病変が特徴である．

解答 c

29B040

23歳の女性．1か月前から右眼の視力低下を自覚したため来院した．右眼眼底写真を**別図40**に示す．

適切な対応はどれか．

a　経過観察
b　網膜光凝固
c　気体網膜復位術
d　強膜内陥術
e　硝子体手術

解説

a　×　網膜剥離であり経過観察は難しい．
b　×　網膜剥離があり光凝固は困難．
c　×　一部網膜下に増殖組織も形成されており気体網膜復位術は困難．
d　○　まだ若いので最も効果が期待できる．
e　×　選択肢の一つだがまだ若く，初回手術の選択肢にはならない．

解答　d

29B041

57歳の男性．苛性ソーダが右眼に飛入し，受傷翌日に来院した．受傷翌日と7日後の前眼部写真および生体染色写真を**別図41A，41B**に示す．

現時点で適切な治療はどれか．

a　輪部移植
b　羊膜移植
c　全層角膜移植
d　表層角膜移植
e　消炎と感染予防

解説

a　×
b　×
c　×
d　×
e　○　角膜移植は十分に消炎治療後，必要に応じて行う．

解答　e

29B042

75歳の女性．左眼の視力低下と外出時の羞明を自覚して来院した．視力は左0.1（0.4 × − 2.00 D ◯ cyl − 1.00 D Ax 90°）．眼圧は左15 mmHg．細隙灯顕微鏡写真と前眼部OCT像を**別図42A，42B**に示す．
適切な治療はどれか．
 a　EDTA点眼
 b　治療的レーザー角膜除去（PTK）
 c　角膜表層切除
 d　深層層状角膜移植
 e　全層角膜移植

解説
a ×　Ca沈着を主体とした帯状角膜変性に対する治療である．
b ◯　顆粒状角膜ジストロフィによる実質浅層の混濁除去に対して第一選択となる．
c ×　混濁除去後に正確な曲面が形成できるレーザー治療が第一選択となる．
d ×　実質深層まで混濁が及ぶ疾患で適応となる．
e ×　実質および内皮に障害が及ぶ疾患で適応となる．

解答 b

29B043

63歳の男性．3日前に左眼白内障手術を受けた．手術翌日は裸眼でよく見えたが，昨日から二重に見えるようになったため来院した．視力は左0.5（1.2 × + 1.00 D ◯ cyl − 1.75 D Ax 180°）．角膜乱視は − 1.75 D Ax 164°．左眼前眼部徹照写真と角膜屈折力マップを**別図43A，43B**に示す．
適切な治療はどれか．
 a　コンタクトレンズ処方
 b　Nd：YAGレーザー
 c　眼内レンズ位置修正
 d　眼内レンズ交換
 e　エキシマレーザー屈折矯正手術

解説
a ×　コンタクトレンズでの矯正は困難である．
b ×　YAGレーザーでは改善しない．
c ◯　TORIC IOLの軸ずれによる裸眼視力低下である．
d ×　IOLの軸ずれ修正により，視機能改善が期待できるため，交換する必要はない．
e ×　第一選択にはならない．

解答 c

29B044

65歳の男性．6か月前から左眼の視力低下を自覚して来院した．視力は左0.8（矯正不能）．細隙灯顕微鏡写真を**別図44**に示す．
適切な治療はどれか．
a 副腎皮質ステロイド点眼
b Nd：YAGレーザー
c 前房洗浄
d 眼内レンズ交換
e 硝子体手術

【解説】
a × 副腎皮質ステロイド点眼では改善しない．
b ○ 液状後発白内障であり，YAGレーザーによる後嚢切開の適応である．
c × YAGレーザーで治療可能であり，外科的治療は第一選択ではない．
d × 同上．
e × 同上．

解答 b

29B045

眼科手術時に使用する器具を**別図45**に示す．
この器具を用いる術式はどれか．
a LASIK
b 全層角膜移植術
c 隅角癒着解離術
d トーリック眼内レンズ挿入術
e 涙嚢鼻腔吻合術

【解説】
a ×
b ×
c ○ スワンヤコブ隅角鏡．
d ×
e ×

解答 c

29B046

右眼斜視手術で術者から見た術中写真を**別図46**に示す．
適応となる疾患はどれか．2つ選べ．
a A型外斜視
b 下斜筋過動
c 固定内斜視
d 交代性上斜位
e Brown症候群

【解説】
a × V型外斜視での適応．

- b ○ 下斜筋過動に対して下斜筋後転術を施行する．
- c × 上・外直筋の縫着を行う．
- d ○ 下斜筋の前極縫着は効果が高く，交代性上斜位でも行われる．
- e × 上斜筋の切腱または上斜延長術の適応である．

解答 b, d

29B047

6歳の女児．眼位異常を訴えて来院した．交代遮閉試験では上方視で50プリズム外斜視，下方視で20プリズム外斜視がみられた．9方向眼位写真を**別図47**に示す．
適切な治療法はどれか．
- a 右眼の外直筋後転術（上方移動併用）と内直筋短縮術（上方移動併用）
- b 右眼の外直筋後転術（下方移動併用）と内直筋短縮術（上方移動併用）
- c 両眼の内直筋短縮術（下方移動併用）
- d 両眼の外直筋後転術（上方移動併用）
- e 両眼の下斜筋後転術（前方移動併用）

解説
- a × 右眼の内直筋短縮術（下方移動併用）である．
- b × 右眼の外直筋後転術（上方移動併用）と内直筋短縮術（下方移動併用）でもよい．
- c × 両眼内直筋短縮術の適応ではない．
- d ○ V型外斜視であり両眼外直筋後転術（上方移動併用）の適応である．
- e × 下斜筋後転術は外斜視の治療効果はなく，前方移動は矯正効果が強すぎ適応外．

解答 d

29B048

50歳の男性．糖尿病の既往があり，5年前に近医を受診して糖尿病網膜症と診断されたが放置していた．数か月前から左眼の視力低下を自覚し，数日前にほとんど見えなくなったため来院した．視力は右1.2（矯正不能），左0.04（矯正不能）．眼圧は右13 mmHg, 左20 mmHg. 両眼の隅角に新生血管はみられない．左眼眼底写真を**別図48**に示す．
まず行うべき治療はどれか．
- a 抗VEGF薬硝子体内注射
- b トリアムシノロンアセトニド後部テノン囊下注射
- c 網膜光凝固
- d 硝子体手術
- e 線維柱帯切除術と硝子体手術の併用

解説
- a × 網膜剥離があると考えられるので，すでに適応はない．
- b × 網膜剥離があると考えられるので，すでに適応はない．
- c × 網膜剥離があると考えられるので，すでに適応はない．
- d ○ 写真からは網膜剥離（増殖性糖尿病網膜症）があると考えられる．

e × 眼圧は正常範囲内であるため，現時点で緑内障手術は必要ない．

解答 d

90歳の女性．元来近視が強く，左眼は黄斑円孔網膜剝離で失明している．右眼白内障手術を近医で受けて自覚症状は改善したが，眼底異常を疑われ紹介されて来院した．視力は右 0.08（0.7 × − 4.50 D ○ cyl − 1.00 D Ax 90°）．右眼眼底写真とOCT像を**別図49A，49B**に示す．
適切な対応はどれか．
  a 経過観察
  b 胸部X線
  c 眼窩X線CT検査
  d 抗VEGF薬硝子体内注射
  e 硝子体手術

解説
a ○ 強度近視による網膜分離．高齢，唯一眼，視力が比較的良好なため経過観察が妥当．
b ×
c ×
d × 近視性脈絡膜新生血管の存在があれば適応となる．
e × 黄斑円孔や黄斑円孔網膜剝離を認めると硝子体手術の適応となる．

解答 a

78歳の男性．半年前に近医で左眼の白内障手術が施行され，視力は改善したが，数日前から急に見えにくくなり来院した．視力は左 0.08（矯正不能）．左眼前眼部写真と眼底写真を**別図50A，50B**に示す．
原因裂孔が最も疑われる位置はどれか．
  a 黄斑円孔
  b 2時半周辺部
  c 3時半周辺部
  d 10時半周辺部
  e 12時半周辺部

解説
a × 黄斑円孔が原因ならば黄斑より上方には拡がりにくいと考えられる．
b × 2時半周辺部の原因裂孔であれば裂孔より下方に剝離が拡がると考えられる．
c × 3時半周辺部の原因裂孔であれば裂孔より下方に剝離が拡がると考えられる．
d × 10時半周辺部の原因裂孔ならば裂孔より下方に剝離が拡がると考えられる．
e ○ Lincoffの法則より原因裂孔の位置は12時付近の剝離の下縁が低い象限が疑われる．

解答 e

第30回
眼科専門医認定試験

平成30年6月8日実施

A 一般問題

30A001

眼瞼・結膜の分泌腺の組合せで正しいのはどれか.
- a Krause腺————眼瞼縁に開口する副涙腺
- b Meibom腺————瞼板に存在するアポクリン汗腺
- c Moll腺————睫毛の毛根部のエクリン汗腺
- d Wolfring腺————上下結膜円蓋部に存在する副涙腺
- e Zeis腺————睫毛の毛根部の脂腺

【解説】
- a × 上下結膜円蓋部.
- b × 脂腺.
- c × アポクリン汗腺.
- d × 上眼瞼の瞼板上部.
- e ○ 正しい.

【解答】e

30A002

涙液分泌で正しいのはどれか.2つ選べ.
- a 副涙腺には神経支配はない.
- b 情動に伴う涙液分泌は交感神経を介する.
- c 反射性分泌は主に交感神経を介して起こる.
- d 主涙腺には交感神経と副交感神経の両方が分布する.
- e 副交感神経の刺激では多量の涙液分泌は起こらない.

【解説】
- a ○ Krause腺やWolfring腺など.
- b × 副交感神経の関与もある.

c × 知覚神経の関与.
d ○ 正しい.
e × 情動による流涙は副交感神経刺激とされ多量に出ることもある.

解答 a, d

30A003

隅角鏡で観察できるSchwalbe線の位置はどれか.
a 線維柱帯と角膜の間
b 線維柱帯と強膜岬の間
c 線維柱帯と毛様体帯の間
d 毛様体帯と強膜岬の間
e 毛様体帯とSchlemm管の間

解説
a ○ 基本的問題.
b ×
c ×
d ×
e ×

解答 a

30A004

虹彩で正しいのはどれか.2つ選べ.
a 虹彩色素上皮は単層からなる.
b 虹彩前面には虹彩色素上皮が存在する.
c 虹彩実質内には交感神経節後線維を含む.
d 虹彩血管内皮細胞は血液房水関門に関与する.
e 瞳孔散大筋は虹彩色素上皮細胞の一部である.

解説
a × 筋上皮性前色素細胞層(前上皮細胞層)と後上皮細胞層の2層の色素細胞層からなっている.虹彩には無色素上皮層はない.
b × 虹彩の裏面に虹彩色素上皮が存在する.
c ○ 上頸神経節から延びた交感神経節後線維は虹彩実質に含まれ,瞳孔散大筋に分布する.
d × 血液房水関門は毛様体の血管内皮と虹彩無色素上皮から構成される.
e ○ 瞳孔散大筋は虹彩色素上皮の一部が伸び出した筋突起部から構成される.

解答 c, e

30A005

垂直眼球運動に直接関係するのはどれか．2つ選べ．
a 内側縦束
b 外転神経核
c 動眼神経核
d 傍正中橋網様体
e 内側縦束吻側間質核

解説
a × 水平眼球運動に主に関係する．
b × 水平眼球運動．
c ○
d × 水平眼球運動．
e ○ riMLF．

解答 c, e

30A006

調節の特徴で正しいのはどれか．
a 調節刺激量と調節反応量は等しい．
b 調節量は片眼で測定した方が，両眼よりも多くなる．
c 調節によってPurkinje-Sanson像の大きさは変化しない．
d 近くの物体を見るときは，調節に先行し輻湊が惹起される．
e 調節時は水晶体前面よりも水晶体後面の曲率の変化の方が大きい．

解説
a × 実際の調節反応では調節刺激量と調節反応量は一致せず，調節緊張の状態にある．
b × 調節量は両眼で測定した方が，調節と輻湊が協調して反応する片眼よりも多くなる．
c × 角膜前面からの反射は不変であるが水晶体前面（および後面）からの反射は変化する．
d ○ 調節と輻湊の相互作用は輻湊が優位で，輻湊の方が調節よりも先行して生じる．
e × 調節の大部分は水晶体前面の曲率が増加することによりなされる．

解答 d

30A007

＋5.00 Dのレンズ中心から1 cm上方を視線が通るとき，垂直方向のプリズム効果はどれか．
a 0⊿
b 1⊿
c 5⊿
d 10⊿
e 20⊿

解説

a ×
b ×
c ○
d ×
e ×

解答 c

レンズには光線束の拡がりを変える働きと進行方向を変える働きがあり後者はレンズのプリズム効果である．焦点距離 f(m) の凸レンズ (D) の光軸に平行な光線が入射すると光線は焦点 F に収束することから，光軸に平行に h(mm) ずれた位置に光が入射すると，焦点 F を通るから 1：h/10 = 1：x となり Prentice の式 x(Δ) = h×D/10 となり，本問では x(Δ) = 10×5/10 = 5 となる．

30A008

基底膜を**持たない**細胞はどれか．

a　Müller 細胞
b　星状膠細胞
c　角膜実質細胞
d　線維柱帯細胞
e　毛様体無色素上皮細胞

解説

a ×　内境界膜は Müller 細胞に相当する．
b ×　星状膠細胞は基底膜を介して血管内皮細胞と向かい合う構造を持つ．
c ○　上皮細胞ではないので，基底膜を有さない．
d ×　線維柱帯細胞はコラーゲンやエラスチンを核とする柱の表面に基底膜を介して付着している．
e ×　上皮系の細胞のために基底膜を有する．

解答 c

30A009

眼圧に関する記述で正しいのはどれか

a　角膜が薄いと高く測定される．
b　全身麻酔下では高く測定される．
c　仰臥位では座位より高く測定される．
d　緑内障眼と正常眼で日内変動幅に違いはない．
e　正常眼では経 Schlemm 管房水流出量と経ぶどう膜強膜房水流出量は 1：1 である．

解説

a ×　中心角膜厚が厚い（薄い）と，眼圧は高く（低く）測定される．
b ×　ケタミン，トリクロルエチレン以外の全身麻酔では，一般に眼圧は下がる．
c ○　静脈灌流圧の上昇による上強膜静脈圧の上昇や，眼内血液灌流量の増加による．
d ×　緑内障性視神経障害の進行には，日内変動幅が大きく関与しているといわれている．

e × 経Schlemm管房水流出量：経ぶどう膜強膜房水流出量＝9：1．

解答 c

30A010

視神経管が存在するのはどれか．
a 篩骨
b 鼻骨
c 上顎骨
d 前頭骨
e 蝶形骨

解説
a × 眼窩上壁と内壁の構成要素であるが，視神経管とは無関係．
b × 涙骨よりもさらに鼻側に位置し，眼窩壁の構成要素とはならない．
c × 眼窩下壁の構成要素であるが，視神経管とは無関係．
d × 眼窩上壁，内壁，外壁の構成要素となるが，視神経管とは無関係．
e ○ 視神経管は蝶形骨小翼にある約10 mm長の管腔．

解答 e

30A011

アマクリン細胞と神経節細胞の間のシナプス結合が存在するのはどれか．
a 神経節細胞層
b 内網状層
c 内顆粒層
d 外網状層
e 外顆粒層

解説
a ×
b ○ 内網状層にはアマクリン細胞と神経節細胞の間のシナプス結合が存在する．
c ×
d × 外網状層には双極細胞，水平細胞と視細胞の軸索との間のシナプス結合が存在する．
e ×

解答 b

30A012

成人の視力評価法で一般に使用されるのはどれか．
a 副尺視力
b 最小視認閾
c 最小分離閾
d OKN
e VEP

解説
a × 直線のずれを見分ける能力．

b × 1つの点または1本の線が存在することを認める能力．
c ○ 2点または2本の線が分離して見分けられる能力．Landolt環の切れ目の方向．
d × 視運動性眼振（OKN）は，眼前を連続的に移動する対象を追跡するための眼球運動．
e × 視覚誘発電位（VEP）は，光刺激を与えることで大脳皮質視覚野に生じる電位．

【解答】c

視力が両眼ともに 0.4（1.2 × ＋3.00 D）で，調節力が 1.00 D の人に遠用部には ＋3.00 D，近用部にはさらに ＋1.00 D を加えた二重焦点眼鏡を処方した．
この眼鏡装用下で明視**できない**範囲はどこか．
　a　無限遠から 1 m
　b　3 m から 50 cm
　c　2 m から 50 cm
　d　1 m から 50 cm
　e　50 cm より近方

【解説】
a × 眼鏡の遠用部分では完全矯正になっており，無限遠から近点 1/1.0 ＝ 1.0 m まで明視可能である．近用部分では 100/1.0 ＝ 100 cm から 100/(1.0 ＋ 1.0) ＝ 50 cm まで明視できる．すなわち無限遠から 50 cm まで明視できる．
b × 同上．
c × 同上．
d × 同上．
e ○ 50 cm より近方が見えないので正しい．

【解答】e

自動視野計による静的視野検査で**誤っている**のはどれか．
　a　初回検査は信頼性が低い．
　b　閾値が高い部位は変動が小さい．
　c　盲点刺激で固視不良率を評価できる．
　d　偽陰性応答が多いと視野の閾値は上昇する．
　e　標準的視野検査では視標サイズⅢが用いられる．

【解説】
a ×
b ○ 閾値が高い部位は変動が大きい．
c × 「固視不良」は，Mariotte 盲点に視標を呈示し，応答があると固視不良となり，それが 20 ％以上の場合は信頼性が低い．
d × 偽陰性応答が多いと視野の閾値は上昇し，感度低下として検出される．
e ×

【解答】b

一般的に「閾値」というと閾値輝度を指すと思われ，一部視野計で用いられ網膜感度を

表す「閾値(dB)」とは別物と考えて回答した．なお，網膜感度(dB)は $10 \times \log_{10}$(視野計の最高輝度)／(閾値輝度)で求められ，閾値輝度が分母にあるため閾値が低いほど網膜感度は高い．

30A015

OCTの乳頭周囲網膜神経線維層厚測定に影響を与えるのはどれか．2つ選べ．
a　眼圧
b　近視
c　性別
d　角膜厚
e　シグナル強度

解説　OCTの網膜断面像において網膜神経線維層をセグメンテーションして厚さを測定することで，緑内障診断補助に使用することができる．特に視野障害が出現する前段階の緑内障性視神経症，いわゆる前視野緑内障においては画像解析装置による診断が主体となる．ただし，測定精度に限界があること，アーチファクトの出現も少なくないこと，異常が出るのは緑内障に限らないことなど，現時点で万能ではないと認識しておく必要がある．

a　×
b　○　近視眼では乳頭の傾斜や乳頭周囲網脈絡膜萎縮などの存在により測定精度が低下することが考えられる．また，眼軸長が長いと網膜神経線維層厚が薄くなるため，近視の有無は測定結果の解釈に影響する．
c　×
d　×
e　○　透光体混濁により網膜断面像の描出が不良な場合，セグメンテーションの精度が低下する．

解答　b，e

30A016

カッパ(κ)角異常を合併するのはどれか．
a　黄斑偏位
b　角膜乱視
c　斜視弱視
d　偏心固視
e　乳児内斜視

解説
a　○
b　×
c　×
d　×
e　×

解答　a

カッパ角は視軸（固視点と眼の第一節点を結ぶ線）と瞳孔中心線とのなす角．眼の光軸

（光学系の中心を通る直線）と注視線（固視点と眼球回旋点を結ぶ線）のなす角をガンマ角といい，ガンマ（γ）角異常とカッパ角異常は同義．ラムダ（λ）角（照準線と瞳孔中心線とのなす角）は唯一測定可能で上記2角との相違は小さい．

dは中心窩以外の網膜で固視が行われ，この部位が主視方向をもつ単眼性の状態．

30A017

正しい組合せはどれか．2つ選べ．
- a 瞳孔膜遺残――――眼圧上昇
- b 眼皮膚白皮症――――黄斑低形成
- c ぶどう膜欠損――――耳側に多い
- d Marfan症候群――――下方水晶体偏位
- e Stickler症候群――――裂孔原性網膜剝離

解説
- a ×　ほとんどの場合は治療の必要なし．
- b ○　虹彩無色素，水平眼振，黄斑低形成などを示す．
- c ×　虹彩欠損は耳下側で多い．脈絡膜欠損は下方が多い．
- d ×　上方偏位が多い．
- e ○　進行性近視，網膜前膜，硝子体の牽引により網膜剝離が生じる．

解答 b, e

30A018

眼底自発蛍光で異常が**みられない**疾患はどれか．
- a Stargardt病
- b 網膜色素上皮裂孔
- c 網膜中心動脈閉塞症
- d 視神経乳頭ドルーゼン
- e 慢性中心性漿液性脈絡網膜症

解説
- a ×　黄斑に散在する黄色斑（flecks）はリポフスチンを含み，過蛍光を示す．
- b ×　裂孔部位は低蛍光．
- c ○　網膜色素上皮障害はなく，異常はみられない．
- d ×　過蛍光を示す．
- e ×　網膜色素上皮障害部位では低蛍光や過蛍光を示す．

解答 c

30A019

帯状角膜変性の病変領域の抽出に最も適する細隙灯顕微鏡の観察法はどれか．
- a 徹照法
- b 拡散照明法
- c 強膜散乱法
- d 鏡面反射法
- e 光学的切片法

解説
a × 水晶体混濁などの観察に有用．眼底からの反射光で観察．
b × 病変の広がりの観察．ディフューザーなどで広汎に照明．
c ○ 輪部付近に光をあて実質内を走る光束で角膜内の浸潤や沈着の広がりを観察．
d × 角膜内皮細胞の観察に用いる．一定以上の入斜角で光が全反射．
e × 角膜病変の領域の観察ではなく，深さの観察に有用．

解答 c

cの方が微細な混濁も浮かび上がり確認できるが観察にややテクニックがいる．拡散照明の方が容易に行え主だった混濁の範囲は観察できる．

30A020

視覚障害者の誘導法で**誤っている**のはどれか．
a 杖を持っている側に立つ
b 横に二人分の幅を確保しながら誘導する．
c 椅子に座るときは手を座面や背もたれに誘導する．
d 半歩前に立ち，肘を握ってもらい歩調をそろえて歩く．
e 階段の手前では一旦立ち止まって，下りる（上がる）ことを伝える．

解説
a ○ 通常は白杖を持っていない側に立つ．
b × 誘導者は二人分の幅を確保しながら誘導する．
c × 視覚障害者の手を椅子の背や座面に触れさせて誘導する．
d × 誘導者は視覚障害者の半歩前に立ち，肘の上を握ってもらい誘導する．
e × 階段の手前では，「昇り（下り）の階段です」と一声かける．

解答 a

30A021

「人を対象とする医学系研究に関する倫理指針」で正しいのはどれか．**2つ選べ**．
a 既存試料や情報を用いる研究は「人を対象とする医学系研究」に含まれない．
b 「侵襲」には精神に負担が生じることは含まない．
c 「侵襲」を伴う介入研究には，モニタリングは必要ない．
d 「インフォームド・アセント」は代諾者から説明と同意を得ることをいう．
e 「介入」とは通常の診療を超える医療行為で，研究目的で実施するものや割り付けを行うことをいう．

解説
a × 既存試料・情報を用いる研究も「人を対象とする」研究に該当する．
b × 研究対象者の身体または精神に障害または負担が生じる場合，「侵襲あり」とする．
c × 侵襲を伴う研究であって介入を行うものを実施する場合にはモニタリングが必要．
d ○ インフォームド・アセントは小児や傷病者などの研究対象者に対する手続きである．
e ○ 通常の診療を超える医療行為で，研究目的で実施するものは「介入」にあたる．

解答 d, e

30A022

視覚障害認定基準で正しいのはどれか．**2つ選べ**．
a　眼科専門医が等級認定を行う．
b　視覚障害の等級は1級から7級までである．
c　視力障害と視野障害の等級を合算して認定する．
d　両眼による視野の2分の1以上が欠けていれば，身体障害者手帳の交付が可能である．
e　一眼の視力が0.02のとき他眼の視力が0.7以下であれば，身体障害者手帳の交付が可能である．

解説
a　×　身体障害者福祉法第15条指定医が意見書を作成する．
b　×　視覚障害等級は1〜6級である．7級は他の障害であるが，法の対象ではない．
c　○　視力障害と視野障害がある場合，重複する障害の合計指数で認定する．
d　○　旧基準でも新基準（平成30年7月改訂）でも，5級には該当する．
e　×　一眼の視力が0.7あれば，視力障害には新基準，旧基準でも該当しない．

解答　c，d

30A023

ラテックスアレルギーと関連が強いのはどれか．**2つ選べ**．
a　エビ
b　キウイ
c　栗
d　サバ
e　銅

解説
a　×
b　○　フルーツアレルギーを合併することが知られている．
c　○　他に，バナナ，アボカド，桃など．
d　×
e　×

解答　b，c

30A024

全層角膜移植のドナーになり得るのはどれか．
a　18歳未満
b　死因不明
c　HIV抗体陽性
d　HTLV-1抗体陽性
e　Creutzfeldt-Jakob病

解説
a　○　18歳未満でも両親の承諾があればドナーとなり得る．
b　×　死因不明の場合は移植ドナー適応基準の使用禁忌である．
c　×　HIV抗体陽性の場合は移植ドナー適応基準の使用禁忌である．

d × HTLV-1抗体陽性の場合は移植ドナー適応基準の使用禁忌である．
e × Creutzfeldt-Jakob病は移植ドナー適応基準の使用禁忌である．

解答 a

 30A025

遺伝学的検査が算定できるのはどれか．
a 先天白内障
b 加齢黄斑変性
c 網膜芽細胞腫
d 錐体ジストロフィ
e 家族性滲出性硝子体網膜症

解説
a × 原因は常染色体優性遺伝のほか，感染や全身疾患・症候群に合併することがある．
b × 遺伝要因と環境要因が影響し発症する．遺伝子多型と疾患の関連が強い．
c ○ RB1遺伝子の異常と関連している．
d × 様々な原因遺伝子がみつかっている．
e × 様々な原因遺伝子がみつかっているが，孤発例も多い．

解答 c

 30A026

IgG4関連眼疾患で正しいのはどれか．2つ選べ．
a 他臓器に病変を生じない．
b 副腎皮質ステロイド療法の適応である．
c 涙腺だけでなく，外眼筋にも腫脹をみる．
d Sjögren症候群と同一疾患スペクトラム上にある．
e 血清IgG4が135 mg/dl以上であれば診断は確定する．

解説
a × IgG4関連疾患は下垂体，唾液腺，副鼻腔，甲状腺，肺など他臓器に病変を起こす．
b ○ ステロイド内服は寛解導入に極めて有用である．
c ○ 三叉神経腫大や外眼筋炎が眼科領域で比較的頻度が高い．
d × IgG4関連眼疾患はステロイド反応性良好で，Sjögren症候群とは異なる．
e × 確定診断には血液学的検査，臨床所見，病理組織所見の3項目を満たす必要がある．

解答 b, c

30A027

眼球偏位の方向と疾患の組合せで正しいのはどれか.
a 上方――――眼窩底骨折
b 下方――――上顎洞癌
c 外方――――篩骨洞嚢腫
d 外下方―――急性涙嚢炎
e 内下方―――涙腺腫瘍

解説

a × 骨折部に筋や脂肪組織などの眼窩内容が陥頓すると眼球は下方に偏位する.
b × 上顎洞癌が増大すると眼窩の下方から圧迫・伸展するので眼球は上方偏位する.
c × 篩骨洞嚢腫は眼窩よりも後方に進展しやすく眼球突出(前方偏位)を来しやすい.
d × 涙嚢は眼窩の内下方に位置するので,著しく腫脹すると眼球を外上方へ圧排する.
e ○ 涙腺は眼窩上外側部に位置するので,腫瘍の増大に伴い眼球は内下方へ圧排される.

解答 e

30A028

原因菌で頻度が高い組合せはどれか. **2つ選べ.**
a 角膜移植後角膜炎――――*Candida albicans*
b 涙小管炎――――――――*Propionibacterium acnes*
c 農作業中の角膜外傷―――*Pseudomonas aeruginosa*
d 成人の涙嚢炎―――――――*Staphylococcus aureus*
e カタル性周辺部角膜浸潤――*Staphylococcus epidermidis*

解説

a ○
b × 放線菌.
c × 糸状菌.
d ○
e × *Staphylococcus aureus*.

解答 a, d

30A029

涙道の解剖で正しいのはどれか.
a 涙嚢は膜性鼻涙管に連続している.
b 総涙小管にHorner筋が付着している.
c 内総涙点は涙嚢円蓋部に開口している.
d 涙点は涙小管垂直部につながっている.
e 上下の涙小管水平部はそれぞれ涙嚢に連続している.

解説

a × 涙嚢は骨性鼻涙管に連続している.

b × 上下涙小管はHorner筋内を走行するが，総涙小管は筋外を走行することが多い．
c × 内総涙点は涙嚢体部に開口している．
d ○ 涙液は涙点，涙小管垂直部，涙小管水平部の順に流れる．
e × 上下の涙小管は合流して総涙小管となり涙嚢に開口することがほとんどである．

解答 d

30A030

瞬目テストが診断に有用なのはどれか．**2つ選べ**．
a 眼瞼チック
b 眼瞼けいれん
c 上眼瞼後退症
d 眼瞼ミオキミア
e 眼筋型重症筋無力症

解説 眼瞼ミオキシアと眼瞼けいれんは好発年齢が近く，鑑別診断が非常に重要である．眼瞼ミオキシアでは開閉瞼が障害されないが（瞬目テスト陰性），眼瞼けいれんでは瞬目テストで強い障害を示す．従って出題者の意図としてはb，dが正答と考えられる．しかしながら，眼瞼チックでも瞬目テストは鑑別診断に有用なので（瞬目は障害されない），aも誤りとはいえない．

a △ 鑑別診断に有用．
b ○
c × 下方視で陽性所見．瞬目テストではない．
d ○ 鑑別診断で有用．
e × 上方注視負荷試験．瞬目テストではない．

解答 b, d．ただしaも誤りとはいえず，**不適切問題**

30A031

上眼瞼の解剖で**誤っている**のはどれか．
a 眼輪筋は閉瞼に関与する．
b 眼瞼挙筋は動眼神経支配である．
c Müller筋は動眼神経支配である．
d 挙筋腱膜と眼輪筋は隣接している．
e 挙筋腱膜とMüller筋は隣接している．

解説
a × 眼輪筋が収縮すると閉瞼する．
b × 動眼神経は上眼瞼挙筋，上直筋，内直筋，下直筋，下斜筋を支配している．
c ○ Müller筋は交感神経支配である．
d × 眼輪筋と瞼板の間を挙筋腱膜が走行する．一部眼輪筋に穿通枝を出している．
e × 挙筋腱膜と結膜の間をMüller筋が走行し，瞼板円蓋部に付着している．

解答 c

眼瞼のイチゴ状血管腫で**誤っている**のはどれか．
 a 自然消褪傾向がある．
 b 血管奇形に分類されている．
 c 大きな病変は弱視管理を要する．
 d Sturge-Weber症候群との鑑別を要する．
 e 交感神経β受容体遮断薬は治療に有効である．

解説
a × 90％以上は5〜7歳までに自然消褪する．
b ○ 乳児血管腫とも呼ばれ，毛細血管性血管腫に分類される．
c × 眼球偏位，斜視や開瞼障害を起こし，弱視の原因となる．
d × Sturge-Weber症候群は出生時より顔面血管腫があり，鑑別を要する．
e × ステロイド投与，インターフェロン療法，β受容体遮断薬などの治療がある．

 b

30A033 アレルギー性結膜疾患で正しいのはどれか．2つ選べ．
 a 偽膜を認める．
 b 結膜充血を認める．
 c 春季カタルでは輪部腫脹を認める．
 d アレルギー性結膜炎では輪部腫脹を認める．
 e 巨大乳頭結膜炎ではシールド潰瘍を認める．

解説
a × アデノウイルス結膜炎などでみられる．
b ○
c ○ 春季カタルでは輪部腫脹やTrantas斑がみられる．
d × 結膜浮腫，充血，結膜濾胞がみられる．
e × 春季カタルでみられる．

解答 b，c

 白内障術前の結膜嚢から検出されやすい薬剤耐性菌はどれか．3つ選べ．
 a *Corynebacterium* spp.
 b *Staphylococcus aureus*
 c *Staphylococcus epidermidis*
 d *Propionibacterium acnes*
 e *Pseudomonas aeruginosa*

解説
a ○ 結膜嚢常在菌でキノロン耐性菌が確認されている．
b ○ メチシリン耐性黄色ブドウ球菌（MRSA）．
c ○ メチシリン耐性表皮ブドウ球菌（MRSE）．
d × マイボーム腺内や結膜円蓋部に存在するが耐性化はほとんどみられない．

e × 結膜嚢からの検出は少ない．

解答 a, b, c

（あたらしい眼科 31：581-586, 2014, 眼科グラフィック 2：366-369, 2013）

30A035

緑膿菌による角膜感染症で正しいのはどれか．
a 誘因なく発症することが多い．
b 数日以内に輪状潰瘍を生じる．
c ニューキノロン系の抗菌薬は無効である．
d 膿瘍が角膜の中央部に這うように拡大する．
e 塗抹標本によりグラム陽性球菌が検出される．

解説
a × 角膜上皮障害が誘因となって発症する．
b ○ 初期は小円形浸潤病巣で数日以内に輪状膿瘍が形成される．
c × 治療はニューキノロン系とアミノグリコシド系抗菌薬点眼を併用することが多い．
d × 匐行性角膜潰瘍は肺炎球菌の特徴である．
e × グラム陰性桿菌である．

解答 b

30A036

角膜内皮障害を**来さない**のはどれか．
a 落屑症候群
b 分娩時外傷
c ICE症候群
d Meesmann角膜ジストロフィ
e 後部多形性角膜ジストロフィ

解説
a × 病態は明らかではないが内皮障害を起こす．
b × Descemet膜の破裂を起こし内皮障害の原因となる．
c × 角膜内皮細胞の異常が原因である．
d ○ 角膜上皮細胞内に微小なcystが多数みられ，上皮障害の原因となる．
e × 角膜内皮細胞からDescemet膜レベルの異常で，水疱様や帯状の病変がみられる．

解答 d

30A037

角膜疾患と治療の組合せで適切なのはどれか．3つ選べ．
- a　Fuchs角膜内皮ジストロフィ―――――高張食塩水点眼
- b　Salzmann結節変性―――――――――角膜内皮移植
- c　顆粒状角膜ジストロフィⅡ型――――深部層状角膜移植
　　（アベリノ角膜ジストロフィ）
- d　膠様滴状角膜ジストロフィ―――――治療的ソフトコンタクトレンズ
- e　斑状角膜ジストロフィ―――――――治療的レーザー角膜切除（PTK）

解説
- a　○　水疱性角膜症の上皮浮腫に対して高張食塩水点眼は有効である．
- b　×　角膜表面の結節性病変で，PTKが有効．
- c　○　混濁の除去にPTKが行われるが，症例によっては深部層状角膜移植も適応．
- d　○　ソフトコンタクトレンズの装用によって疾患の進行をある程度予防できる．
- e　×　混濁は深層にもみられるためPTKは不適．

解答 a, c, d

30A038

新生児の角膜混濁の原因で**誤っている**のはどれか．
- a　先天梅毒
- b　鉗子分娩
- c　強膜化角膜
- d　輪部デルモイド
- e　先天角膜内皮ジストロフィ

解説
- a　○　学童期から思春期に実質炎を起こす．晩期先天梅毒症状の一つ．
- b　×　正しい．Descemet膜の破裂を起こし，角膜混濁の原因となる．
- c　×　正しい．角膜周辺もしくは全体が強膜のような組織を呈して白濁する．
- d　×　正しい．耳下側の角膜輪部に好発する境界鮮明な半球状の充実性腫瘍である．
- e　×　正しい．先天性の角膜内皮の変性により両眼性に角膜実質に浮腫性の混濁を生じる．

解答 a

30A039

輪部デルモイドで**誤っている**のはどれか．
- a　片眼性が多い．
- b　鼻下側に好発する．
- c　副耳を伴うことがある．
- d　弱視に注意が必要である．
- e　表層角膜移植の適応である．

解説
- a　×　正しい．片眼性が多い．
- b　○　耳下側の角膜輪部に好発する．
- c　×　正しい．副耳，耳瘻孔，下顎骨低形成，脊椎異常などを伴うGoldenhar症候

　　　　　群がある．
d　×　正しい．高度の角膜乱視を合併するため，屈折矯正と健眼遮閉による弱視訓練が必要．
e　×　正しい．単純切除のみでは再発しやすいため，表層角膜移植術の適応がある．

解答　b

30A040

無虹彩症で虹彩欠損以外にみられる特徴的な所見はどれか．2つ選べ．
a　瞼球癒着
b　黄斑低形成
c　輪部機能不全
d　重症ドライアイ
e　角膜内皮細胞密度低下

解説
a　×　みられない．
b　○　高頻度にみられる．
c　○　高頻度にみられる．
d　×　みられない．
e　×　みられない．

解答　b，c

30A041

関節リウマチの眼合併症でないのはどれか．
a　強膜炎
b　網脈絡膜炎
c　周辺部角膜潰瘍
d　傍中心角膜穿孔
e　涙液分泌減少症

解説
a　×　認められる．
b　○　通常はみられない．
c　×　認められる．
d　×　みられることがある．
e　×　ドライアイを合併することが多い．

解答　b

30A042

白内障手術で多焦点眼内レンズを用いるとき，**誤っている**のはどれか．
　a　術後視機能に瞳孔径は影響しない．
　b　術後眼鏡が必要になる場合がある．
　c　多焦点眼内レンズには屈折型と回折型がある．
　d　手術および眼内レンズの費用は自己負担となる．
　e　単焦点眼内レンズよりコントラスト感度が低下する．

【解説】
a　○　術後視機能は瞳孔径に影響される．
b　×　個人差があり，眼鏡を必要とする場合はある．
c　×　現状では，屈折型と回折型がある．
d　×　現在，本邦では保険適用されていない．
e　×　光エネルギーの損失があるため，コントラスト感度が低下する．

【解答】a

30A043

単焦点眼内レンズ挿入眼における偽調節の要因となるのはどれか．**3つ選べ**．
　a　小瞳孔
　b　浅前房
　c　長眼軸
　d　残余乱視
　e　球面収差

【解説】
a　○　瞳孔径が小さいほど，偽調節は大きくなる．
b　×　偽調節には直接関与しない．
c　×　偽調節には直接関与しない．
d　○　ある程度残余乱視があると，偽調節効果により明視域が拡大する．
e　○　球面収差は偽調節効果を有する．

【解答】a，d，e

30A044

放射線白内障で**誤っている**のはどれか．
　a　前嚢下白内障が多い．
　b　総被曝線量閾値は 0.5 Gy である．
　c　含鉛アクリル保護眼鏡が有用である．
　d　医療従事者の職業被曝はリスクとなる．
　e　赤道部の水晶体上皮細胞の放射線曝露によって起こる．

【解説】
a　○　後嚢下白内障が特徴的．高度な被曝では皮質白内障や核白内障も起こる．
b　×　国際放射線防護委員会により 0.5 Gy と設定されている．
c　×　放射線防護用の含鉛アクリル保護眼鏡は有用である．
d　×　医療従事者や宇宙飛行士における職業被曝でも白内障を生じる．

e × 分裂能の高い赤道部の水晶体上皮細胞が障害される．

解答 a

30A045

小児白内障で正しいのはどれか．
a 眼内レンズ挿入は禁忌である．
b 斜視が出現した症例は手術を急ぐ．
c 術後，成長に伴い遠視が進行する．
d 片眼性の方が両眼性より術後視力が良好である．
e 片眼の先天白内障は生後6か月以降に手術を行う．

解説
a × 以前は禁忌であったが，現在は小児に対する禁忌は撤廃され，小児には使用注意（慎重に適応すること）となってる．
b ○ 斜視や眼振が出現した例では早期の手術が望ましい．
c × 眼軸の延長に伴い，近視が進行する．
d × 両眼性の方が視力予後は良好である．片眼性は弱視が必発．
e × 片眼の先天白内障は生後6週以内の手術が望ましい．

解答 b

30A046

萎縮型加齢黄斑変性で正しいのはどれか．2つ選べ．
a 地図状萎縮を伴う．
b 視力低下は急激である．
c 眼底自発蛍光が診断に有用である．
d 滲出型加齢黄斑変性には移行しない．
e 前駆病変として硬性ドルーゼンが重要である．

解説
a ○ 地図状萎縮を伴う．
b × ゆっくりとした経過をたどる．
c ○ 萎縮部位は低蛍光となり，診断およびフォローアップに有用である．
d × 滲出型加齢黄斑変性への移行がある．
e × 軟性ドルーゼンやreticular pseudodrusenが重要である．

解答 a, c

30A047

中心性漿液性脈絡網膜症で正しいのはどれか．2つ選べ．
a 飲酒と関連する．
b 脈絡膜の肥厚がみられる．
c 網膜血管の透過性が亢進する．
d 網膜色素上皮剥離を合併する．
e 副腎皮質ステロイド全身投与が有効である．

解説
a × 飲酒との関連はない．

b ○ 脈絡膜は肥厚している．
c × 脈絡膜血管の透過性が亢進している．
d ○ FAでの蛍光漏出部位では小さい網膜色素上皮剝離を合併していることが多い．
e × ステロイド全身投与は危険因子である．

解答 b, d

卵黄状黄斑ジストロフィで正しいのはどれか．
a 中心窩網膜分離を伴う．
b 脈絡膜新生血管を併発しない．
c *RPE65*遺伝子の異常で生じる．
d 眼底自発蛍光で異常がみられる．
e 常染色体劣性遺伝の症例が多い．

解説
a × 中心窩網膜分離は伴わない．
b × 脈絡膜新生血管を合併することがある．
c × *VMD2*遺伝子の異常で生じる．
d ○ 黄色の卵黄様物質は過蛍光を呈する．網膜色素上皮が萎縮すると低蛍光となる．
e × 常染色体優性遺伝が多い．

解答 d

網膜疾患のEOG検査で**誤っている**のはどれか．
a 記録は散瞳して行う．
b 片眼性の疾患でも記録できる．
c 記録は暗順応および明順応下で行う．
d 記録には角膜コンタクトレンズ型電極を用いる．
e 国際臨床視覚電気生理学会が記録方法の基準を提唱している．

解説
a × 散瞳で行うのがよい．
b × 片眼でもできる．
c × 暗順応，明順応下で行う．
d ○ 眼球の左右の内外眼角部の皮膚に電極を貼る．
e × 国際臨床視覚電気生理学会が推奨している方法がある．

解答 d

30A050

全視野刺激ERGで正しいのはどれか.
a 刺激光は10 msec以上が望ましい.
b 錐体応答記録には散瞳は必要ない.
c フリッカERGは杆体機能を反映する.
d 混合応答記録には背景光が必要である.
e 杆体応答記録には十分な暗順応が必要である.

解説

a × 錐体ERGでは5 msec以内を用いる.
b × 散瞳を行う.
c × フリッカERGは錐体機能を反映する.
d × 錐体の応答だけを記録する時は背景光をつけて杆体を抑制する.
e ○ 20分以上の暗順応後に記録する.

解答 e

30A051

電気生理学的検査で正しいのはどれか. 2つ選べ.
a 小口病では多局所ERGが異常になる.
b オカルト黄斑ジストロフィではEOGが異常になる.
c 卵黄状黄斑ジストロフィでは全視野刺激ERGが異常になる.
d 先天停在性夜盲では全視野刺激ERGのフラッシュ最大応答が陰性型になる.
e ビタミンA欠乏症の全視野刺激ERGでは錐体応答よりも杆体応答の異常が強い.

解説

a × 全視野刺激ERGでa波よりb波の振幅が小さくなる陰性型を示す.
b × 全視野刺激ERGは正常であるが,局所ERGで黄斑部の反応が低下している.
c × 全視野刺激ERGは正常.EOGが診断に有用でL/D比が低下する.
d ○ 全視野刺激ERGでa波よりb波の振幅が小さくなる陰性型を示す.
e ○ ビタミンA欠乏症では夜盲を呈するため,杆体応答の異常が強い.

解答 d, e

30A052

癌関連網膜症の原疾患で最も多いのはどれか.
a 髄膜症
b 肝細胞癌
c 神経膠腫
d 腎細胞癌
e 肺小細胞癌

解説

a ×
b ×
c ×

d ×
e ○

解答 e

悪性腫瘍細胞が異所性に網膜の構成蛋白を産生するために，正常網膜を標的とする自己抗体が生じ，それによって引き起こされる自己免疫性網膜変性症と考えられている．原疾患としては，肺小細胞癌が大多数であるが，消化器や泌尿器科系腫瘍での報告もある．

30A053

予防的網膜光凝固の最も良い適応はどれか．
- a　黄斑円孔
- b　遊離弁を伴う裂孔
- c　格子状変性内の円孔
- d　広範な網膜剥離を伴う新鮮な馬蹄形裂孔
- e　周囲に網膜剥離を伴わない新鮮な馬蹄形裂孔

解説
a ×　硝子体手術による円孔閉鎖が一般的である．
b ×　硝子体牽引がかかっていないと考えられる．
c ×　格子状変性内の円孔へ予防的網膜光凝固を行っても1.8〜6.2％に網膜剥離を生じる．
d ×　硝子体手術あるいは強膜内陥術の適応となる．
e ○　最も良い適応と考える．

解答 e

30A054

仮面症候群を来すのはどれか．**2つ選べ**．
- a　脈絡膜骨腫
- b　眼内リンパ腫
- c　脈絡膜血管腫
- d　網膜芽細胞腫
- e　網膜・網膜色素上皮過誤腫

解説
a ×
b ○　仮面症候群は，成人では眼内悪性リンパ腫と転移性腫瘍が多い．
c ×
d ○　小児では，網膜芽細胞腫と白血病が多い．
e ×

解答 b, d

A 一般問題 475

30A055

　難治性ぶどう膜炎に TNF 阻害薬を使用するとき，投与可能な全身合併症はどれか.

　　a　悪性腫瘍
　　b　活動性結核
　　c　多発性硬化症
　　d　鉄欠乏性貧血
　　e　うっ血性心不全

解説

a　×　基本は禁忌である.
b　×　活動性結核には禁忌. 既感染者に対しては抗結核薬の服用で行うこともある.
c　×　脱髄疾患患者は慎重投与. 投与により重症化することがある.
d　×　汎血球減少などの重症な血液疾患を引き起こすことがある.
e　○　投与可能である.

解答 e

30A056

Vogt－小柳－原田病で**誤っている**のはどれか.
　　a　前駆期に頭痛がある.
　　b　発症に T リンパ球が関与する.
　　c　急性期に脈絡膜が菲薄化する.
　　d　難治例で脈絡膜新生血管を生ずる.
　　e　難治例でシクロスポリンの適応がある.

解説

a　×　髄膜刺激症症状が頭痛と関連している.
b　×　T リンパ球が関与した肉芽腫性ぶどう膜炎である.
c　○　急性期には脈絡膜が肥厚する.
d　×　脈絡膜新生血管がみられることがある.
e　×　シクロスポリンが消炎に有効な症例もある.

解答 c

30A057

サルコイドーシスの診断基準に**含まれない**検査所見はどれか.
　　a　両側肺門縦隔リンパ節腫張
　　b　血清 ACE 高値
　　c　血清リゾチーム高値
　　d　血清可溶性 IL-2 受容体高値
　　e　尿中 β_2-ミクログロブリン高値

解説

a　×
b　×
c　×
d　×

e ○

【解答】e

本問題は，日本サルコイドーシス／肉芽腫性疾患学会が2015年に改訂した診断基準に準拠している．

30A058

HTLV-1関連ぶどう膜炎で正しいのはどれか．**2つ選べ**．
a 男性に多い．
b 前房蓄膿を認める．
c 甲状腺機能亢進症の合併が多い．
d 副腎皮質ステロイドが有効である．
e HTLV-1キャリアの半数以上で発症する．

【解説】
a × 性差については明らかでない．
b × 認めない．
c ○ 20％は甲状腺機能亢進症の合併がある．
d ○ ステロイド内服が有効であるが，再発もみられる．
e × キャリアの大部分は無症候性でぶどう膜炎があまりみられない．

【解答】c, d

30A059

眼内リンパ腫で正しいのはどれか．
a 若年者に多い．
b Tリンパ腫である．
c ウイルス感染と関連する．
d 眼内液でIL-6が上昇する．
e 網膜色素上皮下の細胞浸潤がある．

【解説】
a × 50〜60歳代が多い．
b × ほとんどがB細胞性の非ホジキンリンパ腫である．
c × ウイルスとの関連は明らかにされていない．
d × IL-10が上昇．眼内液のIL-10/IL-6比が高値（1以上）である場合も診断に有用．
e ○ 網膜色素上皮下（網膜色素上皮とBruch膜の間）が病変の主座となる．

【解答】e

30A060

在胎週数25週，出生時体重757gの低出生体重児．初回眼底検査の開始時期として適切なのはどれか．

a 修正26週
b 修正29週
c 修正32週
d 修正35週
e 修正37週

【解説】
a ×
b ○ 出生時在胎26週未満なら修正29週から，出生時26週以上なら生後3週から．
c ×
d ×
e ×

【解答】b

30A061

Fisher症候群で正しいのはどれか．**2つ選べ**．

a 三叉神経麻痺を伴う．
b 外眼筋麻痺がみられる．
c MRIに脱髄所見がみられる
d 感冒などの先行感染がみられる．
e エドロホニウム塩化物静注試験（テンシロンテスト）が有効である．

【解説】
a ×
b ○ 三徴（外眼筋麻痺，運動失調，腱反射消失）の一つ．
c ×
d ○ 上気道感染後に発症することが多い．
e × 重症筋無力症．

【解答】b，d

30A062

屈折矯正の対象となる乳幼児の屈折異常はどれか．**2つ選べ**．

a 0歳　眼位異常なし　両眼遠視＋4.00 D
b 0歳　内斜視　　　　両眼遠視＋3.00 D
c 3歳　外斜視　　　　両眼近視－2.00 D
d 3歳　眼位異常なし　両眼遠視　不同視2.00 D
e 3歳　眼位異常なし　両眼近視　不同視2.00 D

【解説】
a × 0歳では視力がまだ未発達で，屈折矯正は明視努力が旺盛になる1歳半以降で良い．
b × 調節性内斜視は1歳半〜3歳頃の発症で，0歳では先天性内斜視と考えられる．
c ○ 遠方が明視できないことにより外斜視が発症していると考えられるため対象

となる.
- d ○ ＋2.0 D以上の遠視の不同視は不同視弱視になる可能性があるため対象となる．
- e × 近視の場合は近方にピントが合うため不同視でも眼位異常なしのため対象ではない．

解答 c, d

30A063

左眼に2Δ基底上方，2Δ基底内方のプリズム装用で複視がなくなるとき，左眼に処方する合成プリズムで正しいのはどれか．
- a 2Δ基底45°
- b 3Δ基底45°
- c 3Δ基底135°
- d 4Δ基底45°
- e 4Δ基底135°

解説
- a ×
- b ×
- c ○
- d ×
- e ×

解答 c

プリズムを合成するにはプリズム度数を長さで基底を方向として考慮したベクトルで表わし合成する．合成ベクトルの長さについて測るか，ピタゴラスの定理で計算し，角度は分度器で測定するなどする．本問の場合，第4象限に位置する各辺が2の垂直2等辺三角形となるので，斜辺の長さは$2\sqrt{3} ≒ 3$，角度は90＋45＝135°となる．

30A064

検影法で正しいのはどれか．
- a 検影器を固視させる．
- b 斜乱視が検出できる．
- c 両眼同時に測定できる．
- d 投射光は，収束光を通常用いる．
- e 屈折度は中和した検査レンズ度数に検査距離(m)の逆数を加える．

解説
- a × 右(左)眼測定では検者の右(左)耳後方を固視させる．
- b ○ 瞳孔内の照射光の向きに一致するようストリークを回転させた状態を軸に一致といい，この軸が乱視の主経線である．
- c × 片眼ずつ測定するのでcは誤り．
- d × 通常，開散光を用いる(強度近視では反射光が暗く，あえて収束光を用いる)．
- e × 屈折度は中和した検査レンズ度数に検査距離(m)の逆数を引く．

解答 b

30A065

治療法で正しい組合せはどれか．
- a 斜位近視―――――――シクロペントラート塩酸塩点眼
- b 麻痺性斜視―――――――ボツリヌス毒素注射
- c 交代性上斜位―――――プリズム眼鏡
- d 輻湊不全型外斜視―――二重焦点眼鏡
- e 屈折性調節性内斜視―――両内直筋後転術

【解説】
- a × 斜位近視では両眼視力のときのみ近視の度が増加し，片眼視力は変化しない．
- b ○ 早期に行うことで拮抗筋の拘縮を予防できる．
- c × 整容的に問題があれば手術の適応である．
- d × 両内直筋前転術の適応である．
- e × 屈折性調節性内斜視の治療は屈折矯正である．

【解答】b

30A066

顔を右に回して見るのはどれか．
- a 左上斜筋麻痺
- b 右動眼神経麻痺
- c 右外転神経麻痺
- d 右Brown症候群
- e 左Duane症候群Ⅰ型

【解説】
- a × 左上斜視となるため，顔を右に傾ける．
- b × 右眼外転位で固定している場合，顔を左に回す．
- c ○ 右眼外転不能のため，顔を右に回し，左方視で単一視する．
- d × 右眼内上転障害のため，顔を左に回し，右方視で単一視する．
- e × 左眼外転不能のため，顔を左に回し，右方視で単一視する．

【解答】c

30A067

AC/A比が大きくなるのはどれか．
- a 先天内斜視
- b 調節けいれん
- c 基礎型間欠性外斜視
- d 屈折性調節性内斜視
- e アトロピン硫酸塩水和物点眼

【解説】
- a × AC/A比は調節1Dにつき引き起こされる輻湊量（Δ）のこと．先天内斜視は正常．
- b × 調節命令が亢進しているため調節が容易にでき1Dあたりの輻湊量は小さくなる．
- c × 基礎型間欠性外斜視は遠見も近見も斜視角が変わらない．AC/A比正常．

d × 屈折性調節性内斜視は屈折矯正によって遠見近見ともに眼位良好．AC/A比正常．
e ○ アトロピンによって1D調節に大きな調節命令が必要となり輻湊量は大きくなる．

解答 e

30A068

両耳側半盲を来す疾患はどれか．2つ選べ．
a 視交叉炎
b 後頭葉髄膜腫
c 中大脳動脈梗塞
d 海綿静脈洞血栓症
e エタンブトール視神経症

解説
a ○ 視交叉部病変である．
b × 同名半盲となる．
c × 視放線が障害され同名半盲様になる．
d × 片眼性の視野障害となる．
e ○ 特徴的所見である．

解答 a, e

30A069

瞳孔で正しいのはどれか．3つ選べ．
a 片眼の視神経炎では瞳孔不同は起こらない．
b 頭痛を伴う瞳孔不同は頭蓋内動脈瘤の危険がある．
c 対光反射に直接関与する網膜神経節細胞が存在する．
d 対光近見反射解離はAdie症候群に特異的な所見である．
e 相対的瞳孔求心路障害（RAPD）は自覚的視機能検査結果である．

解説
a × 瞳孔不動を生じ得る．
b ○ 動眼神経麻痺を生じる．
c ○ 正しい．
d ○ 特徴的所見である．
e × 他覚的検査である．

解答 b, c, d

30A070

先天眼振で正しいのはどれか.
- a 輻湊で軽快する.
- b 動揺視を自覚する.
- c 回旋成分はみられない.
- d 眼球運動制限を合併する.
- e 振幅はどの方向でも等しい.

解説
- a ○ 輻湊で減弱.
- b × 先天性なので自覚しないことが多い.
- c × 水平, 回旋性.
- d × 必ず合併するわけではない.
- e × 静止位や中立帯があることもある.

解答 a

30A071

2歳未満に**禁忌**な点眼薬はどれか.
- a ニプラジロール
- b ビマトプロスト
- c ブリンゾラミド
- d ブリモニジン酒石酸塩
- e リパスジル塩酸塩水和物

解説
- a ×
- b ×
- c ×
- d ○ 小児の中枢神経系に作用し, 鎮静作用(傾眠)を示す可能性がある.
- e ×

解答 d

30A072

アドレナリン受容体に作用するのはどれか. **3つ選べ**.
- a アセタゾラミド
- b カルテオロール塩酸塩
- c ブナゾシン塩酸塩
- d ブリモニジン酒石酸塩
- e ラタノプロスト

解説
- a × 毛様体無色素上皮内で, 炭酸脱水酵素に作用する.
- b ○ 交感神経β受容体を遮断する.
- c ○ 交感神経α₁受容体を遮断する.
- d ○ 交感神経α₂受容体を刺激する.

e × 毛様体のプロスタグランジンF受容体に作用する．

解答 b, c, d

30A073

緑内障性視野障害で正しいのはどれか．
a 実性暗点である．
b 下半視野障害が先行する例が多い．
c 早期緑内障でQOLの低下を自覚する．
d 早期緑内障でも中心10°内視野障害を生じる．
e 中心30°内視野測定は後期緑内障の最も有用な進行判定方法である．

解説

a × 実性暗点とは，自覚できる視野欠損のこと．初期の緑内障では自覚できないため，虚性暗点である．

b × 鼻側視野障害が先行する．上下の比較においては，上方の視野障害が先行する症例の方が多い．

c ×

d ○ 通常，初期暗点が中心10°〜20°の範囲のBjerumm暗点や鼻側水平経線に接する鼻側階段として高頻度に出現することから，中心視野30°以内の76点の感度閾値を測定する中心30－2プログラムが用いられている．しかし，わが国に最も多いNTGでは固視点近くに傍中心暗点が多い．そのような症例では，中心視野10°以内に検査点の配列が2°間隔で68点の感度閾値を測定する中心10－2プログラムを用いることにより，詳細な情報を得ることができる．

e × 視野が進行した症例では，中心視野の評価が経過観察上，また予後の予測上有用である．中心5°以内に暗点が出現した場合，ことに上下に出現した場合には，中心視野の形が重要になるため，中心10－2プログラムの併用が望ましい．さらに中心視野が狭窄し，中心と周辺が分離した症例では，自動視野計30°では不適当である．その場合には，Goldmann視野と，中心が残っていれば中心10°のプログラムの併用が必要である．

解答 d

30A074

緑内障の治療で正しいのはどれか．**2つ選べ**．
a チューブシャント手術は濾過手術である．
b 正常眼圧緑内障に眼圧下降治療は無効である．
c 血管新生緑内障に線維柱帯切開術が適応である．
d 線維柱帯切除術の晩期合併症に濾過胞感染がある．
e 原発先天緑内障の第一選択として線維柱帯切除術を行う．

解説

a ○ チューブシャント手術（プレートのないもの）は広い意味で濾過手術である．

b × 欧米の大規模臨床研究から，正常眼圧緑内障の眼圧下降の有効性が明らかにされた．

c × 線維柱帯切除術が第一選択だが手術成績は悪い．

d ○ わが国では5年で2.2%の発症頻度であると報告された.

e × 線維柱帯切開術が第一選択である.

解答 **a***, **d**

* 保険病名から考えるとチューブシャント手術と濾過手術は別の術式と考えるべきであるが,その他の選択肢が明らかに誤りのため,aを選ばざるを得ない.

30A075

眼圧下降機序で正しいのはどれか. **2つ選べ.**

    a   高張浸透圧薬─────────房水産生抑制

    b   交感神経β遮断薬────────房水産生抑制

    c   副交感神経刺激薬───────副経路からの房水流出促進

    d   Rhoキナーゼ阻害薬──────主経路からの房水流出促進

    e   プロスタグランジン関連薬───主経路からの房水流出促進

解説

a × 硝子体圧を低下させることにより眼圧を下降させる.

b ○

c × 主経路からの房水流出促進.

d ○

e × 副経路からの房水流出促進.

解答 **b**, **d**

30A076

症候群と所見の組合せで正しいのはどれか. **2つ選べ.**

    a   Axenfeld-Rieger症候群─────歯牙低形成

    b   Cogan-Reese症候群──────皮膚色素斑

    c   Schwartz症候群────────裂孔原性網膜剝離

    d   Sturge-Weber症候群──────体幹血管腫

    e   Weill-Marchesani症候群────高身長

解説

a ○ 鞍鼻,両眼隔離,上顎発育不全などの顔面骨異常や歯牙異常などを生じる.

b × ICE症候群の一つ.虹彩の有色性結節が特徴である.

c ○ 裂孔原性網膜剝離に伴い高眼圧を来す疾患である.

d × 牛眼,緑内障,脈絡膜血管腫,顔面血管腫を生じる.

e × 球状水晶体,水晶体偏位,短指症,短頭症を生じる.

解答 **a**, **c**

外傷による網膜裂孔で多いのはどこか．2つ選べ．
a 耳上側
b 耳下側
c 鼻上側
d 鼻下側
e 後極部

解説
a × 頻度としては高くない．
b ○ 鼻骨が邪魔するため耳側に，そしてBell現象により眼球下方に外力が加わる．
c ○ 対側衝撃損傷（contre-coupe injury）により耳下側と反対側の鼻上側にもできやすい．
d × 頻度としては高くない．
e × 外傷性黄斑円孔を生じることもあるが頻度としては高くない．

解答 b，c

鈍的外傷に伴う前房出血後に生じ得る遅発合併症はどれか．2つ選べ．
a 角膜穿孔
b 角膜染血
c 黄斑円孔
d 低眼圧黄斑症
e 細菌性眼内炎

解説
a × 早期合併症の一つである．
b ○ 前房出血と高眼圧により，数日〜1週間で生じる．
c × 早期合併症の一つである．
d ○ 隅角解離や毛様体解離により低眼圧を生じる．
e × 早期合併症の一つである．

解答 b，d

眼球打撲後の前眼部に特徴的な所見はどれか．
a Vossius輪
b Koeppe結節
c Khodadoust線
d Soemmering輪
e Morgagni白内障

解説
a ○ 打撲によって虹彩の瞳孔縁からメラニン細胞が遊離して生じる．
b × サルコイドーシスに特徴的な瞳孔縁の肉芽腫性結節である．
c × 角膜移植後の拒絶反応に伴って形成される角膜後面沈着物を伴った境界線．
d × 白内障術後に前嚢切開縁と後嚢が癒着して生じるドーナツ状の後発白内障．

e × 過熟白内障の一種であり外傷に特徴的とはいえない．

解答 a

30A080

正しい組合せはどれか．2つ選べ．
a 涙小管断裂―――――――ドライアイ
b 外傷性眼瞼下垂―――――眉毛挙上
c 外傷性視神経症―――――視神経乳頭陥凹
d 眼窩吹き抜け骨折――――前額部知覚鈍麻
e 眼窩先端(部)症候群―――視力低下

解説
a × 流涙症状を生じる．
b ○ 挙筋腱膜が断裂していることが多く，前頭筋で挙上を行うため眉毛挙上が生じる．
c × 視神経乳頭陥凹の拡大はなく蒼白化を生じる．
d × 眼窩下神経の損傷により患側の頬部から上口唇までの知覚低下が生じる．
e ○ 視神経障害のため視力低下を生じる．

解答 b，e

30A081

交感性眼炎で正しいのはどれか．
a 眼球摘出の適応である．
b HLA-DR4と関連する．
c 硝子体手術後には発症しない．
d 有病率は人口1万人あたり1人である．
e 眼外傷の受傷後3か月以上経過して発症する．

解説
a × 必ずしも眼球摘出が適応でなく，ステロイドパルス療法など内科的治療が奏効することもある．
b ○ 正しい．
c × 硝子体手術後であっても内眼手術後であれば発症することがある．
d ×
e × 3か月以上経過してではなく，時期は一定しない．

解答 b

30A082

高圧酸素療法の適応はどれか．
a 視神経炎
b 糖尿病黄斑浮腫
c 網膜静脈閉塞症
d 網膜動脈閉塞症
e 頸動脈海綿静脈洞瘻

解説
a ×
b ×
c ×
d ○
e ×

解答 d

高圧酸素療法とは2〜3気圧の環境下で高濃度の酸素を吸入する治療で，生体内の気体の圧縮や溶解，動脈血中の溶存酸素増加による低酸素状態の改善，殺菌作用などが期待できる．眼科的には低酸素状態を改善するために，網膜動脈閉塞症が適応となっている．

30A083

薬物と副作用の組合せで**誤っている**のはどれか．
a ジゴキシン————————色覚異常
b アミオダロン塩酸塩—————角膜症
c ニカルジピン塩酸塩—————緑内障
d クロルプロマジン塩酸塩———白内障
e ヒドロキシクロロキン硫酸塩——網膜症

解説
a × ものが黄色に見える色視症や，色覚異常，霧視，羞明，中心暗点などを生じる．
b × 渦状角膜混濁が有名．視神経症，乳頭浮腫も生じることがある．
c ○ 緑内障に対しては慎重投与となっているが，明らかな眼合併症は指摘されていない．
d × 角膜内皮障害，網膜色素沈着，白内障などを生じる．
e × 標的網膜症（bull's eye maculopathy）が特徴的である．

解答 c

30A084

網膜静脈閉塞症の黄斑浮腫に対する治療で保険適用となるのはどれか．3つ選べ．
a 網膜光凝固
b 炭酸脱水酵素阻害薬内服
c 抗VEGF薬硝子体内注射
d トリアムシノロンアセトニド後部テノン嚢下注射
e 組織プラスミノーゲンアクチベーター（tPA）硝子体内注射

解説
a ○
b ×
c ○ 2013年8月にラニビズマブ，2013年11月にアフリベルセプトが保険承認．
d ○ 2017年3月に保険承認．
e ×

解答 a, c, d

30A085

手術と合併症の組合せで**誤っている**のはどれか．
- a 外眼筋移動術――――前眼部虚血
- b 下直筋後転術――――下眼瞼下垂
- c 上斜筋縫い上げ術――Brown症候群
- d 下斜筋前方移動術――下転制限
- e ファーデン手術――――強膜穿孔

【解説】
- a × 正しい．前眼部血流は外眼筋を介して供給されている．
- b × 正しい．下眼瞼牽引筋膜と結合しているため下直筋後転術で下眼瞼下垂が起こる．
- c × 正しい．上斜筋腱縫縮術によって医原性Brown症候群（内上転障害）が起こり得る．
- d ○ 誤り．下斜筋前方移動術によって上転制限が起こり得る．
- e × 正しい．外眼筋筋腹を付着部より後方で強膜に縫い付ける手術なので，起こり得る．

【解答】d

30A086

白内障手術で**誤っている**のはどれか．
- a 長い超音波使用時間は自己閉鎖を不良にする．
- b 白内障術後の高眼圧では角膜実質浮腫を認める．
- c 水晶体嚢外摘出術後の術創は鈍的外傷に脆弱である．
- d 閉塞隅角緑内障ではZinn小帯脆弱に注意が必要である．
- e トーリック眼内レンズの度数計算には角膜乱視測定が必要である．

【解説】
- a × 超音波時間が長いと創口熱傷を生じ，自己閉鎖不良になることがある．
- b ○ 高眼圧では角膜実質浮腫ではなく，上皮浮腫を認める．
- c × 水晶体嚢外摘出術は創口が大きく，小切開手術に比べて鈍的外傷に脆弱である．
- d × 閉塞隅角緑内障眼ではZinn小帯が脆弱であることがある．
- e × トーリック眼内レンズは角膜乱視を矯正するため，術前に測定する必要あり．

【解答】b

30A087

翼状片切除で正しいのはどれか．**2つ選べ**．
- a 若年ほど再発しにくい．
- b 術前より倒乱視化する．
- c 単純切除で再発しやすい．
- d 瞳孔領に達してから手術する．
- e 術後，副腎皮質ステロイド点眼を控える．

【解説】
- a × 若いほど再発しやすい．

b ○ 術前は翼状辺により牽引がかかり直乱視化している．
c ○ 単純切除は炎症が強くなり再発しやすい．有茎弁または遊離弁結膜移植を主に行う．
d × 術後にも不正乱視が残るため瞳孔領に達する前に手術施行．
e × 術後速やかに炎症を抑える．

解答 b，c

30A088

球後麻酔の効果が最も**及びにくい**外眼筋はどれか．
a 上直筋
b 下直筋
c 外直筋
d 内直筋
e 上斜筋

解説
a ×
b ×
c ×
d ×
e ○ 解剖学的に考えると上斜筋．

解答 e

30A089

局所麻酔薬で最も作用時間が短いのはどれか．
a プロカイン塩酸塩
b リドカイン塩酸塩
c メピバカイン塩酸塩
d ブピバカイン塩酸塩水和物
e ロピバカイン塩酸塩水和物

解説
a ○ 作用発現は遅く，作用時間は短い．エステル型麻酔薬．
b × 作用発現が速く，持続時間が長い．アミド型麻酔薬．
c × リドカインに類似し，速効性がある．アミド型麻酔薬．
d × 効果発現が遅く，作用時間が長い．アミド型麻酔薬．
e × 心停止が問題となったブピバカインを改良して開発．作用時間は同等．アミド型．

解答 a

30A090

涙点プラグ挿入術で正しいのはどれか．
a 涙液交換が亢進する．
b 涙液分泌量が増える．
c 涙小管炎の予防になる．
d 涙液メニスカスが高くなる．
e アテロコラーゲンの効果は恒久的である．

解説
a × 貯留するためクリアランスは低下．
b × 貯留のみ，根治療法でない．
c × 涙小管炎の誘因にまれになる．
d ○ 涙液が貯留するため．
e × 徐々に消失．

解答 d

30A091

全層角膜移植で駆逐性出血の発生を低下させる因子として**誤っている**のはどれか．
a 術中血圧管理
b ホナンバルーン眼球圧迫
c マンニトール点滴静注
d 白内障同時手術
e 全身麻酔

解説
a × 術中に血圧の上昇を防止することで駆逐性出血の発生が低下する．
b × 術前に眼圧を下降させることで駆逐性出血の発生が低下する．
c × 術前術中に眼圧を下降させることで駆逐性出血の発生が低下する．
d ○ 駆逐性出血の発生予防に寄与しない．
e × 血圧および眼圧を下降させることで駆逐性出血の発生が低下する．

解答 d

30A092

結膜被覆術の適応に**ならない**のはどれか．
a 急性水腫
b 角膜穿孔
c 水疱性角膜症
d 難治性角膜潰瘍
e 遷延性角膜上皮欠損

解説
a ○ 角膜上皮が欠損しておらず結膜被覆術の適応とならない．
b × 結膜被覆術の適応となる．
c × 結膜被覆術の適応となる．
d × 結膜被覆術の適応となる．

e × 結膜被覆術の適応となる．

解答 a

レーザーと治療の組合せで**誤っている**のはどれか．
 a 半導体レーザー────────光線力学療法
 b 炭酸ガスレーザー────────眼瞼下垂
 c エキシマレーザー────────治療的角膜切除
 d マルチカラーレーザー────────汎網膜光凝固
 e 半波長Nd：YAGレーザー────────後発白内障

a ○ 難治性緑内障に対する経強膜毛様体光凝固などで使用される．
b × 皮膚あるいは皮下組織を止血しながら切開する．
c × 角膜屈折矯正や角膜混濁の除去に使用される．
d × 緑，黄色，赤のレーザー光を照射することができ，主に網膜光凝固に使用される．
e × 後発白内障や選択的隅角線維柱帯形成術に使用される．

解答 a

＋90.00 Dの前置レンズを使用して網膜に光凝固治療を行う場合，凝固スポットサイズを200 μmに設定すると，網膜上のスポットサイズはおよそ何μmになるか．ただし，前眼部（角膜，水晶体）全体の屈折力を＋60.00 Dとする．
 a 100 μm
 b 133 μm
 c 200 μm
 d 300 μm
 e 400 μm

a ×
b ×
c ×
d ○ ＋90 Dレンズと眼球（＋60 Dレンズ相当）で構成されるレンズ系のレーザースポット倍率は＋90／＋60＝1.5となるので，200 μmのスポット径は200 μm×1.5＝300 μmとなりdが正解．
e ×

解答 d

30A095

真性小眼球に伴う滲出性網膜剥離の治療で第一選択となるのはどれか．

- a 副腎皮質ステロイド点滴静注
- b 硝子体内ガス注入
- c 硝子体切除術
- d 強膜開窓術
- e 輪状締結術

解説

- a × ステロイドは無効である．
- b × 無効と考えられる．
- c × 第一選択とはならない．
- d ○ 強膜開窓術が有効とされる．
- e × 無効と考えられる．

解答 d

30A096

斜視手術中，外眼筋を操作中に徐脈が生じたとき，まず行うべき対応はどれか．

- a 斜視鉤を外す．
- b 開瞼器を緩める．
- c 局所麻酔薬を追加する．
- d 昇圧剤を静脈内注射する．
- e アトロピン硫酸塩水和物を筋肉注射する．

解説

- a ○ すぐに斜視鉤を外すことにより徐脈は改善する．
- b × 外眼筋に斜視鉤をかけることによる迷走神経反射である．
- c × 痛みによる反射ではない．
- d × アトロピン硫酸塩水和物を静脈内注射する．
- e × アトロピン硫酸塩水和物を静脈内注射する．

解答 a

30A097

共同性斜視手術後に早急に再手術が必要な合併症はどれか．

- a 複視
- b 過矯正
- c 低矯正
- d 前眼部虚血
- e 高度の眼球運動制限

解説

- a × 術後の複視は自然経過で改善することが多い．
- b × 通常半年以上の保存的治療で経過観察をする．
- c × 早急な再手術の適応ではない．
- d × 複数の外眼筋同時手術（多くは3筋以上）で前眼部虚血が起こることがある．

e ○ Lost muscle などの重篤な合併症が考えられ，早急な再手術の適応である．

解答 e

30A098

線維柱帯切開術で正しいのはどれか．2つ選べ．
a 濾過手術の一つである．
b 角膜混濁があれば施行できない．
c 術中に blood reflux が生じる．
d 術後に脈絡膜剝離を生じやすい．
e 術後に一過性の高眼圧を生じる．

解説
a × 流出路再建術である．
b × 線維柱帯切開術（眼外法）は角膜混濁があっても試行できる．
c ○ 術中一過性の低眼圧で，上強膜静脈から血液の逆流が生じる．
d × 術後の低眼圧は起こりにくい術式のため，脈絡膜剝離は生じない．
e ○ 前房出血が吸収されるときに一過性の高眼圧を生じやすい．

解答 c, e

30A099

強膜内陥術で網膜下液を排出する部位として適切なのはどれか．3つ選べ．
a 直筋近傍
b 鋸状縁近傍
c 渦静脈近傍
d バックル設置部位
e 網膜剝離の丈が高い部分

解説
a ○ 水平直筋の上下は，脈絡膜中大血管が疎になっており排液に適している．
b × 臥位では最周辺部は剝離の丈が低く排液が難しい．
c × 出血リスクが高い．
d ○ 強膜刺入部の事後処置が行いやすい．
e ○ 網膜刺入のリスクが少ない．

解答 a, d, e

30A100

硝子体手術で用いられるシリコーンオイルで正しいのはどれか．2つ選べ
a 比重は約1.7である．
b 表面張力は空気より小さい．
c 有水晶体眼で使用すると近視化する．
d 水晶体囊を有しない無水晶体眼では，虹彩切除を上方に行う．
e 増殖硝子体網膜症（grade C3以上）での治療成績は C_3F_8 ガスと同等である．

解説
a × 通常1未満である．

B 臨床実地問題 493

b ○ シリコーンオイルの表面張力は極端に小さい.

c × 遠視化する.

d × 下方に行う.

e ○ シリコーンオイルには網膜を復位させるだけの物理的効果は少ない.

解答 b．e

B 臨床実地問題

30B001

眼球の組織像を**別図1**に示す.

誤っているのはどれか.

　　a　ⓐのターンオーバーは約1週間である.

　　b　ⓑは細胞の基底膜である.

　　c　ⓒは約200層の薄葉からなる.

　　d　ⓓの主成分はⅣ型，Ⅷ型コラーゲンである.

　　e　ⓔは神経堤細胞由来である.

解説

a ○ 角膜上皮細胞のターンオーバーは約1週間である.

b × Bowman層と角膜上皮の間に本来の角膜上皮細胞の基底膜があるが，光学顕微鏡では観察が難しいほど薄い．bで示されているのはBowman層のため基底膜と異なる.

c × 角膜実質は一層あたり2μmの薄葉構造が200〜250層積み重なっている.

d × Descemet膜に含まれるコラーゲンはⅣ型とⅧ型が主である.

e × 角膜内皮細胞は神経堤細胞由来である.

解答 a

30B002

　52歳の男性．2か月前から両眼の霧視と眼瞼腫脹を自覚して来院した．矯正視力は右0.8，左0.7．眼圧は両眼ともに38 mmHg．両涙腺部に腫瘤を触れる．隅角鏡写真と涙腺生検の病理組織像を**別図2A，2B**に示す.

　診断はどれか.

　　a　涙腺多形腺腫

　　b　涙腺腺様嚢胞癌

　　c　MALTリンパ腫

　　d　IgG4関連眼疾患

　　e　サルコイドーシス

解説

a × 上皮および間葉系の組織が入り交じった病理像となるはずであり，写真と異なる．隅角のPASや眼圧上昇を認めない.

b × 索状・管状・充実性など様々な形をとる腫瘍の増殖が認められるはずであり

病理像が異なる．隅角のPASや眼圧上昇を認めない．

c × 異形成のあるリンパ球の増殖が認められるはずであり病理像が異なる．隅角のPASや眼圧上昇を認めない．

d × リンパ球の増殖が認められるはずであり病理像が異なる．隅角のPASや眼圧上昇を認めない．

e ○ 類円形の核を有する類上皮細胞の中に巨細胞が認められる．壊死性変化を認めず，サルコイドーシスを示唆する．隅角のテント上PASも特徴的である．

解答 e

30B003

眼球の組織像を**別図3A**に示す．
この細胞は**別図3B**のどこに存在するか．

a ⓐ
b ⓑ
c ⓒ
d ⓓ
e ⓔ

解説

a × 神経線維層に相当する．
b × 内顆粒層に相当する．
c × 外境界膜に相当する．
d × ellipsoid zoneに相当する．
e ○ 視細胞外節と隣接し色素顆粒を含有することより，網膜色素上皮細胞が示されている．OCTではeに相当する．

解答 e

30B004

生後3か月の乳児．在胎35週3日，出生時体重2,600 g．右眼の視線が合わず，顔写真で右眼瞳孔が白く写ったため来院した．全身と家族歴に特記すべきことはない．前眼部写真と超音波Bモード断層像を**別図4**に示す．
診断はどれか．

a Coats病
b 発達白内障
c 網膜芽細胞腫
d 第1次硝子体過形成遺残
e 家族性滲出性硝子体網膜症

解説

a × 網膜血管拡張や網膜滲出病変が主体．水晶体後面の混濁病変は通常みられない．
b × 発達白内障では硝子体腔の病変は通常みられない．
c × 網膜から発生している（眼底を基盤とした）充実性の腫瘍が確認できず否定的．
d ○ 水晶体後面の線維性膜様組織と乳頭に連なるロート状・索状陰影が典型的所

　　　　見.
　e　×　FEVRでは耳側周辺部網膜の血管異常が主体で，家族歴を有することが多い．

解答　d

30B005

　55歳の男性．数年前から進行する両眼の視力低下で来院した．矯正視力は右0.5, 左0.3．両眼の眼底写真とOCT像および多局所ERGの結果を**別図5A, 5B, 5C**に示す．
　この患者にみられるのはどれか．**2つ選べ**．
　　a　夜盲
　　b　中心暗点
　　c　求心性視野狭窄
　　d　全視野刺激ERG正常
　　e　フルオレセイン蛍光眼底造影検査で黄斑部低蛍光

【解説】
a　×
b　○　病変は黄斑部に限局しているため，中心暗点を認める．
c　×
d　○　黄斑部以外に病変はないため，全視野刺激ERGでは異常とならない．
e　×　フルオレセイン蛍光眼底造影検査では異常を認めない．

解答　b, d

眼底写真は正常，OCTでは黄斑部に限局した網膜外層障害を認め，多局所ERGにて黄斑部の振幅低下を認めることよりオカルト黄斑ジストロフィが最も疑わしい．

30B006

　28歳の女性．数日前からの右眼の視力低下で来院した．矯正視力は右0.2, 左1.0．右眼眼底に異常を認める．左眼に異常はない．右眼眼底写真とフルオレセイン蛍光眼底造影写真およびOCT像を**別図6A, 6B, 6C**に示す．
　診断はどれか．
　　a　後部強膜炎
　　b　Vogt－小柳－原田病
　　c　多発消失性白点症候群
　　d　多発性後極部網膜色素上皮症
　　e　急性後部多発性斑状色素上皮症

【解説】
a　×
b　×
c　○
d　×
e　×

解答　c

若年女性，片眼の比較的急な視機能障害，眼底に多数の白斑，フルオレセイン蛍光眼

底造影写真で白斑部分に一致した過蛍光を認め，OCT では網膜外層に高輝度な反射所見を認める．以上より多発消失性白点症候群（MEWDS）と診断できる．

40歳の女性．10年前から結膜の腫瘍に気付いていたが放置していた．最近，腫瘍が徐々に増大したため来院した．両眼の前眼部写真と結膜腫瘍の生検による病理組織像を**別図7A，7B**に示す．

診断はどれか．

a　眼窩蜂巣炎
b　結膜血管腫
c　多発性骨髄腫
d　MALT リンパ腫
e　結膜アミロイドーシス

解説

a　×　眼窩蜂巣炎では炎症の波及による結膜浮腫，充血を認めるが，局所性の隆起性病変は示さない．
b　×　毛細血管が集簇した病理所見で，リンパ球浸潤は伴わない．
c　×　多発性骨髄腫では結膜に赤色隆起性病変を示さない．
d　○　サーモンピンク状の色調で表面は平滑な隆起性病変を示す．粘膜固有層に小型の異型リンパ球がびまん性に密に増殖する組織像で，MALT リンパ腫である．
e　×　表面平滑な黄色調の腫瘍が両眼性に上眼瞼結膜に生ずることが多い．病理組織像は，結膜上皮下に好酸性無構造物質の沈着を認める．

解答 d

62歳の男性．網膜剝離で網膜復位術を受けて5日間入院した．職業は会社員で年収600万円．診療点数早見表を**別図8**に示す．

高額療養費制度を用いた時の自己負担額はいくらか．

a　約　10,000 円
b　約　40,000 円
c　約　80,000 円
d　約 150,000 円
e　約 500,000 円

解説

a　×　70歳未満で低所得者の区分オの場合，35,400円となる．
b　×　70歳未満で標準報酬月額26万円までの区分エの場合，57,600円となる．
c　○　70歳未満で標準報酬月額50万円までの区分ウに該当する．
d　×　70歳未満で標準報酬月額79万円までの区分イの場合，約170,000円となる．
e　×　70歳未満で標準報酬月額83万円以上の区分アの場合，約250,000円となる．

解答 c

ロービジョン者が近見時に**使用しない**のは**別図9**のどれか.
a　ⓐ
b　ⓑ
c　ⓒ
d　ⓓ
e　ⓔ

解説

a　×　携帯型ルーペで近見時に使用する.
b　×　手持ちルーペ（照明付き）で近見時に使用する.
c　×　据え置き型ルーペで近見時に使用する.
d　○　単眼鏡（焦点調節式弱視鏡）で遠用補助具である.
e　×　携帯型拡大読書器で近見時にも使用できる日常生活用具である.

解答 d

71歳の男性．3か月前から左上眼瞼腫脹，複視，眼窩深部痛を自覚したため来院した．眼窩造影MRI像を**別図10A，10B**に示す．
正しい所見はどれか．**2つ選べ**．
a　骨への浸潤がある．
b　視神経を圧排している．
c　涙腺の腫瘍性病変が疑われる．
d　腫瘍の内部信号は不均一である．
e　腫瘍と眼球との境界は明瞭である．

解説

a　×　眼窩骨に沿って増大している.
b　×　この図では視神経への圧排は認めない.
c　×　涙腺よりもやや後方眼窩内にあり，悪性リンパ腫が疑われる.
d　○　MRI T1強調で高信号域の中に一部低信号域を認める.
e　○　眼球と接しているが境界明瞭である.

解答 d, e

52歳の男性．半年前から右眼のピントが合わなくなり，2か月ほど前から変視を自覚して来院した．視力は右0.7(1.2×+2.00 D)，左0.3(1.2×-2.25 D)．左眼に異常はない．右眼眼底写真と水平断OCT像を**別図11A，11B**に示す．
次に行うのはどれか．
a　聴覚検査
b　髄液検査
c　血液検査
d　MRI検査
e　フルオレセイン蛍光眼底造影検査

|解説|
a × 原田病の難聴は有名だが，本例では網膜滲出性病変なく，慢性的な経過から否定的．
b × 髄液検査は原田病や頭蓋内圧亢進，髄膜炎の診断に有用だが，本例では意義が薄い．
c × 網脈絡膜雛襞の鑑別として後部強膜炎も挙がるが，血液検査での診断は困難．
d ○ 眼球後方からの圧迫が疑われ，まずは MRI で腫瘍性病変や強膜肥厚の有無を確認．
e × 原田病や強膜炎の鑑別に有用だが，OCT 上，網膜変化に乏しく優先順位は高くない．

|解答| d

62歳の男性．複視を主訴に来院した．5年前から甲状腺機能亢進症で加療中である．矯正視力は両眼ともに1.0．眼圧は右12 mmHg，左21 mmHg．両眼に上眼瞼後退症を認める．眼球突出度は右14 mm，左18 mm．MRI 冠状断像を**別図12**に示す．
予測される眼位はどれか．
　a　左外上斜視
　b　左内上斜視
　c　左外下斜視
　d　左内下斜視
　e　眼位異常なし

|解説|
a ×
b ×
c ×
d ○ 左眼窩の下・内直筋肥大が顕著．下直筋肥厚は下斜視，内直筋肥厚は内斜視を惹起．
e ×

|解答| d

5歳の女児．眼周囲部腫瘤を主訴に来院した．視力は両眼ともに1.2（矯正不能）．外眼部写真と病理組織像を**別図13A，13B**に示す．
診断はどれか．
　a　霰粒腫
　b　類皮嚢腫
　c　横紋筋肉腫
　d　涙腺多形腺腫
　e　サルコイドーシス

|解説|
a × 霰粒腫は，リンパ球や形質細胞，類上皮細胞，多核巨細胞の浸潤がみられる．

B　臨床実地問題　499

b　○　嚢胞壁は表皮と同じ構造で，嚢胞内には角化物質が充満している.

c　×　横紋筋肉腫は，胎児型または胞巣型に分類され，異型細胞の増殖所見を認める.

d　×　涙腺多形腺腫は大小様々な腺腔構造がみられる.

e　×　非乾酪性類上皮細胞肉芽腫の組織像を示す.

解答〉b

30B014

62歳の女性. 右眼の結膜充血と角膜の白色物に気付き来院した. 前眼部写真と試験切除の病理組織像を**別図14A，14B**に示す.

診断はどれか.

a　結膜嚢腫
b　結膜乳頭腫
c　結膜リンパ腫
d　結膜悪性黒色腫
e　結膜扁平上皮癌

解説〉

a　×　嚢胞壁は非角化上皮で構成される.

b　×　核の腫大，核クロマチンの増量した細胞が全層にかけて認め，高悪性度の所見で，乳頭腫は否定的である.

c　×　結膜では MALT リンパ腫が多い. サーモンピンク状の色調で表面は平滑である. 粘膜固有層に小型の異型リンパ球がびまん性に密に増殖する組織像を示す.

d　×　結膜悪性黒色腫は，黒褐色の隆起性病変を示す. メラニン色素を有し，核の大小不動を示す異型細胞が多数みられることが多い.

e　○　細胞全層が極性を失い，核の腫大，核クロマチンの増量した細胞を全体に認める. 細胞間橋構造を認め，扁平上皮癌である.

解答〉e

30B015

35歳の男性. 角膜移植を目的として紹介された. 左眼前眼部写真と細隙灯顕微鏡写真を**別図15A，15B**に示す.

正しいのはどれか. **2つ選べ**.

a　常染色体劣性遺伝である.
b　移植を行っても再発する.
c　酸性ムコ多糖の沈着がある.
d　角膜内皮細胞の減少を認める.
e　再発性角膜びらんを生じやすい.

解説〉

a　×　Ⅰ型は常染色体優性遺伝である.

b　○　角膜移植を行っても再発する.

c　×　アミロイドが沈着する.

d	×	通常角膜内皮細胞の減少は生じない．
e	○	再発性上皮びらんを起こしやすい．

【解答】b，e

30B016

38歳の男性．昨日起床時から右眼の強い眼痛を自覚して来院した．1か月前に木の枝で右眼を突いたが数日で痛みは引いたため放置していた．初診時の前眼部写真とフルオレセイン染色写真を**別図16**に示す．
適切な治療はどれか．**3つ選べ**．

a　圧迫眼帯
b　角膜表層穿刺
c　アシクロビル眼軟膏点入
d　抗真菌薬局所投与
e　治療的角膜表層切除

【解説】

a	○	瞬目時の眼瞼裏による摩擦の刺激を軽減するため，閉瞼状態を維持させる．
b	○	角膜上皮細胞の接着を促進するといわれている．
c	×	本症例は角膜上皮びらんであり，ウイルス感染ではない．
d	×	本症例は角膜上皮びらんであり，真菌感染ではない．
e	○	角膜上皮下に沈着している夾雑物を取り除き，上皮細胞の接着を促進させる．

【解答】a，b，e

30B017

25歳の女性．頻回交換ソフトコンタクトレンズを使用していたが，水道水で洗浄したり，2週間以上使用していた．3日前からの左眼の充血と昨日からの眼痛で来院した．疼痛で開瞼困難である．前眼部写真を**別図17**に示す．
適切な治療はどれか．

a　抗菌薬点眼
b　人工涙液点眼
c　アシクロビル眼軟膏点入
d　副腎皮質ステロイド点眼
e　クロルヘキシジングルコン酸塩点眼

【解説】

a	×	本症例はアカントアメーバ角膜炎であり，効果はない．
b	×	アカントアメーバ角膜炎に効果はない．
c	×	アカントアメーバ角膜炎に効果はない．
d	×	感染を増悪させるので使用するべきではない．
e	○	同時に，病巣掻爬，抗真菌薬の全身投与も行う．

【解答】e

30B018

60歳の男性．左右の瞳孔の形が違うことに気付き来院した．矯正視力は両眼ともに1.2．眼圧は右14 mmHg，左17 mmHg．両眼の前眼部写真と角膜内皮スペキュラマイクロスコープ写真を別図18A，18Bに示す．

この疾患で正しいのはどれか．

 a 男性に多い．
 b 心奇形を伴う．
 c 両眼性が多い．
 d 虹彩異常は進行性である．
 e 頸動脈エコーが診断に有用である．

 解説

a × essential iris atrophyは男性より女性に多い．
b × 心奇形との関連は指摘されていない．
c × 片眼性が多い．
d ○ 異常な角膜内皮細胞の伸展により進行する．
e × 頸動脈は関係しない．

解答 d

30B019

眼表面のフルオレセイン染色時に得られた点状表層角膜症の染色パターンを別図19に示す．

正しい組合せはどれか．2つ選べ．

 a ⓐ────重症涙液減少型ドライアイ
 b ⓑ────春季カタル
 c ⓒ────Meibom腺機能不全
 d ⓓ────薬剤性角膜上皮障害
 e ⓔ────神経麻痺性角膜症

解説

a ○ 瞼裂に点状表層角膜症がみられ，涙液減少型ドライアイの所見である．
b × 3時9時ステイニングでハードコンタクトでみられる上皮障害である．
c × 上輪部角結膜炎の染色パターンである．
d × 薬剤性角膜上皮障害ではeのようなハリケーン角膜症やcrack lineがみられる．
e ○ 重篤になるとepithelial crack lineや遷延性上皮欠損がみられる．

解答 a，e

30B020

53歳の男性．右眼の変視を訴えて来院した．視力は右0.3（0.4 × + 0.50 D ◯ cyl − 0.75 D Ax 180°）．高血圧，糖尿病の既往はない．右眼眼底写真とフルオレセイン蛍光眼底造影写真の早期像およびOCT像を**別図20A，20B**に示す．左眼眼底に異常はない．

診断はどれか．
- a 典型加齢黄斑変性
- b 網膜血管腫状増殖
- c 網膜静脈分枝閉塞症
- d 黄斑部毛細血管拡張症
- e ポリープ状脈絡血管症

- a × OCTで網膜外層ラインや網膜色素上皮の構造が保たれているところが異なる．
- b × 網膜外層ラインは保たれていて，ドルーゼンがないことからRAPとは異なる．
- c × フルオレセイン蛍光眼底造影所見が異なる．
- d ◯ 片眼性，傍中心窩耳側の毛細血管が拡張し，OCTにて嚢胞様変化を認めるため．
- e × OCTで網膜外層ラインや網膜色素上皮の構造が保たれているところが異なる．

解答 d

30B021

65歳の男性．約1か月前からの右眼視力低下と中心暗点を主訴に来院した．矯正視力は右0.8．眼底写真，OCT像，フルオレセイン蛍光眼底造影写真，インドシアニングリーン蛍光眼底造影写真を**別図21**に示す．高血圧の既往がある．

診断はどれか．
- a 網膜細動脈瘤
- b 網膜色素線条
- c 典型加齢黄斑変性
- d 網膜血管腫状増殖
- e ポリープ状脈絡膜血管症

- a ×
- b ×
- c ×
- d ×
- e ◯ OCTで典型的なtype2 CNVを認め，IAにて特徴的なポリープ病巣を認めるため．

解答 e

30B022

29歳の女性．右眼の突然の視野欠損と光視症を訴えて来院した．右眼眼底写真とフルオレセイン蛍光眼底造影写真およびOCT像を**別図22A，22B，22C**に示す．

診断に有用な検査はどれか．**2つ選べ**．
- a　視野検査
- b　多局所ERG
- c　VEP
- d　頭部CT
- e　頭部造影MRI

解説

a ○　眼底写真，FAで異常所見はみられない．OCTでは中心窩より鼻側でEllipsoid zoneがわずかに不整になっている．
　　検眼鏡的に明らかな異常はなく，若年女性で，光視症の症状もありAcute zonal occult outer retinopathy（AZOOR）が疑われる．
　　視神経乳頭周囲の網膜外層障害を生じることが多く，OCTでは同部位のEllipsoidzone障害，視野ではMariotte盲点の拡大，多局所ERGでは対応する部位の反応低下がみられる．
b ○
c ×
d ×
e ×

解答　a, b

30B023

42歳の女性．最近左眼の歪視を自覚して来院した．左眼眼底写真とフルオレセイン蛍光眼底造影写真およびOCT像を**別図23A，23B**に示す．

最も考えられるのはどれか．
- a　脈絡膜骨腫
- b　脈絡膜母斑
- c　脈絡膜血管腫
- d　脈絡膜黒色腫
- e　脈絡膜転移性腫瘍

解説

a ×　眼底写真では黄白色病変を示し，フルオレセイン蛍光眼圧造影（FA）では早期から過蛍光を示す．
b ○　眼底写真で黒色〜灰色を示し，OCTにて内部均一な低反射を示す．FAではメラニンでブロックされ，初期から後期ともに低蛍光となる
c ×　血管腫なので，色調はオレンジ色を呈し，漏出により漿液性網膜剥離を伴うこともある．FAでは造影剤貯留により後期には過蛍光となる．
d ×　不整な隆起があったり，色調も茶〜黒色で不整であることが多い．FAでは後期には腫瘍に造影剤が貯留し過蛍光となり，漏出もみられる．

e × 色調は，白色〜乳白色で境界不鮮明であることが多い．FA後期では全体的に顆粒状の過蛍光がみられる．

解答 b

30B024

3歳児の男児．3歳児健診で視力不良を疑われて来院した．視力は両眼ともに(0.4×＋4.00 D)．右眼OCT像を**別図24**に示す．左眼も同様の所見である．
正しいのはどれか．
a 低眼圧
b 求心性視野狭窄
c ERGでa波減弱
d ERGでb波減弱
e 周辺部網膜の無血管帯

解説
a × 若年網膜分離症と低眼圧は特に関連はない．
b × 求心性視野狭窄とはならない．
c × a波と比してb波の顕著な低下を示す．
d ○ いわゆるnegative type ERGである．
e × 周辺部には約半数に網膜分離を認める．

解答 d

30B025

1歳6か月の男児．小児科医に内斜視を指摘され来院した．右眼に異常はない．左眼には**別図25**のような所見がみられる．眼窩X腺CT検査では両眼の眼内に石灰化病変はみられない．
最も考えられるのはどれか．
a Coats病
b 脈絡膜骨腫
c 脈絡膜血管腫
d 脈絡膜コロボーマ
e 脈絡膜悪性黒色腫

解説
a ○ 血管拡張，網膜下滲出物，漿液性網膜剝離は典型的所見．片眼発症も合致する．
b × 脈絡膜骨腫は10〜30歳代女性の後極に好発．
c × 先天性血管性過誤腫で，通常は30〜50歳頃に増大や網膜剝離により発見される．
d × 眼底下方に陥凹した黄白色病変として認められる．上方にはみられない．
e × 茶褐色の腫瘤として認められることが多く，成人に発症する．

解答 a

30B026

56歳の男性．2週前から右眼の霧視を自覚したため来院した．矯正視力は両眼ともに1.2．眼圧は右30 mmHg，左15 mmHg．右眼虹彩毛様体炎と硝子体混濁を認める．右眼眼底写真を**別図26**に示す．

正しいのはどれか．**2つ**選べ．

a 両眼性が多い．
b 自然治癒することがある．
c 病原体の終宿主はネコである．
d 経胎盤的先天性感染が疑われる．
e 特異的IgG抗体陽性，IgM抗体陰性である．

解説

a × 後天トキソプラズマ症は片眼性の限局性滲出性網脈絡膜炎として発症する．
b ○ 数か月で自然に沈静化することもある．
c ○ ネコを終宿主とする人畜共通感染症である．
d × 本症例は先天性感染ではなく後天性感染が考えられる．
e × IgM抗体価は後天感染初期で上昇する．

解答 b, c

30B027

33歳の女性．8日前から右眼球運動時痛を感じている．3日前から右眼の視力低下も自覚したため来院した．下肢に感覚障害と脱力感がある．視力は右0.1（矯正不能），左1.2（矯正不能）．右眼に相対的瞳孔求心路障害（RAPD）を認める．眼位・眼球運動は正常．Goldmann視野検査の結果と眼窩部水平断および冠状断MRI画像を**別図27A，27B，27C**に示す．

確定診断に有用な検査はどれか．**2つ**選べ．

a ERG
b OCT
c 脊髄MRI
d 抗アクアポリン4抗体
e フルオレセイン蛍光眼底造影

解説

a × 有用性は低い．
b × 有用性は低い．
c ○ 視神経脊髄炎の診断に必要である．
d ○ 視神経脊髄炎の診断に必要である．
e × 有用性は低い．

解答 c, d

49歳の男性．5年前から糖尿病で内服治療を受けている．数日前からの複視を自覚して来院した．9方向眼位写真を**別図28**に示す．頭部MRIおよびMRAでは異常はみられない．
正しいのはどれか．
 a 複視は交叉性である．
 b 左眼瞳孔が散大している．
 c 異常神経連合がみられる．
 d ボツリヌス毒素を上直筋に投与する．
 e 副腎皮質ステロイド全身投与が有効である．

解説
a ○ 外斜視のため交叉性複視になる．
b × 中枢性ではないため，必ず散大しない．
c × 眼位写真から否定される．
d × 外直筋．
e × 多くは血管性のため，投与の根拠がない．

解答 a

3歳の女児．眼性斜頸に対する治療を目的に来院した．眼窩MRI画像を**別図29**に示す．
左眼の手術で適切なのはどれか．**2つ選べ**．
 a 上斜筋腱縫い上げ術
 b 上斜筋切腱術
 c 下斜筋後転術
 d 下直筋後転術
 e 原田－伊藤法

解説
a ○ 術後の内上転制限（医原性Brown症候群）に注意しながら行う．
b × 左眼上斜筋麻痺であるので上斜筋切腱術の適応ではない．
c ○ 下斜筋後転術が最も多く行われる．
d × 右眼の下直筋後転術を施行してもよいが，多くは成人での適応になる．
e × 原田－伊藤法は主に後天性の外方回旋を補正する術式である．

解答 a，c

30B030

10歳の男児．視線のずれが気になるため来院した．上方視40Δ．下方視20Δの外斜偏位を認める．9方向眼位写真を**別図30**に示す．
適切な手術はどれか．
a　右眼の内直筋後転（上方移動）＋外直筋短縮（下方移動）
b　右眼の外直筋後転（下方移動）＋内直筋短縮（上方移動）
c　左眼の外直筋後転（上方移動）＋内直筋短縮（下方移動）
d　左眼の内直筋後転（下方移動）＋外直筋短縮（上方移動）
e　両眼の外直筋後転（下方移動）

解説

a　×　外斜視は内直筋短縮，外直筋後転を行う．
b　×　Vpatternの斜視では外直筋は上方移動，内直筋は下方移動を行う．
c　○　Vpatternの外斜視では外直筋後転（上方移動），内直筋短縮（下方移動）の適応．
d　×　外斜視は内直筋短縮，外直筋後転を行う．
e　×　両外直筋後転術上方移動の適応である．

解答 c

30B031

4歳の男児．2か月前から時々眼が寄ると母親が訴えて来院した．アトロピン硫酸塩水和物点眼後の屈折値をもとに眼鏡を作製し，装用開始後9か月の視力は右（1.2×＋4.00 D），左（1.2×＋3.75 D）．遠見と近見で斜視角に差はなく，AC/A比も正常である．裸眼時と眼鏡装用時の眼位写真を**別図31**に示す．
今後の対応で正しいのはどれか．
a　経過観察
b　右眼遮閉
c　二重焦点眼鏡処方
d　ボツリヌストキシン治療
e　斜視手術

解説

a　×　部分調節性内斜視は残余斜視について手術を施行する．
b　×　屈折矯正下の視力は両眼とも良好であり，遮閉の適応ではない．
c　×　遠見，近見の斜視角は同じであり二重焦点眼鏡の適応ではない．
d　×　ボツリヌストキシン治療の適応は日本では12歳以上である．
e　○　屈折矯正後の残余斜視角に対して斜視手術を施行する．

解答 e

30B032

　　10歳の男児．石原色覚検査表で異常を指摘されて来院した．パネル D-15 テストとアノマロスコープの結果を**別図32A**，**32B**に示す．
　　判定はどれか．
　　　a　正常
　　　b　1型3色覚　弱度
　　　c　2型3色覚　弱度
　　　d　3型3色覚　弱度
　　　e　判定不能

解説
a　×　アノマロスコープの結果から色覚異常はある．
b　×　アノマロスコープの結果から2型である．
c　○　アノマロスコープの結果から2型3色覚である．
d　×　パネルD15が異なる．
e　×　判定可能である．

解答　c

30B033

　　43歳の女性．左眼の視力低下を主訴に来院した．視力は右1.0（矯正不能），左0.06（矯正不能）．左眼に相対的瞳孔求心路障害（RAPD）陽性．両眼の眼底写真と眼位写真を**別図33A**，**33B**に示す．
　　障害部位はどれか．
　　　a　網膜
　　　b　視神経
　　　c　眼窩先端部
　　　d　海綿静脈洞
　　　e　中脳

解説
a　×　眼球運動障害を認める．
b　×　眼球運動障害を認める．
c　○　最も考えられる．
d　×　視神経障害を認める．
e　×　末梢の障害と考えられる．

解答　c

8歳の男児．学校健診で視力低下を指摘され，近医で眼底異常を疑われ紹介されて来院した．視力は右0.3(1.0 × − 0.75 D)，左0.4(1.0 × − 0.75 D)．眼位は正位．眼球運動に異常はない．側方視時に眼振を認める．両眼の眼底写真と頭部MRI画像を**別図34A，34B**に示す．

診断はどれか．
- a 視神経炎
- b うっ血乳頭
- c 視神経網膜炎
- d 乳頭ドルーゼン
- e Leber遺伝性視神経症

解説

- a × 脳室拡大を認める点が異なる．
- b ○ 最も考えられる．
- c × 脳室拡大を認める点が異なる．
- d × 脳室拡大を認める点が異なる．
- e × 脳室拡大を認める点が異なる．

解答 b

43歳の女性．進行する視力低下を主訴に来院した．視力は右0.02(矯正不能)，左手動弁(矯正不能)．眼位写真と9方向眼位写真および両眼の眼底写真を**別図35A，35B，35C**に示す．

正しいのはどれか．
- a 胸腺腫大
- b 拡張型心筋症
- c 抗GQ1b抗体陽性
- d ミトコンドリア遺伝子欠失
- e エドロホニウム塩化物静注試験(テンシロンテスト)陽性

解説

- a × 重症筋無力症．
- b × 心伝導障害が正しい．
- c × Fischer症候群．
- d ○ Kearns-Sayre症候群　眼筋麻痺，網膜色素変性様眼底，心伝導障害，小脳性運動失調症．
- e × 重症筋無力症．

解答 d

30B036

50歳の男性．片眼に眼圧上昇を繰り返すため紹介されて来院した．細隙灯顕微鏡写真を**別図36**に示す．
前房水検査で検出されるのはどれか．
- a　サイトメガロウイルス
- b　単純ヘルペスウイルス
- c　水痘帯状疱疹ウイルス
- d　アカントアメーバ
- e　カンジダ

- a　○　Coin lesionがみられるため，サイトメガロウイルスによる内皮炎と考えられる．
- b　×　Coin lesionはサイトメガロウイルスに特徴的な所見である．
- c　×　Coin lesionはサイトメガロウイルスに特徴的な所見である．
- d　×　放射状角膜炎や偽樹枝状角膜炎が有名である．
- e　×　類円形の角膜潰瘍を呈することが多い．

解答 a

30B037

25歳の男性．右眼に野球ボールが当たり，視野障害を来したため来院した．矯正視力は両眼ともに1.0．眼圧は両眼ともに12 mmHg．右眼角膜，結膜に損傷はない．右眼眼底写真を**別図37**に示す．
適切な対応はどれか．
- a　経過観察
- b　抗菌薬硝子体内注射
- c　前房洗浄
- d　強膜内陥術
- e　硝子体手術

- a　○　周辺部の網膜振盪症であり経過観察でよい．
- b　×　現時点で必要ない．
- c　×　不要である．
- d　×　現時点で必要ない．
- e　×　不要である．

解答 a

10歳の男児．工作の時間に彫刻刀で左眼を突いた．強角膜裂傷と水晶体損傷および網膜剝離を生じたため，緊急手術を行い，シリコーンオイルタンポナーデを施行した．左眼前眼部写真と広角眼底写真およびOCT像を**別図38A**，**38B**，**38C**に示す．
黄斑部の所見で正しいのはどれか．
　a　網膜浮腫
　b　網膜皺襞
　c　網膜下異物
　d　網膜下出血
　e　漿液性網膜剝離

解説
a　×　黄斑浮腫の病像とは異なる．
b　○　眼底写真には黄斑を横切る線状所見を認め網膜slippageが生じた可能性がある．
c　×　網膜下に異物は存在しない．
d　×　網膜下に出血は存在しない．
e　×　網膜下に漿液性網膜剝離は存在しない．

解答 b

19歳の男性．ボクシングの練習中に左眼を強打した．直後より嘔吐，複視，眼球運動痛がみられたため救急搬送された．症状は現在も続き，ぐったりとしている．脈拍40/分，整．血圧110/70 mmHg．呼吸数16/分．対光反射は正常．
予想される眼窩CT画像は**別図39**のどれか．**2つ選べ**．
　a　ⓐ
　b　ⓑ
　c　ⓒ
　d　ⓓ
　e　ⓔ

解説
a　○　左下直筋が眼窩内に確認できず上顎洞へ陥頓．閉鎖型骨折で筋が絞扼されている．
b　×　左眼窩下壁の開放型骨折で筋絞扼所見は認められない．
c　×　下壁が骨片状に上顎洞内に落ち込んでおり，下直筋の絞扼所見はみられない．
d　○　（不明瞭だが）内壁の閉鎖型骨折で，篩骨洞内への内直筋陥頓・絞扼が疑われる．
e　×　左眼窩内壁に開放型骨折が認められる．内直筋の絞扼所見はみられない．

解答 a, d

30B040

76歳の女性．自動車事故で胸部を打撲し，胸骨と右肋骨を骨折．受傷後10日頃から右眼の視力低下を自覚して来院した．視力は右0.05 (0.3 × +2.50 D ○ cyl −1.00 D Ax 85°)，左0.4 (0.9 × +3.50 D ○ cyl −2.00 D Ax 100°)．両眼の眼底写真を**別図40**に示す．高血圧と糖尿病の既往がある．

診断はどれか．
- a　Eales病
- b　糖尿病網膜症
- c　Purtscher網膜症
- d　網膜中心動脈閉塞症
- e　網膜中心静脈閉塞症

解説

- a　×　第一選択とは考えにくい．
- b　×　糖尿病網膜症と考えるには反対眼との所見の差が大きい．
- c　○　胸部外傷の既往と特徴的な眼底写真より片眼性Purtscher網膜症と考えられる．
- d　×　通常眼底出血は生じない．
- e　×　第一選択とは考えにくい．

解答 c

30B041

50歳の女性．左眼の全層角膜移植を6か月前に受けた．視力は左(0.4 × +3.00 D ○ cyl −8.00 D Ax 170°)．前眼部写真と角膜形状解析の結果を**別図41A，41B**に示す．現在0.1％ベタメタゾンと抗菌薬点眼を1日4回使用している．

乱視に対する対応はどれか．
- a　経過観察
- b　乱視矯正角膜切開
- c　全ての縫合糸を抜糸
- d　1時と7時の縫合糸を抜糸
- e　4時と10時の縫合糸を抜糸

解説

視力表記(0.4 × +3.00 D ○ cyl −8.00 D Ax 170°)の170°が間違っていると思われる．角膜形状解析のカラーコードマップから判断し，下記を導く．

- a　×　術後経過は落ち着いており，乱視改善のために抜糸を考慮する．
- b　×　縫合糸によって惹起されている乱視であるので治療としては抜糸を考慮する．
- c　×　まだ術後半年のため，問題のない縫合糸までは抜糸しない．
- d　×　弱主経線方向の糸を抜糸すると，乱視が強くなってしまう．
- e　○　乱視が強く，強主経線方向の糸を抜糸する．

解答 e

30B042

83歳の女性．右眼に全層角膜移植を受けている．1週前から充血と視力低下を生じたため来院した．視力は右(0.3 × + 3.00 D ○ cyl − 3.00 D Ax 90°)．眼圧は右10 mmHg．前眼部写真とフルオレセイン生体染色写真を**別図42A，42B**に示す．
適切な治療法はどれか．
　a　抗菌薬頻回点眼
　b　副腎皮質ステロイド頻回点眼
　c　アシクロビル眼軟膏点入とバラシクロビル塩酸塩内服
　d　治療用コンタクトレンズ装用
　e　全層角膜移植

解説

a　×　細菌感染では重度の充血，眼脂，疼痛，角膜混濁，前房内炎症を認めることが多い．
b　×　感染が疑われるため，ステロイドの使用は控えるべきである．
c　○　樹枝状病変，地図状病変が観察され，ヘルペス性角膜炎を疑う．
d　×　感染による角膜上皮欠損であり，治療用コンタクトレンズは使用しない．
e　×　まずは感染の治療を行う．

解答 c

30B043

36歳の女性．Axenfeld-Rieger異常で全層角膜移植と水晶体再建術および線維柱帯切除術を受けている．水疱性角膜症に対する再移植時の術中写真を**別図43**に示す．
縫合糸で固定されているリングの目的は何か．
　a　開瞼
　b　散瞳
　c　眼球固定
　d　濾過胞保護
　e　眼球形態維持

解説

a　×
b　×
c　×
d　×
e　○　フリリンガーリングの写真である．

解答 e

30B044

65歳の女性．右眼の異物感を自覚して来院した．前眼部写真とフルオレセイン生体染色写真を**別図44A，44B**に示す．

適切な治療はどれか．**2つ選べ**．

a 結膜焼灼
b 結膜切除
c 涙点プラグ
d 眼瞼皮膚切除
e 副腎皮質ステロイド点眼

解説

a ○ 結膜弛緩と考える．治療方の一つである．
b ○ 結膜弛緩と考える．治療方の一つである．
c × 重症ドライアイではない．
d × 眼瞼皮膚弛緩はない．
e × 結膜弛緩は加齢による組織変化が主な原因で効果はほとんど期待できない．

解答 a, b

30B045

44歳の男性．半年前に屈折矯正手術を受けている．視力は左2.0（矯正不能）．眼圧は左16 mmHg．左眼前眼部写真と前眼部OCT像を**別図45A，45B**に示す．

最も注意すべき合併症はどれか．

a 白内障
b 隅角閉塞
c 瞳孔偏位
d 角膜拡張症
e 角膜内皮障害

解説

a × 後房型有水晶体眼内レンズの合併症だが，水晶体との距離は十分でリスクは低い．
b ○ OCTでレンズのサイズが大きいことによる狭隅角を認める．閉塞隅角に注意要．
c × 前房型有水晶体眼内レンズで注意すべき術後合併症である．
d × LASIKで注意すべき術後合併症である．
e × 前房型有水晶体眼内レンズで注意すべき術後合併症である．

解答 b

67歳の女性．数年前に左眼緑内障手術を受けた．昨日から左眼の結膜充血と異物感および眼脂を自覚し来院した．矯正視力は左1.2．眼圧は左8 mmHg．左眼前眼部写真を別図46に示す．左眼の前房内に炎症所見はなく，眼底に緑内障性視神経萎縮以外の異常所見はない．
適切な処置はどれか．
a 無治療で経過観察
b 副腎皮質ステロイド点眼
c 副腎皮質ステロイド内服
d 抗菌薬頻回点眼
e 抗菌薬硝子体内注射

【解説】
a ×
b ×
c ×
d ○ 濾過胞感染（ステージ1）であり，抗生物質の頻回点眼がまずは選択される．
e × 前房内に炎症は波及していないため，この時点では過剰治療と判断される．

解答 d

72歳の男性．術後2日目の広角眼底写真を別図47に示す．
このような合併症を起こす手術はどれか．3つ選べ．
a 周辺虹彩切除術
b 線維柱帯切開術
c 線維柱帯切除術
d 輪状締結術
e 硝子体手術

【解説】
a × 術後低眼圧になることは一般的にない．
b × 術後低眼圧になることは一般的にない．
c ○ 術後低眼圧が持続すると出現しやすい．
d ○ 術後に房水産生が低下して低眼圧になると出現しやすい．
e ○ 術後低眼圧が持続すると出現しやすい．

解答 c, d, e

30B048

4歳の女児．出生時体重2,920 g．全身には異常を認めない．左眼フルオレセイン蛍光眼底造影写真を**別図48**に示す．

まず行うべき対応はどれか．

a 経過観察
b 網膜光凝固
c ジアテルミー凝固
d 抗VEGF薬硝子体内注射
e 硝子体手術

a × 未熟児出生でないことから，家族性滲出性硝子体網膜症（FEVR）が考えられる．
b ○ 蛍光色素漏出を認め，活動性があることから網膜無血管野に光凝固を行う．
c × 一般的に行われない．
d × 小児に認可されていない．
e × 光凝固によって網膜剥離の進行が抑制できなければ選択される．

解答 b

30B049

67歳の男性．右眼は網膜剥離に対して硝子体手術を受けた既往がある．OCT像を**別図49**に示す．

正しいのはどれか．

a 黄斑浮腫
b 網膜下液残存
c 網膜色素上皮剥離
d 網膜内ガス迷入
e 網膜下液体パーフルオロカーボン迷入

a × 囊胞様低反射周囲網膜の各層が保たれており単純な浮腫ではない．
b × 網膜下液残存の場合には網膜全層が硝子体側に移動する．
c × 網膜色素上皮ラインには不整はない．
d × 通常左IR画像のように粒状には残留しない．
e ○ 複数個が粒状に存在しており最も可能性が高い．

解答 e

10歳の男児．右眼に傘の柄が当たったため来院した．視力は右0.8（矯正不能）．
右眼眼底写真とOCT像を**別図50A**，**50B**に示す．
適切な対応はどれか．
- a　経過観察
- b　副腎皮質ステロイド内服
- c　硝子体内ガス注入
- d　抗VEGF薬硝子体内注射
- e　硝子体手術

解説

a　○　黄斑下出血は狭い範囲であり，黄斑円孔はなく，中心窩以外の網膜にも傷害はない．経過観察で吸収する可能性が高い．

b　×　炎症は関与していない．

c　×　狭い範囲の黄斑下出血，年齢的に後部硝子体剝離（－）と思われるため，血腫が移動する可能性は低い．

d　×　外傷性黄斑下出血に適応はない．

e　×　低年齢であり，黄斑円孔もないため術後合併症のリスクを考えると適応でない．

解答　a

眼科専門医認定試験
出題分野別一覧

● **出題分野**

① 前眼部　② 白内障　③ 緑内障　④ ぶどう膜　⑤ 網膜　⑥ 外眼部・眼窩・腫瘍　⑦ 神経眼科・色覚
⑧ 小児・斜視弱視　⑨ ロービジョン　⑩ 屈折・光学　⑪ 解剖・病理　⑫ その他

出題分野	問題番号	掲載頁
前眼部	23A018	7
	23A028	11
	23A029	12
	23A030	12
	23A031	12
	23A032	13
	23A033	13
	23A034	13
	23A035	14
	23A036	14
	23A092	36
	23A095	37
	23A096	38
	23B009	44
	23B010	45
	23B011	45
	23B013	46
	23B015	47
	23B017	48
	23B018	49
	23B019	49
	23B020	49
	23B047	62

出題分野	問題番号	掲載頁
前眼部	24A001	65
	24A002	65
	24A006	67
	24A012	70
	24A016	71
	24A024	74
	24A025	75
	24A026	75
	24A027	75
	24A028	76
	24A029	76
	24A031	77
	24A032	77
	24A086	98
	24A087	99
	24A088	99
	24A089	99
	24A091	100
	24A093	101
	24B012	110
	24B013	110
	24B045	126
	24B046	126

出題分野	問題番号	掲載頁
前眼部	24B048	127
	24B049	128
	25A013	133
	25A019	136
	25A022	137
	25A023	137
	25A031	140
	25A032	141
	25A033	141
	25A034	141
	25A035	142
	25A036	142
	25A085	161
	25A088	163
	25A091	164
	25A094	165
	25B005	170
	25B013	174
	25B014	174
	25B015	175
	25B031	182
	25B032	183
	25B044	189

出題分野	問題番号	掲載頁	出題分野	問題番号	掲載頁	出題分野	問題番号	掲載頁
前眼部	25B046	190	前眼部	27A093	293	前眼部	28B015	367
	26A014	198		27A094	293		28B016	367
	26A021	201		27A096	294		28B044	382
	26A022	201		27B006	299		28B046	383
	26A023	201		27B007	299		29A003	388
	26A024	202		27B008	300		29A007	389
	26A025	202		27B010	300		29A009	390
	26A026	202		27B012	301		29A021	395
	26A027	203		27B013	302		29A028	398
	26A028	203		27B042	316		29A029	398
	26A029	204		27B043	317		29A030	399
	26A030	204		27B044	317		29A031	399
	26A084	225		28A023	330		29A032	400
	26A089	227		28A024	330		29A033	400
	26A091	228		28A026	331		29A034	400
	26A092	228		28A027	331		29A035	401
	26A093	228		28A028	331		29A037	401
	26B001	232		28A030	332		29A084	421
	26B002	232		28A031	333		29A094	425
	26B006	234		28A033	334		29B008	431
	26B012	237		28A034	334		29B014	434
	26B013	238		28A051	340		29B015	434
	26B014	238		28A052	341		29B016	435
	26B015	239		28A069	347		29B041	447
	26B047	255		28A078	351		29B042	448
	27A001	257		28A086	354		30A001	453
	27A002	257		28A087	354		30A002	453
	27A006	259		28A090	356		30A019	460
	27A027	267		28A092	356		30A024	462
	27A033	269		28B004	361		30A028	464
	27A034	269		28B008	363		30A033	466
	27A036	270		28B010	364		30A035	467
	27A037	271		28B011	365		30A036	467
	27A038	271		28B012	365		30A037	468
	27A039	271		28B013	366		30A038	468
	27A091	292		28B014	366		30A039	468

出題分野	問題番号	掲載頁	出題分野	問題番号	掲載頁	出題分野	問題番号	掲載頁
前眼部	30A079	484	白内障	25A086	162	白内障	29A089	423
	30A087	487		25A087	162		29B017	435
	30A090	489		25A089	163		29B043	448
	30A091	489		25A092	164		29B044	449
	30A092	489		25A098	166		30A034	466
	30B015	499		25B016	175		30A042	470
	30B016	500		25B018	176		30A043	470
	30B017	500		25B045	189		30A044	470
	30B018	501		26A032	205		30A045	471
	30B019	501		26A090	227		30A086	487
	30B036	510		26B016	239		30B045	514
	30B041	512		26B032	247	緑内障	23A077	31
	30B042	513		26B046	254		23A078	31
	30B043	513		27A040	272		23A079	31
	30B044	514		27A041	272		23A080	32
白内障	23A015	6		27A042	272		23A081	32
	23A037	15		27A043	273		23A082	33
	23A038	15		27A090	292		23A083	33
	23A039	15		27A092	292		23A084	33
	23A057	23		27A095	294		23B037	58
	23A059	23		27B041	316		23B038	58
	23A089	35		28A035	334		23B039	58
	23A090	36		28A036	335		23B040	59
	23A091	36		28A037	335		23B048	63
	23B044	61		28A077	351		24A004	66
	23B045	61		28A088	355		24A069	92
	23B046	62		28A093	357		24A070	92
	24A033	78		28B017	368		24A071	92
	24A034	78		28B018	368		24A072	93
	24A090	100		28B043	381		24A073	93
	24B025	116		28B045	382		24A074	94
	24B026	117		29A038	402		24A075	94
	25A004	130		29A039	402		24A081	96
	25A020	136		29A040	403		24B028	118
	25A037	143		29A057	409		24B034	121
	25A038	143		29A088	422		24B035	121

出題分野	問題番号	掲載頁	出題分野	問題番号	掲載頁	出題分野	問題番号	掲載頁
緑内障	24B036	122	緑内障	27A082	289	緑内障	29B035	444
	24B037	122		27A083	289		29B045	449
	24B038	123		27A084	289		29B048	450
	24B039	123		27A085	290		30A003	454
	24B040	124		27A088	291		30A009	456
	24B041	124		27A089	291		30A014	458
	25A005	130		27B019	305		30A015	459
	25A014	134		27B037	314		30A071	481
	25A075	157		27B038	314		30A072	481
	25A076	158		28A004	322		30A073	482
	25A077	158		28A005	323		30A074	482
	25A078	159		28A009	324		30A075	483
	25A079	159		28A012	325		30A098	492
	25A080	159		28A070	348		30B046	515
	25A081	160		28A071	348		30B047	515
	25A082	160		28A072	349	ぶどう膜	23A050	20
	25B037	185		28A073	349		23A051	20
	25B038	186		28A074	350		23A052	21
	25B039	186		28A075	350		23A053	21
	25B040	187		28A076	350		23A054	21
	26A001	193		28B003	361		23A086	34
	26A012	197		28B039	379		23B012	46
	26A020	200		28B040	380		23B028	53
	26A077	222		28B041	380		23B029	54
	26A078	222		29A070	414		23B030	54
	26A079	223		29A071	415		23B049	63
	26A080	223		29A072	415		24A030	76
	26A081	224		29A073	416		24A044	82
	26A082	224		29A074	417		24A045	82
	26A083	224		29A075	417		24A046	82
	26B040	251		29A076	418		24A047	83
	26B041	252		29A078	418		24A048	83
	26B042	252		29A092	424		24A079	95
	27A018	263		29B003	429		24B020	114
	27A019	264		29B012	433		24B021	114
	27A081	288		29B033	443		24B022	115

出題分野	問題番号	掲載頁	出題分野	問題番号	掲載頁	出題分野	問題番号	掲載頁
ぶどう膜	25A007	131	ぶどう膜	29A055	408	網膜	23B027	53
	25A018	135		29A095	425		23B035	57
	25A049	147		30A040	469		23B041	59
	25A051	148		30A041	469		23B050	63
	25A052	149		30A054	474		24A011	69
	25A053	149		30A055	475		24A013	70
	25A057	150		30A056	475		24A035	78
	25A083	161		30A057	475		24A036	79
	25B029	181		30A058	476		24A037	79
	26A031	204		30A081	485		24A038	79
	26A048	211	網膜	23A009	4		24A039	80
	26A049	211		23A010	4		24A040	80
	26A050	212		23A023	9		24A041	81
	26A051	212		23A040	16		24A042	81
	26A052	212		23A041	16		24A043	81
	26A053	213		23A042	17		24A049	84
	26B011	237		23A043	17		24A077	95
	27A031	268		23A044	17		24A078	95
	27A057	278		23A045	18		24A082	97
	27A058	279		23A046	18		24A096	102
	27B024	307		23A047	19		24A097	102
	27B026	308		23A048	19		24A098	103
	27B045	318		23A049	19		24A099	103
	28A029	332		23A097	38		24A100	104
	28A045	338		23A098	39		24B003	105
	28A046	338		23A099	39		24B004	106
	28A047	339		23B004	42		24B014	111
	28A048	339		23B005	42		24B015	111
	28A050	340		23B006	43		24B016	112
	28A081	352		23B007	43		24B017	112
	28B026	372		23B021	50		24B018	113
	28B028	373		23B022	50		24B019	113
	29A005	389		23B023	51		24B023	115
	29A036	401		23B024	51		24B024	116
	29A051	407		23B025	52		24B027	117
	29A054	408		23B026	52		24B042	124

出題分野	問題番号	掲載頁	出題分野	問題番号	掲載頁	出題分野	問題番号	掲載頁
網膜	24B047	127	網膜	26A011	197	網膜	26B027	245
	24B050	128		26A013	198		26B029	246
	25A021	137		26A033	205		26B030	246
	25A039	143		26A034	205		26B031	247
	25A040	144		26A035	206		26B044	253
	25A041	144		26A036	206		26B048	255
	25A042	145		26A037	207		26B049	256
	25A043	145		26A038	207		26B050	256
	25A044	145		26A039	207		27A008	260
	25A045	146		26A041	208		27A017	263
	25A046	146		26A042	209		27A044	273
	25A047	147		26A043	209		27A045	274
	25A048	147		26A044	209		27A046	274
	25A056	150		26A045	210		27A047	274
	25A090	163		26A046	210		27A048	275
	25A095	165		26A047	210		27A049	275
	25A097	166		26A055	213		27A050	275
	25A099	167		26A056	214		27A051	276
	25A100	167		26A085	225		27A052	276
	25B019	176		26A094	229		27A053	277
	25B020	177		26A095	229		27A054	277
	25B021	177		26A096	230		27A055	277
	25B022	178		26A097	230		27A056	278
	25B023	178		26A098	230		27A059	279
	25B024	179		26A099	231		27A063	281
	25B025	179		26A100	231		27A065	282
	25B026	180		26B017	240		27A076	286
	25B030	182		26B018	240		27A086	290
	25B041	187		26B019	241		27A098	295
	25B042	188		26B020	241		27A099	295
	25B043	188		26B021	242		27A100	296
	25B047	190		26B022	242		27B015	303
	25B048	191		26B023	243		27B016	303
	25B049	191		26B024	243		27B017	304
	25B050	192		26B025	244		27B018	304
	26A009	196		26B026	244		27B021	306

出題分野	問題番号	掲載頁	出題分野	問題番号	掲載頁	出題分野	問題番号	掲載頁
網膜	27B023	307	網膜	28B042	381	網膜	29B026	440
	27B028	309		28B047	383		29B027	440
	27B040	315		28B048	384		29B034	444
	27B046	318		28B049	384		29B037	445
	27B047	319		28B050	385		29B038	446
	27B048	319		29A001	387		29B039	446
	27B049	320		29A002	387		29B040	447
	27B050	320		29A010	390		29B049	451
	28A002	321		29A041	403		29B050	451
	28A013	326		29A042	403		30A011	457
	28A038	335		29A043	404		30A018	460
	28A039	336		29A044	404		30A046	471
	28A040	336		29A045	404		30A047	471
	28A041	337		29A046	405		30A048	472
	28A042	337		29A047	405		30A049	472
	28A043	337		29A048	406		30A050	473
	28A044	338		29A049	406		30A051	473
	28A049	340		29A050	406		30A052	473
	28A056	343		29A077	418		30A053	474
	28A082	353		29A079	419		30A077	484
	28A091	356		29A080	419		30A082	485
	28A095	357		29A081	420		30A084	486
	28A096	358		29A082	420		30A095	491
	28A097	358		29A083	421		30A099	492
	28A099	359		29A093	424		30A100	492
	28A100	359		29A098	426		30B005	495
	28B005	362		29A099	427		30B006	495
	28B019	369		29A100	427		30B020	502
	28B020	369		29B004	429		30B021	502
	28B021	370		29B005	429		30B022	503
	28B022	370		29B018	436		30B023	503
	28B023	371		29B019	436		30B024	504
	28B024	371		29B022	438		30B026	505
	28B027	373		29B023	438		30B037	510
	28B029	374		29B024	439		30B038	511
	28B030	375		29B025	439		30B040	512

出題分野	問題番号	掲載頁	出題分野	問題番号	掲載頁	出題分野	問題番号	掲載頁
網膜	30B049	516	外眼部・眼窩・腫瘍	25A050	148	外眼部・眼窩・腫瘍	28B025	372
	30B050	517		25B006	170		29A023	396
外眼部・眼窩・腫瘍	23A011	5		25B007	171		29A024	396
	23A012	5		25B008	171		29A025	397
	23A024	10		25B009	172		29A026	397
	23A025	10		25B010	172		29A027	398
	23A026	10		25B012	173		29A069	414
	23A027	11		25B028	181		29A091	424
	23A055	22		25B034	184		29A097	426
	23A094	37		26A006	195		29B007	430
	23B001	40		26A010	196		29B009	431
	23B003	41		26A086	225		29B010	432
	23B008	44		26B008	235		29B011	432
	23B014	47		26B009	236		29B036	445
	24A003	66		26B010	236		30A010	457
	24A015	71		26B028	245		30A026	463
	24A020	73		26B037	250		30A027	464
	24A021	73		26B043	253		30A029	464
	24A022	73		27A032	269		30A031	465
	24A023	74		27A035	270		30A032	466
	24A050	84		27A060	280		30A059	476
	24A051	84		27A064	281		30B004	494
	24A084	97		27B003	297		30B007	496
	24B002	105		27B005	298		30B010	497
	24B006	107		27B014	302		30B011	497
	24B007	107		27B027	309		30B012	498
	24B009	108		27B035	313		30B013	498
	24B044	125		27B039	315		30B014	499
	25A009	132		28A022	329		30B025	504
	25A016	135		28A025	330		30B039	511
	25A024	138		28A053	341	神経眼科・色覚	23A013	6
	25A025	138		28A079	351		23A016	7
	25A026	138		28A080	352		23A058	23
	25A027	139		28B006	362		23A071	28
	25A029	140		28B007	363		23A072	29
	25A030	140		28B009	364		23A073	29

出題分野	問題番号	掲載頁
神経眼科・色覚	23A074	30
	23A075	30
	23A076	30
	23B036	57
	24A014	70
	24A052	85
	24A061	89
	24A062	89
	24A063	89
	24A064	90
	24A065	90
	24A066	91
	24A067	91
	24A068	91
	24A076	94
	24B029	118
	24B031	119
	24B032	120
	25A010	132
	25A015	134
	25A028	139
	25A066	154
	25A067	155
	25A068	155
	25A069	155
	25A070	156
	25A071	156
	25A072	156
	25A073	157
	25A074	157
	25B003	169
	25B035	184
	25B036	185
	26A004	194
	26A007	195
	26A008	196

出題分野	問題番号	掲載頁
神経眼科・色覚	26A040	208
	26A057	214
	26A067	218
	26A068	219
	26A069	219
	26A070	219
	26A071	220
	26A072	220
	26A073	220
	26A074	221
	26A075	221
	26A076	222
	26B007	235
	26B036	249
	27A004	258
	27A005	259
	27A013	262
	27A014	262
	27A015	262
	27A061	280
	27A062	280
	27A075	286
	27A077	287
	27A078	287
	27A079	287
	27A080	288
	27B032	311
	27B033	312
	27B034	312
	27B036	313
	28A006	323
	28A011	325
	28A019	328
	28A020	328
	28A061	345
	28A062	345

出題分野	問題番号	掲載頁
神経眼科・色覚	28A063	345
	28A064	346
	28A065	346
	28A066	346
	28A067	347
	28A068	347
	28B036	378
	28B037	378
	28B038	379
	29A052	407
	29A064	412
	29A065	412
	29A066	413
	29A067	413
	29B002	428
	29B013	433
	29B029	441
	29B031	442
	29B032	443
	30A005	455
	30A030	465
	30A061	477
	30A068	480
	30A069	480
	30A070	481
	30A088	488
	30B027	505
	30B028	506
	30B032	508
	30B033	508
	30B034	509
	30B035	509
小児・斜視弱視	23A020	8
	23A066	27
	23A067	27
	23A068	27

出題分野	問題番号	掲載頁	出題分野	問題番号	掲載頁	出題分野	問題番号	掲載頁
小児・斜視弱視	23A069	28	小児・斜視弱視	26B034	248	小児・斜視弱視	29A062	411
	23A070	28		26B035	249		29A063	412
	23B002	41		26B038	250		29A068	413
	23B032	55		26B039	251		29B020	437
	23B033	56		27A011	261		29B021	437
	23B034	56		27A012	261		29B028	441
	23B043	60		27A020	264		29B030	442
	24A005	67		27A069	284		29B046	449
	24A008	68		27A070	284		29B047	450
	24A058	88		27A071	284		30A060	477
	24A059	88		27A072	285		30A065	479
	24A060	88		27A074	286		30A066	479
	24A085	98		27A097	294		30A067	479
	24A094	101		27B001	296		30A085	487
	24A095	102		27B002	297		30A096	491
	24B001	104		27B020	305		30A097	491
	24B033	120		27B025	308		30B029	506
	25A001	129		27B029	310		30B030	507
	25A006	131		27B030	310		30B031	507
	25A008	132		27B031	311		30B048	516
	25A054	149		28A008	324	ロービジョン	23A017	7
	25A062	153		28A058	344		23A022	9
	25A063	153		28A059	344		25B004	169
	25A064	153		28A060	344		26A016	199
	25A065	154		28B031	375		26A017	199
	25A096	166		28B032	376		26A019	200
	25B011	173		28B033	376		26B003	233
	25B017	175		28B034	377		26B004	233
	25B033	183		28B035	377		27A021	265
	26A054	213		29A004	388		27A024	266
	26A062	216		29A006	389		27B004	298
	26A063	217		29A008	390		28A015	327
	26A064	217		29A011	391		28A018	328
	26A065	218		29A012	391		29A018	394
	26A066	218		29A060	411		29A019	394
	26B033	248		29A061	411		29A020	394

出題分野	問題番号	掲載頁
ロービジョン	30A020	461
	30A022	462
	30B009	497
屈折・光学	23A003	2
	23A004	2
	23A021	9
	23A060	24
	23A061	24
	23A062	25
	23A063	25
	23A064	26
	23A065	26
	23A087	34
	23A088	35
	23B031	55
	24A007	68
	24A017	71
	24A018	72
	24A019	72
	24A054	85
	24A055	86
	24A056	86
	24A057	87
	24A083	97
	24B005	106
	25A017	135
	25A058	151
	25A059	151
	25A060	152
	25A061	152
	26A005	195
	26A058	214
	26A059	215
	26A060	215
	26A061	216
	26A087	226

出題分野	問題番号	掲載頁
屈折・光学	26A088	226
	27A010	260
	27A066	282
	27A067	283
	27A068	283
	27A073	285
	28A007	323
	28A010	325
	28A032	333
	28A054	342
	28A055	342
	28A057	343
	29A013	391
	29A056	409
	29A058	410
	29A059	410
	30A006	455
	30A007	455
	30A012	457
	30A016	459
	30A062	477
	30A063	478
	30A064	478
	30A094	490
解剖・病理	23A001	1
	23A002	1
	23A005	3
	23A006	3
	23A007	3
	23A008	4
	23A014	6
	23A056	22
	23B016	48
	24A009	68
	24A010	69
	24A080	96

出題分野	問題番号	掲載頁
解剖・病理	24B010	109
	24B011	109
	24B030	119
	25A002	129
	25A003	130
	25A011	133
	25A012	133
	25B001	168
	25B002	168
	25B027	180
	26A002	193
	26A003	194
	26B005	234
	27A003	258
	27A007	259
	27A009	260
	27A016	263
	27B009	300
	27B011	301
	27B022	306
	28A001	321
	28A003	322
	28B001	360
	28B002	360
	29B001	428
	30A004	454
	30A008	456
	30B001	493
	30B002	493
	30B003	494
その他	23A019	8
	23A085	34
	23A093	37
	23A100	40
	23B042	60
	24A053	85

出題分野	問題番号	掲載頁	出題分野	問題番号	掲載頁	出題分野	問題番号	掲載頁
その他	24A092	100	その他	28A014	326	その他	29A086	422
	24B008	108		28A016	327		29A087	422
	24B043	125		28A017	327		29A090	423
	25A055	150		28A021	329		29A096	425
	25A084	161		28A083	353		29B006	430
	25A093	164		28A084	353		30A013	458
	26A015	198		28A085	354		30A017	460
	26A018	199		28A089	355		30A021	461
	26B045	254		28A094	357		30A023	462
	27A022	265		28A098	359		30A025	463
	27A023	265		29A014	392		30A076	483
	27A025	266		29A015	392		30A078	484
	27A026	266		29A016	393		30A080	485
	27A028	267		29A017	393		30A083	486
	27A029	268		29A022	395		30A089	488
	27A030	268		29A053	408		30A093	490
	27A087	291		29A085	421		30B008	496

眼科専門医への最短コース
眼科専門医認定試験問題集 第 23 ～ 30 回

（分売不可）

2019 年 10 月 25 日発行	第 1 版第 1 刷
2021 年 11 月 25 日発行	第 1 版第 2 刷 ⓒ

監修者　大鹿哲郎
　　　　おお しか てつ ろう

編　集　眼科専門医認定試験研究会

発行者　渡 辺 嘉 之

発行所　株式会社　総合医学社

　　　　〒101-0061　東京都千代田区神田三崎町 1-1-4
　　　　電話 03-3219-2920　FAX 03-3219-0410
　　　　URL：https://www.sogo-igaku.co.jp

Printed in Japan　　　　　　　　　　　　　　公和図書株式会社
ISBN978-4-88378-691-6

・本書に掲載する著作物の複製権・翻訳権・上映権・譲渡権・公衆送信権（送信可能化
　権を含む）は株式会社総合医学社が保有します．

・ JCOPY ＜（社）出版社著作権管理機構 委託出版物＞
　本書を無断で複製する行為（コピー，スキャン，デジタルデータ化など）は，「私的
　使用のための複製」など著作権法上の限られた例外を除き禁じられています．大学，
　病院，企業などにおいて，業務上使用する目的（診療，研究活動を含む）で上記の行
　為を行うことは，その使用範囲が内部的であっても，私的利用には該当せず，違法で
　す．また私的使用に該当する場合であっても，代行業者等の第三者に依頼して上記の
　行為を行うことは違法となります．複写される場合は，そのつど事前に， JCOPY
　（社）出版者著作権管理機構（電話　03-5244-5088，FAX　03-5244-5089，e-mail：
　info@jcopy.or.jp）の許諾を得てください．